SKYLINE
天际线

望远　知新

THE VACCINE
RACE

疫苗竞赛

拯救生命的疫苗与科研背后的较量

[美国] 梅雷迪丝·瓦德曼　著
罗爽　译

译林出版社

图书在版编目（CIP）数据

疫苗竞赛 : 拯救生命的疫苗与科研背后的较量 / (美) 梅雷迪丝·瓦德曼 (Meredith Wadman) 著 ; 罗爽译. -- 南京 : 译林出版社, 2025. 1. -- ISBN 978-7-5753-0486-3

Ⅰ. R979.9-091

中国国家版本馆CIP数据核字第2024VW4266号

著作权合同登记号　图字: 10-2018-233 号

疫苗竞赛：拯救生命的疫苗与科研背后的较量　[美国] 梅雷迪丝·瓦德曼 / 著　罗　爽 / 译

责任编辑　许　昆
装帧设计　韦　枫
校　　对　孙玉兰
责任印制　董　虎

原文出版　Penguin Random House，2017
出版发行　译林出版社
地　　址　南京市湖南路 1 号 A 楼
邮　　箱　yilin@yilin.com
网　　址　www.yilin.com
市场热线　025-86633278
排　　版　南京展望文化发展有限公司
印　　刷　苏州市越洋印刷有限公司
开　　本　652 毫米 ×960 毫米 1/16
印　　张　34.75
插　　页　12
版　　次　2025 年 1 月第 1 版
印　　次　2025 年 1 月第 1 次印刷
书　　号　ISBN 978-7-5753-0486-3
定　　价　89.00 元

序 言

还是《自然》期刊记者的时候，本书作者梅雷迪丝·瓦德曼在2012年的《科学》上读到一封生物学家伦纳德·海弗利克的来信。信中说，来自海瑞塔·拉克斯女士的海拉细胞系并非独一无二，另一来自流产胎儿的细胞系已经用于疫苗生产，拯救了数以亿计的生命。不仅如此，海弗利克还卷入了一场和美国政府的官司，争夺这个细胞系（WI-38）的所有权。官司引发了一场关于人体组织所有权的争议，迄今仍未解决。拯救生命的疫苗、流产和知识产权之争等主题深深吸引了瓦德曼女士。很快，她赶赴加利福尼亚州采访海弗利克博士，开始了本书的写作。

在随后九个月的时间里，瓦德曼女士采访当事人、搜集一手资料、进行实地访问，围绕着WI-38细胞系给读者讲述了一个生动的、仿佛发生在昨天的疫苗发展故事。《疫苗竞赛》开始于海弗利克博士工作的威斯塔研究所，从WI-38细胞系意想不到的分离与发现着手，以时间和研究进程为线索，交叉着疫苗研究，病毒的分离与发现，以及科学家、临床医生、商业公司还有政府和各色社会团体对各自利益的诉求，以通俗易懂的语言给读者讲述了疫苗研究过程中的科学、伦理、商业和政府监管。建于1892年的威斯塔研究所是国际知名的生物医学研究中心，在疫苗研发和传染病研究领域久负盛名，麻疹疫苗、轮状病毒疫苗和野生动物狂犬病疫苗均出自该研究所。当年我就职于宾夕法尼亚大学时，住处与威斯塔研究所仅有几个街区的距离，每日上下班都会经过该研究所，我也和那里的研究人员有不少的学术合作，心中充满了对威斯塔丰富的学术历史和成就的崇敬。

从生物医学角度，作者以极为通俗、生动和科普的语言讲述了细胞分离和培养、疫苗制作、病毒感染等过程。由于作者巧妙的故事情节安排，整本书穿插着对人物个性、生活细节的描述，使得原本枯燥的科学研究过程、实验技术细节变得充满了情感和生命。同时作者还用很大篇幅介绍了在科学家的实验室中研制成功的疫苗，如何通过临床试验和政府部门审批成为产品的复杂过程，以及围绕着细胞、疫苗的利益和权益之争，波澜起伏。一个贯穿《疫苗竞赛》全书的特点是充满了人文主义关爱和深沉的社会服务责任心。通过海弗利克，我们看到了科学家们在战胜病魔上的不懈努力，在秉承社会公平和责任上的勇气。《疫苗竞赛》是少有的可读性极高、趣味盎然的科普作品，既适合没有疫苗知识背景的普通大众，也适合对疫苗发展历史有兴趣的专业研究人员、公共卫生专家和教育工作者。特别有帮助的是，本书每一章均提供了大量的参考文献，不仅为书中每个情节提供了佐证，也为那些感兴趣，希望进一步了解、研究疫苗历史的读者提供了深入挖掘的方便。

本书译者显然对威斯塔研究所、疫苗及相关的背景做了下狠功夫的调研。书中的专业术语、技术方法和临床病理的翻译都准确地反映了原文的意思。译者在文字处理上也高度体现了原作生动和故事化的特点，使得本译著具有很强的可读性。

吴稚伟

献给我的母亲

芭芭拉·康斯坦丝·格林菲尔德·瓦德曼

纪念我亲爱的父亲

汉密尔顿·格雷·瓦德曼

在一个健全的社会里，儿童、男人和女人都能幸福地生活，都因为和睦相处与创造性活动而显得美丽，但这样的社会并不由上天赐予，必须由我们自己创造。

——海伦·凯勒

目 录

前 言

自然界中极微小的事物有极伟大的作用。

——路易·巴斯德，19世纪法国微生物学家[1]

1964年10月9日，一名女婴诞生在费城综合医院里。她是早产儿，在母亲怀孕大约32周时来到人世。她体重3.2磅，身体发青，毫无精神，也没有呼吸。她仅有的生命迹象就是缓慢的心跳。然而，她还是顽强地活了下来，她17岁的母亲也给她取了名。

一个月后，这名女婴仍然在住院。医生用听诊器听到她的心脏里有粗重的杂音。胸部X光检查显示，她的心脏有个小洞，无法高效地泵送血液，因此肥大得很厉害。医生还注意到，她目光呆滞，不聚焦。于是他们叫来了眼科医生，检查后发现她患有白内障，双眼失明。后来，尽管没有进行正式的听力测验，但其他迹象表明她双耳完全失聪。

1965年1月，这名3个月大的女婴在接受手术，治疗了其中一只患白内障的眼睛后，被母亲带回了家。九天后，她又因为腹泻回到了医院。她住院接受治疗期间，呼吸系统反复感染。她增重困难，这种情况在有同样心脏问题的婴儿身上很常见。1965年7月，在发现她心脏上还有一处缺陷后，心理医生对她进行了评估，确定她虽然已经有9月龄，但发育水平只与两三月龄的婴儿相当。她坐不起来，也抓不住放在手里的东西。

女婴如果想活下来，就需要接受心脏手术。就在她1岁生日前，外科医生在她的胸壁上划开一道7英寸长的切口，修复了心脏。手术后她继续住院。慢性呼吸系统感染仍未痊愈。1966年2月18日凌晨
1 3：30，这名只有16月龄、11磅重的女婴因肺炎去世。在短暂的生命里，她只有九天不是在费城综合医院度过的。

在把女儿送回医院时，年轻的母亲给医生提供了一些信息。怀孕一个月时，她患过德国麻疹，也就是风疹。[2]

1960年代初，对于包括风疹病毒在内的各种病毒——病毒是具有传染性的微小介质，会入侵细胞，利用细胞的系统进行增殖——人类的研究日趋成熟。拥有新工具的生物学家争先恐后地从感染者的咽拭子、尿液，甚至器官碎片中捕获各种病毒，放在培养皿中培养。在实验室中分离出病毒，使得研制抗病毒疫苗成为可能，而抗病毒疫苗的研制，又使得对麻疹、腮腺炎和风疹等常见的儿童疾病，以及肝炎等不那么常见的致命疾病的防治有了巨大进步。疫苗接种的原理很简单：一个人注射或者吞服特别少量的某种病毒——可以是灭活的病毒，也可以是减毒的活病毒——就会产生相应的抗体。他以后接触到野生的、具有致病性的这种病毒，抗体就会攻击入侵细胞的病毒，阻止它们致病。

然而，原理虽然简单，但制备有效的疫苗却绝不简单。1960年代初，才发生不久的多起悲剧能充分说明这个事实。1942年，多达33万名美国军人暴露在乙型肝炎病毒的威胁之下，原因是他们接种的黄热病疫苗遭到用于稳定疫苗的血浆污染。一些血浆的捐献者携带了乙肝病毒。接种过受污染疫苗的军人中，约5万人患上了危险的乙肝，有100至150人因此丧命。[3]1955年，位于加利福尼亚的卡特制药公司生产的脊髓灰质炎疫苗包含活体致病病毒，导致192人瘫痪，

其中包括许多儿童，10人死亡。[4]参与监管卡特公司制药流程的所有高级别政府雇员，上至国家卫生研究院院长与卫生、教育和福利部部长，都因此丢掉了工作。[5]

1961年夏，美国人得知，用于制备著名的索尔克脊髓灰质炎疫苗的猴肾细胞里通常含有猿猴空泡病毒40 (SV40)。数千万美国儿童已经注射了受污染的疫苗，而在陪审团还未确定受污染疫苗对健康的长期影响时，未知风险就已经让美国及其他地方的监管者忧心忡忡了。

正是在这种背景下，在1962年6月一个下着蒙蒙细雨的早晨，年 2
轻的科学家伦纳德·海弗利克来到他在威斯塔解剖学与生物学研究所的实验室上班。实验室位于宾夕法尼亚大学校园的中心，是一栋建于1890年代的优美的褐砂石建筑。海弗利克那时才满34岁，身材瘦弱，留着一头黑色的短发，寡言少语。他是费城工人阶级家庭的孩子，急于为自己赢得名声。他喜爱生物学，相信自己足够聪明，但是他的这一特征远未得到赏识。他的上司，著名的脊髓灰质炎疫苗研究先驱希拉里·科普罗夫斯基，仅仅把他当作技术员，雇他来为研究所的骨干生物学家提供一瓶瓶实验室培养的细胞。

雄心勃勃的海弗利克并未因此灰心。就在此前一年，这位年轻的科学家发文挑战了一个重要的科学信条：实验室培养皿中的细胞，如果培养得当，就会无限地增殖。他的发现遭到部分杰出生物学家的质疑。他当时心想，就让那些批评者唠叨去吧，时间会证明他的结论是对的——实验室中培养的正常细胞，就像人类一样，最终会死亡。

然而，在这个细雨蒙蒙的工作日，海弗利克的心思并不在细胞的死亡上，而是在细胞的诞生上。这一天，他希望能够推出一批将会革新疫苗研制的正常人类细胞。这个机会他已经等了好几个月——等待用于研制这批新细胞的肺送达。研制抗病毒疫苗需要细胞，因为病毒在细胞外无法增殖。而且，生产疫苗还需要大量的病毒。现在，那两叶肺终于放在他繁忙的二楼实验室里了——两叶紫色的东西，泡在玻璃瓶中清澈的粉色液体中。它们放置于冰块上，从遥远的瑞典运过来。赠送者是科普罗夫斯基的一位同僚，他是顶尖的病毒学家，在斯德哥尔摩赫赫有名的卡罗林斯卡学院工作。

几天前，一位生活在斯德哥尔摩附近的妇女做了堕胎手术。大多数瑞典医生都不赞成堕胎，但即使不是出于严格的医学原因，堕胎也是合法的。那位妇女怀孕十六七周，而且已经有了几个孩子。她告诉医生，她的丈夫是个不养家的酒鬼。她已经做了决定。她找来富有同情心的妇科医生伊娃·厄恩霍尔姆为自己做手术，后者是瑞典医学界少见的女医生之一。

手术后，八英寸长的女胎包裹在无菌的绿布里，送到了斯德哥尔摩西北部国家细菌学实验室院子中的一栋黄砖建筑里。这栋建筑里
3 还养着用于研制脊髓灰质炎疫苗的猴子，所以它被戏称为“猴屋”。年轻的博士和医学生有时会被叫到这里来，解剖出流产胎儿的肺，寄送给威斯塔研究所。这项任务并不惬意，但是在他们的老板，即卡罗林斯卡学院顶尖病毒学家斯文·加德提出要求时，他们还是会遵从，戴上头罩，脱下白色的木屐换上红色或蓝色的，然后走进无菌室。在附近一栋装有旋转楼梯的大楼里工作的其他雇员，则负责把解剖出来的肺放在冰上，送去布罗马机场。它们经由飞越大西洋的航班，最终寄送到费城。

海弗利克坚信，与经常携带着许多潜藏病毒的猴肾细胞相比，正常人细胞在用来制备抗病毒疫苗方面更洁净、更安全。他知道自己所处的岗位很特别，他可以生产出能够持久供应的正常人细胞。他已花

三年时间，完善了能够实现这个目标的生产流程。[6]

海弗利克带着装有小片肺叶的瓶子，去了实验室旁边那个在1962年被认证为“无菌室”的小房间。他拿起镊子，先在酒精里浸泡，再用本生灯灼烧。镊子冷却后，他轻轻地将两叶肺依次从瓶子里取出来，放在皮氏培养皿上。两叶未发育完善的肺每叶至多只有半截拇指那么大。他组装了两把手术刀，调整好它们的相对角度，开始细心地把肺叶切碎。他一直把它们切成了针尖大小的无数碎片。

海弗利克轻轻地将这些碎片推进广口烧瓶里。烧瓶里的半透明粉色液体看上去很纯净，但是其中充满了从处死的猪体内提取的消化酶。这些生物钻机会凿碎细胞之间的“砂浆”，将数百万细胞释放出来。

随后，他将得到的细胞转移到几个方形玻璃瓶里，再往里面加入营养液。他把这几个瓶子装到托盘里，送去实验室旁边的孵化室。孵化室里的温度是舒适的96.8 ℉。他把瓶子平放在木架上，小心地关上门离开了。

细胞开始分裂。

海弗利克已经给它们取好了名字：WI-38。

海弗利克在那个久远夏日建立的WI-38细胞系被用来生产疫 4
苗，这些疫苗接种给了超过3亿人，其中半数是美国的学龄前儿童。一些使用海弗利克开创的方法制备出来的细胞，被用来生产了另外60亿支疫苗。所有这些疫苗保护了世界各地的人们免受一系列病毒性疾病的侵扰，包括风疹、狂犬病、水痘、麻疹、脊髓灰质炎、甲肝、带状疱疹，以及常见于近距离接触中由腺病毒引起的呼吸道感染。(美国的每名入伍新兵——自1971年以来有超过900万人——都要接种用

WI-38细胞生产的腺病毒疫苗。)[7]

在美国，使用WI-38细胞制备、至今仍然在给幼儿接种的风疹疫苗，消灭了美国本地的风疹。该疫苗的研发者是海弗利克在威斯塔研究所的同事斯坦利·普洛特金，而研发的背景则是1964和1965年席卷全美国的那场灾难性的风疹大流行。那次风疹爆发伤害了成千上万的美国婴儿，其中包括前述那名在费城综合医院度过了其短暂生命里大多数时间的婴儿。本书将要讲述的故事就有关那场疫情，有关随之而来的研发风疹疫苗的竞赛。

在那么久之前建立的WI-38细胞系，怎么会今天还在使用？一部分原因是，海弗利克最初制备的细胞数量很多——他在1962年夏冷冻了800支装着这种细胞的酒瓶状小安瓿。另一部分原因是，那些细胞在冷冻时不会分裂，但是在解冻后——即使过了几十年——会顽强地开始复制。还有一部分原因是，细胞能够呈指数级增殖。海弗利克冷冻的每个小玻璃瓶，当时都容纳着300万到400万个细胞。而且，平均而言，瓶子里的这些细胞都能够分裂大约40次。早些时候，海弗利克在计算后得出结论：那些仅仅覆盖一个小玻璃实验瓶底部的新细胞，如果一直复制到死亡，最终会产出2 200万吨细胞。他制备出来的那800瓶细胞，实际上可以无穷无尽地使用。

所以，除了用来制备疫苗外，那些WI-38细胞还成为第一种可供科学家探究细胞生物学奥秘的非癌正常细胞，而且供应几乎无穷尽。因为对许多病毒易感，所以在更先进的技术还未出现的1960年代，它们对于追踪病毒的疾病侦探来说很重要。如今，生物学家在需要正常细胞来对照癌细胞，或者来测试可能推出的新药是否有毒时，仍然会使用WI-38细胞。这些细胞还长期用于老化研究，因为它们在实验室
5 器皿里的老化过程很可靠。它们得到了科学史学家的高度关注，最初

装WI-38细胞的安瓿，以及装用WI-38细胞制备的脊髓灰质炎疫苗的安瓿，都被美国国家历史博物馆收藏。

1960至1970年代，WI-38细胞成了海弗利克和美国政府之间一场激烈而重要的争端的热点。他们最初争论用它们来制备疫苗是否安全，后来争论它们属于谁。海弗利克对这些细胞有着超乎寻常的占有感——他曾经说它们就像“我的孩子”——这促使他带着所有WI-38细胞傲慢地逃离威斯塔研究所，去了3 000英里外的斯坦福大学任职。他的离开惹恼了威斯塔研究所的所长科普罗夫斯基，因为科普罗夫斯基有自己的计划，想用这些细胞赚钱。

海弗利克带着细胞逃离，最终会招来资助他研发WI-38细胞的国家卫生研究院的调查，这场调查影响了他的职业生涯。[8]1970年代后半段，在对WI-38细胞所有权的争夺正十分激烈时，对于谁可以用生物学发明挣钱这个问题，人们的态度和国家的法律都发生了巨大的变化。以前，人们期望生物学家为一份薪水和更高尚的人类福祉工作，但在这短短几年里，他们任职的大学以及政府却开始鼓励他们将发明成果商业化，鼓励他们为任职的机构、美国的经济，以及他们自己谋利益。

尽管在WI-38细胞制备出来很久以后才出现这些变化——而且在WI-38细胞制备出来18年后，美国最高法院才裁定WI-38细胞这样的生物实体能够获得专利——但这并不意味着WI-38细胞还没有用来营利。尤其是制药巨头默克公司，就通过使用WI-38细胞生产风疹疫苗赚了数十亿美元——风疹疫苗是美国婴儿和学龄前儿童疫苗接种计划的一部分，该计划确保每年注射疫苗700多万支，这并不包括在其他40多个国家和地区使用的疫苗，而默克的疫苗也在这些国家和地区销售。此外，直到1980年代末，威斯塔研究所一直源源不断地获得丰厚的专利使用费，而源头就是其科学家使用WI-38细胞研制的多种疫苗，包括一种经大幅改良后风险降低了的狂犬病疫苗。如今，各家细胞库会为一小瓶细胞要价数百美元。

但是，WI-38细胞的故事所涉及的远不只是钱，也不只是海弗利克——建立了WI-38细胞系的离经叛道的科学家——的极其独特的事迹。它涉及那位没有发声、身份不明的瑞典女性；在没有得到她同意的情况下，她的胎儿被用来制备WI-38细胞。它涉及那些临终的患者；科学家们为了验证WI-38细胞不会致癌，将细胞注射到这些患者的手臂上。它涉及那些在WI-38细胞用于制备更优质疫苗前死于狂
6 犬病的普通美国儿童，以及那些在美国政府停止给军队提供腺病毒疫苗后死于感染的入伍新兵。它还涉及那些反堕胎人士，他们当时和现在一样，对于任何使用人胎细胞制备的疫苗都怀有深深的道德憎恶。

WI-38细胞的故事还有关斯坦利·普洛特金，当时这位年轻的科学家顽强地对抗强大的竞争者，使用WI-38细胞研发更优的风疹疫苗，还对抗那些差点阻止了他的纯政治性障碍。它有关那些1岁、2岁和3岁的孤儿；斯坦利·普洛特金得到费城大主教的同意，在他们身上测试了那种风疹疫苗。它还有关一种讽刺，即风疹疫苗防止了数百万例流产、死产和婴儿死亡，而生产这种疫苗的细胞却来源于一个流产胎儿。

本书充满了今天会为我们所憎恶的医学实验。给年轻、健康的囚犯注射含有肝炎病毒的血清；给早产的非洲裔美国婴儿接种实验性的脊髓灰质炎疫苗；给有智力障碍的儿童接种未经检验的风疹疫苗。

我们吓得退缩了。许多科学家的实验对象是我们当中最无声、无力的人，要不假思索地谴责这些科学家很容易。很多时候他们的

行为确实令人震惊，令人无法原谅。但是，尝试去理解他们为什么那样做会更加有益，或许更能预防未来再次发生类似的背叛行为。

那些实验大部分都始于第二次世界大战期间。①

它们缘于第二次世界大战的急切需要。当时，文明岌岌可危，所以美国医学界盛行着只要目的正当就可以不择手段的心态，要尽力保障前线士兵的健康。[9]每个人都要为这项事业贡献力量，甚至包括福利机构中那些身体有严重缺陷的人。战争结束了，这种心态却没有结束。战后二十年，以及在1970年代的几个案例中，医学研究人员还在用人——他们几乎都是弱势群体——来做实验，这让他们患病，有时甚至死亡。[10]

人们认为，这些科学家也自认为，他们参与了击败疾病的英勇战斗。他们雄心勃勃，锲而不舍，还从美国政府那里得到了丰厚的资助。而且，他们也取得了成绩。 7

在第二次世界大战期间以及其后二十年中，儿童死亡率明显降低，主要是因为抗击传染性疾病的事业取得了巨大的进展。在1940年代得以使用的抗生素，使伤寒和痢疾之类时常致命的疾病变得不再那么可怕，并大幅降低了结核病的发病率和致死率。预防白喉、脊髓灰质炎和百日咳的疫苗，重创了这几种会导致儿童死亡的疾病。到了1960年代，传染性疾病致儿童死亡的情况就很罕见了。

在那个年代进行不道德人体实验的人并非医学界的门外汉。他们是顶尖的医生和研究人员，他们的研究工作得到美国政府、私人资助者，以及著名医学院和医院的全力支持。但是，1966年，《新英格兰

---

① 臭名昭著的塔斯基吉梅毒实验是个明显的例外，它始于1932年。在这项实验中，美国政府的研究人员故意不为399位贫穷、不识字的非洲裔美国人治疗梅毒。

医学期刊》发表了一篇意义深远的论文，揭露了许多实验给弱势人士造成的伤害，于是政府开始采取新的保护措施。[11]美国公共卫生局局长要求，当事人知情同意后才能参与由美国政府的卫生机构资助的研究项目，而研究人员得到一个独立委员会的批准后才能进行人体实验，这个独立委员会负责审查实验参与者面对的风险和收益。[12]后来，这些保护措施得到加强和扩充，并且写入了美国法律。如今，针对受试者的保护体系并不完美。实际上，该体系有严重的缺陷，受到激烈的批评。[13]但是，比起半个世纪前那种无力的状况，它已经有了极大的改善。

我们不可能将人类剥削的历史从战后研发的疫苗和药物中剥离。让它们得以研发的知识，与它们交织在一起。我们应该因此回避它们吗？绝对不应该。风疹是一个例证。我在2016年夏写作本书时，十多个国家和地区的1 700名婴儿在出生时患有小头症或有其他大脑畸形的情况，原因是他们的母亲在怀孕时感染了寨卡病毒。[14]寨卡病毒的出现，让人们很清晰地回想起1964年美国的生活图景。当时没有风疹疫苗，风疹病毒会选择性地伤害子宫中的胎儿，所以成千上万的美国婴儿出生时有严重损伤。像寨卡病毒一样，风疹病毒会影响胎儿的大脑；它还会严重损害胎儿的眼、耳和心脏。但是，要感谢在福利院中的孤儿和智障人士身上实验而得到完善的风疹疫苗，如今西半球已经消灭了本地风疹病毒。偶有风疹病例，病毒也是从其他国家传来的。

我们无法让时光倒流。想在一定程度上弥补那些儿童和无名人
8 士，仅有的办法就是继续使用疫苗来预防风疹，预防其他在相关疫苗问世前让童年成为一段充满危险的旅程的疾病，从而让他们的贡献变得有意义，以此来尊重他们的贡献。我们还需要不断努力，实施和完

善保护受试者的法律法规，确保不会再次出现类似的虐待行为。在评
判那些利用弱势群体来增进人类健康和促进自己职业发展的人时，我
们要记得他们受到其时代的局限，正如我们也生活在自己的时代中一
样。与抨击他们相比，更有用的做法是自问：有哪些我们今天所做、所
接受、所避而不谈的事情，会让我们的孙辈在看待我们时质问，你们当 9
时怎么能让那样的事情发生？

第一部分

细 胞

第一章

开 端

费城，1928—1948年

从前有一个男孩，他生活在一个现在已经消失的村庄中，一栋现在已经消失的房子里，一片现在已经消失的田地边上。在那里，一切都有可能被发现，一切都有可能发生。

——妮可·克劳斯，《爱的历史》[1]

在8岁左右，伦纳德·海弗利克受过一次惊吓，他吓得哭着跑去找母亲。那次惊吓让他记忆深刻。那天，他和几个朋友在费城西南部他家附近的科布斯溪水公园徒步。他踩着踏脚石蹚过小溪时滑倒了，打湿了一只运动鞋。

小男孩当时很惊慌。脊髓灰质炎通过受污染的水传播，而这种会致人瘫痪，有时还会致人死亡的疾病，在1930年代中期让人们惊恐不已。海弗利克坐下来，哭着脱掉鞋和袜子，抓起身边能够找到的泥土或杂草，拼命地擦脚。他回家去找母亲，母亲尽量安慰他。

他的恐惧很正常。在19世纪还很罕见的脊髓灰质炎，到了20世纪就变得特别常见。每年夏天，脊髓灰质炎发病人数都会激增，所以母亲都不让孩子去公共游泳池。就连美国最有特权的人也不安全。实际上，富人成长于更干净的环境中，更不容易接触到脊髓灰质炎病毒，不像儿童那样容易产生保护性抗体。富兰克林·D.罗斯福，那位坐在轮椅上治理国家的总统，就是在39岁时因为可怕的脊髓灰质炎而瘫痪的。

事实上，在1930年代，各种传染性疾病都是实实在在的威胁。儿童因猩红热、流感、结核和麻疹而死亡。当时没有可靠的疫苗能预防这些常见的疾病。第一份抗生素处方要等到1930年代末才开出来。海弗利克还记得费城卫生部门挂在患者家前门上的那种橙色标牌，上面用黑色大字写着：**该房屋因麻疹**（或其他传染性疾病）
13 **隔离**。

但是，海弗利克没有因为踩到科布斯溪的溪水而感染脊髓灰质炎。他比1930年代数以千计的儿童幸运。

海弗利克出身低微。他生于1928年5月20日，父母是内森·海弗利克和艾德娜·海弗利克。当时，年轻的海弗利克夫妇才在费城西南部一个工人阶级社区里买下一栋狭小的砖砌排屋。从第一次世界大战前开始，一直持续到1920年代，大量犹太移民跨过斯库尔基尔河，离开费城南部的贫民窟，[2]而海弗利克的父母就是这场移民潮的一部分。移民们建造了多所蓬勃发展的犹太教堂和希伯来学校。社区里的人行道修得很宽，移民家庭也都建立不久。学校尽管算不上一流，但是并没有扼杀许多家庭决定创造更好生活的雄心。

海弗利克的父亲内森在8岁时，一家13口人生活在费城南部一栋排屋里，隔壁就是一个充斥着暴力的红灯区。[3]在这个十分拥挤的社区里，用鹅卵石铺就的昏暗大街小巷通常都没有人行道和下水道，所以污水和排泄物会积在路面的裂缝里，在冬天结成冰，在春天又融化开来。[4]一间屋外厕所要供数十人使用。因懒政和腐败而臭名昭著的费城市政府，几乎没有采取任何措施来改善状况。实际上，只有在费城南部爆发霍乱、斑疹伤寒或白喉疫情，且有可能蔓延时，他们才会关注这个地区。[5]拥挤和肮脏让这座贫民窟成为1918年那场毁灭性的流感大爆发的完美温床，它导致医院和收容所里人满为患，尸体停满了太平间，甚至摆到了街上。[6]尽管内森的母亲很快就因为结核病去世，但海弗利克家在这种环境中安然无恙地存活下来。在十五六岁时，内森·海弗利克开始工作，驾驶家中运送牛奶的马车。

没过几年，他就在克莱麦克斯公司——费城一家顶尖的假牙设计公司——找到了工作。他后来成为假牙设计大师，阿尔伯特·爱因斯坦是他的客户之一。他有一天在一家人气很旺的小餐馆吃饭，遇到了艾德娜·西尔弗，一位文静、细心、漂亮的年轻姑娘；她也来自费城南部，出身东欧移民家庭。两人在1927年结为夫妻，搬到了斯库尔基尔河对岸。

他们的三室排屋很快就住满了。他们在婚后次年生下了伦纳德·海弗利克，18个月后又生下女儿伊莱恩。伊莱恩出生那天是1929
年11月11日。就在两周前，美国股市大跌，大萧条开始。 14

到了1933年，费城半数的银行都已破产，仅仅40%的人有全职工作。[7]费城县救济委员会开始向学生发放鞋子，每天700双。[8]内森·海弗利克降薪了，海弗利克家和费城其他9万个家庭一样失去了住房。[9]他们搬到了附近的出租屋里。最终，海弗利克家的经济状况好转，海弗利克夫妇在租住的社区买了一栋简简单单的排屋，伦纳德·海弗利克的青少年时期就是在这里度过的。

尽管一家人在大萧条期间经历了种种困难，但海弗利克说他不记得自己饿过肚子，也从来不知道家中的经济困境。

“我从来不会特别想挣钱，”他说道，“大萧条和我父母的经历没有影响我的人生观。”[10]但是，大萧条确实对他产生了某种影响，正如他在2003年接受采访时所言：“在大萧条中长大的经历与我的职业道德，以及我对自己的信念关系紧密。这个信念就是，我认为真实和正确的事情只要可以证实如此，我就要对它们有信心。”[11]

在那次采访中，他还回忆说，父母的宽广胸怀培养了他挑战传统的天生倾向。“我的父母都特别开明……我很喜欢挑战教条。如果说我会挑战什么，那就是正统观念。”

海弗利克很早就接触到实验室的生活。他有时会在周六跟着勤奋的父亲去克莱麦克斯公司的实验室。内森·海弗利克让儿子坐到本生灯前面，给他塑料模具和低熔点的金属，让他专心致志地把金属熔化后倒进模具里。从他未受过教育却富有才华的父亲那里，伦纳德·海弗利克学会了在实验室操作自如。从父亲身上，他还看到了没有文化的坏处。他父亲对各种科学问题都很入迷，但是没有工具和精力去深研它们；工作日里他要工作13个小时，回家躺倒就睡。

海弗利克的母亲教他不惧提问。他问街角卖报的小贩在喊什么——无论他们的三英寸标题说的是在海弗利克还不满4岁时发生于林德伯格的婴儿绑架案，还是在他9岁时希特勒的军队攻入奥地利——她母亲都耐心而清楚地回答他。

海弗利克10岁或11岁时，意外地从他最喜爱的舅舅那里得到了一件礼物。这件礼物点燃了他的热情。雅各布·西尔弗曼，一位聪明、整洁、30岁左右的单身汉，送给外甥一只吉尔伯特公司生产的化学
15 实验箱。实验箱里面有试管、试管架、试管夹，以及一盏酒精灯；酒精灯配有毛玻璃灯帽，可以盖住灯芯，防止酒精挥发。

海弗利克震惊地了解到，宇宙仅仅由92种元素构成（当时人们这样认为），它们结合时会出现特别的现象。他陶醉于颜色的变化、火焰的燃烧，以及试管底部神秘析出的物质。86岁时，海弗利克仍然保存

着实验箱的操作手册和那盏酒精灯。

没过多久，海弗利克就用完了实验箱里配的化学品，做完了配套的实验。他和附近的朋友特迪·库珀一起，开始骑着自行车走遍整个费城西南部，寻找能够让他们好好炫耀一番的化学品和玻璃器皿。他们结识了杜比公司一位好心的售货员，这家公司是位于宾夕法尼亚大学附近的化学品和玻璃制品供应商。那位身材瘦削、戴着眼镜的售货员最终让他们看了商店地下室里的陈货，他们最后带了许多过时的曲颈瓶和冷凝器回家。

很快，海弗利克就忙着在地下室里建自己的实验室了。他围起一个角落，安放一张操作台，组装出架子，在上面自豪地摆出一瓶瓶化学品，这些瓶子都贴了标签。他和库珀还叫那位好心的售货员卖给他们一些钠——一种不稳定的金属，硬度与固体黄油相当，储存在煤油中以防止爆炸，遇水反应放出氢气，燃烧并发出爆鸣声。售货员告诉海弗利克，只有海弗利克的母亲写信来，他才会把金属钠卖给他。海弗利克便回家写了一封信，他的母亲信任他，在信上用漂亮的花体字签下了自己的名字。暴风雨过后，海弗利克和库珀骑车穿行在社区的小巷子里，将一块块金属钠扔进晴天时插晾衣竿的洞里，然后欢快地加速骑走了。

高中毕业时，海弗利克对不公正十分敏感，尤其是在自己受到不公正对待的时候。在约翰·巴特拉姆高中，他因为理科成绩优异，获得了博士伦荣誉科学奖，但是他得知自己在竞争丰厚的费城市长奖学金时排在一位女同学之后，位居第二名，便冲进校长办公室，愤怒地把博士伦荣誉科学奖还了回去。费城市长奖学金本可以支付他就读全国任何一所大学或学院的学费。

“那件事让人失望难受，很难受，”海弗利克在2012年的一次采

16 访中强调道，听上去就好像在事情过去差不多七十年后，他仍然能够感受到那种失望。[12]“它明显是个安慰奖。最好的奖给了一个‘马屁精’，她母亲给老师送过馅饼和礼物。”

天普大学给海弗利克提供了奖学金，但是他没有接受。他给自己定的目标更高。他想去赫赫有名的宾大，也就是宾夕法尼亚大学。宾大位于费城西部，上百英亩大的校园里爬满常青藤，海弗利克的父亲坐电车上班时要经过这座校园。宾大由本杰明·富兰克林创建。宾大医学院和哈佛大学医学院一样历史悠久，校史上人才济济，拥有众多顶尖的医学和科学人才，如医生威廉·奥斯勒，以及解剖学家和古生物学家约瑟夫·莱迪。1946年1月，海弗利克在即将高中毕业时，申请去宾大并被录取。他父母勉强凑了250美元，给他交了春季学期的学费。

海弗利克当时才17岁，身材瘦小，身高不足1.8米，在众多借由《退伍军人权利法案》拥入大学的退役军人中不知所措。不仅海弗利克感觉到胆怯，并且很快他的父母就明显无法继续负担他的学费，尤其是因为他妹妹也准备上大学。所以，1946年5月，过了18岁生日后不久，海弗利克就从宾大休学入伍了。等到他退役回到宾大时，可以依据《退伍军人权利法案》免付学费，重要的是，最终还可以得到每个月75美元的生活补助。

服役期间，海弗利克先在马里兰州的阿伯丁试验场学习修理防空炮，后来去了佐治亚州的本宁堡，在那里他被选中担任一个教学项目的教师，帮助新兵完成高中学业。课程并没有吸引来许多士兵，海弗利克那段时间可以开心地在他的小办公室里读书。这个职位还配了专车，他经常叫司机载他去基地上的图书馆。

1948年春，海弗利克在快20岁时回到了宾大，他当时并不确定要走哪条学术道路。他选修了化学、数学、动物学和英语；他还记得在沃顿商学院选修过会计课程。但是没过多久，他没法专心学习了，因为他家遭遇了危机。

1940年代末，在克莱麦克斯公司工作了三十年后，内森·海弗利克被外甥诺曼·西尔弗曼说服，离开克莱麦克斯公司，加入了西尔弗曼新创立的假牙设计公司——胜利实验室。公司位于新泽西州卡姆登市，坐落在特拉华河河畔。西尔弗曼是个富有魅力和雄心的年轻企 17
业家，才进入假牙设计行业。内森·海弗利克当时是大师级的工匠，但不是商人。因为两人性格不合，他们的合作最终以灾难收场。内森·海弗利克患上了抑郁症，让儿子伦纳德·海弗利克特别担心。他开始旷课，中午离开学校，过河去带父亲吃午饭，好让他从实验室离开几个小时。

内森·海弗利克没有退路，他在克莱麦克斯的职位已经被人顶替。他快50岁了，只接受过小学教育，只会一门手艺。伦纳德·海弗利克觉得他父亲只有一条出路。内森·海弗利克得自己创业，带走他那些忠诚的牙医客户。尽管还是宾大的学生，但海弗利克着手给父亲创建一间实验室。他耳濡目染，熟悉假牙设计工艺，确信自己能够成功。他必须以微薄的资金办成这件事，因为海弗利克一家四口全靠《退伍军人权利法案》每月给伦纳德·海弗利克提供的那75美元补助生活。[13]

通过一个远亲，海弗利克在市中心一家颇受欢迎、名为“拉丁俱乐部”的夜总会楼上租到了场地。海弗利克在宾大的同学和好友阿尔·科特勒很会做木工和安装管道，在他的帮助下，海弗利克给实验室装上了一张塑料操作台、研磨器具、水管，以及一台他和科特勒用一个50加仑容积的铁桶制成的铸造机。他和科特勒溜进那栋老楼的地下室，在一堆杂乱的电线和管子里选出了一根看上去像煤气管的管子，用钢锯锯下来，用来延长实验室里本生灯的管子。“我们那时很年轻，不怎么聪明，”海弗利克在2014年接受采访时说，“幸好我们没有死。”[14]

海弗利克的成绩受到了影响。他觉得自己别无选择，这关乎他家在经济上能否撑下去。最终，内森·海弗利克假牙实验室开张了，老
18 海弗利克重新站了起来，他的儿子也回去专心学习了。

第二章

发 现

费城与加尔维斯顿，1948—1958年

噢，请你相信，哥伦布的幸福时刻不在发现美洲大陆之后，而在快要发现美洲大陆之时。

——费奥多尔·陀思妥耶夫斯基，《白痴》

在宾大读书之初，海弗利克选修了一门在当时称作细菌学的入门课程。

他到实验室的第一天，一位技术员端来了一样东西，它改变了海弗利克的人生。那是一盘试管，里面装着一种叫作琼脂的明胶状营养物质，呈淡鸡汤色。那些试管倾斜放置着，以便让倒进试管的液态琼脂凝固成斜面，为细胞生长提供最大的表面。技术员已经用细针在黄棕色的琼脂上划了波浪线，以此在每个试管里植入了不同的细菌。年轻的海弗利克在课上看到的就是培养出来的细菌。琼脂斜面上呈现出彩虹状的条纹，从黄色到紫色、绿色、白色和粉色。

海弗利克受到了震撼，当场决定要主修细菌学。（后来不久，这门学科改名为微生物学，以便将病毒和细菌都包含在内。）

海弗利克爱上微生物时，病毒研究的黄金时代刚刚到来。对细菌——能够在细胞外独立存活的较大微生物——的研究则开始得更早。1870年代末，德国微生物学家罗伯特·科赫找到了实用的方法，能够在实验室中进行细菌的纯培养。自那时起，科学家们就开始在实验室的培养皿中培养和研究细菌。科赫也明确列出生物学家需要采取什么步骤，才能证明某种细菌会引发某种特定的疾病。生物学家开始将特定的细菌与疾病联系起来，理解疾病的传播途径，跟踪研究疾病的爆发，向白喉和梅毒之类的细菌酿成的灾祸发起第一次医
19 学总攻。

可以轻易地在实验室里培养细菌，不仅对于研究细菌十分重要，对于发现和试验抗生素——如磺胺和链霉素等药物——这种1940年代末的新奇迹也至关重要。其中最著名的抗生素得以发现，是因为瘦小的苏格兰人亚历山大·弗莱明在伦敦圣玛丽医院的实验室里培养葡萄球菌时，注意到琼脂板上出现了一个奇怪的现象：一种霉菌偶然扎根在皮氏培养皿上，结果细菌在其他地方生长得很好，唯独不在霉菌周围生长。原来，那种入侵的霉菌产生了一种物质，弗莱明将它命名为青霉素。

病毒学在当时是一门较新，当然也较不完善的学科。1890年代初，人们就知道病毒的存在了。当时，一位叫德米特里·伊万诺夫斯基的年轻俄国科学家从患有烟草花叶病的植株上采摘生长不良的黄叶来提取汁液，然后用滤孔小到细菌无法通过的过滤器过滤提取液。（与病毒相比，细菌体积巨大。艾滋病病毒是大小很典型的病毒，如果把它比作高尔夫球，那么就可以将在今天会造成链球菌性咽喉炎，但是在海弗利克小时候经常让儿童丧命的酿脓链球菌比作足球。）

过滤以后的患病烟叶提取液能够感染其他健康的烟草植株。[1]很快，曾经做过类似实验的荷兰植物学家马丁努斯·拜耶林克论证，无论造成烟草花叶病的是什么，它都能够自我增殖，但必须在活细胞内进行。[2]他逐渐相信，引起疾病的实体是一种液体，并用原义为“黏液”

的拉丁词“virus”给它命名。

也在1898年，一对德国科学家弗里德里希·勒夫勒和保罗·弗罗施发现他们能够传播破坏性极强的动物疾病口蹄疫，方法是从受感染牛犊的水疱里提取液体，进行过滤，然后用滤液感染其他动物。这首次证明了动物会被这些神秘的新实体感染，科学家将它们称为“滤过性介质”。[3]（还要再过一段时间，“病毒”这个术语才会变得常用。）这对德国科学家也正确地猜测，感染性致病物并不是液体，而是一种过滤器无法捕获的微粒。[4]他们还研发了在当时或许属于首创的灭活疫苗——从受感染动物的水疱里提取液体，通过加热摧毁其感染力，然后注射到未免疫的奶牛和羊体内。绝大多数接受注射的牛和羊都对口蹄疫产生了免疫。[5] 20

在接下来的半个世纪里，科学家确认了十几种能够引发人类疾病的病毒，其中包括引发黄热病、狂犬病、脊髓灰质炎和流感的病毒。此外还发现了几十种动植物病毒。1927年，美国著名微生物学家托马斯·里弗斯将病毒定义为“专性寄生物”——意思是它们只能通过侵入活细胞增殖。[6]1928年，也就是海弗利克出生那年，里弗斯编辑、出版了论文集《滤过性病毒》，描述了当时已经发现的大约65种病毒。[7]

但是，发现病毒并不等于了解病毒，更不用说抗击病毒。事实上，在20世纪上半叶，研究人感染病毒的科学家就因为很难获得这些病毒而工作受阻。原因在于，病毒和细菌不同，只要有琼脂之类的营养物质，细菌就可以在培养皿里愉快、独立地存活，而病毒则需要活细胞才能存活。

究其本质，病毒由一种环形或线状的遗传物质——DNA，或它的化学表亲RNA——以及蛋白质外壳构成。病毒增殖的方式是侵入细胞，强用宿主细胞的系统迅速复制出数十、数百或数千个病毒，这个过程有时仅需几分钟。这些新病毒——每个病毒称为一个病毒“粒子”——通过裂解宿主细胞而释放出来，继续侵入其他细胞。(有些病毒也可以直接在细胞间移动。)

病毒尽管擅长劫持细胞，但是无法自立。它们不是独立的有机体，不会四处移动、进食、消化、排泄或交配。它们要做的只是侵入细胞，以实现复制。所以，尽管它们可以在无生命的物体表面存活数小时、数天、数周，有时甚至长达数月，但是置于试管中时，它们仅仅是惰性化学品。“只有在活细胞内，[病毒的] 潜力才会释放出来。”瑞典病毒学家斯文·加德在1954年颁发诺贝尔奖时说。在本书的故事中，斯文·加德也扮演了一个角色。

但是，该怎么研究人病毒呢？科学家们有时依靠的是人的英雄主义精神。著名的美国军医沃尔特·里德招募志愿者，让他们被最近吸过黄热病患者血的蚊子叮咬，证明了黄热病是由蚊子携带的一种病毒引起的。里德的同事杰西·拉齐尔就是在1900年那次具有决定性意义的实验中感染身故的。

21 有时病毒学家能够使用活体动物来研究人类疾病。例如，在1932年流感爆发期间，一个英国研究团队注意到，实验室里饲养的用来做其他研究的雪貂在打喷嚏。它们从患病的科学家那里感染了人流感。(后来，科学家又从雪貂那里感染了流感。)从那时起，该团队就用移液管往雪貂的鼻子上滴感染者的喉漱液。待流感症状最严重时，他们处死雪貂，研究雪貂的组织。但是，观察病毒对动物造成的损害——而非观察病毒本身——难以令人满意。不过，病毒十分微小，用当时水平的光学显微镜看不见。而且，许多人病毒并不会感染其他动物。

有少数几次，科学家成功地在实验室的培养皿里培养了人病毒。他们使用的是一种在当时人们理解甚少的方法，组织培养。组织培养如今更常见的叫法是细胞培养，也就是在实验室中在动植物体外培养细胞。(这种方法将在本书中扮演重要角色。) 罗斯·哈里森，当时在约翰斯·霍普金斯大学工作的一位聪明、努力的生物学家，于1907年成功在实验室里培养了蛙胚脑组织，人们认为他首创了组织培养技术。他使用蛙淋巴腺液培养蛙脑细胞，那些细胞存活了数周。

随后三十年，病毒学家使用培养组织，如浸泡在血清 (血液除去血细胞、血小板和纤维蛋白原的部分) 中的切碎的新鲜鸡肾，艰辛地培养了几种病毒。但是，他们的成功只是零星的，并没有持续性。病毒很快就会在培养皿里死亡。在那几十年里，使用培养组织取得的实际成就只有一项：纽约市洛克菲勒研究所出生于南非的病毒学家马克斯·泰勒，在1930年代通过在切碎的鸡胚里培养人黄热病毒，削弱了病毒的毒性，进而研发出至今仍在使用的黄热病疫苗。

这项成就是病毒研究中的一个例外，与相应的细菌研究中取得的进步形成鲜明对比。到了20世纪中叶，白喉、肺结核和百日咳之类曾经常见的致命细菌性疾病，都已经被相应的疫苗和抗生素击退。这些神奇的新药抗击了细菌，但是对病毒无效。病毒占用宿主细胞自身机制的方式很特殊，所以更难在没有副作用的情况下抗击病毒。直到1960年代，科学家才开始研发第一批抗病毒药物。因此，当海弗利克在宾大的一间细菌实验室里惊讶地观察着那些彩虹状的条纹时，麻疹、风疹和肝炎之类的病毒性疾病仍然难以对付，危险且致命，其中最 22
明显和恐怖的就是脊髓灰质炎。

1948年，海弗利克退役回到宾大，而就在那年，对于寻找病毒的科学家来说，一项发现改变了一切。那年春天，谦逊的中年科学家约翰·恩德斯在波士顿儿童医院的一间小实验室里辛劳工作着。他出身于新英格兰一个富有的银行家家庭，喜欢T. S.艾略特的诗歌，爱穿粗花呢旧夹克，曾经在第一次世界大战中当过飞行教官，驾驶过摇摇晃晃的双翼飞机。他做过房产经纪人，以失败告终，后来才对生物学产生了浓厚兴趣，在哈佛大学取得了博士学位。恩德斯已经和比他年轻、出身于医生家庭的儿科医生托马斯·韦勒合作了十来年，尝试改进组织培养技术。第二次世界大战中，韦勒加入了美国陆军医疗部队，他们的合作便因此中断。后来，另一位寻找病毒的科学家弗雷德里克·罗宾斯加入了他们。罗宾斯是一位传染病医生，曾经在北非和意大利服役，获得过美军的青铜星章。这个三人组合将会打开病毒学世界的大门，让科学家可以在实验室培养皿中使用许多组织培养出大量的病毒。在使用他们的技术后，病毒不再像之前那样死在培养皿中，而是会持续增殖，供科学研究和疫苗制备使用。

除了特别辛劳和顽强的工作，促成恩德斯团队成功的还有三方面的研究成果。首先，培养组织的研究人员逐渐懂得如何改良维持培养皿中细胞生命的营养液。其次，波士顿的这三位科学家很好地利用了十五年前发明的试管旋转系统。这个系统就像摩天轮，可以缓慢地转动平放的、装着细胞的试管，每小时转动8至10次。这让细胞先浸洗在营养液里，再暴露在空气中，尝试模拟人体内的环境，即不断以血液给细胞输送氧气，并移除细胞废弃物。最后，也是最重要的一点，到1940年代，恩德斯可以利用一种新工具——抗生素。他开始虔诚地将抗生素应用在试管里培养的细胞上。他当时希望——结果也如他所愿——抗生素能够消灭污染性的细菌，同时又不影响病毒生长。

1948年3月的一天，恩德斯向两位年轻的搭档提出了一个看似即兴的建议。脊髓灰质炎病毒一直很难在培养皿中培养，只有一种例外情况：在1930年代中期，兼具才华和雄心的年轻科学家阿尔伯特·萨宾，在纽约市的洛克菲勒研究所与比他年长的同事彼得·奥利茨基合作，成功地在提取自两个流产人胎的脑和脊髓的神经细胞中培养了 23
脊髓灰质炎病毒。[8]（脊髓和脑一样，主要由叫作神经元的神经细胞组成。）这两位科学家从贝尔维医院的一位医生同行那里得到两个胎儿，解剖了它们的器官，保存到实验室的冷柜里。他们的实验具有开拓性，不仅是因为这项实验在研究脊髓灰质炎方面取得成果，也因为它是最早在实验室中使用人胎并发表论文的研究之一。

1930年代，在美国各州，在大多数情况下堕胎都是犯罪行为。[9]确实，在经济萧条的1930年代，每年估计有80万例堕胎，其中大多数都是非法的。[10]例外的情况叫作疗病性流产；这类堕胎反映出法律部门和医生之间的一种不成文协议，医生可以实施他们认为在医学上必要或可取的堕胎。疗病性流产由有行医执照的医生在人流诊所或医疗机构进行。但是，那个时代并不属于举着牌子的示威者。那些堕胎都是在公众视野之外进行的。同样，用胎儿组织进行的研究也在公众视野之外，按研究人员的意愿开展。

此前没人尝试过在人细胞中培养脊髓灰质炎病毒。脊髓灰质炎病毒会攻击神经系统，造成瘫痪，所以萨宾和奥利茨基推测它可以在神经细胞里培养。因此，他们把胎儿脑和脊髓切碎，把得到的组织碎片放进平底烧瓶里。然后，他们将提取自受感染猴子脊髓碎片的脊髓灰质炎病毒加入烧瓶中。病毒开始在神经细胞里增殖，证明这点的是以下事实：他们取那些含有胎儿细胞的液体，注射到猴脑中，结果猴子瘫痪了。

讽刺的是，萨宾和奥利茨基发表的那篇论文实际上却延缓了脊髓灰质炎疫苗的研制。为什么？因为洛克菲勒研究所的这两位科学家还在论文中报告，在用包括肾和肺在内的其他胎儿器官培养时，脊髓灰质炎病毒“完全没有生长”。“脊髓灰质炎病毒对神经组织的特别亲和力”让它不适合制备疫苗，因为病毒疫苗中包含少量用于制备疫苗的细胞，而神经细胞注射进人体后，偶见引发危险甚至致命的过敏反应——脑脊髓炎。

因此，脊髓灰质炎疫苗的研制直到十二年后在恩德斯的波士顿实验室里才有了真正的进展。1948年初，恩德斯、韦勒、罗宾斯埋头研
24 究，尝试在培养基中培养腮腺炎、麻疹、流感和水痘病毒。恩德斯已经请求过波士顿产科医院的一位医生同行，让他提供流产胎儿。

恩德斯得到了几个流产胎儿，手术是在孕2.5至4.5月进行的。此外，他还得到了一个在孕7月时死产的婴儿。韦勒将胎儿手臂和腿上的皮肤、肌肉和结缔组织切碎，分配到数只烧瓶里。他们计划用提取自患儿咽喉的水痘病毒感染烧瓶里的组织。但是，在他们准备这样做时，恩德斯不经意地建议韦勒和罗宾斯也用实验室中现成的提取自小鼠脑的脊髓灰质炎病毒感染同样数量的烧瓶。这项实验很及时，因为包括恩德斯在内的病毒学家正开始怀疑前辈传下来的一种说法，即脊髓灰质炎病毒只能在神经组织中培养。其中一个依据是，科学家在脊髓灰质炎患者的排泄物中发现了大量的脊髓灰质炎病毒。恩德斯怀疑，一种只存在于神经细胞中的病毒并不会如此大量地出现在肠道中。

培养的水痘病毒没有生长。但是，培养的脊髓灰质炎病毒却长势惊人。这三位科学家将取自脊髓灰质炎病毒培养烧瓶的液体注射到小鼠和猴子的脑中，结果小鼠和猴子瘫痪了。恩德斯的团队向前跃了一大步。原来，萨宾和奥利茨基在十三年前的实验之所以失败，是因为他们使用的是一种只在神经组织中增殖的特殊脊髓灰质炎病毒。其他类型的脊髓灰质炎病毒远没有那么挑剔。

这项重大发现写在一篇简短的论文里，埋没在1949年1月《科学》期刊的末尾几页。[11]美国资深微生物学家里弗斯后来回忆说，研究脊髓灰质炎的病毒学家在看到那篇论文时，“仿佛听到炮响”。[12]恩德斯和他的同事不仅培养了脊髓灰质炎病毒，还提供了方法，让科学家能够在许多类组织中，毫无限制地培养许多类病毒。

恩德斯团队的突破性成果很快就让分离许多新病毒成为可能，其中包括只感染人和只能在人细胞中生长的病毒。科学家此时能够在实验室里便利地研究这些病毒的影响，而不用以活体动物开展研究。对公众而言，最直接的意义在于，这项发现在几年内让使用非神经组织在培养皿里大规模培养脊髓灰质炎病毒成为可能，进而促进了脊髓灰质炎疫苗的研发。

1954年，瑞典的诺贝尔奖委员会将诺贝尔生理学或医学奖颁给了
恩德斯、韦勒和罗宾斯。他们的发现打开了通往病毒学的大门，也让
组织培养技术成为未来多项进步的重要部分。伦纳德·海弗利克当 25
时还不知道，他将径直地加入这种新趋势。

1951年春，海弗利克从宾大毕业，获得学士学位，还辅修了微生物学和化学。他去了位于费城郊区格兰诺德的制药公司沙东公司工作，职位是研究助理。在沙东，他协助研发一种用于溶解术后感染伤口中淤血和脓液的药品。不久，沙东与制药巨头默克合并；默克已经在费城西北27英里远的西点建起了全新的研究所。

沙东在科学研究方面可谓落后。在默克最先进的实验室里，海弗利克接触到了令人激动的新事物。他开始认识许多病毒，例如会攻击和侵入细菌的噬菌体。当时抗生素正在改变医学实践，他直接见识到了寻找新抗生素带来的兴奋。他还初次见到受教育程度很高的商

业科学家开展活动。一种雄心壮志开始扎根在海弗利克的脑中和心中——此前他从未想过攻读博士学位。[13,14]

海弗利克申请并被录取到宾大的医学微生物学博士项目。他在1952年秋入学。他已经存了足够的钱，如果继续住在家中，就可以应付学费和生活费。读博一年后，他会获得大学的奖学金和资助，支持他读完博士。

在1952年6月离开默沙东公司之前，海弗利克遇到了一位年轻有才的艺术工作者；她在公司的西点研究所工作，为科学家们做幻灯片。他们发现，两人都计划在当年夏天去欧洲旅行，行程在巴黎有交集。

露丝·路易丝·赫克勒26岁，身材纤瘦，笑起来很灿烂。她很自信，举止文静，与海弗利克性格很般配。她来自宾夕法尼亚州兰斯代尔一个信教的荷兰裔家庭。兰斯代尔是费城以北不远的一座铁道城镇，她父亲在那里的里海煤炭与运输公司当会计。在去默克公司前，她在费城工业艺术博物馆学校学习人体素描和书籍插图。

赫克勒被海弗利克的心智吸引，欣赏他清晰迅速分析问题的能力。[15]海弗利克喜欢她的文静、自信和聪慧，以及她对宗教权威的质
26 疑。她抛弃了小时候信仰的路德宗，开始参加贵格会的聚会。海弗利克还觉得她很漂亮：有一天在巴黎散步时，他自然地搂住了她的腰。1955年10月2日，在海弗利克读博的最后一年，他们在费城拥有一百五十年历史的阿奇街贵格会礼拜堂举办了简单、低调的仪式，结成夫妻。他们在隔壁的礼堂举办了简单的招待会，然后步行去布罗德街上的犹太教改革派教堂，接受拉比的祝福。

在博士论文中，海弗利克研究的是一群神秘的微生物，当时称为类胸膜肺炎病原体，后来很久才改名为支原体。在两个世纪里，人们

知道这种微生物导致欧洲的奶牛患上一种具有高度传染性的肺炎，但是对它们了解甚少。它们比病毒大得多，但是又比细菌小，难以归类，与其他动物以及人类疾病的关联很模糊。

海弗利克对类胸膜肺炎病原体很感兴趣，而且对组织培养这种令人激动的新技术也逐渐同样入迷。他的研究生导师是助理教授沃伦·斯坦布林。斯坦布林说话温柔，身体壮实，曾经是大学的橄榄球运动员。他最近开了一门关于组织培养的课程（这是首批这类课程之一），对这门课程十分有热情。他想培训海弗利克。海弗利克不想从类胸膜肺炎病原体的研究上分心，便接受了一个折中方案：在毕业设计中用组织培养技术来培养类胸膜肺炎病原体。以今天的标准来看，海弗利克当时的工作条件可谓原始。他用来培养病原体的设备，是花了不到40美元从西尔斯百货公司买来的孵蛋器。

刚读研究生时，海弗利克就开始在附近的一家研究所工作，这将对他的职业生涯产生巨大而持久的影响。他记得自己被叫去研究一批实验室大鼠的中耳炎疫情。这些大鼠眼睛粉红，皮毛雪白，很出名。大家把这些患白化病的大鼠叫作威斯塔鼠，因为它们是威斯塔解剖学与生物学研究所培育的，也养在研究所里。它们是重要的实验室工具，但是中耳炎损害了它们的平衡能力，让它们漫无目的地转圈。罪魁祸首可能就是类胸膜肺炎病原体。

威斯塔研究所是一栋优雅的V字形三层浅褐色砖楼，坐落在宾大校园的中心，位置绝佳。研究所离宾大主庭院里本杰明·富兰克林的雕像不远，是当时美国最早的独立式生物学研究机构。它完全独立于宾大，由费城一个富裕显赫的家族在1892年创立。威斯塔家族的成员 27
包括卡斯帕·威斯塔，他是18至19世纪的一位医生和解剖学家，撰写了美国第一本解剖学教科书，在写作过程中收集和保存了大量解剖学标本。卡斯帕·威斯塔的侄孙艾萨克·威斯塔是美国内战期间的一名准将，还是费城的一位知名律师。他创建和资助了威斯塔研究所，以保存和展示他伯祖父那些令人印象深刻的收藏品。[16]

艾萨克·威斯塔的脑，应他自己的要求保存在研究所地下室的一个大玻璃罐里。一起保存的还有他在内战中因伤萎缩的右臂。他的骨灰至今存放在一个俯瞰研究所中庭的骨灰盒里。(1890年代，这家新成立的研究所的职员如果得偿所愿，应该还能陈列精神变态者亨利·霍尔姆斯的脑灰白质。亨利·霍尔姆斯是一名连环杀手，在1893年芝加哥世博会期间闹得人心惶惶。他被绞死后，威斯塔研究所试图获取他的脑来做研究，但是没有成功。)[17]

1950年代中期，威斯塔研究所混合着一种已逝的优雅与毛骨悚然。褐砂石正面宏伟神气，宽敞明亮的中庭里安装着宽阔的熟铁楼梯，但一楼的公共博物馆里陈列着各种展品，就像恐怖电影一般。几条来自婆罗洲的鳄鱼、大法官约翰·马歇尔的膀胱结石（在无麻醉的情况下取出来的）。在1815年滑铁卢战役后从战场上收集来的人骨，以及各种各样的人颅骨；这些骨骼用于教授医学生和口腔医学生。七个注蜡的人心。一副完整的连体双胞胎骨架。此外，在专门的陈列柜里还有用福尔马林泡着的胚胎和胎儿，数量为全美之最，其中许多都有足内翻和兔唇之类的畸形。[18]

尽管许多小学生会定期成群结队地参观这家在当地很有名的博物馆，但是威斯塔研究所在1950年代还是因为几十年来受到忽视而逐渐衰败。水电系统常出问题。高级职员中仅有三位科学家，其中两位都已经过了80岁。而且，自1940年开始，董事会就把研究所交给一位算不上理想人选的代理所长管理。许多年轻科学家发现这里缺乏领导人物，都来了又去，待不长久。[19]

这位代理所长叫埃德蒙·法里斯，身材矮小，急性子，控制欲很强。他是一位能力平平的博士科学家，跟医生完全不沾边，但是他在威斯塔研究所工作之余创立并经营着一家生育诊所（使用的是宾大学生捐赠的精子），因而对费城某些夫妇来说他必不可少。[20]除人工授精以外，法里斯提供的服务还包括用显微镜检查男方的精子是否 28
有缺陷。他还把一位女性的尿液注射给威斯塔研究所培育的一只尚未达到性成熟的雌性大鼠，以此进行妊娠试验。如果这只未达到性成熟的大鼠发了情，就说明这位女性尿液中含有只在孕期产生的雌激素。（1956年初，离家用验孕方法问世还有二十年，海弗利克和妻子就利用了这种内部便利验孕。第二年，他们生下了第一个孩子乔尔。）

海弗利克做大鼠中耳炎研究的那间实验室在空旷的二楼，里面有古董本生灯，还有熟铁丝饰品。门外从中庭的挑高天花板上悬挂下来一副70英尺长的长须鲸骨架，它是著名古生物学家爱德华·德林克·科普在1897年出售给研究所的。[21]怪异、空荡的环境丝毫未吓退海弗利克，反而让他很入迷。他喜欢独自在二楼的实验室工作，喜欢到有1.8万册藏书的图书馆里去翻阅那些古老的科学书籍。他偶尔会遇到埃德蒙·法里斯的某位开心的客户，怀抱新生儿爬上熟铁楼梯。[22]

1956年春，海弗利克获得了博士学位。他真的证实了类胸膜肺炎病原体可以用组织培养技术来培养。[23]（他还证实，让威斯塔研究所那些大鼠患病的正是类胸膜肺炎病原体。）他不再是一个没有把握的研究生。而且，他还从外界新得到了对他能力的肯定。他获得了由科罗拉多州石油巨头A. C.麦克劳林提供的博士后奖学金。这能让他去得克萨斯州的加尔维斯顿，到查尔斯·波米拉的实验室做研究；查尔斯·波米拉当时算得上全世界最优秀的组织培养专家。这笔奖学金对海弗利克来说数目相当可观：5 500美元，免税。他和露丝在1956

年8月搬到了加尔维斯顿。

波米拉颇具魅力，是一个秃头、发福的男人。他经常穿着屠夫围裙、白色的帆布裤子。在位于加尔维斯顿的得克萨斯大学医学部，他在精神病学大楼的地下室里有一间大实验室。这是一个很活跃的地方，活跃的气氛源于其健谈的领导者波米拉；他不仅是细胞培养方面的顶尖专家，还是一位出色的厨师和技艺高超的艺术家。波米拉开创了一种新技术，即对活动中的细胞进行延时微观摄影，每隔30或40秒曝光一次，用卷盘式胶片拍摄下来。

不论什么时候，波米拉都有几台相机安装在显微镜上，聚焦着微小容器里的细胞。实验室里，伴随着显微镜顶端发出的闪光，不断响起快门声。

29 海弗利克使用这些相机来研究腺病毒，一种不久前在人类扁桃体和腺体组织内发现的病毒。腺病毒的名字来自咽喉后部的腺体组织。他能逐小时观察腺病毒摧毁细胞的过程。细胞的细胞质上会出现孔洞；细胞会长出异常的臂状物。最终，它们破裂了。海弗利克在加尔维斯顿并未有什么大发现，也没能将那些卷盘式胶片发表在期刊上。但是，他在细胞培养方面的研究越来越专业，他与著名病毒学家莫里斯·波拉德之类的顶尖科学家交往，并向他们学习。海弗利克还遇到了一位与他同龄、在他职业生涯中扮演重要角色的同事——保罗·穆尔黑德，一个蓝眼睛的阿肯色州人，有着坚定不移的自由主义政治信仰，热衷研究染色体，即细胞核内部、含有该细胞遗传密码的细长脱氧核糖核酸束。

露丝在1956年11月生下乔尔。海弗利克夫妇的第二个孩子德博拉在13个月后出生；德博拉出生时海弗利克仍然在波米拉的实验室工作。他每晚起来一两次，给两个孩子喂奶，然后开车去实验室，调节每过几个小时就会失焦的显微镜。

在加尔维斯顿工作才一年多，海弗利克就开始期待下一步了。他听说威斯塔研究所在由代理所长管理差不多二十年后，终于聘请了一位正式所长。这位所长叫希拉里·科普罗夫斯基，是一位研究脊髓灰质炎疫苗的先驱。他想聘用一位细胞培养专家。海弗利克提交了申请，并被录用了。这是一份为威斯塔的科学家做细胞培养的“枯燥工作”，并不是他喜欢的纯研究职位。[24]但是，这份工作仍然会带来更重要的成果，而且他确信自己能够挤出时间，业余做研究。这份工作还能让他和露丝回费城，与家人和朋友团聚。1958年4月，差一个月30
岁时，他又开始在老地方威斯塔研究所工作了。 30

第三章

威斯塔重生

费城,1958年4—12月

我对这个人说过:"你知道的,希拉里·科普罗夫斯基就是威斯塔研究所……他建造了研究所。不管你怎么看他,威斯塔研究所之所以伟大,就是因为他。"

——莫里斯·希勒曼,默克公司前疫苗主管,引自2004年一次采访[1]

希拉里·科普罗夫斯基是一位聪颖、博学的波兰裔病毒学家,有着令人放松的魅力,也有着无情的野心。他是一个矮壮的男人,颧骨突出,一双浅色的眼睛很敏锐,操着浓重的口音。他博学多识,能够像讨论病毒和抗体那样,流利地引用阿蒂尔·兰波和埃兹拉·庞德的诗句。他是华沙音乐学院的毕业生,在华沙大学医学院攻读学位时,他还考虑过当职业的音乐会钢琴家。他富有吸引力,既是一位浪漫、有野心和思维超前的老派科学家,也是一位喜爱社交的和善男人——无论是坐在某位年轻技术员的公寓地板上打牌,还是与欧洲最杰出的生物学家品酒进餐,他都轻松自如。无论在什么地方,他都给人留下持久的印象。他给实验室技术员芭芭拉·科恩的印象就是这样。芭芭拉·科恩在29岁时被科普罗夫斯基聘到威斯塔研究所,成为其脊髓灰质炎研究团队的第一名成员。"他会用那双冰蓝色的眼睛盯着你,就好像会定住你,"科恩在2014年接受采访时说道,"他在你面前十分热忱。"[2]

“他想吸引别人时会表现得很热情，很亲密，眼神也很温暖，他会很亲切地叫你的教名，还会挽着你的胳膊，好像世界上只有你和他最重要，是这个特别荒唐和糊涂的世界中的两个高级生物。”约翰·罗恩·威尔逊评论道。[3]他尽管极爱交际，但是在令人厌烦的客人来到接待台时，他还是会偷偷从实验室后门溜走，躲到旁边实验室的无菌室里。科普罗夫斯基在1960年代中期的技术员厄休拉·罗斯回忆说，科普罗夫斯基在斟酌词句来评论他避而不见的那个人时，眼睛闪光，声音愉悦，让你“没法生他的气”。[4]科普罗夫斯基还曾经大方地在白天强迫年轻的同事接待一位显赫但无趣的英国科学家，然后又带这位 31
科学家回家共进优雅的晚餐。他希望这位科学家能回请他，因为这位科学家有一架贝多芬用来创作过奏鸣曲的钢琴，他渴望能用自己粗壮结实的手指弹奏这架钢琴。[5]

讲究饮食的科普罗夫斯基拥有州里颁发的酒水许可证，所以威斯塔研究所在禁酒的宾大校园里成了欢乐之地，他的办公室成了共度快乐时光的胜地。他会在办公室里用波兰的格但斯克伏特加来调制血腥玛丽；格但斯克伏特加是一种烈酒，里面有22K的金箔。[6]“位于费城的威斯塔研究所就像一个小小的、独立的欧洲自治市。我想希拉里觉得自己是美第奇家族的科西莫。”诺贝尔奖得主、1975年被科普罗夫斯基招募至威斯塔研究所的免疫学家彼得·多尔蒂回忆道。[7]

科普罗夫斯基一旦认识到自己的错误，就会很快改正。有一次，威斯塔研究所一位叫迈克尔·卡茨的年轻科学家申请美国国家卫生研究院的基金失败，本来想让卡茨去做其他工作的科普罗夫斯基当着他的面祝贺他失败：“恭喜！现在你可以全身心地投入到真正的科学中了。”卡茨被激怒了，回敬了科普罗夫斯基。当天下午5点，他被叫到科普罗夫斯基的办公室。这位年轻人进门时，还以为自己要被开除了。科普罗夫斯基坐在办公桌后面，眼睛闪亮，面前放着一瓶冰镇马提尼。“加橄榄，还是柠檬皮？”他问道。[8]

在对付他觉得不忠诚的人时，科普罗夫斯基霸气而冷酷。“他甚至可以用推土机碾压他们。”他的儿子克里斯托弗回忆道。[9]

“希拉里喜欢残暴地对待别人。”科普罗夫斯基年轻时候的导师埃德温·伦内特告诉科普罗夫斯基的传记作者罗杰·沃恩。[10]

他也可以很仁慈。病毒学家罗伯特·加洛回忆，科普罗夫斯基和他坐飞机去欧洲和亚洲参加会议时，曾经悄悄地为加洛升舱，让年轻的加洛能够和他一起坐头等舱。[11]

科普罗夫斯基不喜欢冲突，所以经常派他忠实的助理——文雅的、烟瘾特别大的新英格兰人汤姆·诺顿——去撵走威斯塔研究所里失去他信任的科学家。他与助手们的分离经常进行得十分激烈。“你要是决定离开威斯塔研究所，那么无论怎么样，科普罗夫斯基都会觉得你的离开是背叛。在我告诉他我要离开的时候，他动了个人感情来努力挽留我。”癌症科学家维托里奥·德芬迪回忆道。[12]

32 科普罗夫斯基的众多敌人都因为他行事专横，控制欲强，并且总是愉快地拒绝听到（更不用说听取）他们的批评意见而烦恼。

1960年，科普罗夫斯基才到威斯塔研究所两年出头，宾大医院颇有影响力的外科主任、威斯塔研究所董事会成员I. S.拉夫丁在给即将离职的宾大教务长乔纳森·罗兹写信时说：“毫无疑问，他是一位杰出的科学家。但同样毫无疑问的是，在与我合作过的人当中，他是最能找麻烦的。”[13]

拉夫丁和宾大的其他高层试图赶走科普罗夫斯基，但是以失败告终。他们让科普罗夫斯基提供支出明细，但是科普罗夫斯基愉快地无视了他们的要求。他拒绝透露自己是否在其他地方兼职当顾问。他还被老东家莱德利实验室的老板们指控，说他偷走了他在公司研制的脊髓灰质炎疫苗，将它们带去了威斯塔研究所。[14]威斯塔研究所忠实的科学家们表示抗议，帮助科普罗夫斯基智胜了他们。[15]未来三十一年，威斯塔研究所都是他的地盘。

科普罗夫斯基1916年出生于华沙，母亲是牙医，父亲是纺织工。1940年，希拉里·科普罗夫斯基同他很有影响力的母亲，以及重孕在身的年轻妻子伊雷娜·科普罗夫斯基，逃离了被纳粹占领的波兰。[16]

逃亡过程很惊险。伊雷娜·科普罗夫斯基与丈夫被迫分开，她拒绝了纳粹让她继续做医生的命令，抱着才出生的孩子从法国逃离；就在墨索里尼禁止能扛枪打仗的男性出境那天，科普罗夫斯基从意大利逃走。他们最终落地巴西。在里约热内卢，科普罗夫斯基被迫靠教一些不领情的学生弹钢琴来谋生，他妻子则在里约热内卢最大的医院里找了一份病理医生的工作，在医院的绿色大理石太平间里做尸体解剖。

几个月后，科普罗夫斯基在里约的街上偶遇一位高中朋友，他因而被洛克菲勒基金会聘用，该基金会在里约有一间实验室。在那里，总部位于纽约市的强大研究团队正忙着改良新近问世的黄热病疫苗。科普罗夫斯基研究黄热病和其他几种病毒，三年后他们一家才收到几年前就申请的美国签证。

1944年，在去美国的路上，科普罗夫斯基一家乘坐的旧商船在特立尼达岛短暂停留。科普罗夫斯基很有进取心，他找到了特立尼达岛上最优秀的科学家J. L.帕万。J. L.帕万此前有一项开创性发现：狂犬
病可以经由蝙蝠传播，人被吸血蝠叮咬后可能受感染。科普罗夫斯基 33
本来就对吸血鬼文学很感兴趣。而且，在里约为洛克菲勒基金会工作

期间，他观察过一只患狂犬病的吸血蝠——他解剖了这只蝙蝠的脑，用显微镜寻找狂犬病的特征——阅读了大量关于狂犬病的文献。他没有打招呼就出现在帕万的实验室门口。老科学家就狂犬病同科普罗夫斯基谈论了很久。科普罗夫斯基对狂犬病的强烈兴趣，以及对改良狂犬病疫苗的兴趣，会持续一生。[17]

在美国，科普罗夫斯基在没有工作的情况下去了洛克菲勒医学研究所，成功地给老病毒学家彼得·奥利茨基留下了深刻印象。十年前，就是彼得·奥利茨基与年轻的病毒学家阿尔伯特·萨宾合作，用人胎脑组织培养了脊髓灰质炎病毒。1945年1月，通过奥利茨基的关系，科普罗夫斯基在莱德利实验室的病毒学部门获得了一个研究职位。莱德利实验室位于纽约的珀尔里弗，在曼哈顿西北26英里。[18]

莱德利实验室是美国氰胺公司的制药分公司，得到氰胺公司热爱科学的董事长威廉·格雷厄姆·贝尔的支持，所以研究设备十分齐全。在莱德利实验室，科普罗夫斯基开始全力与后来成为他主要对手的阿尔伯特·萨宾竞争。萨宾比科普罗夫斯基大十岁。他很有进取心，极其聪明，是从波兰东部大屠杀中逃出来的难民。他15岁和家人抵达美国海岸，当时一点都不会说英语。等到1931年，他已经通过努力从纽约大学医学院毕业。在科普罗夫斯基来到莱德利实验室时，萨宾已经成为顶尖的脊髓灰质炎专家，他先是在洛克菲勒研究所，后来在辛辛那提大学工作。[19]

科普罗夫斯基和萨宾都决心要首先发明脊髓灰质炎活疫苗。活疫苗含有经过减毒的野生病毒，它会在接种者体内造成轻度感染，进而产生抗体，但不会让接种者患病。相反，灭活疫苗中用于引起免疫应答的病毒已经经过化学或物理过程杀死了。

然而，生于纽约、父母是没有受过教育的俄罗斯移民的乔纳斯·索尔克，他将胜过科普罗夫斯基和萨宾，赢得率先发明脊髓灰质炎疫苗的荣誉。索尔克的疫苗中含有野生的、被甲醛杀死的脊髓灰质
炎病毒。注射到人体内的疫苗，会像活病毒那样诱使免疫系统识别并 34
作出反应，在血液中产生抗体。索尔克的疫苗在1955年得到美国监管部门的批准，他立即成了公众英雄。

但是，科普罗夫斯基、萨宾，以及许多其他病毒学家从一开始就坚信，减毒活疫苗比灭活疫苗更有效。索尔克的疫苗需要多次注射，后面还需要加强注射，即使这样，似乎也不能阻止免疫力随时间推移而减弱。此外，索尔克的疫苗是肌内注射的，不能在咽喉或消化道壁——脊髓灰质炎病毒进入人体的主要入口——产生足够强的抗体。

野生脊髓灰质炎病毒借由受到污染的水或食物，通过口进入人体，随后在消化道内增殖，又通过粪便排出体外。在没有疫苗的时代，这种感染在大多数人身上表现都很温和，许多人感染了都不知道。只有在脊髓灰质炎病毒从消化道侵入血液，移动到脊髓和脑时，感染者才会瘫痪，甚至死亡。萨宾、科普罗夫斯基和许多其他免疫学家相信，用饮料或糖丸接种的活疫苗可以模仿人感染的自然路径，在消化道壁和血液里产生足够强的抗体，从而带来终身免疫。口服疫苗还更便宜，更容易接种；它不需要请受过专业训练的医护人员来注射。而且，它还会存在于已接种者的粪便里，可以在卫生条件较差、水质不洁净的环境中传递给未接种者，在其中一些人体内也激起保护性的免疫应答，这就是所谓的被动免疫。相应的危险在于，粪便中的活疫苗病毒可能会随时间推移而突变，重新变成感染性病毒，从而传播脊髓灰质炎，而非保护人们。

制备活疫苗要实现微妙的平衡。科学家需要足够弱化病毒，阻止

其致病，但是又不能过于弱化，让它无法造成轻微的感染来激起保护性免疫应答。科普罗夫斯基不遗余力地要赢得这场竞赛，率先研发出最好的活疫苗。1948年的一个冬夜，他吞服下自己研制的实验性脊髓灰质炎疫苗——一种含有脂肪的、黏稠的灰色糊状物，用他在组织捣碎机中粉碎的棉鼠的脑和脊髓制成。[20]这种疫苗里含有野生的，但是已经减毒（他希望如此）的脊髓灰质炎病毒。

他此前从一位患脊髓灰质炎的29岁男性提取了血清和脑脊髓
35 液，直接注射到小鼠脑中。在一只小鼠患上脊髓灰质炎后，他将它的脑和脊髓磨碎，注射给另外一组小鼠，以此类推注射了数组小鼠。接着，他从这些小鼠提取出病毒，依序注射到几组棉鼠脑中——同样是将受感染的脑和脊髓注射给每组新的棉鼠。[21]棉鼠是被毛紧密的啮齿动物，与小鼠相似，是当时实验室常用的动物。以几代啮齿动物对病毒进行继代移种法培养，这种做法背后的观念是，随着病毒在不同物种间适应以致病，它在人体内致病的能力就会减弱。对于研制活疫苗而言，这个减毒过程至关重要。

科普罗夫斯基后来把活疫苗喂给黑猩猩。它们产生了脊髓灰质炎病毒抗体，在接触到野生脊髓灰质炎病毒时没有患病。[22,23]但是，这并不能证明活疫苗的安全性，因为黑猩猩并不像人类那样会自然感染脊髓灰质炎病毒。

最先接种自己研制的疫苗在科学家中是一项悠久的传统，但是尽管吞服了以用组织捣碎机粉碎的棉鼠脑和脊髓制成的疫苗，科普罗夫斯基却并没有患脊髓灰质炎的风险。像20世纪中叶的许多人一样，他在日常生活中接触过脊髓灰质炎病毒，已经有了抗体。[24]要想知道疫苗是否有效，科普罗夫斯基需要以不同于自己的未免疫的人作为“志愿者”。

1950年，科普罗夫斯基在莱奇沃思村的智力障碍儿童身上测试了疫苗。莱奇沃思村是位于纽约蒂埃尔斯的社会福利机构，里面有“许多头发乱糟糟、浑身脏兮兮的寄宿者，赤裸着挤在消过毒的休息室里”。[25]他不是第一个利用智障人士的科学家。在第二次世界大战中，顶尖研究人员在美国政府的资助下，让伊利诺伊州一家州立医院的精神病患者感染疟疾，测试药物的效果。[26]他们还让智障人士通过航空面罩吸入流感病毒，或吸入一种喷雾四分钟，以此测试流感疫苗；已接种和未接种疫苗的受试者都被迫吸入了病毒。[27]这些实验的负责人当中就有年轻的乔纳斯·索尔克。[28]

三十年后，科普罗夫斯基在一场讲座上讲述了在莱奇沃思村开展试验的故事。他说，作为朋友和同行的莱奇沃思村实验室主任乔治·杰维斯在1940年末找到他，请求他在莱奇沃思村的儿童身上测试，看他们的血液里是否有脊髓灰质炎病毒的抗体。科普罗夫斯基说，杰维斯害怕脊髓灰质炎蔓延；在莱奇沃思村的精神病儿童中，粪口传播值得特别关注。科普罗夫斯基给那些儿童抽血，发现他们当中60%都没有脊髓灰质炎病毒抗体。于是，杰维斯请他在莱奇沃思村测 36
试他的实验性疫苗。“我知道我们永远也不会得到纽约州的官方许可，所以我们从儿童的父母那里得到了许可。”[29]

从1950年2月开始，在13个月的时间里，科普罗夫斯基将疫苗——他此前自己服下的那种灰色糊状物，只是现在混在了巧克力牛奶或玉米糖浆中——喂给了莱奇沃思村的20名儿童。除科普罗夫斯基和他的实验室经理汤姆·诺顿以外，那些儿童就是脊髓灰质炎活疫苗的首批实验者。其中两名儿童，包括第一个服用疫苗的儿童，残疾十分严重，只能通过胃管来接种疫苗。[30]

尽管在战争初期做过多项实验，但是在1951年一场有关脊髓灰质炎疫苗的科学会议上，科普罗夫斯基把在莱奇沃思村试验的结果展示出来时，同行仍然十分气愤。战争已经过去，而且脊髓灰质炎病毒十分危险，有时还会致命。萨宾质问科普罗夫斯基怎么胆敢给儿童喂食脊髓灰质炎活疫苗。[31]费城儿童医院受人尊敬的主任医生约瑟夫·斯托克斯问他，是否考虑过可能会遭到防止虐待儿童协会起诉。[32]其他科学家只是沉默地坐着。[33]但是，这些科学家却不得不认同科普罗夫斯基的实验结果：智障儿童“志愿者”——科普罗夫斯基在实验论文中就是这么描述他们的——在服用疫苗前没有抗体，服用后则立即产生抗体。没有人表现出患病症状。[34]

这并非科普罗夫斯基最后一次把脊髓灰质炎疫苗喂给缺乏自理能力的儿童。这类儿童容易控制，容易找到，而且不会反驳。他们当然不是科普罗夫斯基的对手；科普罗夫斯基想得到什么，就会用尽自己装备库里的每一件工具——他的魅力、说服力和下作手段——来实现目标。

1958年初，南方春意正浓，伦纳德和露丝·海弗利克从加尔维斯顿驱车1 600英里，前往费城。他们的家庭已经比当初离开费城时大了一倍。乔尔在蹒跚学步，5个月大的德博拉躺在抽屉里，外挂在他们家那辆四门轿车的仪表台上。这一家很快还会壮大——还有一个孩
37 子将要出生，预产期在11月。同样即将到来的还有他在威斯塔研究所的工作，这份工作尽管不是称心的研究职位，但也能为他在研究所里令人激动的人生新阶段打好基础。

1956年，宾大负责医学事务的精力充沛的副校长、威斯塔研究所董事会活跃的新成员诺曼·托平，亲自管理破败的、走下坡路的威斯塔研究所。挂着古老的鲸鱼骨架、拥有同样古老实验室的研究所，“尤

其是一个问题”。拿破仑式的代理所长法里斯，以及他那间不太合法的生育诊所，也出现在托平的雷达屏幕上，给托平的印象并不好。“他的名声不太好。”托平在回忆录中说道。托平开始寻找一位正式所长。他和莱德利实验室的人有联系，知道科普罗夫斯基和他在脊髓灰质炎方面的工作。托平与他会面，对他有了深刻的印象。[35]

接到托平的邀请时，科普罗夫斯基正好也在留心找新工作。莱德利实验室的管理层已经换过好几次，与1940年代的鼎盛时期相比，科学家的境遇恶化得很厉害。所以，在托平请他去威斯塔当所长，还说要在研究所三楼为他辟出研究空间时，他听得全神贯注。[36]

40岁的科普罗夫斯基觉得这是一个机会，尽管别人可能觉得这条路只会让他很快变得默默无闻。他告诉托平三楼不够。他想要整个研究所，6.8万平方英尺。他还想要——或者说是要求得到——宾大的文理学院与医学院的两个正教授职位。[37]

托平急于搞定威斯塔的烦心事，便答应了科普罗夫斯基。1957年1月下旬，科普罗夫斯基接受了威斯塔研究所的职位。年薪是1.7万美元（相当于2016年的14.5万美元），还有2 000美元的报销额度，入职日期是1957年5月1日。录用函中还写明，他的薪酬每年都会调整，“以便与宾大教授的最高工资相匹配”。他还享有与宾大正教授“相同的权利和福利，等同于拥有终身职位”。[38]

“我喜欢［威斯塔研究所］是因为它没有活力。”科普罗夫斯基对他的传记作者沃恩说。[39]那时的研究所是一个空壳，他要把它重塑成一个自由的、创新的生物学研究圣地。

“我不要考勤表……不要明确的假日。不分部门，不让狭隘妒忌、自私自利和争权夺利在背地里滋生，”科普罗夫斯基说，“我要吸引有才华和经验的成熟科学家——那种做事主动、懂得自律、放到华

尔街或其他什么地方也能成功的人才。”[40]科普罗夫斯基应该是世界
38 上最适合吸引顶尖人才到威斯塔研究所工作的病毒学家。他有种近乎天赋的敏锐，能够知道谁将来可以从事具有原创性的重要工作，能够发现人才。此外，他极擅交际。（在乘船横渡大西洋时，他发现诗人T. S. 艾略特与自己同船，于是成功地邀请了艾略特与他喝茶。）[41]

科普罗夫斯基悉心地与德国、瑞典和英国等国家的顶尖科学家建立起联系。但是，他最先带去威斯塔研究所的是他在莱德利实验室几位关系亲密的同事。他们才到威斯塔时或许怀疑过自己的决定。大楼破旧不堪。走廊里只有几盏靠一台发电机供电的100瓦灯泡；大楼只有一小部分区域与城市电网相连。新到的几位科学家才把设备接到电源上，电路就短路了。胆固醇专家、科普罗夫斯基的密友戴维·克里切夫斯基后来回忆，他拧开一个实验室的水龙头，里面流出来铁锈色的水，流了20分钟后，水管爆了，把地板淹了。[42]

科普罗夫斯基开始了一场史无前例的大扫除。他用蒸汽清洗了褐砂石建成的正面，把那座阴森森的博物馆集中到一楼的一侧。他把许多解剖学标本送去了其他博物馆，但是把研究所创始人艾萨克·威斯塔的脑收到了地下室的储物间。[43]他处理掉那副鲸鱼骨架，卖掉出名的白化病大鼠群落，还清理了那间19世纪的图书馆，但是最终留下了图书管理员比尔·珀塞尔——一位思想自由的人，他身材纤瘦，留着长发，收集了许多情色作品。

科普罗夫斯基花费巨款——56.7万美元，相当于2016年的480万美元——重新装修研究所。这笔钱近一半来自威斯塔研究所的现金储备，其余的部分大多来自美国政府。他为大楼重装了水电，配上了中央空调。他分隔出会议室和行政办公室。他还购置了高压灭菌器、离心机和电子显微镜。在地下室，他腾出了一个宽敞的房间来清洁实

验室器皿，配备了百德百优牌14英尺清洗机。但是，最重要的是，研究所的每寸地面都得到利用，建造了二十来间病毒学、生物化学、病理学实验室，以及用于进行组织培养的先进实验室。对科普罗夫斯基的顶尖科学家队伍而言，只有顶尖的设备才合他们意。[44]

尽管性格霸道，但科普罗夫斯基并非事无巨细都要过问。他的目标是营造良好的氛围，让科学家们不用为钱担心，也不用为教书烦心，
可以自由地探索他们关注的科学问题。他希望，这种做法带来的科学 39
发现能够让威斯塔研究所跻身美国科学界的万神殿，与洛克菲勒研究所和约翰斯·霍普金斯大学之类的机构平起平坐。他向新招来的顶尖科学家们许诺高薪，假定他能够找到政府和个人来资助他们。他这样做是下了大赌注。这个计划将让他十分操心。但是，他的激励和承诺一开始就吸引来了目标人才，比如英国杰出的器官移植专家鲁珀特·比林厄姆，以及病毒学家埃伯哈德·韦克。埃伯哈德·韦克从德国图宾根著名的马克斯·普朗克研究所离职，加入了科普罗夫斯基的新项目。

科普罗夫斯基在聘用海弗利克时，并没有把他视为自己精英团队的成员。在他看来，病毒学家是生物学研究这场戏剧的主角。海弗利克这样的细胞培养人员只是配角，负责为病毒学家提供一瓶瓶细胞，供他们进行开创性实验。而且，科普罗夫斯基的核心圈子——都在美国以外出生，通常也在那里接受教育——反映出他在整体上低估了美国科学家。纤瘦、严肃的海弗利克操着费城口音，没有潇洒的气质，和那些世故的欧洲人不一样。永远也不一样。

不过，海弗利克还是得到了好地盘：一间全新的大实验室。要来到这间实验室，你需要爬上宽敞中庭里的熟铁大楼梯，在二楼左转，然后走进右手边的第二扇门。走进这扇门，你会发现许多闪亮的玻璃门

柜子，里面装着烧瓶和移液管；你还会看到光洁的黑色操作台，以及远端墙壁上的大窗户。它们朝向西方，在窗边沿着云杉街看去，可以看到宾大校园的中心地带。在窗户下面，海弗利克放了一台“倒置的”显微镜。这台显微镜是他到威斯塔研究所后为进行细胞培养工作而改造的。在使用这台显微镜时，不是从大容器的上面向下观察，而是从培养瓶的底部向上看，可以近距离地观察单层生长在培养瓶底部的细胞。(这种创新传播开来，在今天的细胞培养实验室里十分常见。海弗利克最初的那台倒置显微镜2006年被美国国家历史博物馆收藏。)

实验室的一边靠墙有两个狭小的“无菌”室，里面有几张黑色的操作台，操作台下面的空间只容两腿。较大的那个无菌室也只能容纳两个人。海弗利克和他的技术员将在这1950年代末无菌程度最高的环境中，进行细胞培养。晚上离开时，他们会打开无菌室天花板上的紫外线灯，这样第二天早上操作台上的细菌就已经被杀死了。(第二天
40 早上，他们会避免直视紫外线灯，把门推开一道缝，伸手进去关掉灯。工作人员如果偶尔忘记这样做，眼睑和皮肤就会被紫外线灼伤。)

今天实验室里的生物学家拥有十分精密的防护罩，其中的特殊过滤器能够过滤周围空气里的微生物。要是看到海弗利克不得不额外采取一些粗陋的措施来与污染斗争，他们或许会很惊讶。每隔几天，海弗利克都要在下班前把装满琼脂的培养皿放在操作台上，再把紫外线灯关掉。第二天早上，他把培养皿收集起来进行培养。如果几天后，培养皿上只长出一两个菌落，就还好。如果菌落较多，他会让技术员提一桶消毒液冲洗无菌室。

在海弗利克实验室的隔壁有一个宽敞的房间，推开豆绿色的沉重金属门，可以看见里面摆着许多木架。这是孵化室，里面的温度经过精心控制，通常为接近人体温度的98.6 ℉，让培养的细胞能够生长。

很快，海弗利克就开始努力为威斯塔研究所越来越庞大的科学家团队稳定地供应细胞。有些科学家的要求容易满足，比如那种适应力强、十分普通的海拉细胞。①

有些科学家的要求则较难满足，例如从特定啮齿动物器官里新采集的细胞。这需要海弗利克去找来那种啮齿动物，处死它们，取出器官细胞耐心培养。海弗利克还忙着改进方法，培养科普罗夫斯基团队用来赢得与萨宾的竞赛、先于萨宾研制出脊髓灰质炎疫苗的猴肾细胞。[45]

尽管工作上的要求很多，但是渴望做研究的海弗利克并不会只满足于为那些所谓更重要的科学家提供细胞。他开始做自己的实验。他最先想到的一项实验或许听起来很奇怪，但是他产生这个念头的原因却自然而明显，尤其是他知道至少有一个团队已经成功完成了同样的项目。细胞生物学家约根・福格，以及他在加利福尼亚大学伯克利分校的同事埃尔莎・西特塞尔和特尔玛・邓尼巴克，成功地以一种新材料培养出两种能够持续增殖的培养细胞——称为“细胞系”，因为
它们能够在实验室里无限地分裂。他们使用的是人的羊膜，即子宫中 41
包裹羊水和胎儿的坚韧薄膜。[46]

1958年11月，露丝・海弗利克将要生下他们的第三个孩子。那是细雨蒙蒙的一天，在与威斯塔研究所隔街对望的宾大医院产科里，她生下了一名女婴，取名苏珊。伦纳德・海弗利克站在产房旁边等待，手里拿着一只大不锈钢盘。（就像那个时代的大多数父亲一样，他并没有陪妻子分娩。）苏珊安全地出生后，海弗利克将沉甸甸、血淋淋

---

① 1951年，科学家在一位叫海瑞塔・拉克斯的31岁非洲裔美国妇女不知情的情况下，从她的宫颈肿瘤中获得了这些细胞。丽贝卡・斯克鲁特在2010年出版《永生的海拉》一书，让这些细胞闻名于世。

的紫红色胎盘收好。

他端着胎盘走了五分钟：出了产房，穿过医院，跨过云杉街，到达威斯塔研究所。那是感恩节前夜，实验室里只有他一个人。他喜欢这样。他来到其中一个无菌室，把结实的半透明羊膜从胎盘上解剖下来，放到胰蛋白酶溶液中，胰蛋白酶是将猪处死后从其胰腺中提取出来的一种消化酶。它很快就把羊膜溶解成了细胞。

当年12月，在还没有多少经验的海弗利克带着三个孩子——一个2岁，一个1岁，一个才出生——度过光明节和圣诞节时，从苏珊的羊膜里溶解出来的那些细胞，正在海弗利克实验室隔壁那间孵化室里的小烧瓶中生长，它们浸泡在由盐、氨基酸、维生素和小牛血清（去除了血细胞、血小板和纤维蛋白原的小牛血液）配成的营养液里。海弗利克已经为这些细胞取好了名字：WISH细胞，即“威斯塔研究所，苏珊·海弗利克”（Wistar Institute, Susan Hayflick）的首字母缩写。

那年除夕，海弗利克用显微镜观察正在分裂的WISH细胞，发现它们看上去完全不正常。它们表现出了癌变的典型特征。在他那篇关于这些细胞的论文里，海弗利克根据细胞的数量和增殖时间，计算出它们的癌变肯定不是在苏珊还在子宫里时发生的，而是在1958年12月21日当天或前后某个细胞突变时发生的。他认为，突变使得那个细胞在实验室环境中增殖的能力远超正常细胞，正常细胞很快就被激增的癌细胞完全击败了。[47]（海弗利克并不担心苏珊的健康，因为此时大家都已知道，实验室器皿中的细胞经常发生变异，这大概与实验室环境有关。）

几年后，华盛顿大学的遗传学家斯坦利·加特勒发现，WISH细胞
42 以及1950至1960年代人们使用的许多其他细胞系，都曾经被癌细胞海拉细胞污染过。海拉细胞很顽强，容易污染其他培养细胞。[48]海弗

利克是威斯塔研究所的常驻细胞培养专家，负责将海拉细胞提供给研究所的科学家们，其中包括科普罗夫斯基的脊髓灰质炎研究团队——他们使用海拉细胞来测量疫苗中脊髓灰质炎病毒的水平。[49]所以，很容易想明白为什么会发生交叉污染。

海弗利克至今仍然坚信，他的WISH细胞并没有被海拉细胞入侵。他在2014年接受采访时说，肯定是其他实验室的某个人得到并污染了WISH细胞，再将它们送去细胞库，细胞库现在告诉生物学家说，它们其实就是海拉细胞。加特勒在2016年表达了不同意见。他在电子邮件里说道："从海弗利克［最先描述WISH细胞来历］的那篇论文来看，它们当时就已经受到污染了。"

与出生时的经历相呼应，苏珊·海弗利克长大后成了医学博士和遗传学专家。如今，她在位于波特兰的俄勒冈健康与科学大学担任教授，研究分子遗传学和医学遗传学。 43

第四章

染色体异常与堕胎

费城，1959年

美国医院里的堕胎业务不公正、变化不定，而且在很大程度上不合法。这种情况的出现，根本上是因为20世纪医学的这个方面竟由19世纪的法律来规范。

——罗伯特·E.霍尔，纽约市哥伦比亚大学妇产科专家，1967年[1]

1959年4月，一个特别舒适的周末，威斯塔研究所重新装修完不久，科普罗夫斯基为重生的研究所举办了一场首秀聚会。那场聚会是按典型的科普罗夫斯基风格办的，场面大，层次高。聚会开头是贵宾晚宴，就在宾大博物馆埃及展馆穹顶下那些刻着象形文字的柱子中间举办。

研究所的新实验室在那个周末正式启用，五百位生物学家挤满了一场为期两天、题为“科学的体系”的研讨会。发言者可谓明星荟萃，包括费城市长、美国公共卫生局局长和美国国家科学院院长等要员，还包括许多顶尖科学家，例如将在次年获得诺贝尔奖的英国器官移植专家彼得·梅达沃。梅达沃的年轻搭档鲁珀特·比林厄姆已经被科普罗夫斯基招募到研究所，加入了他的精英团队。但是，最令人兴奋的是弗朗西斯·克里克的到场；他与詹姆斯·沃森合作，在六年前发现了DNA的结构。芭芭拉·科恩，当时为科普罗夫斯基工作的年轻实验室技术员，在五十五年后回忆那次聚会时说，克里克的到场让她赞叹不已。

海弗利克在4月还开始了新项目。[2]他开始探究一个令科学界激
动、也让他十分着迷的问题。病毒能对人类致癌吗？病毒可能引发癌 44
症，这并不是新观念。早在1842年，意大利帕多瓦一位敏锐的外科医生——多梅尼科·里戈尼-斯特恩就注意到，宫颈癌在远离世俗诱惑的修女中要比在其他女性中发病率低得多。[3]他的推论，即宫颈癌是由某种通过性传播的介质引发的，在当时无法验证。直到1908年，学界才有确凿的证据证明病毒在癌症中的作用。当时，哥本哈根大学的两位科学家威廉·埃勒曼和奥拉夫·邦发现，在使用提取自患白血病鸡的液体——细胞和细菌已经过滤掉了——来感染健康鸡后，健康鸡患上了白血病。[4]如果当时有更多人知道白血病是癌症，他的发现或许能得到更多关注。

但是，三年后，在洛克菲勒研究所任职的年轻美国病理学家佩顿·劳斯，发现一种病毒让鸡长肉瘤，即结缔组织间的恶性肿瘤。劳斯从一只鸡的肉瘤中提取液体，使用超细过滤器过滤——还是将细菌过滤掉，把病毒保留下来——然后注射到其他鸡体内，那些鸡后来也患上了同样的癌症。劳斯发现癌症可以“通过一种能够与肿瘤细胞分离的介质”在鸡之间传播，但是这个发现没有引起重视。[5]当时没人觉得关于鸡的癌症的发现会与人类相关。劳斯发现的那种“介质”，后来被命名为劳斯肉瘤病毒，在癌症病因研究中扮演重要角色。

20世纪上半叶，生物学家当中的传统观念认为，癌症是由烟或烟囱灰之类的环境因素导致的，也有人认为是由基因突变导致的。晚至1950年代中期，有影响力的澳大利亚生物学家弗兰克·麦克法兰·伯内特还尖锐地反驳了病毒能够导致癌症这种观点；他在1960年因为

在免疫学领域取得的成果获得诺贝尔奖。[6]然而，到1959年海弗利克研究这个问题时，许多生物学家都认为病毒会致癌，甚至反对伯内特等科学家的观点。他们的论据是这一事实：自劳斯发现以来的几十年里，学界已经发现几十种病毒能够导致多种动物（包括小鼠、大鼠和猫）——尽管不是人——患上良性或恶性肿瘤。1958年，爱尔兰外科医生丹尼斯·伯基特将一条吊胃口的信息抛进了这场辩论。他在撒哈拉以南的非洲发现了一种凶猛的儿童淋巴瘤。它分布在疟疾肆虐的区域，这说明它是一种传染性疾病。同年，美国国家卫生研究院启动了一个资金充足的项目，搜寻人体内的“癌症病毒”。

科普罗夫斯基和其他顶尖科学家，包括劳斯在内，组织了一场美国癌症学会会议，讨论病毒和癌症病因。1959年7月，《时代》杂志
45 发表封面文章，报道了美国国家卫生研究院的两位科学家——伯尼斯·埃迪和萨拉·斯图尔特。她们发现了一种能够导致仓鼠、兔子和大鼠患肿瘤的小鼠病毒。“癌症研究中最热门的是病毒是否可能引发癌症。”美国国家卫生研究院病毒研究所的所长约翰·海勒告诉《时代》杂志。[7]

海弗利克意识到，他拥有的一套技能让他很适合研究这个主题：他十分了解微生物学，而且他比大多数科学家更懂得在实验室中培养细胞。他努力探究这个问题，充分发挥那些定义了他风格的品质：周密、耐心、坚定，特别能够忍受看似乏味的重复性工作。（他的一些前同事说他的风格是缺乏想象力、顽强和能吃苦。）

他得到街对面宾大医院的外科医生罗伯特·拉夫丁的帮助，获得了300个人类肿瘤样本，成功地使其中225个在培养皿的培养基里生长。[8]

海弗利克的下一步骤基于一个合乎逻辑的假设：如果这些肿瘤有一些是病毒引起的，病毒就很有可能还潜藏其中，在细胞内部增殖，

然后通过裂解细胞或出泡的方式释放，导致液体培养基中充满数百万单独的病毒粒子。海弗利克开始收集培养皿里液体的样本，并将它们冷冻。

做好准备后，他接下来要将这些液体解冻，倒在培养基中的非癌细胞上。如果液体中有致癌病毒，它们应该会感染部分正常细胞，将其变成癌细胞。但是，从哪里可以得到能够在实验室中存活并增殖的可靠非癌细胞呢？

对海弗利克而言，幸运的是，当时已经有了衡量细胞正常性的新基准。在发表于1956年的经典论文《人类染色体的数目》中，在瑞典隆德工作的阿尔伯特·莱文和蒋有兴使用新的显微技术，确定了人类染色体的正常数目。[9]生物学家此时确切地知道，正常的人细胞的细胞核内有46条染色体，一半遗传自父亲，一半遗传自母亲。拥有正常数目染色体的细胞，称为“二倍体”细胞。（染色体数目不是46的正常的人细胞只有精子和卵子；它们只有23条染色体，所以称为“单倍体”细胞。）

1950年代，科学家已经以明显正常的人类组织培养出几十个细胞系。但是，随着时间的推移——有时是很短的时间——这些细胞开始表现出异常。它们的形状和体积变得奇怪、杂乱，细胞核也膨大了。此外，它们的染色体数目也出现了异常。在实验室培养的细胞 46
中，有些膝关节细胞有133条染色体，有些肝细胞有65至90之间任意数目的染色体，还有些包皮细胞（来自一个四天大的婴儿）有72条染色体。[10]对海弗利克和他的同代人来说，这种变化标志着一件事：癌症。①

① 在华盛顿大学遗传学家斯坦利·加特勒后来发现的多个受到海拉癌细胞污染的细胞系中，就有这几十个细胞系中的一部分；其他细胞系也有可能被海拉细胞污染过。

七十年前，染色体异常首次被认为与癌症有关。1890年，年轻的德国病理学家戴维·保罗·冯·汉泽曼首次在分裂的癌细胞中观察到了染色体的数目异常。[11]冯·汉泽曼使用显微镜，在分裂的癌细胞中观察到染色体发生了磨损和断裂，还观察到染色体数目没有增加一倍——在正常情况下，染色体数目在细胞分裂前会翻倍——而是增加了两倍或三倍。此后不久，另一位德国科学家西奥多·博韦里在研究过受精异常的海胆卵细胞后提出，如果在细胞分裂期线状的DNA束没有恰当地分开，就会导致染色体数目异常。他认为，这种染色体数目异常的细胞最终会生长失控。[12]但是，由于当时的工具有限，他没法证明自己的直觉。

直到1960年，费城两位在威斯塔研究所附近工作的研究人员才首次发现染色体异常和癌症之间的关系。在宾大医学院研究肿瘤的生物学家彼得·诺埃尔，以及在费城福克斯·蔡斯癌症中心学习的研究生戴维·亨格福德，研究了慢性髓细胞性白血病（一种血细胞癌症）成人患者的骨髓细胞。几乎所有患者的第22号染色体都异常地短。他们给这种长臂缺失的染色体取名为“费城染色体”。[13]他们的发现证实了许多科学家长久以来的猜测：癌症，至少其中一部分，是由基因错误导致的。

对于海弗利克来说，在费城染色体还没有被发现的1959年，实验室培养的几十个细胞系中的染色体数目异常足以证明那些细胞不正常，不适合他的实验。尽管他缺少在实验室中培养出来的正常细胞，但是他确实表示过要培养出正常细胞也并非不可能。蒋有兴，人类染色体正常数目的发现者之一，已经从瑞典来到科罗拉多大学，在顶尖
47 科学家西奥多·普克的实验室里工作。他们两人已经从患者，或患者手术后废弃的组织培养出明显正常的细胞。他们用子宫、睾丸和包皮

建立了几个细胞系。他们报告说，每个细胞系的细胞仍然有46条染色体，而且细胞在培养皿中活跃地分裂了五个月后，染色体在显微镜下仍然看起来正常。[14]

即使这样，对于使用手术废弃组织，甚至使用志愿者的皮肤样本在培养皿中培养正常细胞，海弗利克仍然持保留意见。作为微生物学家，他十分清楚来自任何人的细胞，无论这个人在地球上生存多久，都有可能受到致病病毒污染。在加尔维斯顿期间，他亲眼见过潜藏于人扁桃体和腺样体中的腺病毒。当时，单纯疱疹病毒就已知潜藏于神经细胞中，肝炎病毒据推测静静地集聚在肝脏中，而且科学家们即将发现各种类型的鼻病毒——普通感冒的一种主要病因——潜藏在人的鼻腔和咽喉中。用浸过实验室中癌细胞的液体来处理从成人提取的细胞，失去了意义。就算看上去正常的细胞变成了癌细胞，他也不知道是因为液体里的病毒，还是因为一些已经存在于细胞中的病毒。然而，很明显有一种组织即使不能保证绝对没有病毒，但是洁净的可能性也要高得多。

胎儿受到子宫的保护。它们藏在母亲的身体里，没有接触到婴儿和幼童在尿布台、学前班和厨房地板上会遇到的致病微生物。而且，怀孕的母亲在接触到不受欢迎的细菌和病毒时，体内的细菌抗体和抵抗抗原侵入的免疫细胞能够在很大程度上保护胎儿。未能从母亲咽喉、消化道和血液中清除的有害微生物，仍然可能被胎儿抵抗，因为母亲的有些抗体会穿过胎盘。也有例外，有几种致病的病毒能够避开免疫防御，影响成长中的胎儿。但是，与成年人接触病毒相比，这些病毒影响胎儿的可能性要低得多。尤其是，海弗利克在1959年还不用担心一种在今天臭名昭著的病毒：艾滋病病毒。所以，在搜寻尽可能洁净的组织时，海弗利克总是绕回到这个似乎不可避免的结论上：用流产胎儿来培养细胞，是培养出正常人细胞的最好方法。

阿尔伯特·萨宾、约翰·恩德斯以及他们的同事在1930至1940
48 年代的工作表明，海弗利克并非第一位利用流产胎儿来探究生物学问题的科学家。1950年代中期，以研究生身份在威斯塔研究所工作时，他亲眼见过许多胎儿放在研究所的庭院里，等着送去焚化；那些胎儿都解剖过，提取了垂体细胞去做实验。在他完成研究生学业时，斯德哥尔摩的科学家们正在使用取自流产人胎的细胞，研制首批基于人细胞的脊髓灰质炎疫苗，只是未能成功。同样在瑞典工作的莱文和蒋有兴，通过研究提取自四个流产胎儿的肺细胞来确定人类染色体的正常数目。

1959年，在海弗利克寻找流产胎儿的来源时，美国有两个平行宇宙。根据法律，堕胎在美国所有州都是犯罪行为。宾夕法尼亚州法典上那条在1939年通过的规定，与其他49个州的法律规定不同，甚至不会为那些可能因怀孕足月而有生命危险的女性破例。[15]它这样规定：

> 以造成女性堕胎为目的，非法对其施用任何毒物、药物或物品，或者出于同样的目的，非法使用任何器械或其他手段，即属重罪。一旦定罪，将被判处不超过三千(3 000)美元的罚款，或不超过五(5)年的隔离或单独劳役监禁，或二者并罚。[16]

如果胎儿死亡，也就是说如果堕胎成功，那么施行堕胎手术者就会受到加倍处罚，罚款六千美元，单独劳役监禁十年。如果堕胎过程中孕妇死亡，处罚会更严厉。[17]

显而易见，这项规定并未界定什么是“非法”堕胎；“非法”这个词就说明，堕胎既然有“非法的”，也就可能有“合法的”。然而，这种含糊并未阻止宾夕法尼亚州当局严肃执法。他们起诉了无资质的地下堕胎操作者，也起诉了单独提供堕胎服务的医生，例如1967年蒙哥马利县（包括费城西北部的高端郊区）被判定实施了非法堕胎手术的医生拉马尔·T.齐默尔曼，以及1968年阿利根尼县（包括匹兹堡）被判入狱两到五年的医学博士本杰明·金。[18]

在同一个时代，在不同的环境中——宾大医院和其他大医院构
成另一个平行宇宙——执法部门却容许堕胎。他们延续了一种早在 49
1867年开始，并且演进了几十年的传统。1867年，伊利诺伊州发布了一项法律规定，“出于真实的医学或治疗目的以外的”堕胎是犯罪行为。它并未界定什么是真实的医学或治疗目的，而是将这项任务留给了医学界。[19]

术语“疗病性流产”指代那些被理解为，至少被拥护堕胎的医生和执法部门理解为非犯罪行为的堕胎。疗病性流产由具有资质的医生在其认为必要时进行，尽管对这种必要性的界定处于法律的灰色地带。这个灰色地带直到1973年最高法院判决罗诉韦德案时才最终消失。在那次标志性的判决中，最高法院撤销了相关的州级刑事法律，认为在胎儿成为子宫外有意义的生命之前，除非是为了保护怀孕母亲的健康，否则各州不得限制堕胎。

在20世纪的头二十年里，所谓的疗病性流产是在医生的私人办公室里或者在家里进行的。1930年代，堕胎手术逐渐转移到诊所和医院里，堕胎数量也随着女性对大萧条做出反应而增加。[20]然而，费城的堕胎机会显然有限：费城产科学会收到的一项调查显示，1931至1940年，费城有329名妇女因为自行或由非医疗人员实施堕胎而死亡，或者

说，每出生1 000名婴儿，就有约10名孕妇死亡。[21]

医生辅助堕胎数量增加，各州因此更严格地执行反堕胎法律，例如宾夕法尼亚州在1939年的法规。[22]医生和医院随之尝试在法律上保护自己。在1940至1950年代，医院成立了所谓的“疗病性流产委员会”。委员会由几位医生组成，任务是正式接收和评估堕胎申请。

宾大医院是一个宏大的机构，它十层高的砖楼屹立在费城西部这所常青藤大学校园的南边。在白天的某些时刻，这栋大楼的影子荫庇着威斯塔研究所。宾大医院是美国最古老的大学附属医学院，建于1874年。到1959年，它已经集聚了足够的力量，成为费城最权威的医院。

就像许多大医院那样，宾大医院在1955年或更早的时候就成立了疗病性流产委员会。[23]一位从1950年代末到1962年在宾大医院做堕胎手术的妇产科医生，在2014年的采访中说，委员会是个随意的组
50 织。“坦白说，如果有人想申请堕胎，你只用找来一两位同事，问一句‘你们同意吗？’委员会根本没有开过会……如果涉及法律问题……我们可以说我们在电话上讨论过”，然后再同意的。[24]

但是，到了1963年，不知出于何种原因，那种轻松的做法改变了。那年，由宾大医院医务委员会批准的规定明文要求，提议进行堕胎手术的医生须将书面申请递交至疗病性流产委员会。委员会三位匿名的妇产科医生都必须为每项申请提供书面意见。在适当的情况下，委员会还可能纳入一位其他领域的专家，通常是精神病学专家，来评估堕胎申请。如果一位委员提出要求，他——几乎总是男性——可以对患者进行访谈和检查。[25]

去看私人医生的女性（通常更富有、肤色更白、地位更高），相较于

所谓的门诊患者（在宾大医院补贴门诊部看病的更贫穷、通常肤色更黑的患者），从委员会获得堕胎许可的可能性要高很多。但是，在1950年代末，无论是什么肤色的女性，要获许进行疗病性流产都越发困难。在那个年代的保守氛围里，疗病性流产的数量逐渐减少。[26]这种情况持续到了1960年代。发布于1967年的一项有根据的估算认为，非法堕胎与医院堕胎的比例为100∶1。[27]

海弗利克记得，得益于希拉里·科普罗夫斯基与宾大医院的外科主任、宾大负责医学事务的副校长伊西多·施瓦纳·拉夫丁的关系，从1959年开始，他能够获得胎儿了。

如果说宾大医院是费城最杰出的医院，那么I. S.拉夫丁——亲密的同事称他为“拉夫”——就是医院里最杰出的权力人物。他从1935年开始担任宾大医院外科研究部的主任，不过他或许会对第二次世界大战期间在缅甸建立和管理丛林医院的事迹更自豪。他个子不高，留着小胡子，一头黑发渐渐稀疏，他拥有异乎寻常的精力——他当时的秘书贝琪·梅雷迪丝回忆说，他“就像热锅上的一颗豌豆”——医学生和住院实习医生都很怕他，对他唯命是从。[28]他的影响力超出了宾大医院，到达了华盛顿的权力圈。1956年，有人拍到他在共和党全国代表大会的讲台上得意地举起德怀特·艾森豪威尔总统的手。[29]两个月前，拉夫丁被召去华盛顿，为因肠梗阻而性命难保 51
的艾森豪威尔做手术。1959年，拉夫丁忙着策划扩建宾大医院，建一栋容纳374张床位的全新大楼，以自己的名字命名。

去求拉夫丁办事的人，会看到他拉出口述录音机，迅速口述出一封信。这封信最终会成功动用他们在医院的巨大体系里想要找的关系，有时也可能不成功。根据海弗利克的说法，科普罗夫斯基就求拉夫丁办过事。他请医院将流产胎儿送到威斯塔研究所，给一位名不见经传的年轻科学家。

在性、节育和堕胎方面，拉夫丁扮演了一个完美的政治角色。他必须如此。在天主教氛围浓厚的费城，教会的势力很大，经常影响医院和大学的政治。1952年，在宾大医学院建立家庭研究系时，因为这个系与开明的费城婚姻理事会有联系，所以宾大医学院院长写信给拉夫丁，表示担心“这个计划可能会被天主教会误认为与生育控制有关”。[30]

然而，到了1960年，教会和整个社会正面临着一场变革。一天早晨，亮橙色传单撒遍了宾大医院的大门口，这场变革在这里登场。这些11英寸长、8英寸宽传单的标题是“罗马天主教会及宾大医院”，内容是激烈地抱怨：因为天主教会施加的压力，连在医院看病的犹太教和新教患者都用不上子宫帽避孕器。[31]

传单让医院高层忙着给彼此写信，不是驳斥传单上的说法，而是要找出是谁使用医院的纸张和油印机制作了传单。（他们似乎并未找出罪魁祸首。）“看得出来，传单上的说法具有煽动性，可能很容易使宾大陷入尴尬的境地，”拉夫丁给妇产科主任富兰克林·佩恩写信说，“传单使用的纸张……也是你们科室使用的那种纸，而且印制传单的油印机也与你们科室的那台相似。”[32]

拉夫丁在私底下可能十分同意传单上的说法。但是，他的工作是保护自己的医院，所以他小心翼翼地在女权倡导者与教会之间走了一条中间道路。1958年，有人拍到他在罗马朝教宗庇护十二世眉
52 开眼笑，他还回忆说那是个“美好的场合”。[33]同样，在几年后受邀参加美国计划生育联合会的午餐会时，他给组织者写信说“十分愿意”出席。[34]

科普罗夫斯基的传奇魅力在拉夫丁那里并未见效；1959年年中，

拉夫丁很快就觉得科普罗夫斯基这位热情洋溢的波兰人善于操控他人，不值得信赖；一年后，拉夫丁带领威斯塔研究所董事会的一个小团体，要将科普罗夫斯基赶出去，只是未能如愿。[35]但是，拉夫丁几乎毫不迟疑地同意了科普罗夫斯基让医院把胎儿送给海弗利克的请求，原因很简单：他相信科学发展，不愿意让个人政治阻碍它。

拉夫丁从一当上外科主任，就一直在帮助威斯塔研究所的科学家。“您需要多少肿瘤组织来做研究，我们都可以帮助提供。需要什么，什么时候需要，跟我说就行。”1947年，年长的癌症科学家玛格丽特·刘易斯找他要一些恶性肿瘤的样本，他这样写信回复。[36]十年后，威斯塔研究所的病毒学家威廉·麦克利曼斯写信给拉夫丁，表示他在拉夫丁提供的十二位宾大医院患者的乳腺癌组织中发现了有趣的结果，询问是否可以查看患者的病历。“你凭这封信就可以去医院的档案室。”拉夫丁回信说道。[37]

海弗利克自己或许已经受益于拉夫丁的支持；在海弗利克需要肿瘤样本来研究病毒是否会引发人类癌症时，正是I. S.拉夫丁的儿子罗伯特·拉夫丁给他提供了样本。[38]罗伯特·拉夫丁当时还是宾大医院的普外科医生，他与父亲相距四间办公室。

1959年年中，海弗利克接到宾大医院打来的电话，通知他医院实施了一例堕胎手术，有一个胎儿可以送到他的实验室。海弗利克便开始使用这个完整的胎儿进行研究，此后他还会收到一系列胎儿。宾大医院的妇科医生提供三四个月的胎儿，这些胎儿的主要器官已经得到充分发育，能够被解剖、摘除，以供海弗利克研究。[39]

海弗利克接收胎儿，不需手续文件或许可，只需推动这件事情的拉夫丁同意即可。和那个时代的几乎所有这类安排一样，胎儿的交接过程也不正式。尽管胎儿的运送并未像非法贸易那样遮遮掩掩，但也没有大张旗鼓，毕竟要考虑当时的法律现实和道德敏感。

妊娠18周时——在医学用语中，这指的是母亲末次月经后18周，
53 因此也就是精子和卵子结合受孕后大约16周——人类胎儿从头顶到臀部长约5.5英寸（呈双腿蜷曲胎姿）。胎儿已形成双臂和双腿，有完全成形的手指和脚趾，还有鼻、嘴、唇、耳和指甲。它能够眨眼、抓握、睡觉、动嘴，以及踢腿。它的皮肤鲜嫩而透明，下面的血管就像复杂交通图上的红色公路。确实，它的眼睛还未睁开，相较于身体其他部位而言，头部很大，它因而看上去有些像外星人。将会让它拥有知觉的神经通路正开始在大脑中生长。[40]它在子宫外无法存活。但是，它无疑已经是一个初期的人。

"我记得收到妊娠三四个月的完整胎儿。它们有这么大，"海弗利克在2012年接受采访时说道，双手比画出6英寸那么长，"我记得很清楚，在解剖它时我并没有感到不安——别问我为什么。我解释不了。但是，我就是这样的人，它没有影响到我。"

"它最终肯定会送进焚化炉，"他补充道，"如果用来做研究，或许可以给他人带来益处。"[41]

最先送到他实验室的胎儿是男性。他花了几个小时解剖肺，用胰蛋白酶把肺组织分解，将得到的细胞放进离心机旋转，最后放进四只叫作布莱克培养瓶的长方形派热克斯烧瓶中。[42]他往里面倒入培养基，小心翼翼地给每个玻璃瓶盖上琥珀色的硅胶瓶塞，然后将四个瓶子放到托盘上，端进实验室旁边装着沉重大门、温度为96.8 ℉的孵化室里。他把培养瓶平放在木架上。这会让细胞的"底面积"最大化，细胞不会漂浮在液体的培养基里，而是会沉到底部。它们会不断增殖，直到形成薄薄的一层，覆盖瓶底。

大约三天后，海弗利克在盛有提取自第一个胎儿的细胞的培养瓶

中，发现了生长的迹象：瓶底出现了近乎透明的覆盖物，而瓶底正是细胞曾附着并开始分裂之处。[43]他给每个瓶子里换上新的培养基，然后关上门，继续等待。十天后，细胞在每个瓶底汇聚成了一层。（正常的非癌细胞此时会停止分裂，不会继续增殖，以至于层层堆叠。这种属性称为“接触抑制”。）

海弗利克此时委托他的技术员弗雷德·杰克斯——一位年轻的退伍军人，最终会取得医学博士学位，成为费城郊区阿宾顿纪念医院的首位非洲裔美国医生——去做一项乏味的工作，即“分离”那些培 54
养瓶，将覆盖在瓶底的细胞分成两半，其中一半放进一个新的布莱克培养瓶。这项工作包括许多步骤。杰克斯首先要使用胰蛋白酶，即“凿岩机”消化酶，松化紧贴在玻璃瓶上的细胞。随后，他要把脱落的细胞浸在培养基里，用玻璃移液管将它们的一半吸出来，转移到新瓶子里。移液管的顶端只有一层棉花保护尖嘴。全美国的实验室都用这种方法，偶尔会造成令人讨厌的意外。今天，大多数移液液管都是通过拇指控制活塞来操作的，就像注射器。

在初次分离后不久，肺细胞似乎就挂上更高档位，增殖得十分迅速，海弗利克很快就制定了严格的时间表，每三四天分离一次。（节俭的海弗利克会用实验室的瓶子把用过的培养基带回家，给他的蔷薇、水仙和郁金香施肥。）

培养瓶从2个变成4个，4个变成8个，8个变成16个，16个变成32个，海弗利克很清楚，它们很快就会摆满实验室隔壁的公用孵化室。所以，他让杰克斯冷冻那些细胞。杰克斯先将它们转移到酒瓶状、不足两英寸高的小安瓿里，再用本生灯迅速灼烧瓶颈，将安瓿密封。每只安瓿里含有一盎司培养液，其中漂浮着300万至400万个细胞。[44]

即使受孕后才16周，胎儿的肺里也已经包含许多类型的细胞。例如，在这个时期的胎儿体内，血管的内壁上有立方体状的内皮细胞，数千根细支气管的内壁上有更长的柱状上皮细胞，下面还有平滑肌细胞支撑着它们。但是，将肺结合成整体的是结缔组织，它的成分是成纤维细胞——纺锤状的细长细胞，形如指南针的指针。结果证明，成纤维细胞是最适合在实验室存活的细胞。几周后，海弗利克实验室瓶子里的活细胞就只剩下它们了。

1960年夏，希拉里·科普罗夫斯基发行了一本11英寸长、8英寸宽的光面小册子，简述新研究所各实验室的研究工作。威斯塔研究所
55 1958至1959年的跨年报告封面上只有一张照片，内容是海弗利克的成纤维细胞。书中这样介绍这张照片："这些细胞来自正常人胎的肺，拥有（正常）数目的染色体。"[45]

海弗利克撰文解释了那张封面照片的重要意义，字里行间流露着激动之情。他写道，可以利用人胎在实验室器皿中培养没有——至少暂时没有——癌变的细胞。封面照片上的胎儿细胞系，已经在他孵化室的培养瓶里连续生长了六个月。它被命名为WIHL，取自"威斯塔研究所人肺"(Wistar Institute Human Lung) 的首字母。它们生长迅速，因此被对半分了几十次，转移到新瓶子里，但是"它们仍然拥有二倍体细胞的染色体数目"，海弗利克写道，他所说的是人类染色体的正常数目，即46条。[46]

更重要的是，他继续写道，这些WIHL细胞并没有任何癌化的迹象：解体、大小不规则，以及细胞核膨大。实际上，它们在显微镜下看上去就和几个月前才从胎儿体内取出时一样。它们是典型的成纤维细胞：形状细长，中间较粗，两端尖细。WIHL细胞株"在这项研究中

是极其重要的工具，在其他领域可能也会产生特别重要的影响”，海弗利克写道。“从各方面的迹象来看，它就是正常人细胞。”这，他补充道，让它成为他用来寻找致癌病毒的一种理想细胞。

但是，海弗利克关于病毒是否致癌的研究即将被抛下，取而代之的是一项他未曾预料到、将会改变科学界观点的发现。 56

第五章

凋亡的细胞与教条

费城,1960—1961年

我的孩子,科学是由错误组成的;但它们都是有用的错误,因为它们让我们逐渐接近真理。

儒勒·凡尔纳,《地心游记》[1]

1907年,约翰斯·霍普金斯大学的工作狂、胚胎学家罗斯·哈里森,首次在实验室培养皿中让蛙的脑组织生长。从这一年开始,生物学家就一直在培养细胞。那个时代几乎所有的科学家,在做研究时都秉持这个简单的普遍信念:培养皿中的细胞如果处理得当,应该无限地存活。如果它们死亡,那么问题不在于它们,而在于科学家。要么是科学家的器皿不洁净,要么是培养基中的营养物质成分不对,要么是马虎的技术员在细胞培养盘上打喷嚏,造成了严重的感染。这种认为在培养皿中细胞可以无限存活的信念,源自法国科学家亚历克西·卡雷尔的研究工作。卡雷尔是一位秃顶、戴眼镜、追逐名利的科学家,在1912年因为发明亟须的血管缝合方法而获得诺贝尔奖。但是,对海弗利克和其他细胞培养专家而言,卡雷尔在半个世纪里的影响,来自另外一个完全不同的实验。

20世纪初,魅力非凡的卡雷尔在当时美国的顶尖医学机构、位于纽约市的洛克菲勒研究所工作。1912年1月中旬的一天,卡雷尔从八天大的鸡胚心脏上取下一小团组织,放到培养皿中,然后用稀释的鸡血浆（去除血细胞、血小板的血液部分）来培养它。两个月后，那团心脏组织生长得特别“充分”，被分离和移植到新的器皿中18次后，仍然存活，甚至按照他的说法，还在培养皿中跳动。卡雷尔就这一发现发表了论文《论有机体外组织的永生》。[2]

当年晚些时候，在卡雷尔因血管缝合研究成果获得诺贝尔奖时，许多科学家和记者都误以为他是因为培养出永生的鸡心而获奖的。那团奇迹般的跳动组织“是全世界医学界人士讨论的主要话题”，一 57
篇报道卡雷尔获诺贝尔奖、占据《纽约时报》周日专版整个头版的文章这样写道。[3]

卡雷尔很快就把养护那团跳动的鸡心组织的工作交给了实验室的同事阿尔伯特·埃贝林。埃贝林接下来照看了它34年，给它添加培养基，在细胞生长得过多时将它们分离，并丢弃大多数细胞，保证培养皿里始终有心脏组织在生长。不死的鸡心成了大众媒体的最爱。1924年，鸡心即将满“12岁”，《纽约论坛报》报道说：“分离出来的组织在实验室中存活12年……仍如在体内一般生长。”[4]卡雷尔自己也这么说。他曾经登上《时代》杂志的封面——尽管他在1935年出版了《人，未解之谜》，提出使用毒气对精神正常和失常的罪犯施行安乐死，[5]因而使他自己提前从洛克菲勒研究所退休。培养皿中的鸡心比他活得更久；1946年，在卡雷尔去世两年后，埃贝林最终丢弃了那些心脏组织。

20世纪上半叶，生物学家谨记卡雷尔鸡心实验的经验，不断尝试重复卡雷尔的实验（无人成功），并尝试在培养基中使其他类型的细胞无限存活。实验反复失败，肯定怪他们能力不足。这种观念在1943年又得到加强，当时美国国家癌症研究所一位圆脸、戴眼镜的细胞培养专家成功地使一个小鼠癌细胞在培养皿里无限存活。[6]威尔顿·厄尔的小鼠细胞成为第一个可证明的永生细胞系，其他科学家能够从他那里获得这种细胞，在实验室里亲自观察它们无限地增殖。

1951年，即海弗利克获得学士学位的那年，同样的成就在人细胞上得以重复。那年，在约翰斯·霍普金斯大学工作、富有创新精神和决心的癌症科学家和细胞培养专家乔治·热伊，首次培养出了能够在实验室无限存活的人细胞，这些细胞提取自临终的妇女海瑞塔·拉克斯的恶性宫颈肿瘤。几年时间内，海拉细胞系就在全世界的生物学实验室里得到研究和使用了。

事后看来，我们可以很轻松地说，厄尔的小鼠肿瘤细胞、热伊的海拉细胞，以及其他在1950年代接连出现的不死细胞，之所以能够无限地存活，是因为它们都是癌细胞。毕竟，癌症的定义就是细胞的生长
58 超出正常限制，不受控制地无限分裂。但是，对在近六十年前工作的海弗利克而言，事情并不是如此清晰。当时的确没有理由怀疑，正常的非癌胎儿细胞——如卡雷尔的正常鸡心细胞——在培养皿中也会无限地存活。

所以，在1960年的一个冬日，海弗利克注意到孵化室里有些不对劲，便开始查找自己哪里做得不对。此时，除WIHL细胞系——从他收到的第一个胎儿提取的肺细胞——以外，还有几个胎儿细胞系在木架上的玻璃瓶里增殖。

1959年末，他继续不定期地从宾大医院收到胎儿。他利用那些胎儿，从几种胎儿器官——皮肤和肌肉、胸腺和甲状腺、肾和心脏——培养出了若干细胞系。他发现，细胞植入培养瓶后，需要大约十天的时间适应，生长并覆盖瓶底，形成半透明的光泽，可由有经验的研究人员识别。(海弗利克将细胞生长的这个初始阶段，即生长至首次覆盖培养瓶底，标记为第一阶段。)

他将覆盖在瓶底的细胞分离，把其中半数放进新的培养瓶后，所有细胞都开始以快得多的速度分裂，每隔三四个小时就需要分离一次。（他把这个持续数月的快速分裂阶段，称为第二阶段。）他发现，无论最初培养的细胞有多少种，到最后都只有一种存活下来，即那种构成结缔组织——它对器官和细胞起联结作用——的细长的纺锤状成纤维细胞。无论出于什么原因，其他种类的细胞都未能在他的培养瓶里存活。

随着建立的细胞系越来越多，海弗利克对它们的命名变得越发有条理。他很快从胎肺中开发出第二个细胞系，于是需要重新为第一个细胞系命名，不再使用“威斯塔研究所人肺”。他决定简单些，以数字顺序来给细胞系命名。WIHL细胞系被重新命名为WI-1，第二个细胞系被命名为WI-2，以此类推。到了1960年9月，他建立了最后一个细胞系WI-25。这个细胞系来自19号胎儿（女性）的肺。（细胞系的数量多于胎儿数量，是因为海弗利克在使用其中几个胎儿时，从不同的器官得到了多个细胞系。例如，他建立的第二个细胞系WI-2，就是从1号胎儿的皮肤和肌肉培养出来的。）[7]

科学中常有不幸的事情发生。WI-2细胞系在生长了几个月后，因为细菌污染而死亡。海弗利克逐渐发现，取自某些器官的细胞，会比实验室里的其他细胞生长得更好。源自心脏的细胞系很不活跃：他 59
的WI-6细胞不到三个月就停止生长，并最终死亡。但是，肾细胞却生长得不错，WI-1肺细胞生长得最好。他开始怀疑，肺部成纤维细胞最适合在实验室中生长。

但是，1960年冬的这天，WI-3细胞出了什么问题？ WI-3细胞系源自2号胎儿的肺细胞，如果他的预感没错，它们现在应该像WI-1肺细胞那样，正在旺盛地分裂。但是，他在过去几周里注意到，WI-3细胞覆盖住培养瓶底所需的时间，变得越来越长。而且，它们的培养基不再像此前那样迅速地由粉色变成黄色。培养基颜色的变化缘于酸性物质的产生，意味着细胞在活跃地进行新陈代谢。颜色变化放缓意味着细胞日常活动的速度在放缓——用过于简单的话来说，它们就像是70岁的老人，而不像20岁的青年。此时，在WI–3细胞系建立五个月后，又出现了令人担心的迹象。培养基通常都是清澈的，今天却变得浑浊，他担心那是凋亡细胞的残骸。

海弗利克把WI–3细胞拿去隔壁的实验室，用显微镜观察。结果正如他所料，他看到了四散的颗粒状细胞残骸。此外，他仔细检查那些缠绕的、紧密的深色染色体（在分裂活跃的细胞中，可用高倍显微镜观察到），发现它们十分稀少。细胞分裂减缓，或许停止了。

在接下来几个月，WI–3细胞完全退化了。健康的成纤维细胞通常像一列列士兵排列得十分整齐，细胞紧挨着彼此，尖细的两端都指向相同的方向。然而，WI–3细胞凌乱地散布着，指向不同的方向。在显微镜的视域里，凋亡细胞的黑色残骸分散在细胞之间的白色空隙里，或附在细胞的表面，就像被冲上沙滩的浮木。

这些变化会慢慢出现，但是在看到细胞情况恶化的最初迹象时，海弗利克便开始尝试搞清楚他在培养WI–3细胞时犯了什么错误。或许是某些必需的营养物质不足，因此他调整了培养基的成分——将重新制备的液体倒在分裂放缓的细胞上。但是，即使这样做了，他也觉得结果不会有变化。他使用的培养基是由技术人员在地下培养基制备室里制备的，每次制备几大批，够用好几周。如果WI–3细胞有
60 问题，那么使用相同培养基的其他细胞也应该有问题。但是，其他细胞却在旺盛地生长。他的怀疑得到了证实，调整过的培养基没有让WI–3细胞复苏，培养瓶因细胞残骸而变得越发浑浊。

或许他在其他方面出了问题。罪魁祸首会是不洁净的器皿吗？但是，实验室使用的是同样的器皿，由同样的人员在研究所大楼内使用同样的器皿清洗设备清洗和消毒。或许偶尔的疏忽会导致培养瓶不洁净，但是这些随机产生的不洁净培养瓶，有多大可能总被用于WI-3细胞，而不是其他细胞呢？几乎毫无可能。

真正说得通的解释只有一个：WI-3细胞被污染了。要排除细菌污染这一可能性很容易：他将一些不活跃的WI-3细胞放到琼脂板上孵化，但是没有细菌生长出来。阻碍WI-3细胞生长的不是细菌污染。

要检测其他微生物则困难一些。其中一类重要的嫌疑对象是类胸膜肺炎病原体，这些讨厌的微生物比细菌小，比病毒大，海弗利克在读研时研究过它们。它们是细胞培养专家的灾星，即使科学家使用过抗菌素，以为已经将它们消灭，它们也总是像野草一样出现在不该出现的地方。所幸的是，海弗利克已经成为使用显微镜辨识类胸膜肺炎病原体的专家。类胸膜肺炎病原体的菌落形似“煎蛋”，有经验的人才能发现它们。他检查了浑浊的培养基，没有发现类胸膜肺炎病原体。

WI-3细胞还可能是受到了某种病毒的影响。海弗利克用显微镜检查它们，寻找病毒入侵的迹象。在显微镜下可以观察到病毒侵入细胞时产生的典型迹象。细胞的形状会变得很奇怪。它们会膨胀，还可能从平时紧贴的玻璃瓶壁上脱落。它们会形成“包涵体”，即在细胞核或细胞质中聚集的异常蛋白质。海弗利克没有在WI-3细胞中观察到这些迹象。当然，无论多么努力地观察，他都无法得出否定结论，即他无法证明细胞中没有潜藏着某种尚未被发现、无法探测到的病毒。这个现实最终使他感到困扰。

海弗利克竭尽全力去唤醒WI-3细胞。他继续将细胞分离到新的培养瓶中。细胞在新培养瓶中继续萎靡不振。他还尝试将多个培养瓶中退化的细胞汇入一个培养瓶,但是情况没有改观。

61 如果海弗利克不是这么勤奋,没有在几个月的时间里用19个胎儿的器官建立了25个细胞系,而只是建立了两三个细胞系——那么此时他或许会像之前的许多科学家那样,推断自己只是未能满足著名诺贝尔奖得主卡雷尔所设立的高标准。他或许会得出结论,认为引发问题的是自己的无知,而WI-3细胞则是他无知的牺牲品。

然而,在WI-3细胞越发衰弱的同时,海弗利克也在观察其他细胞系。它们都生长得不错,直到几周后的一天海弗利克再次去孵化室,发现其他一些布莱克培养瓶也开始因为细胞残骸而变得浑浊。它们装着WI-4细胞,这个细胞系源自3号胎儿的肾,此前一直生长得特别好,直到最近增殖速度才变慢。此外,源自3号胎儿肌肉的WI-5细胞,在培养瓶中生长至覆盖瓶底的速度也开始变慢。在这些肌肉细胞停止分裂时,下一批细胞,即源自4号胎儿胸腺和甲状腺的WI-7细胞,也开始衰退了。

海弗利克观察到较新的细胞系在培养瓶中生长旺盛,而源自最初几个胎儿的细胞则逐渐衰弱,最后死亡。他把自己的困惑告诉了威斯塔研究所的几位同事。其中一位是莱昂内尔·曼森,一位发福、和善的免疫学家,有一种自嘲式冷幽默感,思维极为敏捷。

"我给莱昂内尔讲了我的发现,对他说:'我在考虑好几种解释。'"海弗利克在2014年接受采访时说道,"他只是漫不经心地说:'你考虑过这和老化有关吗?'我说:'没有考虑过,但是老化是个废纸篓,'——当时是,如今在某种程度上仍然是——'你无法解释的东西,都往里面扔。'"[8]

但是,海弗利克还是把曼森随口说出的建议带回实验室思考,越想越觉得它有价值。他的大量数据和几个月的观察结果，能支持的也就只有这个理论。而且，这让他不得不得出一个结论：他的方法没有问题。有问题的是那种认为细胞在培养皿中能够永生的科学信念，那种信念可以追溯到近五十年前，追溯到卡雷尔与他的永生鸡心。确实，诸如威尔顿·厄尔的小鼠细胞和热伊的海拉细胞之类的癌细胞，已经在实验室中存活了好多年，而且看上去还会继续存活。但是，培养瓶中的正常非癌细胞并不会永生。它们会老化和死亡，就像人类一样。真相摆在眼前。 62

海弗利克思考了批评家们可能会异口同声提出的种种反对意见。确实，他没法解释为什么卡雷尔的鸡心组织能够存活几十年。但是，难道实验的可重复性不正是科学可信度的检验标准吗？没人成功重复过卡雷尔的实验。原因就在于——他现在对此越来越确定——那项实验本来就无法重复。

还有WI-1的问题。WI-1是他在1959年9月建立的第一个细胞系。它在六个月后仍然很强健，还在很有活力地分裂。但是，在1960年这个萧索的冬季，他几乎确信这种情况能够得到解释：WI-1是一个特别顽强、持久的细胞系，但并不能永生。他可以打赌，这个细胞系迟早会死亡。

在这个节点上，有两个不起眼却重要的术语问题需要说明；它们都会对故事的推进产生影响。第一个问题与胎儿成纤维细胞培养瓶平放孵化时，瓶中发生的实际情况有关。取来底部已经覆盖了细胞的培养瓶，将细胞分成两半，其中一半转移到相同尺寸的新瓶中，那么似乎可以这样推断：在两个培养瓶的底部都覆盖满细胞时，最初那个培养瓶（最初的培养瓶通常称为“母瓶”，新瓶称为“子瓶”）里的每个细胞都分裂了一次。然而,这个推断可能是错的。

就像人一样,不同细胞活力不同。有些细胞分裂较慢,有些则更快速。所以,在一段确定的时间内,有些细胞的分裂次数会比其他细胞少,有些细胞或许完全没分裂。也就是说,在两个培养瓶的底部都最终覆盖满细胞时,只能推断:母瓶中最初的细胞数量翻了一番。因为细胞现在覆盖的面积是最初的两倍。

这也就是为什么生物学家不说个体细胞翻番,也不说"这些细胞现在数量翻了五倍"的原因。他们使用的是"群体倍增数"(population doubling level)这个术语,缩写为"PDL"。考虑到个体细胞的固有变异性,只有这个术语才准确。

第二个可能令人不解的术语问题是:生物学家将汇合的培养细胞分离,将部分细胞放进一个或多个新瓶中,这称为"传代",因为细胞从一个培养瓶"传"到另一个培养瓶。然而,科学家经常将"传代"
63 这个术语当作群体倍增的同义词。当且仅当在以下条件下,这种用法才是准确的:在传代培养中,半数细胞放入与母瓶大小相同的单个子瓶中。这叫作2∶1分离。

然而,细胞可以放进任何数量的新瓶中。例如,如果从母瓶中汇合的细胞中分离出3/4,平均放入三个相同大小的子瓶,再让四个培养瓶中的细胞再次生长到汇合,那么显然原有的细胞数量就翻了四倍。但是,这个过程仅为一次"传代",因为细胞只被"传"到新瓶中一次。"传代"和"群体倍增数"这两个术语会在本书中互换使用,原因仅仅在于,在本书所涉及的实验中,细胞都是按照惯例进行2∶1分离的。

1960年冬末春初,美国食品药品监督管理局批准了世界上第一种获得官方许可的口服避孕药。宾大准备启用新建的女生宿舍楼。在对华盛顿特区的报纸编辑演说时，信仰罗马天主教的民主党总统候选人约翰·肯尼迪宣布："我的宗教信仰，在1960这个关键的年份，算不上我们时代的主要问题。"[9]

海弗利克家最近才搬到树木葱茏的郊区温尼伍德，住进一所简朴的三室砖房里，温尼伍德在费城西北部，紧挨着费城时髦的干线区域。街对面是广阔的小山公园，海弗利克家的孩子在那儿一玩就是几个小时，捉迷藏，在小溪里抓青蛙，荡秋千。海弗利克夫妇很快会布置好第四间卧室，来容纳他们人丁越发兴旺的家庭：女儿蕾切尔和安妮分别出生于1963和1965年。

那年夏天和秋天，海弗利克的胎儿细胞继续老化和死亡。他将细胞分裂减慢和停止，以及细胞衰退和最终死亡的阶段，称为第三阶段。他绞尽脑汁，想搞清楚如何证明导致细胞死亡的是细胞的内在特性，而不是环境因素。海弗利克在加尔维斯顿的同事和朋友、染色体专家保罗·穆尔黑德，此时已来到威斯塔研究所。在2012年接受采访时，穆尔黑德回忆说，正是他提议进行那项简单却奏效的实验。[10]

穆尔黑德在威斯塔研究所的实验室只是三楼上的一个小隔间，这
说明了他作为博士后的低下地位。但是，这位来自阿肯色州的染色体
迷却拥有顶级的器材：一台由赖歇特公司制造的蔡斯耶拿显微镜，这 64
是能够买到的最好的显微镜。他探在显微镜结实的黑色底座上，双眼
放在目镜上，以800倍的放大倍数观察染色体。

差不多就在美国选民选出43岁的肯尼迪来替代70岁的德怀特·艾森豪威尔时，海弗利克将最老和最新的胎儿细胞系混合起来。前者是现在已经老化的WI-1细胞，这些细胞正如他所料，在持续分裂11个月后，已经在夏末停止了分裂。它们现在处于第三阶段，仍然活着，仍然在代谢，但是速度特别慢。它们在培养瓶里被分离了49

次，如果用尽全力，或许还能再分裂一两次。但是，它们基本上走到头了。

海弗利克往这些WI-1细胞中加入了年轻的WI-25细胞。WI-25细胞是他在几周前开始培养的，现在正旺盛地增殖。他认为，它们能够在未来几个月里继续旺盛地增殖，因为它们才被分离过13次。海弗利克将新老细胞混放进同一个瓶中，使用相同的培养基培养。[11]

穆尔黑德的办法基于这样一个事实，即两组细胞除了生长时间不同以外，还有一个独特的差异。WI-1细胞来自男性胎儿，因此有一条X染色体和一条Y染色体。WI-25细胞来自女性胎儿，因此有两条X染色体。熟练的穆尔黑德可以通过显微镜识别两种染色体。

在细胞生长了约两个月，被分离17次后，海弗利克将两种细胞的混合物交给穆尔黑德。这位阿肯色州的专家仔细地准备好细胞，将染色体着色、散开，让它们能够分别可见，而不是缠绕在一起。然后，他放大几百倍研究它们。他几乎只看到X染色体。更年轻的女性细胞，现在总计已经分裂约30次，正旺盛地生长着。至于Y染色体，穆尔黑德只发现了极少数。男性细胞在混合实验开始时就已经老化，现在已经消失。它们都死亡了。

这项混合实验解决了问题。如果杀死细胞的元凶存在于培养瓶或培养基中，或者在于其他技术失误，那么所有细胞都应该受到影
65 响，都应该死亡。而且，正如海弗利克和穆尔黑德在论文中风趣地写道的："如果罪魁祸首是某种潜藏的病毒……那么它似乎不太可能区别对待男性细胞和女性细胞。"[12]这篇论文被引用得十分频繁，将会成为引用经典。

海弗利克现在可以满怀信心地断言，他亲眼观察到许多次的现象是细胞内在的某种因素造成的。细胞内在的某种因素造成了细胞死

亡。诚然，他建立的最后一个细胞系WI-25仍然在分裂，就和其他几个更晚建立的细胞系一样。但是，他现在确定，这些细胞也会放缓分裂、停止增殖，最终退化和死亡。他建立的25个细胞系中没有哪一个会永生。

海弗利克32岁，在他想进入的顶尖生物学家的高尚圈子里几乎毫无名声。他要做一个大胆的断言。这个断言将挑战五十年来的公认观点，还会挑战诺贝尔奖得主卡雷尔。这个断言就是，正常细胞在培养皿中会老化，并且最终会死亡。海弗利克很紧张。而且，当时最受尊敬的细胞生物学家向他发出了警告，这也让他信心不那么足。海拉细胞的天才培养者乔治·热伊造访威斯塔研究所，海弗利克将新发现告诉了他。在2012年接受采访时，海弗利克回忆了热伊当时的反应："要小心，莱尼。你会毁掉自己的职业生涯。"[13]

热伊大错特错。海弗利克的发现终有一天会让他出名，让他成为打开新领域——细胞老化研究——大门的名人。对于我们今天极其关注的两个健康话题——老化和癌症而言，这个领域尤其重要。不过，海弗利克要得到认同，还有很长的路要走。

怎么解释亚历克西·卡雷尔的正常鸡心细胞呢？它们从1912年被培养出来开始，一直在忠实地增殖，直到1946年被卡雷尔的同事埃贝林丢弃。几年后，在1960年代，海弗利克在一次学术会议上做完报告后，一位在1930年代给卡雷尔当技术员的妇女找到了他。在报告中，海弗利克推测卡雷尔的方法有致命的缺陷。卡雷尔和技术员从鸡胚中提取出来一种液体，在鸡心细胞长满现有培养皿、需要分离时，用这种液体将它们"黏"在新培养皿底部。海弗利克认为这种液体有很大问题。这种提取自鸡胚的液体还被每天喂给鸡心细胞。在这之前，卡雷尔和技术员会用一台老旧的离心机处理液体，目的是移除细胞，

66 只留下有营养的液体。海弗利克认为，无论卡雷尔是否知晓，这种液体提取物其实包含了来自鸡胚的零散新鲜细胞；也就是说，培养物能够存活几十年，是因为经常有这些年轻的新细胞补充进去。那位妇女告诉海弗利克，他推断得丝毫不差。她说，她在1930年代向卡雷尔的技术主管提出过问题，暗示会出现这种情况。技术主管让她忘记自己看到的东西，不然会丢掉工作。在大萧条期间，她可不愿意失业。[14]

1960年秋，海弗利克表现出了高度的效率、能量和雄心。在他和穆尔黑德进行男性细胞和女性细胞的混合实验时，他还使用新的人胎细胞，研发出一种史无前例的脊髓灰质炎疫苗——这点后面还会详述——同时还进行了好几项研究。他知道这些研究至关重要，能够让自己和穆尔黑德正在合作的那篇里程碑式的论文被成功接受。

（差不多也在这个时候，海弗利克还与人合作，发现了游走性肺炎的病因。罪魁祸首是一种支原体，就是他在读研时研究的那种微生物。肺炎支原体是人们最先发现的会引发人体疾病的支原体，《纽约时报》在头版头条的显著位置报道了这项发现。）[15]

那篇论文大胆地假设，培养瓶中细胞的死亡是“细胞水平［老化］”的结果。[16]论文还提出一个概念，这个概念后来称为“海弗利克极限”，即正常细胞在培养基中能够分裂的最大次数。基于他从25个胎儿细胞系中得到的数据，海弗利克估计这个最大次数为50，上下浮动为10。重要的是，冷冻处理细胞并不会影响海弗利克极限。例如，海弗利克将部分仅分裂了9次的WI-1细胞冷冻起来，几个月后将它们解冻，放进孵化室里，它们会再次开始分裂，而且似乎“记得”自己的年龄，在五个月里又分裂了41次后在培养瓶中死亡。细胞会在解冻后再次开始分裂，这一事实意味着将适当数量的细胞在年轻时冷冻起来，可以确保未来的细胞供应几乎无穷无尽。

但是，什么实际用途需要无穷无尽的细胞供应呢？海弗利克的研究工作对公众健康的巨大和持久影响，就在于这个问题的答案。因为 67
在他与穆尔黑德合作的那篇突破性论文中，海弗利克不仅仅攻击了正常细胞永生的传统观点，他还暗示，他的新细胞可以为疫苗制备作出巨大贡献。[17]他已经做了实验，要证明这一点。

1960年，研制新的病毒疫苗是病毒学家的当务之急，而得益于之前二十年的技术突破，这个目标明显触手可及。与脊髓灰质炎的抗争——大家都还记忆犹新——就证明了这一点。脊髓灰质炎就像今天的埃博拉一样，是一种令人恐惧的疾病。但是，从1955年乔纳斯·索尔克发明灭活疫苗后不到五年，脊髓灰质炎成了一种可预防的疾病。而且，逐渐清晰的是，在未来一两年内，一种更强、更持久的脊髓灰质炎活疫苗会得到美国监管者的批准。

此时，研发其他病毒性疾病疫苗的可能性正在向科学家招手。麻疹、腮腺炎、风疹（也称为德国麻疹）是常见的儿童疾病。肝炎少见一些，但是病症很严重。对于免疫系统弱的儿童来说，水痘也很可怕。风疹和肝炎等疾病的疫苗还无法研制，因为它们的病毒还未在实验室中捕获。有些疾病，如麻疹和腮腺炎，病毒已经分离出来，科学家正忙着研发疫苗。美国政府很快投入财力、人力，确保新疫苗得以投入使用。1962年，约翰·肯尼迪总统签署《疫苗接种援助法案》，让传染疾病中心能够支持群众免疫计划和正在进行的疫苗维持计划，能够将疫苗专项资金和资源直接输送给州和地方层面的卫生部门。

新研发的疫苗遇到了挑战，现有的疫苗也遇到了令人恼火的问题。在当时已有的两种狂犬病疫苗中，一种使用干燥的动物脑制备，它会造成致命的过敏反应；一种使用鸭胚制备，它则不如前一种有效。此外，在用来制备索尔克脊髓灰质炎疫苗的猴肾细胞中，还发现了一种潜藏的猿猴病毒。1960年秋，海弗利克在写作论文时，并不像公众那样对猿猴病毒的问题毫不知情，而是十分清楚。

海弗利克没有忘记，他的人胎细胞或许可以作为洁净、安全的微型工厂来研制病毒疫苗，前提是它们能够被致病的病毒感染，这个前
68 提很重要。只有一种方法能够确定它们能否被感染。海弗利克开始用不同病毒来感染WI细胞。结果，它们对于病毒十分敏感：31种病毒侵入并对它们造成了损害。这些病毒包括麻疹、狂犬病、单纯性疱疹、腺病毒、流感和脊髓灰质炎病毒。WI细胞甚至抵抗不了水痘病毒，这种病毒既会造成水痘，也会造成带状疱疹，但是在选择细胞宿主时却极其挑剔。[18]

至少在海弗利克看来，这项实验的意义令人激动。公众和科学界越来越关注抗病毒疫苗的研制。在这个时间点，研发一种安全、充足的新细胞来用于疫苗研制，是巨大的进步。但是，海弗利克也知道，要说服疫苗管理机构相信WI细胞的安全性十分不易。毕竟，还未被识别的潜藏病毒可能致癌这一假设正是癌症研究的一个热门。疫苗审批机构需要确保，人胎细胞中没有潜藏着这类还未识别的病毒。如果这类病毒有可能进入疫苗，使接种者患上癌症，审批机构就会迅速否决海弗利克的细胞。

海弗利克在显微镜下反复检查了他的二十多个细胞系，没有发现病毒感染的迹象。他将这些细胞的液体注射到其他类型细胞的培养基中，还注射到动物体内。细胞和动物都没有感染的迹象。[19]

随后，他再次请穆尔黑德仔细检查那些细胞的染色体。肿瘤细

胞的染色体几乎都会出现形状异常，还有数目异常。如果WI细胞系出现这类异常现象，也意味着它们得不到监管者的批准。他们会这样想：染色体异常的胎儿细胞，要么是癌细胞，要么很快会变成癌细胞。如果真是这样，就十分有可能是某种潜藏的病毒引起了细胞的癌化。如果细胞中潜藏着某种致癌病毒，而细胞又被用于制备疫苗，那就等着癌症流行病爆发吧。

海弗利克等待着，穆尔黑德一个挨一个观察那些胎儿细胞的样本，辛苦地为染色体计数。他一个小时接一个小时，一周接一周地观察。他观察只分裂过9次的年轻细胞，也慎重地观察分裂了40次的年老细胞。因为染色体在细胞分裂过程中特别容易出现与癌症相关的异常，所以那些年老的细胞，由于分裂次数更多，出现异常的风险就更大。

1960年秋，穆尔黑德在工作数周后终于抬起头来，告诉海弗利克 69
一个好消息：这些细胞，无论年轻还是年老，都是正常细胞，没有异常的。它们都是二倍体细胞，有23对染色体，也就是说染色体总数是正常的、令人安心的46条。海弗利克将这些细胞命名为“人二倍体细胞株”。海弗利克特别慎重地用“细胞株”这个词替换“细胞系”。在他的术语中，“系”指的是一批会无尽分裂的细胞，而“株”则指的是一批会死亡的细胞，它们会达到海弗利克极限，然后死亡。

海弗利克现在拥有令人安心的染色体数据，穆尔黑德用惹人瞩目的照片为这些数据提供了证据：照片上是几个WI细胞系的染色体，整齐地排成23对，都标有序号。但是，海弗利克并未就此停止收集能够证明WI细胞的安全性的证据。他将在附近西点的默克公司工作的科学家朋友安东尼·吉拉尔迪招募来，以仓鼠做了一项重要实验，旨在说服监管者这些细胞不会致癌。

仓鼠两个的大颊囊没有正常的免疫机制，无法抵抗包括癌细胞在内的外来入侵者。这让它们对生物学家颇有用处。生物学家已经通过实验证明，癌细胞注射进仓鼠的颊囊后，会形成不断增大的肿瘤。吉拉尔迪将旺盛生长的WI-25细胞注射进仓鼠的颊囊。如果那些细胞有致癌的特性，那么它们在仓鼠颊囊里生长几周，就足以让仓鼠患上癌症。作为对比，吉拉尔迪还向控制组仓鼠的颊囊里注射了会迅速致癌的海拉细胞。[20]

注射了海拉细胞的仓鼠颊囊里长出了肿瘤，三周后这些肿瘤仍然在生长。注射了WI-25细胞的仓鼠一只也没有长肿瘤。[21]这些发现令人安心，但是在海弗利克看来，仍然不足以消除监管者可能会有的顾虑。仓鼠毕竟不是人。他决定把那些细胞注射到人体内。

海弗利克相信，这项实验风险很小。他知道，几年前知名癌症专家切斯特·索瑟姆就从人胎中取得在显微镜下正常的细胞——与海弗利克的胎儿细胞同属成纤维细胞——注射到三名他称为“志愿者”的临终癌症患者皮下。索瑟姆是纽约市著名的纪念斯隆-凯特琳癌症中心病毒学部门的主任，他报告说，不同于同时注射进相同患者体内的癌细胞，胎儿细胞在临终患者的体内并未生长。[22]

70 索瑟姆在医学伦理学家那里声名狼藉，他的多项研究，包括将具有攻击性的癌细胞注射给俄亥俄州立监狱里的健康囚犯，最终在1963年引起公众的强烈抗议。那年，纽约布鲁克林的犹太慢性病医院的三位医生宁愿辞职以示抗议，也不愿意为索瑟姆工作，向无戒备心的患者注射癌细胞。[23]他们的辞职引发了诉讼、州检察长的调查，以及媒体的竞相报道，既加速也反映了公众观念的改变。索瑟姆最终被纽约的医疗许可管理机构停业察看一年。医疗机构里的许多人都相信他没有做错，所以在察看期满后不久，他当选美国癌症研究协会主席。[24]但是，到了1960年代中期，普通人越来越不愿意给予科学家绝对的自主权，让他们打着“相信我，我知道什么对你们才最好”的幌子来摆弄人类。

1957年的情况不是这样。那年，美国顶尖科学期刊《科学》报道了索瑟姆将正常胎儿细胞和癌细胞注射给临终癌症患者的研究。参加实验的临终患者什么也得不到，他们都是被医生征募参加的，而医生却能够因患者参加实验而获得许多东西。可以将这些患者称为“志愿者”的观念，在当时为人们所接受。让这些患者冒风险的做法，也为人们所接受。索瑟姆在《科学》上发表文章时就是这样暗示的，说他们“患有不可治愈的晚期癌症，预期寿命特别短”。[25]所以，海弗利克和穆尔黑德计划将自己的人胎细胞注射给临终的癌症患者时，觉得自己不仅没有做错，还是在跟随科学界名人的步伐。实际上，他们在论文中称，是索瑟姆的实验为他们的工作奠定了基础。[26]

所以，他们去找癌症外科专家罗伯特·拉夫丁——宾大医院颇有影响力的外科主任伊西多·施瓦纳·拉夫丁的儿子——帮忙将那些二倍体细胞注射给临终的癌症患者。他当时的一句评论说明他对于这种做法可能毫不内疚。1964年，在切斯特·索瑟姆受到公众抨击时，罗伯特·拉夫丁为索瑟姆辩护，他对记者说，如果人类实验中的每名受试者都需要充分知情，那么每个人都需要拥有博士学位。[27]

小拉夫丁干劲十足——他就算不是宾大医院的国王，也是王子——他做了外科医生会做的事情。他将这项任务分配给了工作两 71
年的外科住院医生威廉·埃尔金斯。埃尔金斯28岁，背景无可挑剔：本科就读于普林斯顿大学，后在哈佛大学医学院深造。但是，作为宾大医院的外科住院医生，他渐渐认识到自己不适合手术室这一工作繁重、由睾丸酮驱动的世界。他想做科学研究。次年，他将去威斯塔研究所，开始在移植免疫学领域的长期研究生涯。[28]1960年感恩节将近时，他仍然在外科病房辛苦工作。也就是在此时，他被老板小拉夫丁分配了一件技术含量不高的杂活：将威斯塔研究所科学家带来的一些胎儿细胞注射给几名临终患者。

那些患者对这项实验是否知情？是在什么时候知情的？怎么知情的？他们对于实验和实验目的理解多少？这些信息我们都不清楚。在五十多年后回忆起这些事情时，海弗利克和埃尔金斯推测，拉夫丁去见过那些患者，向他们解释过实验。然而，1960年代中期，人们发现在那个时代进行的几十项研究中，患者们都不知道自己是受试者。这样看来，海弗利克实验中的患者也有可能不知情。

海弗利克选择WI-1细胞来注射。这些细胞不年轻，这正合他意。如果WI细胞会逐渐癌变，那么这些较老的细胞最有可能癌变。反过来，如果这些较老的细胞没有癌变，那么整个实验就更能证明WI细胞是正常细胞。

海弗利克给了埃尔金斯两批WI-1细胞。这些细胞是他自己培养的，冷冻了几个月后解冻，又培养了一段时间。一批细胞已经分裂37次。另外那批更老，已经分裂了45次。[29]如果其中含有任何癌细胞，癌细胞就会在注射处形成肿瘤。对肿瘤进行活组织检查，会在显微镜下看到大量有癌变迹象的细胞在生长。

1960年末的一天，埃尔金斯把装着细针头的注射器摆在托盘上，旁边放着装无菌盐水的试管。每盎司盐溶液含有1.77亿个活体WI-1细胞。随后，他端着托盘朝外科病房走去。

埃尔金斯走到一位临终的癌症患者跟前，将他的前臂翻过来，露出较柔软的内侧。他用消毒棉球擦拭完患者前臂的皮肤，朝托盘转过身去。他用注射器抽取半毫升溶液——不足2%盎司，却含有300万个WI-1细胞——慢慢地将针头扎入患者的皮肤，推动活塞。接着，他用记号笔在注射处周围画了个圈。他告诉患者，他会回来查看结果。[30]

在海弗利克和穆尔黑德那篇里程碑式的论文中，包括这位患者在 72
内的6位受试者只有姓名的首字母。论文中有一个表格描述他们接受的注射和实验结果。[31]

第一位患者的癌症已经扩散到他或者她的整个腹部。当时的医生只是在缓解症状，并没有尝试治疗癌症。这位患者接受注射后，注射处出现了一个结节，或者说肿块，但是6天后就消失了。海弗利克和穆尔黑德并未对那个结节进行活组织检查，未用显微镜观察它的细胞。

有三位患者乳腺癌已经扩散。她们服用的药物会抑制免疫系统，如果WI-1细胞是癌细胞，那么她们抵抗WI-1细胞的能力就会不足。一位患者的注射处在第7天出现轻微的纤维硬化；她在第8天去世。对她的注射处进行活组织检查，未发现WI-1细胞，也未发现其他异常情况。还有一位患者的注射处在第6天出现结节，在第10天消失，再过4天这位患者去世。也没有对她做活组织检查。第三位乳腺癌患者的注射处没有出现结节。但是，海弗利克和穆尔黑德对她的注射处进行了活组织检查，结果为阴性。

另外两位患者分别患有肺癌和结肠癌。癌症已经扩散到全身，他们在做化疗。一位患者在第6天长出一个小结节。活组织检查未发现WI-1细胞，正常的和癌变的都没有。至于另外那位患者，论文只说注射处在9天后没有变化，也没有进行活组织检查。

总的来看，实验结果令人安心：4位患者长出的结节中，有3个逐渐消失，剩下的那个通过活组织检查，未发现任何类型的细胞。另外两位患者的注射处未出现结节。

到1962年夏，还会有11位临终的癌症患者注射海弗利克的细胞，受试者总数将增加到17位。海弗利克及其他科学家在1962年7月向世界卫生组织提交的报告中表示，细胞被“移植到17位临终的癌症患者身上”。同样，部分患者身上出现的结节在10天内消失了，活组织检查也未发现任何活细胞。[32]来自这17位匿名患者的实验结果是一个重要的基础，海弗利克在数十年的时间里在此基础上，无数次证明人二倍体细胞是正常细胞，不会致癌。

对海弗利克而言，埃尔金斯负责的注射实验为18个月来的辛苦试错工作收了尾。这18个月的工作，不仅测试了海弗利克的科学思维
73 和机敏程度，还考验了他与穆尔黑德完成重复、单调任务的能力和细致观察的能力。就他自己所知，他建立的那种细胞系是第一种被证明为正常，并且在实验室中培养时确定能够保持正常的细胞系。它们能够生长数月，同时仍然可靠地保持染色体的二倍体数目，即46条。而且，那些染色体在被穆尔黑德放在显微镜下仔细检查时也显得很正常：他的二倍体细胞中没有那种预示癌症的断裂、杂乱、磨损等结构奇怪的染色体。它们对仓鼠和人也不致癌。

而且，就像拥有46条染色体那样确定的是，这些二倍体细胞会老化，最终在培养基中逐渐死亡；它们只能够分裂50次左右。它们像血肉之躯一样终将死亡。他现在知道，细胞的正常性和它们不可避免的死亡，这两种观测结果密切相关。

他的发现可以总结为：

正常的（二倍体）染色体数目和形态＝在实验室中有限生长

几年后，他对这个观点作了进一步阐发：

> 正常的（二倍体）染色体数目和形态=在实验室中有限生长⟷相当于人体的正常细胞
>
> 异常的（异倍体）染色体数目和形态=在实验室中无限生长⟷相当于人体的癌症[33]

他这样写道：正常细胞只有获得了癌细胞的属性——无论是在实验室中，还是在活人体内——才能避免老化。①[34]

海弗利克相信，他还创造了一种充满希望的工具，可以用于抗击感染性疾病。他已经证实，他的二倍体细胞能够被数十种致病的病毒感染，这让它们成为近乎完美的病毒疫苗工厂。它们看上去很洁净，
不携带会吓退监管者的潜藏、未知病毒，它们能够被生产，随后被冷 74
冻、解冻，几乎无限增殖以用于制备疫苗。

对一位年轻的科学家和他的染色体专家同事而言，这篇写完时长达35页的论文似乎十分值得骄傲。他很清楚要把它发表在哪里。

1960年代，对雄心勃勃的年轻科学家而言，《实验医学期刊》是一个令人羡慕的论文发表处。这份期刊由美国医学研究巨人威廉·韦尔奇创办，已经有六十五年的历史，这对于年轻的美国学界可算是历史相当悠久了。很多伟大的生物学家都在该刊发表过文章。它还刊登过卡雷尔在1912年发表的那篇关于跳动的鸡心的文章，照顾得当的细胞在培养瓶中能够无限存活的观点，就是通过该文得以确立的。出

① 五十年的研究已经证明，细胞癌变的过程很复杂，涉及很多步骤；这个过程并不像拨动开关那样简单。并不是所有细胞都能明显归为癌或非癌。例如，有些细胞染色体数目异常，在实验室里会无限增殖，但是并没有滑向不受控制的生长，即癌症。

版这份期刊的正是在当时算得上顶尖的美国研究机构——位于纽约市的洛克菲勒研究所。在那里，佩顿·劳斯主编这份期刊。

五十年前，一位科学家发现，从鸡的肉瘤——一种恶性的结缔组织肿瘤——中提取液体，用超细过滤器过滤后，注射到健康鸡体内，健康鸡患上了同样的肿瘤。[35]他当时假设，是一种分离自肿瘤细胞的“介质”引发了肉瘤；自那以后，这种“介质”就被命名为劳斯肉瘤病毒。1950年代，病毒可能致癌的观念复兴，劳斯名望大增。1966年，他在发表那篇开创性论文五十五年后，获得诺贝尔奖。

在邮寄篇幅庞大的论文稿和用光面纸打印的论文配图前，海弗利克做了两件事。根据穆尔黑德的说法，海弗利克向穆尔黑德提议，用抛硬币的方法来决定谁署名第一作者。穆尔黑德回忆说，他拒绝了这个提议，他说大部分工作都是海弗利克完成的，所以第一作者这个有声望的位置理应给海弗利克。[36]

海弗利克还把他的发现呈给科普罗夫斯基。他简要地向他的老板介绍，许多致病的病毒都能感染那些二倍体细胞，它们可以用来制备疫苗。他告诉科普罗夫斯基，那些细胞染色体数目正常，没有癌变。他还大胆地声称，他那篇认为培养皿中的细胞会老化并最终死亡的论文会取得成功。这篇文章将使卡雷尔的“永生”鸡心细胞受到质疑，颠覆几十年来公认的观念。2014年接受采访时，海弗利克回忆了科普罗夫斯
75 基当时的话：“接下来你要告诉我的就是，你的这些肺细胞在呼吸了！”[37]

但是，这位年轻的科学家邀请他的老板也在论文上署名。和现在一样常见的是，无论所做的与论文相关的工作实际上多么少，大老板都会在论文上署名。科普罗夫斯基表示反对。他说得很清楚：海弗利克和穆尔黑德可以自己署名那篇论文，同时也要自己承担蛮勇带来的后果。但是，他也同意帮他们一个忙，替他们草拟并签写一封投稿信

给劳斯。

海弗利克将论文和投稿信寄出去，开始等待回复。这等待似乎永无止境，他不停地与自我质疑斗争。他是一个不知名的新手，无论他的数据多么漂亮，也总是会有人拒绝承认他，说他行为越轨。热伊的警告萦绕在他心头。他真的会毁掉自己的职业生涯吗？

随后，他遇到了一个能够让自己平静下来的机会。庞大的美国实验生物学联合会正在不远的新泽西州大西洋城召开1961年的年会。4月中旬，1.2万名生物学家住进那些建于镀金时代的酒店，如谢尔本酒店和莫尔伯勒–布莱尼姆酒店，参加各种活动，比如说在特雷默尔酒店的天际线露台举办的“甲状腺吸烟者”。在这个海边度假胜地举办的近3 000场讲座中，西奥多·“特德”·普克的那场是听众最多的之一。

普克是细胞培养领域中一位有威信、有影响力的人物。他在科罗拉多州工作，曾经使用成人志愿者的皮肤样本和手术废弃组织培养出正常人细胞。然而，在1958年关于这项成果的论文中，普克和他的合著者蒋有兴并未提及细胞逐渐停止生长。他们在论文中称，那些细胞自建立始，已经复制了几十次，仍然在活跃地分裂。[38]他们暗示那些细胞在无限地分裂。

普克是诺贝尔奖得主级别的生物学家，人们遇到如何最有效地使用培养皿培养细胞方面的问题时，总是求助于他。大家都知道，他在培养程序上十分谨慎，还独立测试培养基的成分，排除污染。（海弗利克曾经从他那里购买培养基材料，直接使用。）此外，普克是公认的杰出科学家，也是卓越的细胞培养专家。他怎么会没有察觉到细胞老化这么基础，而且反复在眼前发生的事情？

海弗利克特别想问普克一个问题，大西洋城会议给了他机会。他
只需要鼓起勇气提问。在2012年接受采访时，海弗利克回忆普克在一 76

个拥挤的大厅里做讲座。他觉得普克气势很强，同时他又觉得害怕。他鼓足勇气举起手，普克让他提问。[39]

海弗利克问普克，他的正常人细胞是否出现过这种情况，即尽管他勉力保证培养基的每种成分都刚刚好，细胞依然会停止分裂并死亡。噢，当然有，普克回答道。这种情况偶尔会发生，但不是大问题。他会去冷柜再解冻一支安瓿。这些就是海弗利克需要听到的全部答案。他当时就明白了，普克观察到了细胞在培养基中老化和死亡，但是并没有看出问题。

海弗利克信心满满地回到费城。这是件好事，因为十天后，1961年4月24日，佩顿·劳斯给科普罗夫斯基写信，终于回应了海弗利克和穆尔黑德合著的论文。他的言辞令人不安。他先就自己在春天因忙着开会而让两位年轻人久等致歉，之后说他和三位编辑阅读并讨论了论文稿。他们认为，论文不仅对《实验医学期刊》来说“太过专业”，而且结构糟糕且混乱，它囿于许多无关紧要的观察结果，如胎儿二倍体细胞容易被多种病毒感染。

至于作者说细胞会在培养瓶中老化和死亡，这种提议“显得十分草率”，劳斯写道，“过去五十年里，组织培养领域中最大的事实是：有内在增殖能力的细胞会无限地增殖”，前提是照料得当。

“话说得很重！”劳斯这样评价自己对海弗利克和穆尔黑德的抨击，“但我完全是出于好心才那样写的。”[40]

劳斯在1911年大胆提出病毒可能致癌时，就遭人忽视，有时甚至是贬低，他在五十年后又特别轻易地抨击了海弗利克对传统观念的大胆挑战。但是，海弗利克有着固执、坚决的骨气，丝毫没被吓倒。在收到劳斯拒稿信三周后，他将论文邮寄给不那么神圣，但仍然受人尊敬
77 的期刊《实验细胞研究》。这份期刊立即接受并发表了它。

第六章

瑞典的资源

费城与斯德哥尔摩，1961—1962年

我相信生活是混沌的，混杂着意外、抱负、误解、勇敢的打算、慵懒的偶然，以及出乎意料的结果。但是，我也相信其中存在着种种关联，照亮我们的世界，揭示出世界的无穷奥秘和奇迹。

——戴维·马拉尼斯，美国作家和记者[1]

1961年年中的一天，威斯塔研究所的一台电冷柜坏了。按照海弗利克的说法，这台冷柜里存放着他冷冻的所有25个WI细胞系。事故发现得太晚，细胞全都损失掉了。要是在一年前，这会是一个重大挫折。但是，这时，它只是令人烦心而已。那些细胞已经产出了相关的数据；穆尔黑德已经用胶卷拍下了它们的染色体，染色体的数目都正常，值得称道；论文也已经写好、投稿，也被接受，会发表在1961年12月的《实验细胞研究》上。[2]而且，如果说海弗利克现在知道些什么，那么他刚好知道如何制作替代品。所以，这一天并不是世界末日，反而更像是新开始。

海弗利克已经坚信，正常人成纤维细胞能够用于改进疫苗的研制。在他看来，比起当时用来制备脊髓灰质炎疫苗（当时唯一一种预防常见病毒性疾病的疫苗）的那种昂贵的、有时感染了病毒的猴肾细胞，它们要优质得多。而且，这些人二倍体细胞能够被许多暂时没有疫苗或疫苗还在研制初期的病毒感染，这些常见的病毒包括麻疹、水痘，以及经常造成呼吸道感染的腺病毒。为什么不使用二倍体细胞来研制这些新疫苗呢？或许，他的胎儿成纤维细胞还能用于改良两种正在使用的狂犬病疫苗，一种以患狂犬病的兔子的脑和脊髓粉末制成，
78 另一种以鸭胚制成。前一种疫苗可能有严重或致命的副作用，后一种有时不起效。[①]

海弗利克决定，要研制出一种人细胞株，如果一切顺利，这种细胞株可能成为疫苗研制的黄金标准。这种细胞株不再像他建立25个WI细胞株时那样，是一位探索科学家带着犹豫和好奇建立的，而是着眼于未来。这是一种以其由来而得到疫苗生产者支持的人二倍体细胞株：它没有病毒，没有癌症，数量巨大到不必担心用尽。

在他心里，这样黄金标准的细胞株有巨大优势，比如优于猴肾细胞——猴肾细胞要从源源不断的新猴肾中提取，每对新猴肾都可能含有病毒。这是因为用于培养脊髓灰质炎疫苗病毒的猴肾细胞是一次性的，只能从刚处死的猴子的肾脏提取。监管者不允许让它们在培养瓶里多次分裂、大量增殖，因为他们担心这些细胞经过多次分裂会癌变。所以，每年为了制备脊髓灰质炎疫苗，要进口和处死数万只猴子。[3]

相比之下，源自仅仅一对胎肺，进而获许进行复制的人细胞株，能够在一开始就确定为洁净安全的，从而没有后顾之忧地投入使用。更不用说，这种细胞便宜得多：仅仅需要一对胎肺。不断购买和处死猴子的昂贵做法可以停止了。

---

① 天花疫苗（当时是儿童常规接种疫苗）的制备方法也很原始，即从感染了牛痘病毒的牛犊、羊或水牛的皮肤创口获取病毒。牛痘病毒是许多能够入侵海弗利克的人二倍体细胞的病毒之一。但是，人们对天花疫苗的兴趣已经减少：美国上次出现天花病例还是在1949年，1971年美国儿童不再常规接种天花疫苗。全世界最后一个自然出现的天花病例于1977年见于报道。

海弗利克没有再找宾大医院的妇科医生要第二十个胎儿。一来，他们是医生，对于街对面研究所里一位年轻生物学家的深奥项目不怎么感兴趣。二来，海弗利克知道自己现在需要的不仅仅是一个胎儿。他还需要这个胎儿父母的家族史。家族史必须很干净，疫苗生产者知道胎儿的父母都没有潜藏的感染性疾病或癌症，才会安心——这些东西会把疫苗生产者“吓个半死”，海弗利克在2012年的一次采访中说道。[4]对这种合作，他要在堕胎的上游找到一位懂疫苗制备，因而明白 79
他研究项目的重要性的科学家。

斯文·加德是一位严肃的、轻声细语的高个子瑞典人，他从1959年1月开始在威斯塔研究所休假做研究八个月。他在研究所的实验室就在海弗利克实验室对面的隔壁。他工作时会将灯光调暗；海弗利克觉得，他这样做或许是因为他习惯了北欧漫长的冬天，较暗的灯光让他感觉更舒适。

灰色眼睛的加德睿智而有名望。他53岁，是病毒学界的领袖人物，学生对他既害怕，又敬佩。他是科普罗夫斯基经常聘到研究所来的那类有影响力的人物。诺贝尔生理学或医学奖由斯德哥尔摩著名的卡罗林斯卡学院颁发，加德作为卡罗林斯卡学院病毒学部门的主任，经常担任这个令人垂涎的奖项的评选委员会成员。他在1954年诺贝尔奖的评选中起了重要作用，那年的诺贝尔奖颁给了恩德斯及其同事，因为他们发现脊髓灰质炎病毒能够在许多类型的人细胞，而不仅仅是神经细胞中生长，从而开启了对脊髓灰质炎疫苗的探索。[5]

瑞典迫切要研发出自己的脊髓灰质炎疫苗，加德在其中扮演了重要角色。自主研发脊髓灰质炎疫苗之所以迫切，是因为瑞典人口分布广泛，有不少人从未接触过脊髓灰质炎病毒，没有抗体。这使得整个国家很容易发生脊髓灰质炎大流行。1950年代，瑞典是全世界脊髓灰质炎发病率最高的地区。[6]

加德深信能够用人细胞来制备供人使用的疫苗。1952年，他去恩德斯在波士顿的实验室拜访，看到在人细胞中培养的脊髓灰质炎病毒，便受到了这种观念的影响。他一回到瑞典——自1938年以来，堕胎在瑞典就已经合法——便开始从斯德哥尔摩多家医院找来人胎，提取出细胞，研发瑞典的脊髓灰质炎疫苗。[7]不像六年后海弗利克所做的那样，加德的病毒学家团队并未尝试使人胎细胞在培养皿中不断增殖。他们一次性地使用胎儿的皮肤和肌肉细胞，用脊髓灰质炎病毒感染它们，然后提取含有病毒的、浸泡过细胞的液体。

胎儿的器官中，只有皮肤和肌肉足够大，可以给他们提供充足的细胞来研究。但是，他们还是发现自己辛苦培养的疫苗病毒，只有其他科学家使用猴肾细胞培养出来的1/10。尽管加德的团队进行过人体试验，给2 000名儿童接种了用胎儿细胞制备的脊髓灰质炎疫苗，但
80 是很明显，他们无法生产出足够的疫苗供700万人使用。[8]加德最终屈从，使用猴肾细胞来制备瑞典的疫苗。

为什么加德和他的团队不培养大量的人胎细胞，使它们在培养皿里增殖？“我们根本没有想到，”埃里克·吕克说道，1953年时他27岁，是一名医学博士生，在加德的团队工作，“我想只有海弗利克想到了这点。”[9]

瑞典人在1957年推出了他们用猴肾细胞制备的脊髓灰质炎疫苗。到1964年，脊髓灰质炎在瑞典几乎绝迹。按照加德后来的说法，他一直在没日没夜地“琢磨”脊髓灰质炎病毒研究。1959年1月，他终于抽出时间回复了科普罗夫斯基的邀请，答应去威斯塔研究所休学术假。他在那里见到了海弗利克。

海弗利克回忆，已经在1998年去世的加德当时偶然听到他抱怨

从宾大医院妇科医生那里拿胎儿的过程很麻烦，而且他们还不懂他的目的，就主动告诉海弗利克，说未来如果需要胎儿的话，他在瑞典很容易获得。

大概早在1959年，海弗利克就开始利用加德的资源，不时地收到来自瑞典的胎儿或胎儿器官。运输所需时间并不是问题；在使用胎儿来做研究后不久，海弗利克就发现胎儿活组织能够在常温下存活五天。切碎了泡在培养基里的组织能存活更久，最长达到三周。[10]现在，在1961年，由于最早的25种WI细胞已经死亡，海弗利克再次求助那位严肃的瑞典人。

自1952年开始，伊娃·赫斯特伦就和斯文·加德是同事，他们在位于瑞典国家细菌学实验室大院子里的卡罗林斯卡学院病毒学部门工作。她几乎是在那里长大的。她的父亲乔舒亚·蒂尔格伦是斯德哥尔摩的一位著名医生，也在卡罗林斯卡学院病毒学部门工作。1943年夏，她17岁，父亲雇用她当实验室助理技术员。她此后一直在那里工作。到1950年代中期，她已经是加德的首席技术员。1961年，她仍然在职。

加德的实验室不在那栋由著名现代主义建筑家贡纳尔·阿斯隆朗德设计的优雅主楼里，而是在一栋二层的低矮黄砖附属建筑里，位于二楼的主侧厅。这栋看上去像临时建筑的楼房被戏称为“猴屋”，因为另一间侧厅里关着用于给脊髓灰质炎疫苗做安全性测试的非洲
绿猴。公用冷柜放在猴子侧厅那扇有窗户的门外；每次有人往冷柜里 81
放样本时，猴子就摇动笼子，喧闹起来。

不管环境是否简陋，赫斯特伦都喜欢给加德做首席技术员。加德关注自己的所有员工，在讲解科学成果时会邀请她和其他技术员，感

谢每个人所做的贡献。但是，实验室的主人毫无疑问是他。工作极其严肃，没有欢乐时光，没有恶作剧，也不能开玩笑。她知道，她这辈子都会称加德为“教授”。

1961年4月24日清晨，赫斯特伦从实验楼外面的金属楼梯爬上二楼，得知会有一个胎儿送过来，她要将胎肺准备好，寄送到美国。

差不多十年前，在她才开始为加德工作时，加德一直在尝试用人细胞来制备脊髓灰质炎疫苗。当时，赫斯特伦处理过许多人类胎儿，甚至在学习如何熟练地从完整的妊娠牛子宫中抽取用于制备细胞培养基的羊水；这些牛子宫定期从斯德哥尔摩的屠宰场送过来。但是，在瑞典使用猴肾细胞来研发脊髓灰质炎疫苗后，这项与人类胎儿打交道的工作就停止了，直到最近加德开始叫她准备好组织，寄送到美国费城的一家研究所。

那天，她穿上白大褂，一辆汽车送来一个用绿色外科纱布包裹的小包，她便走进二楼中间的一个无菌室。她在窗户下面的洗手池里用消毒液洗了手，把器具摆出来，然后坐到光亮的漆布桌子旁；那张桌子是无菌室里唯一的家具。她打开了包裹。

里面的小胎儿漂亮极了，所有器官都已经长好。做这项工作，她有幸能够一瞥生命的产生。在拿起手术刀时，想到这点对她有些帮助。想到自己来自医生世家，也对她有些帮助。你得习惯。你将悲剧反转。你对自己说，至少在这种情况下，死亡还孕育着生命。[11]这次的益处是什么，赫斯特伦并不知道。但是，如果加德教授说费城的科学家需要胎肺，那么她的任务就是确保他们收到胎肺。

那天在家中，赫斯特伦晚饭吃了驯鹿肉片，饭后缝补了她的冬季手套。在晚上9：30上床睡觉前，她在日记中写道：“从8：30工作到
82 [下午5：00]。把组织寄去美国。心情不好。”[12]

那天早些时候，赫斯特伦将肺放到小试管中的培养基里，再将试管放到保温瓶中，最后把保温瓶打包放进垫着冰块的箱子里。此时，包裹已经在运往费城的路上了。

赫斯特伦在那个春日从胎儿体内解剖出来的肺，即使不是确定无疑，也很有可能成为海弗利克建立的下一个细胞株。(那时，海弗利克只用肺，因为肺很容易解剖，而且肺的成纤维细胞在培养基中似乎特别顽强。) 也有可能，这两叶肺用不了。或许它们因运输延误在途中死亡，或许它们被不经意地感染了。因为赫斯特伦在日记中写道，过了不到一周，又往费城寄去了一个新胎儿的组织："(中午) 12点往美国寄去组织。花了整个早上来准备。"[13]

能够确定的是，到了1961年夏，海弗利克已经建立了他的第26个二倍体细胞株，使用的是一个在孕16周流产的男性胎儿的肺，由加德在瑞典的实验室寄至费城。等到那年10月，他拍摄了那些新的WI-26细胞在培养皿中被脊髓灰质炎病毒攻击的延时照片。[14]

海弗利克建立这个新的胎儿细胞株的时机很完美。他制备并冷冻了在他看来数量很大的成纤维细胞——大概200支安瓿，每支安瓿装有多达400万个细胞——之后不久他在12月发表了《人二倍体细胞的连续培养》，这篇论文向世界宣布，他发现了海弗利克极限，并培养出了25个正常胎儿细胞株。当然，读者并不知道那些细胞已经由于冷柜故障而死亡了。

这篇里程碑式的论文发表后，对他培养的人胎细胞的需求猛增。海弗利克已经证明，那些细胞能够感染数十种病毒，所以病毒学家们都热切地想得到细胞，用来做实验，研究病毒性疾病的特性。期望研制出抗病毒疫苗的公司也想要细胞。基础生物学家也需要它们，用来对培养皿中正常细胞的活动和行为进行各种研究。手里有了新的WI-26细胞，海弗利克已经准备好了。

很快他就开始把装着WI-26细胞的安瓿很随意地分给许多生物学家，病毒学家，以及想制备麻疹、腺病毒和脊髓灰质炎疫苗的公司。但是，让他失望的是，安瓿很快就分完了——这很尴尬，因为他此前决
83 意要实现足量供应。海弗利克没有预料到人们对细胞的需求如此之大。他要是事先预料到，或许会更加保守，每次只解冻一支安瓿，让瓶里的细胞在孵化室里生长几代，再将得到的数量大得多的细胞送出去。把安瓿送出去，就像送出谷种。

对WI-26细胞的“这种出乎意料和空前的需求”，他在威斯塔研究所的下一份双年报告中写道，导致库存“耗尽”。[15]

他需要再一次再次开始。他需要创造出一种人胎细胞株，能够充分满足目前这种对新正常二倍体细胞的貌似无穷尽的需求。幸好，加德继续信守诺言。这次海弗利克找加德要了一个女性胎儿。这样做的原因是，如果他分给全球各地实验室的那些男性WI-26细胞，在实验中由于操作人员疏忽而与新细胞混合在一起，那么在载玻片上观察细胞，就可以迅速发现问题：女性细胞株中不会存在Y染色体。

快速送去合适的胎儿，对加德来说并不容易。胎儿必须是女性。它必须足够大——大约三四周，这样它的肺才方便解剖、可以取出足够多的组织。而且，它还必须来自一个现在和以前都没有健康问题的女性。所以海弗利克耐心地等着。最终一个女性胎儿的肺从瑞典寄过来了。海弗利克沿用命名顺序，将接下来的这个女性肺细胞株命名为WI-27。WI-27建立后不久，海弗利克就将一批样本交给了穆尔黑德。穆尔黑德检查细胞后，回复他说，WI-27细胞的染色体存在异常。这或许无关紧要，但是疫苗生产商不能容忍“或许”，因为他们害

怕用到会致癌的细胞。这个细胞株对于制备疫苗来说没有用处了。海弗利克只好又去找加德。

在这种时候，要是换成别的科学家，或许已经放弃，去做其他研究了。毕竟，获得正常人胎细胞的里程碑式工作已经完成了。海弗利克的方法现在已经发表，大家都可以看到。而且，他已经培养了相当大数量的WI-26细胞，供研究和商用。要是换成别的科学家，或许已经对同行和公司说，想要更多的正常细胞，就自己动手，只要熟练地操作和实践就行。但是，顽强、坚决、雄心勃勃的伦纳德·海弗利克绝不会这么想。他决心建立一个绝对持久的人二倍体细胞株。

除此以外，他现在还有一项新职责。1962年2月，在海弗利克看着自 84
己的WI-26细胞库存迅速减少时，美国政府的医学研究机构，属于国家卫生研究院的国家癌症研究所，考虑到海弗利克的新品种细胞显然供不应求，于是与威斯塔研究所签订了合同。根据合同，威斯塔研究所——实际上也就是海弗利克——负责“人二倍体细胞的生产、特性保持和保存”，并负责将它们分发给所有具有资质的研究人员。[16]从1962年开始，威斯塔每年从国家癌症研究所收到至少12万美元，这相当于2016年的100万美元，占威斯塔研究所收到的所有拨款和合同收入的10%。[17]

科普罗夫斯基的威斯塔研究所确实需要先支出一笔费用：1962年6月，研究所董事会批准了所长的申请，拨款8 000美元翻新海弗利克的“新二倍体细胞实验室”，铺设了输电线，加装了空调，还安装了国家卫生研究院合同里未规定的管道系统。[18]他们认为这是一份大合同，肯定会带来足够大的回报。

合同的语言或许枯燥乏味，却很重要。它规定，合同终止时，“乙方同意，按照甲方要求的方式、时间和程度，将乙方研发、与本合同约定工作相关的所有数据、信息和材料，让与、授权和交付给政府”。[19]

也就是说，尽管海弗利克是合同中新二倍体细胞的研发者，但是细胞的所有者却是政府；合同终止时，他必须将研发的所有细胞移交给国家癌症研究所，或存放在研究所指定的地方。(就细胞而言，私有细胞库经常充当细胞保管者。)

所以，出于新的合约职责，海弗利克在WI-27细胞失败后，又找加德要了一个女性胎儿。这次他仍然耐心地等待。

在WI-27细胞令人失望后，海弗利克又做了一个决定。他要改变下一个人二倍体细胞株的编号，因为有些科学家似乎很粗心，会混淆此前二倍体细胞株的编号。为了在WI-27细胞之后不再出现这种混淆，他把“2”增加为“3”，把“7”增加为“8”。他建立的下一个细胞株将称为WI-38。

1962年6月7日，天气晴朗而温暖，伊娃·厄恩霍尔姆准备去工作，她在斯德哥尔摩一家医院的女性门诊做妇产科医生。1962年，瑞
85 典医学界的女性从业者并不多，37岁的厄恩霍尔姆算得上是冒险者。在还是医学生时，她由于对东方宗教有一定兴趣，便在1951年春就职于美国第八集团军的一所流动外科医院，在朝鲜战争的战火中工作，1953年她又跟着瑞典红十字会返回朝鲜。她从朝鲜回来时，带回她在战地医院手术室弯腰做手术的照片，还有穿着工作服、被许多孤儿围绕的照片，她看上去很开心。[20]

厄恩霍尔姆是个直率的女人，思维清晰，快人快语。不管人们是否喜欢她，是否喜欢她的观点，她都不在意；实际上，他们总是要么喜欢她，要么喜欢她的观点。她意气冲动，做事果断而有激情。此外，她也像海弗利克一样，不是一个可以轻易打发掉的人。她是一位技术娴熟的钢琴师，曾经坚持用施工电梯把大钢琴搬到她一年前开始居住的

顶层豪华公寓里。

厄恩霍尔姆抛弃了此前对神经学的兴趣，转而学习妇产科，在1961年到医院工作时她是一位刚接受过训练的专家。在女性门诊，她与另一位年轻医生分担繁重的工作任务，监视产妇、接生婴儿、切除子宫肿瘤，并应妇女们的要求给她们做结扎手术。她也实施过堕胎手术。

厄恩霍尔姆做堕胎手术时并不轻松。第二年，即1963年，她告诉记者："原则上，我反对所有非医学原因的堕胎。"但是，她补充道："显然，在有些情况下，社会环境给出的理由很正当，让你没有其他选择。"[21]

在6月里这美好的一天，厄恩霍尔姆就面对着这样的情况。这位妇女三十来岁，在本书中，我们将称她为X太太。她的病史平淡无奇，只是小时候患过百日咳、麻疹和猩红热。真的，她仅有的问题就是，上次月经是在1月末来的。X太太解释说，她已经有了好几个小孩，丈夫是位工人，没什么钱，经常要去外地工作。他在家的时候也没有什么用：他是个心智不成熟的酒鬼，还坐过牢。

厄恩霍尔姆拿出听诊器，在X太太的胸口听了片刻。X太太的心肺都很清晰，适合做手术。厄恩霍尔姆把手放在X太太柔软的腹部。X太太确认，在厄恩霍尔姆按压时没有痛感。接下来是马镫形腿架和
坚硬的金属扩张器。这不太舒适，但是没办法；必须确认患者已经怀 86
孕。厄恩霍尔姆观察到，X太太的宫颈呈淡蓝色，这能够说明她怀孕了。经过问诊和观察，厄恩霍尔姆诊断，X太太孕十六七周。她在病历上写道："流产适应证：周身无力。"随后她又补充了X太太的家庭情况。

堕胎在一百年前的瑞典要判死刑，但是在1938年已经合法化。当

年生效的法律规定，女性在三种情况下可以堕胎：因强奸或乱伦而怀孕的；分娩会造成“疾病”或“虚弱”，严重危及母亲生命或健康的；以及出于“优生”原因，也就是说父亲或母亲可能将严重的遗传学疾病传给孩子的。(在这种情况下，妇女必须同意在堕胎时绝育。) 1946年，法律变得稍微宽松了，它将母亲“预期的虚弱”列为可以接受堕胎手术的情况之一，即鉴于母亲现在的生活状况和环境，生下并养育这个孩子将使她的健康状况严重恶化。[22]

然而，实际上，1962年在瑞典做堕胎手术，说起来简单，做起来却难得多。想堕胎的女性有两个选择。她可以向皇家医学委员会提出申请，该委员会替政府管理堕胎审批，在斯德哥尔摩一栋建于19世纪的宏伟大楼里办公。(这栋大楼纪念的是瑞典国王奥斯卡一世，他是瑞典科学院的荣誉成员，也是一位多产的父亲，他有八个孩子，其中三个是由情妇所生。)

除此以外，她还可以尝试说服两位医生自己需要终止妊娠。其中一位通常是心理医生，另外一位是做手术的外科医生。大多数瑞典医生都反对堕胎，拒绝帮助女性获得批准，数以千计的女性只好将申请递交到工作流程缓慢的皇家医学委员会，堕胎经常被推迟到妊娠中三月。

X太太想终止妊娠的那个时期，正好是对想堕胎的瑞典女性来说最糟糕的时期。1951年，瑞典医学会采纳了第五条伦理规定，这条规定要求医生“在履行保护和拯救人类生命的职责时，将母亲子宫内的胎儿也视为生命”。[23]第二年，在针对是否要取消1946年
87 那种法律宽松化的辩论中，瑞典医学会主席说，堕胎等同于谋杀儿童。[24]从那以后，瑞典的堕胎率明显下降，在1960年到达低点，在接下来两年里几乎没有变化。

那天,X太太在接受了厄恩霍尔姆的检查后,被推进了手术室。厄恩霍尔姆在手术室里给她做了一个叫作“小剖腹产”的手术。她切开X太太的腹壁,小心翼翼地将被子宫顶得高高的膀胱分到两边,再切开子宫壁。她把胎儿和胎盘取出,小心不留下任何残余组织。“清理宫腔。逐步缝合子宫。”厄恩霍尔姆在手术报告中写道。那个胎儿,她记录道:“长20厘米,女性。”

胎儿包裹在无菌的绿布里,交给助手,之后用车运送去卡罗林斯卡学院的病毒学部门。

几天过后,在6月中旬一个灰蒙蒙的细雨天,海弗利克坐到他实验室的一个狭小的“无菌”室里。按照已经十分熟悉的常规程序,他拿起镊子,先在酒精里浸泡,再用本生灯灼烧。镊子冷却后,他用它将漂浮在一瓶清澈的粉色溶液中的两小块紫色组织取出来。他将它们摆在皮氏培养皿上。他以恰当的角度握住两把手术刀,权当一把剪刀,把那两叶肺切成无数针尖大小的碎片。他将碎片放入烧瓶,瓶内的胰蛋白酶溶液会分解联结细胞的结缔组织,把数百万个细胞释放出来。

他再将混合溶液倒进几支小玻璃试管,盖上塞子,放进离心机——一台圆形的机器,装有底座和滑轮,能够在实验室里随意移动。他开动离心机,与机器成水平角度的试管开始高速转动。大约20分钟后,试管中的细胞,由于密度比溶液大,都沉到了试管底部,形成一个灰白色的小球。

他关闭离心机,取下试管,然后回到无菌室,取出有棉塞的玻璃移液管,靠着肺的力量,反复吹每支装有培养基的试管里的小球。那些细胞最终分散开来。他将它们吸到移液管里,一点点地转移到一个大玻璃瓶中。他现在加快操作，以免细胞黏住，他将细胞和营养液的混合物倒进几个小玻璃瓶中。最后，他把这些小玻璃瓶小心地放进孵化室。

88 过了几天，细胞已经在培养瓶中生长稳固，海弗利克将一批样本交给了穆尔黑德。这次，他的这位朋友和同事反馈了好消息。穆尔黑德告诉他，WI－38细胞的染色体看上去完全正常。

海弗利克知道，如果能够冷冻足够大数量的WI－38细胞，他就可以在未来几十年里为疫苗生产者提供足够的细胞来制备疫苗。既然细胞并非永生，迟早会死在瓶中，这又怎么可能？海弗利克在1961年那篇里程碑式的论文中已经就此作了说明。这是指数式增长的非凡力量。

海弗利克在那篇论文中写道，假设你最初只有一个不大的布莱克培养瓶。它是方形的，容量大约为一品脱，面积较大的侧面长仅5.5英寸，宽不足3英寸。当细胞生长至在瓶底，其实是在侧面汇合时——在孵化时培养瓶都是侧放的——培养瓶里含有大约1 000万个细胞。如果此时你将这些新培养的细胞分成两瓶，在这两瓶里的细胞也覆盖各自的瓶底时，再将它们分成四瓶；就这样在细胞汇合时继续分瓶，直到最初的细胞倍增了50次——差不多到达海弗利克极限——那么按照他的计算，你就会得到10^{22}个细胞。海弗利克知道142亿个湿细胞的重量约为一盎司，据此计算出一个培养瓶里的细胞最终可以产出2 200万吨细胞。[25]

当然，这是理论上的最大数字。实际情况并非如此简单。有时候，布莱克培养瓶会受到污染。有时候用来冷冻细胞的安瓿会产生裂缝，或者更糟糕的是，安瓿会由于在冷冻时液氮渗进它们内部密闭的小孔而炸裂。(海弗利克在解冻安瓿时，习惯戴上护目镜。) 有时候细胞会在运输中丢失。有时候，坦诚地说，运送一批细胞给外面的科学家后，剩下的一些会被倒进下水道。

但是，如果有10^{22}个细胞，就能够容许发生几次事故和少许的浪费；10^{22}是一个大到难以理解的数字。可以这样想：那些刚刚获得的、覆盖一个一品脱容量的小布莱克培养瓶底部的WI-38细胞，在倍增了大约20次后，可以生产出的疫苗是一个普通疫苗公司生产能力的8.7万倍，在今天看来，相当于一种典型儿童疫苗在四十多个国家一年内的总用量。[26]

海弗利克在1961年那篇论文中通过计算得出结论：足够大的细
胞储备，冷冻起来，在需要时一点点解冻，能够在可预见的未来为全世 89
界提供所有所需细胞。使用他的方法，他写道，“科学家可以在任何时间获得几乎数量无限的细胞”。[27]

那年夏天，美国即将迎来变革。在海弗利克将WI-38细胞胎肺切碎时，《纽约客》杂志刊登了蕾切尔·卡森的经典作品《寂静的春天》的首篇节选，拉开了现代环保运动的帷幕。当6月底细胞首次在瓶底汇合时，美国最高法院判定公立学校的自愿祷告违反了宪法中的政教分离原则。7月4日国庆日，天气晴朗，肯尼迪总统在位于费城的美国独立纪念馆发表演讲，赞扬了美国的民主制度鼓励人们表达不同意见，而此时在三英里以外的地方，那些细胞正在96 ℉下旺盛生长。在海弗利克开始储备一批冷冻的WI-38细胞，以便在可预见的未来实现持续供应时，女性堕胎自由受限的新闻登在了报纸头条，上新闻的是凤凰城一位叫谢莉·芬克宾的女演员。芬克宾育有四名子女，是儿童电视节目《游戏屋》的主持人。她在第五次妊娠时，使用了沙利度胺来抑制晨吐，她不知道这种药会造成胎儿畸形。她没法在亚利桑那州堕胎，该州的法律只允许孕妇在生命受到威胁时堕胎。[28]她最终飞往瑞典终止妊娠，媒体跟随她做了详细报道。

在决定什么时候冷冻WI–38细胞时，海弗利克必须努力实现平衡。他想生产出足够的细胞，装入大量的安瓿中，供未来使用。他敏锐地意识到，当初的200安瓿WI–26细胞不够用。另一方面，他不想等那些细胞长得太老——也就是分裂太多次之后，才冷冻它们。疫苗生产商想要年轻的细胞，那样他们能够再让细胞分裂很多次，物尽其用。他们也对年龄较大的细胞有顾虑，因为细胞每分裂一次，染色体异常与他们所担心的随之而来的细胞癌变的可能性就增加一些。

在海弗利克建立WI–38细胞一年后，有些分裂超过40次的细胞的染色体确实出现了异常。这些变化不是癌变，证明这点的是穆尔黑德和埃罗·萨克塞拉——一位当时在威斯塔研究所工作的年轻芬兰科学家——在《美国国家科学院院刊》上发表的那篇论文。他们写
90 道，那些染色体发生变化的细胞“绝没有”出现形状异常，或是异常快速或无限地分裂，而这些异常都是癌化的典型迹象。[29]

但是，萨克塞拉和穆尔黑德记录的那些异常，会让疫苗生产商和监管者回避使用群体倍增数较高的WI–38细胞。至1960年代，在英国这个首批使用人二倍体细胞来制备疫苗的国家，一些公司开始使用群体倍增数低于30的细胞来制备疫苗。[30]

海弗利克决定在这些细胞第8次分离进新培养瓶后，将它们冷冻起来。第8代细胞——这么称呼，是因为它们被“传代”到新瓶中8次——将足够年轻，数量也十分充足。一小布莱克培养瓶的细胞倍增8次后，会产出256瓶，每瓶生长至汇合时含有大约1 000万个细胞。海弗利克通常将来自一对肺的细胞分装进4个布莱克培养瓶，开始培养。

海弗利克在2013年推测，有些培养瓶或许在早期传代时受到污染，导致最终可以冷冻的细胞培养瓶总数受到影响。不管怎么说，我们现在没有记录，不能精确地知道在海弗利克下令将细胞分入小安瓿冷冻时，他到底累积了多少培养瓶的细胞。能够确定的是，冷冻细胞的任务十分艰巨。

1962年7月底的一天，威斯塔研究所的几位技术员（有些是从其他实验室借调的）聚在一起做这项工作，当天海弗利克并不在实验室。他两周前出发去日内瓦参加一场世卫组织的会议，讨论使用他的人二倍体细胞株来制备疫苗的可能性。此时他或许还在路上。

这些技术员要一连几个小时地做这项枯燥的工作。他们需要先用肺部的力量和在近一百年前由路易·巴斯德发明的移液管技术，让汇合在布莱克培养瓶底的那层黏糊糊的细胞松动。他们将细胞和培养基组成的混合液吸起来，再用力吹回瓶中，不断重复，直到细胞悬浮在液体中，液体呈乳白色。

接下来他们用注射器抽取少量液体，注射到经过蒸汽消毒的安瓿里。这是一项细致的工作。小瓶形状与葡萄酒瓶相似，高约2英寸，颈
宽约为1/16英寸。装入细胞后密封。工作人员——每个人的细致程 91
度不同——用本生灯灼烧瓶颈，将它们密封起来。他们用镊子把熔化的玻璃细丝扯掉，让封口变钝。在整个过程中，他们都注意不让温度过高，以免杀死瓶里的细胞。事后看来，他们进行的是一项极为重要的操作：把细胞密封到安瓿里，不让细菌污染它们。

1960年的消毒程序远不如今天高效，主要是因为现在习以为常的技术在当时并不存在。例如，今天已普及的层流净化罩能够防止科学家的工作场所的空气受细菌污染，但当时它还在研发当中。当时夜间使用的紫外线灯也有严重的缺点：它们发出的光线可以杀死物体——

如培养的细胞——表面的微生物，却杀不死内部的微生物。

确实，青霉素等抗生素在1962年已经广泛使用，许多实验室都大量使用它们来保护培养的细胞不受细菌污染。但是，海弗利克表示，疫苗生产者对抗生素有顾虑，因为它们可能使疫苗接种者过敏。他决定冒险不使用抗生素。这个决定最终会让他付出代价。

1962年7月31日这天结束时，威斯塔研究所的工作人员制备出了800多安瓿WI-38细胞。每个小瓶里有300万至400万个细胞。它们被放进一台公用的大干冰柜里。几个月后，海弗利克将它们转移到更为永久的保存地点，放在研究所地下室的一个液氮罐里。在那里，它们被保存在-320 ℉的环境中。[31]

1962年10月，经验丰富的细胞培养专家罗伯特·史蒂文森，到威斯塔研究所拜访了海弗利克。直率的史蒂文森是美国国家癌症研究所的工作人员，是海弗利克所参与项目的干事，负责监督合同得到顺利、恰当执行。根据合同要求，海弗利克要生产、保存和分发人二倍体细胞株。史蒂文森或许在拜访期间得知，海弗利克在十天前将100瓶新的WI-38细胞交给了一位客人，英国最高疫苗监管机构英国医学研究委员会的弗兰克·珀金斯。珀金斯乘坐跨越大西洋的航班，将它们带回了伦敦。[32]

1962年10月18日，在造访威斯塔研究所两天之后，史蒂文森写了一份备忘录，总结视察情况，说明他已经清楚地告知海弗利克，那些细胞是美国政府的财产。

他写道，那些细胞不能转包给非美国政府机构进行分发，而英国的医学研究委员会却可以发挥“分发仓库”的作用。[33]这家英国机构
92 确实很快就成了一间分发仓库，将细胞运送给柏林、马德里、米兰、德黑兰和乌普萨拉的科学家。[34]

在1962年这个重要年份结束时，海弗利克给美国国家癌症研究所的史蒂文森提交了一份进程报告——这是根据合同他需要向政府机关提交的一份例行报告。报告中有一个部分标题是“新人二倍体细胞株WI-38的特性描述”。[35]

WI-38安瓿一冷冻起来，海弗利克就又去斯德哥尔摩找斯文·加德，取监管者们需要的证明文件。在国家卫生研究院的新疫苗审批单位——生物制品标准部那里，单有海弗利克的话并不足够。他需要文件来证明X太太——WI-38胎儿的母亲——十分健康，她体内以及胎儿父亲的体内没有潜藏的癌症、遗传病或感染。

要得到这些信息需要很小心。堕胎两个月后，X太太并不知道她的胎儿最终被送去了其他地方，而不是医疗废弃物焚化炉。1962年在瑞典，和在美国一样，堕胎的女性往往对胎儿的组织被科学家使用一事并不知情。严肃的加德并不愿意做这件事。他委托了一位他觉得更适合的人去接洽X太太，这个人就是35岁的医生玛加丽塔·伯蒂格。伯蒂格正在加德的实验室读博，同时监测瑞典脊髓灰质炎疫苗对人体的影响。

伯蒂格来自瑞典一个颇有名望和权力的家庭，相貌秀美，一头黑发，鹅蛋脸庞。她性格矜持，有礼貌，不咄咄逼人。她和妇科医生厄恩霍尔姆一样，从事的是一份女性只占14%的医生职业。和厄恩霍尔姆不同的是，她自己有小孩——那年8月，她的两个女儿分别3岁和6岁——而且她的医生丈夫不做家务。她之所以能够应付过来，是因为她从医学院毕业后，没有直接按她所学的专业去当儿科医生，而是来到加德的实验室，成为工作时间规律的科学家。她家保姆哈丽雅特收费很高，几乎要花掉她的全部工资，但是她从未想过放弃自己喜爱的工作。

接洽X太太的这项工作并不是她喜爱的。但是，加德要求她去做，而她又不是一个会反抗权威的人。伯蒂格给X太太的主治医生打
93 了电话。通过与那位医生及其护士合作，她收集到了尽可能多的信息，并从为X太太堕胎的那家医院得到了手术记录。整件事情费了不少力，一年多后，即1963年10月，她才给海弗利克写信，并附上了X太太的病历。

病历里记载，X太太在小时候患过麻疹、猩红热和百日咳，此后没有患过感染性疾病，几个孩子也很健康，家族里没有人患过遗传病或癌症。

她在附信中写道，她相信X太太十分健康。但是她补充道，X太太的丈夫智力似乎低于一般水平。她还提醒海弗利克——他显然曾向她索要夫妇的血样——X先生从城外做工回来后，要给他抽血可能很困难。她没有详述其中的原因。

2015年在被问及此事时，海弗利克回忆不起为什么当初想要X先生的血样。他说X先生的智力缺陷并没有困扰他。他写道，智力缺陷
94 不会传染，无关细胞用于制备疫苗的安全性。[36]

第七章

脊髓灰质炎疫苗里的"乘客"

马里兰州贝塞斯达；费城；新泽西州克林顿农场，1959—1962年

噢，他们当时得寸进尺，特别过分。但是我——我最好的人们都站在我这边。

——伯尼斯·埃迪，美国国家卫生研究院前科学家，1986年[1]

1960年春，在紧邻华盛顿特区的马里兰州贝塞斯达的美国国家卫生研究院，一位精神矍铄、长着一张坦率的方脸、梳着光溜溜的深棕色头发的57岁博士科学家，正因为她在一批新生仓鼠身上令人吃惊的发现而担心。

伯尼斯·埃迪出身于奥本镇一个医生家庭，奥本镇位于弗吉尼亚州西部乡村地区，镇上只有199位居民。她在辛辛那提大学取得了博士学位。在路易斯安那州研究了一小段时间麻风病后，她在1937年来到了国家卫生研究院。[2]到1950年代，她在研究院内负责为美国疫苗市场把关的生物制品标准部已经工作了二十多年。生物制品标准部扮演着今天食品药品监督管理局中一个关键部门所扮演的角色，评估新疫苗，在确定疫苗适合投入市场后颁发许可证。埃迪的工作是仔细检查疫苗的安全性和有效性，她做得很好。1953年，她荣获了研究院院长颁发的"杰出贡献奖"，还加薪了。

第二年，埃迪受命负责部门的脊髓灰质炎疫苗安全性测试。这项工作至关重要。在1952年那场脊髓灰质炎疫情中，近5.8万美国人

感染，其中2.1万人瘫痪——这是美国最严重的脊髓灰质炎疫情——病毒学家正全力以赴，要让一种脊髓灰质炎疫苗获批。由乔纳斯·索尔克发明的第一种脊髓灰质炎疫苗，使用的是在猴肾细胞中增殖，然后用福尔马林杀死的脊髓灰质炎病毒。索尔克疫苗在1954年进入人体试验阶段，当时埃迪从由加利福尼亚州卡特公司制备的三批索尔克疫苗中分离出了活体脊髓灰质炎病毒。她将可疑的疫
95 苗注射给猴子，发现其中一些猴子瘫痪了。她向几位上司汇报了这些发现，并送去了瘫痪猴子的照片。[3]这些发现被忽视了，1955年4月，索尔克疫苗获得了批准。[4]大规模的接种开始了，卡特公司生产的疫苗也被分发出去。它最终导致192人瘫痪，其中许多是儿童。[5]此外还有10人死亡。[6]美国政府不得不临时召回所有脊髓灰质炎疫苗，但仍在公众中引起了恐慌。政府强制改进了生产技术，之后又将疫苗投入市场。但是，公众的信心要经过好几个月才能重建起来，这在一定程度上导致美国那一年出现了2.8万例脊髓灰质炎。[7]

尽管她此前提醒过上司疫苗有瑕疵，尽管她多次抗议，埃迪还是受到卡特事件的影响，被调离了脊髓灰质炎疫苗测试的岗位。[8]她的上司受到的处罚更严厉：包括国家卫生研究院院长威廉·西布雷尔，以及卫生、教育和福利部部长奥维塔·卡尔普·霍比在内的高官，都丢掉了工作。埃迪的老板威廉·沃克曼也未能幸免。

此后几年，埃迪展现出了惊人的忍耐力，她坚守在生物制品标准部。1959年，她与朋友、研究院的同事，即医生兼科学家萨拉·斯图尔特一起登上了《时代》杂志。她们发现了现在被称为“SE多瘤病毒”的小鼠病毒——“SE”指的是斯图尔特（Stewart）和埃迪（Eddy），“多瘤”的意思是“多发肿瘤”。斯图尔特从三只实验室小

鼠的肿瘤中分离出这种病毒。两位科学家随后进行的实验表明，分离自小鼠肿瘤的液体不仅在注射给其他小鼠时会引起新的恶性肿瘤，而且在注射给仓鼠和大鼠时也会。[9]病毒可能引发癌症的观点再次出现，并且越来越有吸引力，而她们的发现引起了其他科学家的关注。

但是，那篇文章在《时代》杂志上发表前不久，埃迪就开始了另外一项实验。她之所以做这项实验，是因为多瘤病毒研究让她产生了一种挥之不去的担忧。

她的担心是：如果从小鼠肿瘤中提取的带病毒液体能够如此轻易地跨越物种界限，在仓鼠和大鼠体内引发癌症，那么为什么来自动物，比如猴子——一种与智人更接近的物种——的病毒，不会在人体内引发癌症呢？她的这个问题并不是学术问题。索尔克的脊髓灰质炎疫苗自1955年上市以来，已经注射给了超过6 900万美国人。这种疫苗是用猴肾细胞制备的。埃迪和疫苗学家同行们都知道，猴肾细胞里含有大量病毒，用科学术语来讲就是“猿猴”(simian) 病毒，它来自拉丁语中表示猿猴的单词“simia”。

这类病毒潜藏在看似健康的猴子体内，尤其是猴肾里。无论猴 96
子看上去有多正常，这些病毒都会杀死实验室里的猴肾细胞，让科学家不得不丢弃毁掉的培养细胞。威斯塔研究所的所长科普罗夫斯基正在研制自己的脊髓灰质炎疫苗，所以对这个问题很感兴趣。他注意到，这些病毒“在完好的［猴子］体内通常是休眠的，但是一旦猴子死亡，受感染的组织被取出，它们就开始疯狂地增殖”。[10]

礼来制药公司的科学家罗伯特·赫尔，已经开始为每种新发现的猿猴病毒分类，依据是病毒对培养的猴肾细胞造成的损伤。1958年，他在论文中报告了此前两年新发现的18种猿猴病毒。“只要在病毒疫苗的生产和测试中使用了原代猴肾培养细胞，”他在论文中总结道，“猿猴病毒污染的情况就会存在。”[①][11]

从索尔克到国家卫生研究院的监管者，所有人对这些猿猴病毒的假定都是，尽管它们在实验室或生产线上可能是个麻烦，但是并不会给人类带来危险，因为福尔马林在杀死索尔克疫苗中的脊髓灰质炎病毒时，也会杀死它们。除此以外，他们还继续推断，即使猿猴病毒在生产流程中存活下来，也显然对人体无害——数千万接种了索尔克疫苗的人都很健康，不正说明了这点吗？

伯尼斯・埃迪不会随便接受这些假设。1959年6月，在国家卫生研究院的领导不知情的情况下，她开始了一项大胆的实验。她拿来生物制品标准部培养的猴肾细胞——提取自广泛用于疫苗制备的恒河猴，这一点很重要——将它们冷冻，磨碎，用只能筛除细菌、不能筛除病毒的超细过滤器过滤，然后将少量得到的液体注射到新生仓鼠皮下。接受注射的154只仓鼠中，多达70%长出了肿瘤，而且长出肿瘤的这些仓鼠全部死亡。更严重的是，出现这种问题的并不只是一两份磨碎的培养细胞——她准备了12份磨碎的猴肾细胞，每份细胞都提取自8至32只恒河猴。12份细胞中，最终有9份致癌。这种病毒似乎在
97 猴子体内很常见。[12]

埃迪进一步实验，她从2只患病的仓鼠取得肿瘤，用剪刀剪碎，再将肿瘤碎屑注射到另外40只新生仓鼠皮下。除了2只以外，其他仓鼠都患上癌症，不足三个月就死亡了。[13]

1960年初夏，正当埃迪焦虑地思索着自己的发现时，她听说了华盛顿特区附近一场重要的脊髓灰质炎疫苗会议上的一次演讲。在脊

---

① “原代”是指猴肾细胞使用一次后即被处理掉，而不会像海弗利克的人胎细胞那样在培养皿中增殖许多代。

髓灰质炎疫苗学家和公共卫生专家的世界里，莫里斯·希勒曼的那次演讲就像一枚手榴弹。希勒曼备受尊敬，话语严肃，他是蒙大拿州人，在默克公司主管疫苗研究。他的演讲让埃迪鼓起勇气，找上司谈了自己的发现。

那年6月在乔治城大学参加那场会议的顶尖脊髓灰质炎疫苗学家都十分乐观。使用灭活病毒的索尔克疫苗已经上市五年，美国的脊髓灰质炎发病率已经大幅降低，从1955年的每万人25例降到1960年的每万人不到5例。[14]但是，在小范围内脊髓灰质炎仍然顽固存在，尤其是在贫困社区里。更令人担心的是，最严重的病例，即那些患者瘫痪的病例，并没有像感染后能完全恢复的病例那样大幅减少。令人吃惊的是，致瘫的脊髓灰质炎的数量在1957至1959年之间增加了一倍还多，达到了6 000多例。似乎很明显，索尔克疫苗能够限制脊髓灰质炎，但是并不能征服它。所以，与会的病毒学家正急切地等待政府批准另外一种解决方案，也就是第一种活疫苗。他们预期这种疫苗比索尔克疫苗更便宜，接种更方便，而且更有效。它的接种方式是口服，而不是注射，这样能够模仿脊髓灰质炎病毒感染的自然路径。与肌内注射的索尔克疫苗不同，它能够在消化道黏膜内——病毒最先遭遇人体免疫系统的地方，以及血液中产生水平足够强的抗体。

参会的科学家知道，他们正在见证一场三赛道激烈竞赛的冲刺阶段，竞赛的终点是赢得美国的活疫苗许可。位高权重、言辞尖刻的阿尔伯特·萨宾显然领先。但是，科普罗夫斯基之前在莱德利实验室的老板赫勒尔德·考克斯，接手了科普罗夫斯基当初研制的疫苗，继续对其进行改良和测试；他正努力不出局。而且，科普罗夫斯基也不会放弃，想胜过他的主要对手萨宾。自从离开莱德利实验室以后，

威斯塔研究所的这位大权在握者就调整和重命名了他从莱德利带来
98 的疫苗，继续对其进行测试，比如在非洲中部，主要是比属刚果给超
过30万人接种。

但是，在1960年6月那场会议上，希勒曼的演讲给科学家们对活疫苗获批的乐观期望浇了一盆冷水。希勒曼把他在默克公司宾夕法尼亚州西点研究所里指导的科学家本·斯威特的发现告诉了听众，大家很震惊。斯威特在萨宾的活疫苗中发现了一种新的、潜藏的猿猴病毒，而且几乎可以肯定考克斯与科普罗夫斯基的活疫苗中也有这种病毒。这三人的活疫苗都是使用猴肾细胞制备的。而且，与索尔克的灭活疫苗不同，这三种活疫苗都未用应该能够杀死猿猴病毒的福尔马林处理过。

已知有十几种病毒会感染脊髓灰质炎疫苗生产者所使用的猴肾细胞，而与这十几种病毒相比，这种新的猿猴病毒有一点重要的不同。它不会通过损害培养的猴肾细胞而显露出来。用科普罗夫斯基的话来说，它并不会“疯狂地增殖”。相反，它会安静地待着，让培养瓶中猴肾细胞的形态和活动都十分正常。它难以检测，所以疫苗制备者不会抛弃被感染的培养物。但是，它确实存在。

那斯威特是怎么偶然发现这种病毒的？戴比·布克钦和吉姆·舒马赫所著的《病毒与疫苗》详述了斯威特的发现。[15]根据这两位作家的叙述，斯威特碰巧在用非洲绿猴做实验，而这种猴子与通常用于制备疫苗的那些种类不同。他将非洲绿猴的肾细胞暴露于培养了恒河猴肾细胞（用于生产脊髓灰质炎疫苗的细胞）的液体里，非洲绿猴的肾细胞都患病并死亡了。原来，恒河猴的细胞把一种病毒传染给了非洲绿猴的细胞，让它们变得膨大，布满孔洞，而这种病毒在恒河猴的细胞中很安静，不会引起注意。[16]（在另外一种

用于制备脊髓灰质炎疫苗的猴子食蟹猴的肾细胞中，也发现了这种潜藏的病毒。）

如果说默克公司这位科学家的发现有什么用处，那就是：在生产索尔克疫苗时用来杀死脊髓灰质炎病毒的福尔马林，可以灭活这种潜藏的猿猴病毒。所以，尽管在7 000万接种索尔克疫苗的美国人中，有部分人注射了这种病毒，但是似乎仍可以放心地说，这种病毒在注射时也已经死亡了。

那场会议剩下的几天里，科学家们都在热烈地讨论这种新病毒， 99
它被希勒曼称为“空泡病毒”，因为它会在细胞上造成孔洞或空泡，让细胞看上去就像瑞士奶酪。这种新发现的潜藏病毒被正式命名为SV40。关于它的消息很快就传到了附近的国家卫生研究院的埃迪那里。

埃迪不知道是恒河猴肾细胞中的什么东西使仓鼠长了肿瘤。她手里没有工具来鉴定这种东西，所以她就简单地将它称为一种“物质”。但是，听说希勒曼的空泡病毒后，她立即就强烈怀疑她的那种“物质”与新发现的潜藏病毒SV40是一种东西。

1960年7月6日，在希勒曼做完那场十分出名的演讲一个月后，埃迪给上司约瑟夫·斯马德尔——他刚来负责生物制品标准部的疫苗安全性测试——写了一份备忘录。备忘录的标题是“培养猴肾细胞中存在一种（致癌）物质或病毒”。

埃迪给斯马德尔写信说，她听说了希勒曼的SV40，她给新生的仓鼠注射了“特别制备的猴肾细胞”，注射处长出了肿瘤。“最终，仓鼠都死亡了。”她补充道，希望能够尽快跟进做些实验，以确定使仓鼠患癌的“物质”是否是SV40。[17]

斯马德尔男子气概十足，是一个满口脏话、严肃而专断的病毒学家，50岁出头。第二次世界大战期间，在诺曼底登陆日后，他在一间高级战地实验室工作；后来又去马来西亚工作，在那里他发现氯霉素这种抗生素能够有效地治疗斑疹伤寒症和伤寒热。1956年，在灾难性的卡特事件后，他来到了国家卫生研究院。他一直是索尔克疫苗的重要拥护者，十分清楚如果再来一次卡特事件那样的负面报道，公众对所有脊髓灰质炎疫苗的接受都会受到影响。所以，读完埃迪的信，斯马德尔十分生气。他把埃迪叫来痛骂了一顿，他后来也承认，他当时说话“一点儿也不委婉”。他说埃迪的那些仓鼠长的不是肿瘤，而是“肿块”，说她的数据“不充分”，并且否决了她关于这些肿瘤可能与SV40有关或可能引发人类癌症的推测，说她的推测“完全不合理”。[18]

埃迪并没因此惊慌。她回到实验室，下定决心要鉴定出使仓鼠患癌的“物质”。完全可以想象，她发现的“物质”已经在活体状态下被注射给其他国家的数百万人，以及上万名美国人，这些美国人参加了
100 考克斯、科普罗夫斯基、萨宾的脊髓灰质炎活疫苗试验。她还相信，它已经注射进——并且通过索尔克疫苗还在注射进——数千万美国儿童的手臂。[19]

海弗利克记得，在希勒曼于1960年6月在波士顿的会议上做那场爆炸性的演讲前，他就已经知道默克公司的斯威特发现了SV40污染。海弗利克是斯威特的朋友，而且费城的病毒学家联系紧密，大家会自由地交换消息，所以消息传得很快。同样，埃迪的发现很快也通过科学家的关系网传到海弗利克那里，毕竟坏消息总是传得很快。

海弗利克立即就明白了SV40给脊髓灰质炎疫苗生产商和监管者

带来的难题。诚然，希勒曼和斯威特表示过，这种病毒并非不可逾越的障碍。他们做了测试，吞服脊髓灰质炎活疫苗的受试者血液中未检出这种猿猴病毒的抗体，这间接表明SV40没有在人体肠道里大量增殖，并从肠道侵入人体。然而，他们也承认，这种可能性并不能完全排除。同时也无法排除的可能性是，长期来看，这种病毒侵入人体后，可能最终引发癌症，“尤其是婴儿服用后”，因为婴儿的免疫系统还未发育成熟。在总结关于SV40的发现的那篇论文中，他们继续写道，“简单的解决办法”就是确保活体脊髓灰质炎病毒的种子储备——制药公司基于这些储备来培养病毒，用于大批量制备疫苗——没有被SV40污染，并且抛弃大批已经被污染的疫苗。[20]

海弗利克相信，问题并不是这么容易解决的。一方面，对活疫苗进行测试，确保它没有受SV40污染，这种测试显然很必要，但是会特别耗时间和金钱。另一方面，即使那些接种了的人没有生病，希勒曼和斯威特自己也承认“其他未被发现的［猿猴］病毒可能还会出现”。[21]相较于消极地等着遇到猴肾细胞中下一种不受欢迎的“乘客”病毒，肯定还有更好的办法。

1960年夏，离海弗利克用X太太的胎儿创建出WI-38，仍然还有整整两年。发现SV40的消息传来时，海弗利克仍然在忙着照料他的前25个胎儿细胞系，并逐渐意识到它们会在培养皿中老化、死亡，他在思考这意味着什么。他也发现，无论怎么看，它们都不包含潜藏的、不受欢迎的病毒。与此同时，他逐渐发现，它们能够被许多致病的病毒感染，包括脊髓灰质炎病毒。穆尔黑德在用显微镜观察后，表示它们 101
的染色体很正常，令人放心。海弗利克十分清楚他该做什么。他要用正常的人二倍体细胞研发一种脊髓灰质炎疫苗。之后，他要看这种疫苗是否有效。

沿着海弗利克实验室外的走廊，穿过中庭，在V字形的威斯塔研究所的另一个侧翼，科普罗夫斯基在考虑用新的人细胞来制备疫苗的可能性。在6月份于华盛顿特区召开的那场会议上，科普罗夫斯基本来是重要人物，却突然被SV40抢了风头。他在会议上发言，对SV40轻描淡写，也对其他任何可能会被发现污染脊髓灰质炎活疫苗的猿猴病毒都轻描淡写。

科普罗夫斯基指出，在过去几年的试验中，全世界数百万人已经接种了多种使用猴肾细胞制备的脊髓灰质炎活疫苗，包括他自己、萨宾和考克斯的疫苗，都没有受到明显的损害。他认为，这些疫苗潜藏SV40这一发现，"几乎不会阻止任何人接种疫苗"。他声称，所有种类的动物细胞中都有潜藏病毒，比如，两百年来成功用于制备天花疫苗的小牛血清中也会发现这类病毒。我们要因此停止接种天花疫苗吗？

他承认，未来可以尝试清除猴细胞中的多余病毒。他也提及了几种可能的办法，包括使用——他并未点名海弗利克和威斯塔——一种新发现的人细胞。[22]

科普罗夫斯基在轻描淡写SV40的风险时，仍然野心勃勃地希望美国公共卫生局局长勒罗伊·伯尼——科普罗夫斯基去年邀请他参加了威斯塔研究所盛大的开业研讨会——会宣布他的脊髓灰质炎活疫苗是美国政府的宠儿。他希望自己的疫苗被选中，顺利地通过审批流程，让另外两个竞争者望尘莫及。

伯尼很快就开始承受在三种疫苗中作出选择的压力，尤其是当时美国的冷战对手苏联已经让800万人口服了萨宾的那种据说更高级的活疫苗，而美国政府仍然在使用索尔克的注射型灭活疫苗。此外，1958和1959年，美国又断断续续地爆发了几场脊髓灰质炎疫情。这

几场疫情——有的合理，有的不合理，因为大多数都发生在未充分接 102
种的人口中——损害了人们对索尔克疫苗的信心。

1960年8月24日，伯尼在发布会上宣布了他选出的赢家：在使用猴子进行的安全性测试中，萨宾疫苗的表现优于另外两个竞争者，获选进入审批程序。以后获批的活疫苗，都要和萨宾的一样好，或者更好。在几个小时里，三大疫苗生产商都宣布将开始生产萨宾疫苗，其他生产商似乎也都准备这样做。无论如何，科普罗夫斯基的疫苗都似乎已经没戏了。

但是，对进取心很强的科普罗夫斯基而言，海弗利克新建立的人细胞意味着竞争并不一定已经结束。10月底，科普罗夫斯基与威斯塔研究所28岁的医生及科学家斯坦利·普洛特金合作——普洛特金曾经协助试验过科普罗夫斯基的猴肾细胞脊髓灰质炎疫苗——给世卫组织的委员会写了一封很长的建议信。世卫组织的委员会正在就脊髓灰质炎活疫苗应该符合哪些标准征集意见。

四个月前，科普罗夫斯基还在轻描淡写SV40问题，当时他自己的猴肾细胞脊髓灰质炎疫苗仍然在争取美国的批准。现在，萨宾的疫苗很快就要获得批准，科普罗夫斯基显得没有那么沉着了。他和普洛特金的那封信强调，猴肾中充满了猿猴病毒。他们认为，要将SV40从活疫苗中清除，“可能遇到不可逾越的障碍”。[23]而且，未来还将需要数十万新鲜的猴肾来制备脊髓灰质炎活疫苗，这增加了某种可能致癌的病毒进入部分批次疫苗中的可能性，“使用猴肾制备疫苗因而更不可行”。

他们写道，相比之下，现在已经有了染色体数目正常的正常人胎细胞。它们能够冷冻起来，在需要时解冻来生产疫苗。而且，这些细胞系全都经得起对潜藏病毒的“严格检查”。他们将猴肾细胞和人细胞的优缺点列在附表上，标题包括“脊髓灰质炎病毒不受猿猴病毒影响的可能性”（人细胞是“可能”，猴肾细胞是“不可能”），以及“获得组织的难易”（猴肾细胞是“困难”，人细胞是“容易”）。[24]

103 科普罗夫斯基把信寄去日内瓦，然后等待海弗利克演示如何用人胎细胞制备脊髓灰质炎疫苗，不是萨宾的那种疫苗，而是科普罗夫斯基的疫苗。

海弗利克先在培养皿中用他的正常WI-1细胞，培养了少量科普罗夫斯基的脊髓灰质炎疫苗病毒。①

然后他将提取自培养基的液体移入容量为一夸脱的瓶中，这些瓶中装有数量更大的WI-1细胞。科普罗夫斯基的脊髓灰质炎疫苗病毒在两天时间里就摧毁了细胞，先让细长的纺锤状成纤维细胞变圆短，然后让它们胀裂，或者说“裂解”了它们。每个裂解的细胞都朝营养液中释放出多达一万个新的病毒粒子。

接下来，海弗利克又将这种液体移入装着更多WI-1细胞的、容量超过一加仑的更大瓶子中。之后他将这些细胞放到体温下培养。五天后，他对混合了培养基、细胞碎片和活病毒的液体进行过滤，滤掉其中的细菌。再将过滤得到的液体在-94 ℉下冷冻。就这样，他生产出了基于他的人二倍体细胞的第一种疫苗。[25]（这并非第一种以人细胞研制的疫苗；斯文·加德在瑞典已经研制过人细胞疫苗，1950年代中期，他们用胎儿皮肤和肌肉细胞制备了一种一次性的脊髓灰质炎疫

① 为了简洁，本书使用“脊髓灰质炎疫苗病毒”这个词。但是，海弗利克使用的科普罗夫斯基脊髓灰质炎疫苗病毒叫作CHAT，是1型脊髓灰质炎病毒。在三个脊髓灰质炎病毒类型中，1型导致了大多数病例。然而，市场上的脊髓灰质炎疫苗能防御全部三种类型的病毒：1型、2型和3型。关于这三类病毒的发现，以及它们的区别，参见David M. Oshinsky, *Polio: An American Story* (New York: Oxford University Press, 2005), 117-21。

苗，这种疫苗不能量产，因此没有实用性。）

在海弗利克制备疫苗时，又有一条关于潜藏的SV40的惊人消息传来。此前一年，默克公司的斯威特和希勒曼发现，索尔克疫苗生产中用于杀死脊髓灰质炎病毒的福尔马林，也能杀死SV40，这让疫苗生产者和监管者都重拾了信心。

但是，1961年3月，英国研究人员在受众广泛的医学期刊《柳叶刀》上发表论文称，与斯威特和希勒曼的研究相反，SV40对福尔马林有抗性，它并不像脊髓灰质炎病毒那样会被福尔马林迅速灭活。这意味着，这种猿猴病毒有时能够在索尔克疫苗中存活。这些英国科学家认为，“越来越多的证据表明，过去的脊髓灰质炎灭活疫苗中含有[SV40]，很可能还是活的”。[26] 104

几个月后，伦敦医学研究委员会实验室的研究人员在《英国医学杂志》发表论文称，在按照接种计划完整注射了三针索尔克疫苗的12名男生中，有11名体内发现了SV40抗体。[27]抗体的存在并不意味着病毒在这些男生体内存活、增殖——注射灭活疫苗的基本原理，就是即使对死亡的病毒，人体也会产生抗体。这些男生很可能是在接种索尔克疫苗时注射了死亡的SV40。但是，11/12的接种者体内发现了SV40抗体，表明SV40渗透索尔克疫苗的范围有多广，这令人警醒。而且，索尔克疫苗的使用范围越广，部分接种者被注射活病毒的可能性就越大。

1961年3月，也就是《柳叶刀》刊登那篇论文的当月，美国众议院的一个小组委员会针对活疫苗的生产举行了听证会。科普罗夫斯基由于利益相关，不能作证，但是他写信给议员，重述了他几个月前向世卫组织表达的意见。潜藏的SV40普遍存在于用来制备活疫苗的猴细胞中，所以不可能以合适的成本生产活疫苗。转而使用人细胞株会更便宜，在科学上也更完美。他补充道，“没有任何证据”表明人细胞会致癌。[28]

在这样的背景下，海弗利克坚持以人胎细胞研发脊髓灰质炎疫苗。1961年1月前后，他完成了研发。现在，由于SV40问题比人们最初预料的更普遍，所以海弗利克和普洛特金着手确保新疫苗在注射给最脆弱的人群，即新生儿时也是安全的。

1950年代末，6至12月龄的婴儿患脊髓灰质炎的数量有所增加，这个年龄段的婴儿很容易患病，因为婴儿从母亲那里得到的保护性抗体逐渐消失，而自己的免疫系统又尚未成熟，无法全面抗击外来入侵物。科普罗夫斯基和普洛特金在1959年的一篇论文中称，这意味着婴儿应该尽早接种疫苗。当时科普罗夫斯基的疫苗仍然在争取政府的批准，这篇论文称他的脊髓灰质炎活疫苗已经试验成功；对年龄低至一天的婴儿，它也提升了体内抗体的水平。[29]

重要的是，婴儿未接种过疫苗，所以能够帮助测试海弗利克新研制的活疫苗。这种未接种过疫苗的受试者很难找到，因为到1961年，
105 据估计全美国90%的儿童和青少年都接种了索尔克疫苗，40岁以下的成人也有60%接种过。[30]其余40%很可能由于在数十年的时间里接触过脊髓灰质炎病毒，已经有了抗体。先于接种而存在的抗体，会让活疫苗测试的结果难以解释。

凭借科普罗夫斯基的关系，海弗利克和普洛特金拥有现成的新生儿可以接种，这些新生儿来自一座不同寻常的女子监狱，这座监狱的负责人是一位同样不同寻常的女性。

克林顿州立农场位于新泽西州的乡村，在费城东北60英里处。这所校园一样的机构收监着刑期一年以上的女性，监狱长是埃德娜·马汉，她已经管理这座监狱33年了。

马汉当时60岁，是加利福尼亚大学伯克利分校1922届毕业生。她笑容和蔼，长着鹰钩鼻和一双敏锐的浅色大眼睛。早在自由的1960年代到来之前，她就已经是个自由派了。她热情支持服刑人员改过自新，解开了她们的手铐，让几百名服刑人员逐渐赢得信任。她们穿不同颜色的制服，颜色反映出自由的程度。表现最好的人白天可以到周围的社区工作，当农场工人或家政工人。

1956年，美国前第一夫人埃莉诺·罗斯福参加完服刑人员八年级毕业典礼后写道：“克林顿农场的气氛不像监狱。没有哪名女性是锁起来的。”[31]埃莉诺·罗斯福说，在听到马汉的名字时，服刑人员都发出了欢呼，而且多达400名服刑女性可以在山坡上野餐，只有一位工作人员陪着她们。

这种自由也让科普罗夫斯基印象深刻。他在晚年接受采访时表示，克林顿农场的服刑人员是充满活力的女性，会充分利用她们的自由，在附近的78号公路上招呼十八轮大卡车，然后在卡车的驾驶室里享受月光下的幽会——这种说法能很好地解释农场里的女囚是怎么生下孩子的，不过这只是科普罗夫斯基的说法，并没有证据。[32]没有争议的是，每年这些服刑女性会在农场自己的史蒂文斯医院或者附近的亨特顿郡医疗中心共生下约60名婴儿。1960年，农场里出生了54名婴儿。[33]

在海弗利克研制自己的脊髓灰质炎疫苗时，科普罗夫斯基已经在克林顿农场做了五年试验，给新生儿接种用猴细胞制备的脊髓灰质炎疫苗。科普罗夫斯基能够在农场做试验，是因为他的同事，宾大医院的医生约瑟夫·斯托克斯，还因为斯托克斯的兄弟，同为宾大医院医生的埃姆伦·斯托克斯。约瑟夫·斯托克斯与克林顿农场委员会的一名委员有交情，而埃姆伦·斯托克斯则是新泽西州机 106

关机构管理委员会的委员。此外，意志坚定的马汉本身也特别相信医学研究。在她于1946年首次同意的实验中，服刑人员每天被虱子叮咬，以衡量她们的营养状况对虱子在她们身上繁殖的节奏有何影响。[34]

普洛特金在1950年代末为科普罗夫斯基完成了大部分接种试验，他回忆说那段时间他每周要驱车去克林顿农场两次。在农场做试验有个好处，那里的婴儿不像城市产房里的新生儿那样，出生一周就消失到四周的社区里。克林顿农场的婴儿，在婴儿室里待上4至6个月并不罕见，所以能够测试和衡量接种试验在他们身上激发的抗体水平。

农场中才生下孩子的母亲是否有能力拒绝参加研究，这是个没有定论的问题。"克林顿农场的医学顾问阿格尼丝·弗拉克医生和监狱长埃德娜·马汉小姐帮了很大的忙，让我们获许给婴儿接种。"科普罗夫斯基在1959年一篇论文的致谢中写道。[35]

服刑人员之所以自愿把孩子送去参加研究，或许是因为一种很强的激励因素：有机会陪自己的孩子度过更多时间。爱德华·胡珀在1999年出版的《河流》中，调查了克林顿农场1950年代中期以后的出生记录，发现参加科普罗夫斯基脊髓灰质炎疫苗试验的婴儿，平均在农场度过了4至6个月，这个数据与科普罗夫斯基及其同事1959年论文中的数据一致。[36]胡珀发现，没有参加试验的婴儿，在出生后4至6周就被送去了社会福利机构或亲戚家。[37]

在把使用胎儿细胞制备的新的脊髓灰质炎活疫苗带去克林顿农场之前，普洛特金和海弗利克进行了安全性测试，他们在论文里称这种测试"很全面"。首先，他们要确保疫苗没有被脊髓灰质炎病毒以外的某种病毒或细菌污染——理论上可能会有病毒或细菌潜藏在WI-1细胞中。于是，他们把疫苗注射给几十只小鼠、兔子、豚鼠和仓鼠，观察它们是否因已知会感染这些物种的微生物，如单纯性疱疹病毒和会造成结核病的芽孢杆菌而患病。它们都没有患病。两人后来写道，这次测试“应该”排除了这类微生物存在于疫苗中的可能性。[38]

接下来，他们使用脊髓灰质炎病毒抗体中和疫苗里的病毒，然
后将得到的液体注入若干板猴细胞。如果疫苗中潜藏着某种除脊
髓灰质炎病毒以外的病毒，它就会损伤猴肾细胞。海弗利克和普 107
洛特金想到的是SV40，以及一种偶尔会导致被猴子咬伤的研究
人员和驯兽员死亡的疱疹病毒，B病毒。但是，那些猴细胞没有患
病。（为了确保观察到SV40造成的影响，他们使用非洲绿猴的肾
细胞。）

之后，他们还进行了多次测试，确保疫苗病毒在WI-1细胞中培养时，其基因组并没有突变成另外一种危险的形式。他们的测试表明它的基因组没有变异。这种测试比基因测序技术早了几十年，所以他们不得不通过间接的实验室测试来推断结果。在一项测试中，他们将疫苗病毒注射进5只猴子的大脑，观察21天，再将它们安乐死，在显微镜下观察它们的脑和脊髓切片。猴子并未患上脊髓灰质炎，它们的脑看上去也很正常。[39]

在对疫苗进行了几周测试后，普洛特金和海弗利克觉得自己已经尽了全力。海弗利克在2014年的一次采访中回忆，他对新疫苗的安全性十分有信心，甚至喂给了他自己的孩子乔尔、德博拉和苏珊，当时他们分别为4岁、3岁和2岁。他没有说这晚于还是早于在克林顿农场的首次试验。[40]

克林顿农场的婴儿在1961年春末夏初开始口服基于人细胞的脊

髓灰质炎疫苗。给婴儿服用疫苗的人要么是普洛特金，要么是苏珊娜·理查森，一位经常协助他的助理护士。

试验开始的时机很恰当。伯尼斯·埃迪关于恒河猴肾细胞中某种“物质”在仓鼠体内引起致命肿瘤的那篇论文，在被上司斯马德尔压了几个月后，终于于5月发表。随后，6月末，科普罗夫斯基趁美国医学会在纽约市召开高规格年会之机，让执业医生开始关注SV40问题。他警告他们说，使用猴肾细胞来制备脊髓灰质炎疫苗的“过时”方法，有可能带来更多“意外的病毒”。他称，海弗利克和穆尔黑德的人细胞是推动脊髓灰质炎疫苗发展的“明显选择”。[41]

没过多久，外行的媒体开始报道SV40。7月底，美联社在《纽约时报》第33版的文章中说，默克公司和派德公司已停止生产索尔克疫苗，原因是国家卫生研究院在这种疫苗中发现了一种“据信无害”的猿猴病毒。这篇文章并未提及癌症。[42]它也没有报道，默克公司的希勒曼在公司的测试人员从疫苗中发现活体SV40后，坚持让公司放弃
108 生产索尔克疫苗。[43]

《国家调查报》就没有这么乐观了。这家小报尽管习惯夸张报道，但是8月的那篇文章却准确而详尽，标题是“脊髓灰质炎疫苗的严重问题被掩盖”，副标题是“实验室测试中70%的仓鼠患癌”。文章开头便写道：“你注射的脊髓灰质炎疫苗可能会害死你。”这篇文章翔实地报道了埃迪的发现，而且引述了科普罗夫斯基的话；在文章中，他再次宣传海弗利克的细胞，暗示说许多公司继续使用猴细胞只是因为害怕改变。[44]

《国家调查报》发表那篇文章之前几天，国家卫生研究院的生物制品标准部首次要求疫苗生产商抽检自己各批次的索尔克疫苗，在确保它们没有受到活体SV40病毒污染之后，才能分发出去。生物制品

标准部作出这项改变，离斯马德尔收到信，首次得知索尔克疫苗中可能存在活体SV40，已经过去了18个月。生物制品标准部没有召回任何已经上市的疫苗，也没有要求制药公司作出昂贵的改变，转而使用非洲绿猴的肾细胞来制备脊髓灰质炎疫苗。非洲绿猴体内不会天然携带SV40，使用它们的肾细胞可以避免污染问题。

到1961年夏末，克林顿农场已有6名足月出生、年龄在9至47天的婴儿接种了海弗利克使用人细胞制备的疫苗。[45]当年10月，海弗利克给当时最重要的公共卫生研究期刊《美国卫生学杂志》寄去了论文，他是第一作者，另外几位作者是普洛特金、科普罗夫斯基，以及科普罗夫斯基的行政助理和实验室经理汤姆·诺顿。

这几位作者在那篇发表于1962年3月的论文中表示，他们的发现鼓舞人心。[46]使用人胎细胞制备的脊髓灰质炎疫苗不含除脊髓灰质炎病毒以外的多余病毒。接种疫苗的6名婴儿中有5名粪便中含有脊髓灰质炎病毒，这种现象持续了一周多，说明脊髓灰质炎病毒已经在他们的肠道里实现了有效的感染。这种感染对于激发抗体反应是必要的。此外，这种疫苗的基因很稳定，他们测试那5名婴儿粪便中的病毒，发现病毒在经过婴儿肠道时毒性没有增加。

这篇论文的草稿写于大多数婴儿接种疫苗之前，草稿里承认实验室测试和动物测试都不能确切证明疫苗的安全性。“有可能发生的情况是，”草稿写道，“[弱化的] 脊髓灰质炎病毒在人细胞中增殖时，其 109
[在人体内致病的能力] 可能增强，其某些特性可能改变。只有大范围的实地实验——正在组织当中——才能够确定它对人的致病性是否增强。”[47]

然而，论文发表时，他们改变了措辞。“我们测试了以人细胞制备的脊髓灰质炎 [减毒] 疫苗，结果显示 [原文如此]，脊髓灰质炎病毒对人的致病性不会增强，其他特性也不会改变，”论文陈述道，“我们目前正在组织大规模的实地实验，进一步确定这种材料的安全性和效用。”[48]

在已经发表的论文结尾，几位作者夸赞了使用海弗利克的人二倍体细胞株来制备抗病毒疫苗的所有优点。他们写道，这些细胞在十多个方面都优于仍被用于制备索尔克疫苗和萨宾疫苗的猴肾细胞，而且能够使用人二倍体细胞来制备的疫苗理论上无穷无尽，它们能抵抗多种疾病，如狂犬病、麻疹、水痘，甚至普通感冒。

SV40后来怎么样了？埃迪后来怎么样了？她在1960年遭到上司斯马德尔训斥后，并未退缩。实际上，在几周后，她就利用纽约癌症学会开会的机会，汇报了她发现恒河猴肾中的一种“物质”在仓鼠体内致癌，并导致仓鼠死亡一事。她的发言内容并未得到斯马德尔许可。

“我知道我那样做会惹麻烦，”埃迪在晚年回忆道，“但是我不太在意。”[49]

不久，埃迪所在的工作单位，国家卫生研究院生物制品标准部的主管罗德里克·默里，在一份备忘录中告知她，她以后不必再承担确保疫苗安全性的“烦人”责任了。[50]她可以开展独立研究。在另外一份备忘录中，斯马德尔告知她，到任何会议上发言之前，讲话内容都必须先经他审核和批准。[51]

1961年夏，在她那篇关于仓鼠肿瘤的论文发表后不久，埃迪降职，身边只剩下两位助理，并被分配到国家卫生研究院29号楼的207办公室。[52]这间办公室长16英尺宽14英尺，此前是储物间。在埃迪降职期间还是生物制品标准部的年轻科学家，后来成为国家卫生研究院副院长的露丝·基尔希斯坦，在晚年时说生物制品标准部——

包括她自己——未能认真对待埃迪的发现，是一件“不那么光彩的事情”。[53]

在默克公司的实验室中发现SV40、让默克公司停止生产索尔克疫苗的希勒曼后来回忆说，埃迪在国家卫生研究院的上司就她的发 110
现，“把她批评得体无完肤”，因为她的研究没有设置严格的控制组。“但是，”他补充道，“她的发现是对的。”[54]

埃迪的下一篇论文——她在严酷的环境中，为此付出了一年的努力——证明了SV40和那种在仓鼠体内致癌的“物质”其实就是一种东西。这篇论文又被斯马德尔压了几个月后才得以投递出去，最终在1962年5月发表。[55]

在接下来的那个月，科普罗夫斯基匆忙发表了几位威斯塔研究人员和罗伯特·拉夫丁医生合作的一篇论文，首次表明潜藏的SV40会感染人细胞——从人的皮肤和颊黏膜刮取的细胞。细胞出现了畸变，分裂速度加快，相互重叠，并且存活时间长于未被感染的同类细胞。这篇论文附上了那些混乱、异常的细胞放大2 500倍的照片。[56]没过多久，诺贝尔奖得主约翰·恩德斯和同事哈维·沙因、珍娜·利文索尔合作，在《美国国家科学院院刊》上发表了相似的发现。这三位科学家发现，SV40在提取自人类胎儿、新生儿和3月龄婴儿的肾细胞中都引起了恶性改变。[57]

九个月后，1963年3月，美国国家卫生研究院生物制品标准部开始要求所有脊髓灰质炎疫苗都不能含有SV40，之后才能在福尔马林中灭活，而不是像之前那样允许公司在对疫苗灭活后、准备上市时才抽检。这实际上迫使疫苗生产商转而使用非洲绿猴的肾——这种猴子不会天然携带SV40——而非继续使用SV40的天然宿主：恒河猴和食蟹猴。

至此，已经有9 800万美国人接种了自1955年上市的索尔克疫苗。1959至1961年，又有1万人因为参与脊髓灰质炎活疫苗试验而可能接触了SV40。此外，还有10万名军人也可能接触了这种病毒，因为他们在1955至1961年接种了腺病毒疫苗，这种疫苗旨在保护他
111 们免于患上在军营的封闭、密集环境中很容易流行的呼吸道感染。[58]

第八章

试 验

费城及周边,1962年春

马里兰州贝塞斯达,1955—1963年

欧洲,1962—1963年

我始终难以摒除偏见,即认为我们的研究团队之所以想用那些婴儿,是因为他们数量总是很充足,而且条件合适,可以用作多类型的对照。

——枢机主教约翰·奥哈拉,费城大主教,1959年6月26日[1]

1962年3月,在海弗利克和几位同事合作发表新论文,介绍他们使用人胎细胞制备的新脊髓灰质炎疫苗时,威斯塔研究所聘用了一位新员工。

吉米·普帕尔的父亲是纸箱厂工人,母亲是家庭主妇。他成长于环境恶劣的费城中心城,是虔诚的天主教徒,曾经是社区的祭坛侍者。1960年从罗马天主教男校毕业时,一头黑发、身材纤瘦的普帕尔知道自己的正式教育已经结束了。他喜欢地图和科学,爱看《国家地理》杂志,但是他讨厌上学,认识的人也没有一个去上大学。他那些爱酗酒的同龄人经常聚在街角打牌,注定要么参军,要么入狱。但是,堂区的年轻牧师阿瑟·纽金特神父很谨慎,他劝才毕业的普帕尔去费城市区的富兰克林文理学院读课程密集的一年制医学技术专业。那地方是他心目中的天堂:医学技术专业的男女生比例是1∶10。[2]

在学习抽血和处理患者样本的同时，普帕尔也爱上了病毒学。他开始阅读所有能够找到的关于病毒和疫苗的文献。这个领域方兴未艾，他想加入其中。他在惠氏制药公司找了份工作，但是在知道他要花好几年才能去病毒学部门后，他变得不耐烦了。几个月后，他想方设法获得了威斯塔研究所的一次面试机会。在最终被录用时，他甚至
112 都不相信自己运气这么好；希拉里·科普罗夫斯基在病毒学王国中居于最崇高的位置。

普帕尔去了科普罗夫斯基的脊髓灰质炎实验室工作。他给兔子接种，培养用来检测粪便样本中脊髓灰质炎病毒的海拉细胞，偶尔还会走下铸铁楼梯，去大楼后面公用的步入式冷柜里取回装脊髓灰质炎病毒的试管。冷柜里的温度保持在－94 ℉。普帕尔会穿上蓝色的大外套，走进冷柜，打开线网笼的门，走进科普罗夫斯基的冷冻区，擦掉试管架上用记号笔写好的标签上的霜，取下一支试管，尽快离开冷柜。(线网笼中还存放着科普罗夫斯基1950年代末在比属刚果进行脊髓灰质炎疫苗试验时得到的数百份粪便样本，装在许多饮料杯一样的纸杯里。它们最终被送进威斯塔研究所院子中的焚化炉里焚化了。)

但是，普帕尔的主要任务还是接听费城综合医院早产儿室经常打来的电话。实验室电话响起，那头的护士说医院里有可供试验的早产儿——根据普帕尔回忆，婴儿的体重至少要达到两磅，否则会被认为太虚弱，不适合正在进行的试验——他就取来一支冷冻的、带黑色橡皮塞的小试管，放进冷水，直到其中的疫苗解冻成亮黄色的液体，然后将它与一支试管、一把无菌包装的柳叶刀一起装进口袋。(柳叶刀是一种双刃手术刀，用于切开较小的切口。)

然后，他脱下实验室的白大褂，从威斯塔研究所前面宽阔的阶梯

走下去，右转，沿着第36街走，路过左边宏伟的宾大医院，再朝前面走半个街区，走到第36街尽头的汉密尔顿人行道。在那里，他遇到了一堵又大又厚的黑墙。它分隔着两个世界。

这堵墙是宾大校园的边界。围墙里边是颇有威望的宾大医院，外边是费城综合医院，是面向费城穷人的慈善医院。它被戏称为“老布洛克利”，这个称呼源于曾经拥有医院所在的这片土地的家族。费城在1832年买下这块地，建造了疯人院、济贫院，以及费城综合医院的前身。

1880年代，当时宾大临床医学系的主任，著名的加拿大医生威廉·奥斯勒，经常带着一群医学生穿过费城综合医院的病房，在床边演示如何给患者做检查——这在当时是一种与基于课堂的医学教育不同的新颖做法。在那堵巨大黑墙的后边，奥斯勒管理着一间特殊 113
“验尸房”里的尸检工作。

1920年，疯人院和济贫院拆除了，剩下费城综合医院的前身。那所医院很大，有二十多栋楼——大多是庞大的砖砌建筑——占地26公顷。费城综合医院的资金几乎全部来自费城政府，因而必须服务费城的市政雇员；警察、消防员，以及其他公务员都有自己的病房。但是，这所医院的患者绝大部分是无处可去的穷人。他们大多是黑人；1955年，医院门诊接待的患者中，3/4是非洲裔美国人。[3]

黑人们喜欢去费城综合医院，是因为医院依靠市政拨款，不得不执行明确禁止歧视的政策。[4]非洲裔美国妇女尤其喜欢这家医院，她们无视自己的社区医院，从费城各地来到这里。不像其他医院那样，费城综合医院不问患者的经济状况，而且半数患者都能免费接受治疗。每位患者都被尊称为“太太”或“先生”。在产科病房生孩子的单身女性几乎不会遇到窥探的、审判式的问题。这些病房中有

1/7的女性因为接受非法堕胎手术而患重病，但是也不会遭人窥探和审判。[5]

1955年，费城综合医院新建了一栋产科大楼，帮助应对1950年代该院里每年37%的出生率增长。第二年，医院又新建了两间婴儿室，一间用于足月出生的婴儿，另一间用于早产儿。早产儿室里的床位很快就从38个增加到了62个。产科患者绝大多数都是非洲裔美国人；1960年，在费城综合医院分娩的近5 000名女性中，94%是黑人。[6]

1960年代初，费城综合医院是一个雄心勃勃的地方：一份发表于1961年底的十年报告称，医院新建了多栋建筑，翻新了老旧的设施，“开始作为重要的研究中心获得承认”，报告以此为豪。[7]1955年，费城综合医院设立了“费城综合医院研究基金”，鼓励员工更活跃地参与研究。这份报告显示，费城综合医院拥有大量患者，还有来自费城多家医学院的签约医生为患者提供服务，所以“特别适合”进行科学研究，报告称，如果有几份重大的经费申请得以获批，费城综合医院将跃入研究机构的“主要联盟”。[8]

科普罗夫斯基已经利用了费城综合医院支持研究的计划。保罗·捷尔吉——一位发现了几种B族维生素的著名营养学家，费城综
114 合医院的儿科主任——为科普罗夫斯基打开了大门，允许他和他的研究人员使用医院早产儿室里的婴儿。从1959年1月开始——当时科普罗夫斯基仍在忙着击败萨宾，获得脊髓灰质炎活疫苗的许可——直到1961年6月底，科普罗夫斯基、普洛特金，以及威斯塔研究所的其他研究人员，不时与费城综合医院、费城妇幼福利部的医生合作，将科普罗夫斯基使用猴细胞制备的脊髓灰质炎疫苗喂给了几十名早产儿，这些婴儿中最轻的只有1.75磅。[9]

从普洛特金的话来看，研究人员在进行这些实验性接种前，不太可能获得婴儿父母的许可。[10]在关于这些试验的论文中，他们也没有提及这件事。他们感谢捷尔吉提供婴儿室和其中的婴儿，还感谢费城综合医院的护工，以及两位提供了帮助和合作，但并非论文作者的医生。[11,12]

他们在其中一篇关于这些试验的论文中写道，他们研究为什么有些新生儿难以发生脊髓灰质炎活疫苗的肠道感染——疫苗要成功激发抗体，这种感染很必要。他们还研究，婴儿在宫内从母体获得的抗体如何影响他们自身对接种的反应。

在他们始于1959年的第一项研究中，这些科学家发现92%的婴儿被疫苗病毒感染，但是只有59%对感染有反应，产生了保护性抗体，而且与那些甚至只有两三月龄的婴儿相比，他们的反应也“明显”更弱。[13]

不过，普洛特金在2015年接受采访时回忆，这项试验的要点是，给59%的早产儿提供一些对脊髓灰质炎的防护，这比不给他们提供任何防护好得多。[14]尽管早产儿很少出现病毒感染，但是几位作者也在其中一篇论文中承认，这些婴儿中“确实会出现”异常严重的感染。[15]

三年后，他们的考虑并没有改变。野生脊髓灰质炎病毒仍然在传播——1961年有988名美国人因脊髓灰质炎瘫痪——所以他们认为给包括早产儿在内的新生儿接种是重中之重。[16]诚然，6月龄以下的婴儿体内残存来自母体的抗体，会在疫苗病毒激起免疫应答，使婴儿产生自身的抗体之前，就将疫苗病毒消灭，进而可能让接种不那么成功。但是，普洛特金在2015年说，权衡的结果是：如果不在婴儿被约束在婴儿室里时接种，以后就再也没有机会给他们接种了。

115 所以，带着科普罗夫斯基用海弗利克的人二倍体细胞制备的疫苗，威斯塔研究所的研究人员开始给几十名足月和早产婴儿接种。他们的早产儿来自费城综合医院，当时的儿科主任仍然是保罗·捷尔吉。

普帕尔受聘来给早产儿接种和抽血。他们会在医院里待几周——比足月婴儿待的时间长得多——如果母亲配合的话，他们还会来门诊做几个月的体检，以便再抽血来衡量疫苗的抗体应答。

普帕尔第一次到费城综合医院的早产儿室时，就立即明白了难处在哪儿。像母熊一样守护着婴儿室的护士长是一位五十来岁的瘦削女人。她戴着浆洗过的白帽子，灰白的头发经常盘成一个圆髻，不苟言笑。她看了看19岁的普帕尔，虽然一言不发，却很清楚地让普帕尔明白了，她是被迫让普帕尔接触她的孩子的——她总是把那些婴儿称为“我的孩子”。

“在你按照她的要求洗手时，在你穿上罩衣时，她都站在你旁边，”普帕尔在2014年接受采访时回忆道，[17]“之后她才会把婴儿带过来。”普帕尔会将小试管里的黄色疫苗倒进婴儿的咽喉。然后，在护士长的逼视下，他拔开空试管的软木塞，取出柳叶刀。

婴儿要么躺在桌上，要么被其他人抱着，普帕尔在婴儿脚跟柔软的皮肤上切开一条大约1/4英寸的口子。他迅速放下柳叶刀，拿起试管，用试管口反复刮切口，收集能够挤出来的每一滴血。他需要至少一毫升血，才能测出婴儿的抗体水平。这大约是1/10茶匙的量，但是婴儿只有三磅，所以说起来容易做起来难。一开始婴儿肯定会大哭，这会加快血液循环，让切口流血。但是，婴儿常常哭一会儿便睡着了，这就有问题了，因为切口处的血流会变慢，最后停止。

“你最不想见到的就是婴儿睡着了，因为那样他们就不会流血。”

普帕尔回忆道。所以，他会趁护士长不注意时，拍打婴儿的腘窝，“尽量让可怜的孩子感到疼痛，让他醒过来”。有些婴儿还是不会醒来，他只好在没有采集到足够血量的情况下回到实验室。不过，他得手的次数也足够多。 116

在费城综合医院和威斯塔研究所之间往返跑腿，穿过那堵隔开医院和大学的黑色大墙上的缺口时，普帕尔多次问自己，为什么科普罗夫斯基会用早产儿测试脊髓灰质炎疫苗？但他只是一个高中毕业的孩子，而下达命令的科普罗夫斯基却是神一般的人物。科普罗夫斯基要这么做，肯定有合理的原因。于是，普帕尔打消了疑虑，继续工作。

他的工作并不局限于费城综合医院。威斯塔的研究人员正在为当年7月将在日内瓦召开的一场史无前例的会议准备数据，在这次会议上，由世卫组织召集的许多专家将考查海弗利克的人二倍体细胞用于生产疫苗的潜力，并向世卫组织总干事提出相应的建议。为这些专家提供数据很重要，而且数据越多越好。

所以，1962年春，普帕尔也驾驶着他那辆豆绿色的1956年款雪佛兰羚羊，挡风玻璃上贴着一张“医学技术员”停车许可证，去克林顿农场采集足月婴儿接种前和接种后的血样。他还被派去第三个目的地，去那里要沿着伍德兰大道走三英里；伍德兰大道是一条拥堵的商业主干道，从宾大通往费城西南部。那里有海弗利克童年时居住的社区，普帕尔要去一栋全新的红砖大楼——圣文森特妇幼医院。

这家医院由费城大主教区运营和资助。1858年建立时，它是一所收留“不幸婴儿”的天主教养育院。1885年扩建时，它增建了一所留产院。但是，1959年，那栋庞大而不规则的维多利亚式大楼拆除了。人们称新建的大楼为“圣文森特未婚产妇院”，但这并不是它的官方名称。一侧翼楼高四层，里面设立了许多宿舍一样的房间，几乎住满了待产的女孩或妇女。另一侧翼楼高三层，有22个床位，是一间产科医院，产妇在这里分娩。[18]

在那个年代，怀孕的女孩和妇女经常突然从社区消失，几个月后又回来了，讲些在欧洲逗留或看望生病亲戚的故事，未婚产妇院里每天都住着大约60名女孩和妇女。[19]她们的情况各不相同：有一位十二三岁的强奸案受害者；有一位穿着粉色香奈儿套装、戴着粉色小圆帽、打车过来的漂亮空姐；还有一位声名显赫的天主教政治家的未成年女儿，这位政治家秘密地与主教做好安排，让他的女儿用假名入住。

在养育院和医院里工作的是身穿黑衣的医学传道修女，在她们的关注下，这些年轻女性接受教育，做家庭作业，上手工课，抱怨无尽循
117 环使用的产妇服，参加弥撒，并服用孕妇维生素。她们期待着每周日放风；那时，她们获许沿着伍德兰大道走去买肥皂、牙膏和洗发液。她们说服彼此不要逃跑——据说被抓住的逃跑者最终会关进监狱。

她们中的许多人都知道，自己永远也不会抱到，甚至看到自己的孩子；孩子们会被人收养，女孩或妇女们只能知道孩子的性别，以便她们给孩子取名。[20]

和克林顿农场一样，圣文森特医院吸引了威斯塔的研究人员，因为在那里可以进行追踪研究。除新生儿养育室以外，还有一个容留较大婴儿的养育室，里面有60个床位。这些婴儿中有一部分会在医院里住几个月，等待天主教儿童事务局为他们寻找寄养家庭或愿意收养他们的父母。1962年，医院人满为患，平均每晚容留84名婴儿。[21]婴儿满1岁会转到圣文森特儿童之家（它也会在本书中扮演一定角色）。儿童之家在未婚产妇院后面，位于旁边的格林威大道。

玛丽·雅各布是一位35岁的医学传道修女，面带调皮的微笑。几年前，在科普罗夫斯基的研究人员最初想给那里的孩子接种猴细胞脊髓灰质炎活疫苗时，她正管理着圣文森特医院。当时是1959年，她向他们表达了对活疫苗安全性的担忧。在那之前不久，她读到过美国公共卫生局局长认为活疫苗还不适宜获批的评论。[22]因此，她拒绝了他们的请求。

威斯塔的研究人员找到她的上级大主教枢机主教约翰·奥哈拉，再次提出请求，但是她给奥哈拉写信说，她也要遵守一项约定。“每个入院孩子的父母都书面同意‘接种疫苗和接受任何必要的手术’。”她争辩道，但那只包括“正常的”接种和手术，不包括实验性的。[23]

71岁的大主教，圣母大学前校长是出了名地有求必应（“我还能怎么对待穷人？”他曾经这样问。），[24]他同意玛丽·雅各布修女的看法，在给她的回信中也如此表示。

“如果是我看管圣文森特的孩子，却让他们测试药品和处理措施， 118
我会良心不安，”奥哈拉给玛丽·雅各布写道，“我始终难以摒除偏见，即认为我们的研究团队之所以想用那些婴儿，是因为他们数量总是很充足，而且条件适合，可以用作多类型的对照。”[25]

1960年初，科普罗夫斯基再次尝试，他直接写信给奥哈拉，劝奥哈拉允许试验用猴细胞制备的疫苗。“我们给圣文森特医院的婴儿接种疫苗，主要是想保护他们。”他这样写道，还说在多次试验中已经有2 500万人接种了实验性的脊髓灰质炎活疫苗。他补充道，在费城综合医院的婴儿身上，我们“已经证明这种疫苗可以提供持久的——或许是终身的——免疫力”。他很愿意亲自过去与大主教讨论这件事情。[26]

科普罗夫斯基在这封信中将他善于操纵的能力发挥到了极致；

那些婴儿接种疫苗才一年，他就说有“持久的”或“终身的”免疫力，这是不准确的。

奥哈拉询问了玛丽·雅各布修女的意见。

“没有孩子父母的具体书面许可，不应该进行这种研究，”她坚持道，“在目前的情况下，我们不可能得到婴儿父母的书面许可，所以推荐这种研究是不可取的。”[27]

“亲爱的嬷嬷，”1960年3月，奥哈拉在收到信几天后回复玛丽·雅各布修女，“我很感激您的来信……既然您不建议开展科普罗夫斯基医生的研究项目，那我就写信告诉他不给批准。”[28]

六个月后，1960年8月，奥哈拉去世，接替他的是约翰·约瑟夫·克罗尔。一年后，1961年夏末，美国政府批准了萨宾的脊髓灰质炎活疫苗。或许是因为这项批准使得活疫苗合法化，或许是因为克罗尔是个坚定的保守派，乐于捍卫等级权威，所以威斯塔的研究人员在1962年春得以进入圣文森特医院，给那里的婴儿接种使用胎儿细胞制备的实验性脊髓灰质炎疫苗；普帕尔则去给婴儿抽血检测抗体水平。（在圣文森特医院和克林顿农场，是护士给婴儿喂疫苗，将黄色的液体倒进婴儿嘴里。他回忆说，在费城综合医院，这项工作由普帕尔来做，因为研究人员不信任那位护士长。）[29]

到1962年7月5日，使用海弗利克的人细胞制备的脊髓灰质炎疫
119 苗，被威斯塔研究所的团队喂给了132名早产和足月婴儿，他们有的才出生，有的已经几个月大。普洛特金、诺顿，以及威斯塔研究所的病毒学家兼兽医理查德·卡普，在一份于当日提交给在日内瓦参加世卫组织会议的专家的研究报告中，汇报了关于疫苗接种的数据。

他们表示，有2/3的婴儿其粪便中检出了疫苗病毒，这说明发生了肠道内感染，婴儿产生了抗体。关于意外，他们写道：“132名婴儿中，

没有任何人出现不良反应。”他们说，疫苗的基因很稳定。也就是说，实验室检测显示，接种婴儿粪便中的病毒没有变异为毒性更强的脊髓灰质炎病毒。[30]

至于普帕尔辛苦采集的血样，通过这些样本分析出来的婴儿抗体水平数据——抗体增加是疫苗有效性的黄金标准——从未公布。威斯塔的科学家没有向世卫组织报告婴儿的抗体水平，也没有在任何医学论文中提及它。我们不知道原因是什么。但是，在1962年日内瓦的那场会议上，海弗利克的人二倍体细胞受到了热烈欢迎。

参加日内瓦的那场会议前不久，海弗利克才过了34岁生日。这位还不够年纪竞选美国总统的年轻人，在过去三年里取得了非凡的成就。他建立了第一个能够自我复制的人细胞株，经过显微镜下的仔细观察，它被确定是正常二倍体细胞。他发现了过去五十年里生物学家未能注意到的现象，即培养皿中的正常细胞不能永生，它们必然会老化，最终在培养基中死亡。他断定，这些会死亡的正常细胞的对应物是正常的、会老化的活人细胞。他已经证明，来自人胎的正常细胞没有潜藏病毒，可以被数十种致病的病毒感染。他认为这些细胞很有用，能够帮助实验室中的生物学家，能够让疫苗生产者不再使用猴细胞。在他提出这种想法时，人们正好发现数千万美国人接种的脊髓灰质炎疫苗遭到了潜藏的SV40污染。

海弗利克甚至使用这种人细胞，制备出了一种看似安全和有前景的脊髓灰质炎疫苗。世卫组织的委员会在日内瓦开会时，海弗利克正在培养一个他希望能够持久的人胎细胞株：WI-38。如果运气好，再
加上坚持，它可能成为疫苗制备的标准细胞株。 120

那年夏天，海弗利克从日内瓦返回时，完全有理由为自己的成就感到高兴，也完全有理由乐观地认为自己的新疫苗技术将帮助疫苗产

业渡过难关。他没有预料到有人会给他带来很大的阻碍。这个人在国家卫生研究院工作，名叫罗德里克·默里。

罗德里克·默里是国家卫生研究院生物制品标准部的主管，是那个动荡时代中美国的顶层疫苗监管者。他是一名毕业于哈佛大学的医生，出生在新西兰，成长于苏格兰和南非，性格内向。他宽下巴，薄嘴唇，口音虽然透露不出他来自什么地方，但也很浓重。他就像他所在的大楼那样苍白和乏味；他的办公楼是29号楼，一栋五层高的极简红砖建筑，坐落在马里兰州贝塞斯达的国家卫生研究院园区内的一座小山上。政府在1960年匆忙建起了这栋楼，以容纳不断壮大的生物制品标准部。1955年，卡特公司出了事故，活体脊髓灰质炎病毒导致许多接种了索尔克疫苗的儿童瘫痪，病毒还传播到了他们的家里和社区；那之后，政府在疫苗监管方面显然人手不足。于是，生物制品标准部便大幅扩张。1955至1963年间，生物制品标准部的人员从54人增加到249人。默里在新楼一层的角落办公室里主管着这个部门；他是在卡特事件后几个月内晋升为该部门主管的。

卡特事件期间，默里是疫苗监管部门的副主管，事件之后他不太愿意去顶层的职位。但是，政府让他担任部门主管，他必须接受，因为他是美国公共卫生局军官团的成员，而这个军官团是准军事部门，拒绝任职无异于违背军令。詹姆斯·香农，国家卫生研究院的新院长，或许很快就意识到了默里不适合这个职位，因为他不久就将约瑟夫·斯马德尔安排到生物制品标准部，以便留意默里。基本上，斯马德尔让默里去做什么工作，默里就去做什么工作，直到1963年斯马德尔突然因肾癌去世。[31]

在卡特事件之前很久，默里已经近距离目睹了另一场与乙肝有关的疫苗灾难，乙肝在当时是一种极为恐怖的疾病。这种经常会致命的慢性肝炎，已知是由一种通过体液传播的病毒引起的，但是这种病毒还未在实验室中分离出来，也没有针对乙肝的血检。这意味着无法筛选供应的血液以去除这种病毒，因为它的潜伏期很长，携带者在这期
间没有症状。(一旦发病，患者的皮肤和巩膜会变黄，这种症状叫作黄 121
疸。皮肤和巩膜黄染，是因为患者的肝脏无法排泄一种叫作胆红素的黄色废弃物。)

第二次世界大战期间，默里作为美国陆军的一名少校，在南太平洋的一间医学实验室服役了几年。他负责制定血浆生产标准，伤员对血浆的需求很大。因此，他十分清楚1942年那次5万军人感染乙肝的悲剧事件。军人们接种的黄热病疫苗被来自乙肝病毒携带者的血浆污染过；血浆是作为疫苗稳定剂使用的。其中100至150人死亡。[32] (受污染的疫苗是纽约市洛克菲勒研究所生产的，其使用的血清由纽约市民和约翰斯·霍普金斯大学的学生、教职工捐献。)[33]

战后，默里加入了国家卫生研究院的生物制品控制实验室（生物制品标准部的前身），成了乙肝研究专家。1951年，他和实验室的同事证明，来自表面上健康的乙肝病毒携带者——未出现皮肤和巩膜黄染等肝炎症状的人——的血浆输入健康人体内，确实会导致乙肝这种在当时无法治愈的疾病。他们在实验中将来自疑似乙肝病毒携带者的血液注射给60名年轻、健康的“志愿”囚犯，这些囚犯来自华盛顿麦克尼尔岛和宾夕法尼亚州刘易斯堡的监狱。其中21名囚犯患上了乙肝。肝脏检查还显示，有6名囚犯尽管没有出现黄疸，但也感染了乙肝。关于这次实验的论文发表于1954年，即默里晋升为生物制品标准部主管的前一年。[34]

医生故意给人注射有害甚至致命的病毒，这在今天看来令人震惊。在科普罗夫斯基和海弗利克的脊髓灰质炎疫苗实验中，研究人员至少可以辩护说，其中的脊髓灰质炎病毒已经减毒，接种疫苗可以给婴儿带来好处。在默里对囚犯进行的实验中，那些年龄在21至35岁之间的健康囚犯得不到任何益处，反而受伤害的风险极大。默里和另外四位合作论文的医生曾经宣誓遵守希波克拉底誓言，但是他们的实验却是对誓言的公然违背。（人们经常错误地认为，希波克拉底誓言要求新医生“首先，不要造成伤害”；但是，誓言其实是要求新医生“弃绝
122 各种害人及恶劣行为”。）

但是，同样真实的是：这项用囚犯做的实验由国家卫生研究院的生物制品控制实验室发起；实验由美国陆军部资助，得到了司法部，尤其是联邦监狱管理局的支持；实验结果发表在医学期刊《美国医学会杂志》上。也就是说，这家医学研究机构公开地支持和赞助了这项实验。

默里的实验并非个例；在第二次世界大战期间以及战后十年，还有数十个由美国医学研究人员开展的、在今天看来令人震惊的类似实验。在大多数情况下，他们的实验对象都是边缘群体：医院慈善病房里的穷人、有色人种、囚犯、濒死的癌症患者，以及福利机构里的孤儿和智障人士。在大多数情况下，这些实验对象并不知道自己的处境，也不知道自己有受伤害的风险；他们没有能力，也没有机会在自由、知情的情况下表示同意参加实验。

历史学家戴维·J.罗斯曼在他的杰作《床边的陌生人》中，解释了战时的紧迫氛围和各种威胁如何迅速而轻易地导致研究人员在政府的资助下，牺牲了许多作为个体的人，以追求心目中造福人类的更高目标——具体来说，就是不顾一切代价，确保前线军人健康，随时能

够作战。公众也坦然接受了第二次世界大战期间的实验；每个人，甚至囚犯和缺乏自理能力的精神病患者，都能够也应该为战争作出自己的贡献。[35]对那些“自愿”为这种更高尚目标作出贡献的囚犯，媒体还赞扬了他们。[36]

因此，第二次世界大战期间，后方的医学研究人员通过故意感染年轻的罪犯，测试实验性的流感疫苗；尝试让囚犯感染淋病，以研究预防性治疗方法的有效性；给俄亥俄州海陆军人遗孤院的青少年注射大剂量的志贺氏菌——它会导致严重腹泻——试图让他们对其免疫。(那些青少年确实产生了抗体，但也病得很重，研究人员因而放弃了最初接种疫苗的想法。)[37]进行这些实验的研究人员不是局外人，不是被派去承担主流科学家不愿意承担的必要之恶。他们都或是很有成就的科学家，如费城儿童医院的杰出病毒学家维尔纳·亨勒，或是初露头角者，如乔纳斯·索尔克。[38]

第二次世界大战后，1950年代的多项重大进展——青霉素是典 123
型代表——驱动了美国政府的全力猛攻；政府在国会的热情支持下，想像打败希特勒那样，打败疾病。这场猛攻中的新勇士是医学研究人员。他们的主要资助机构是政府的国家卫生研究院；1953年它在园区内建起了一座大型国家卫生研究院临床中心，拥有500个床位。这家医院专门用于研究那些既是患者也是实验对象的人们。

有的研究人员受科学探索驱动，有的研究人员以治疗患者和保护患者的健康为目的，但是国家卫生研究院没有区分这两种研究人员，认为一个人能同时扮演两种角色，不会有任何利益冲突。所以，国家卫生研究院没有宣传任何关于知情同意的规定，临床中心的研究人员——就像全美国受国家卫生研究院资助，但不属于该研究院的科学家那样——没有义务将实验的风险告知那些参与实验的患者，甚至没有告知他们，他们是实验对象。[39]

考虑到这一背景，很少有人在罗德里克·默里晋升为政府的疫苗监管机构生物制品标准部的主管时觉得不妥，也就不奇怪了。而正是在他晋升的前一年，他与同事在《美国医学会杂志》上发表论文，宣布他通过让健康的年轻人感染会威胁生命的乙肝病毒，从而证明了乙肝确实是一种通过血液传播的疾病。

“受试者是志愿参与实验的。”默里与合作者在论文的脚注里写道，“我们十分感激这些志愿者提供的服务。”①[40]

年轻的医生和科学家露丝·基尔希斯坦，后来成为生物制品标准部里与默里最亲近的人。她在晚年回忆说：“默里医生……有过一次很不幸的经历。许多人在参与他的研究后因肝炎去世了。”她紧接着
124 又补充道：“他是一位特别好的研究者。”[41]

同样不奇怪的是，默里即使以前不是一个慎重的人，在1959和1960年也变得极其慎重，那时海弗利克已经建立了25个人二倍体细胞株，接下来还会在1961年建立WI-26，在1962年建立WI-38。那时候，默里已经近距离见证过1942年那场黄热病疫苗危机。1950年代初，他自己就让至少20名健康的年轻人患上了乙肝。他平安地渡过了卡特公司的脊髓灰质炎疫苗事件。他见到自己在生物制品标准部的前任威廉·沃克曼因为灾难性事件而被迫下台。现在，他正忙于处理索尔克疫苗中发现潜藏猿猴病毒SV40这件事情带来的影响。他完全有理由想避开风险。

---

① 今天，根据美国在1978年颁布实施的规定，在政府资助的人体实验中，囚犯会受到额外的保护。例如，如果囚犯是研究中的受试者，那么审批人体试验的伦理委员会就必须包括一名囚犯或囚犯代表。囚犯参与或拒绝参与试验，都不得影响他们的假释决定。此外，研究项目必须与囚犯有特别的关联，例如针对在监狱中出现频率极高的疾病的研究，或者针对监禁原因和影响的研究。

按照从1963年开始在生物制品标准部工作的病毒学家保罗·帕克曼的说法，默里就是那样的。在生物制品标准部内部，大家都知道默里桌子左边放着一堆夹着蓝色复写纸的文件。那堆文件是等待决定的行动项；在生物制品标准部的许多人看来，默里在做决定时拖延得令人痛苦，但是又丝毫不愿意把任务委托给其他人。

按照从1959年起在生物制品标准部工作了数十年的约翰·芬利森的说法，默里在遇到阻碍时，对策是“冷处理，问题就会消失”。[42]

默里也很难接近。“他自视甚高，特别骄傲。”基尔希斯坦回忆道。[43]

1961年12月，海弗利克发表了那篇里程碑式的论文，描述他研发的前25个人二倍体细胞系，指出这些细胞在培养基中不可避免地会老化和死亡。此时默里开始关注海弗利克的人胎细胞，他作为专家，知道一些关于肝炎的令人担忧的事情——有些婴儿生来就患有乙肝。现在人们知道，新生儿会在出生时，而不是在子宫里，从母亲那里感染乙肝。但是，当时的人们并不知道这一点。在默里看来，海弗利克的每一个人二倍体细胞系都有可能来自感染了乙肝病毒的胎儿。当时没有针对乙肝的实验室检测，所以他担心海弗利克没有办法反驳。

除了存在潜在的肝炎感染风险以外，让默里担心的可能还有一种观念，即人细胞可能会通过某种潜藏的、致癌的病毒将癌症传到疫苗里；当时，国家卫生研究院正斥巨资寻找这种病毒。

宗教或道德观念是否也影响了默里对使用人细胞制备疫苗的观 125
点，我们不得而知。但是，生物制品标准部的人都知道，默里特别反对教权主义；国家卫生研究院的院长、虔诚的天主教徒詹姆斯·香农每次坚持要在公开典礼上祷告时，默里都表示反对。

无论他的观点是什么，默里当时都位居一个对公众负责的职位。海弗利克和穆尔黑德那篇重磅论文发表，建议使用人细胞制备病毒疫苗，“尤其是制备脊髓灰质炎疫苗”，这给默里提出了一个难题。默里身处SV40危机当中，需要回应海弗利克。他要是不同意制药公司使用新的人胎细胞，需要给出充分的理由。

就像如今许多掌权者在面对棘手问题时做决策一样，默里也把问题外包出去了。1962年1月，也就是海弗利克和穆尔黑德发表论文的次月，默里召集了国家卫生研究院的八位专家，研究海弗利克的人二倍体细胞，讨论与使用猴肾细胞相比，使用这种细胞来制备病毒疫苗有什么前景，或者说有什么危险。这些专家颇有威望，如细胞培养方面的泰斗威尔顿·厄尔，以及斯马德尔——他极其支持索尔克疫苗，曾经竭尽全力压制伯尼斯·埃迪的发现，即恒河猴肾细胞中的某种物质使仓鼠患癌。

一年后，1963年1月，这几位科学家给了默里答案；他们在顶级期刊《科学》——美国科学界的非正式内部刊物——上发表了一篇长达六页的难懂文章。[44]

这篇论文承认学界对人二倍体细胞的关注最近在猛增，认为可以“进一步研究”这类细胞在疫苗制备中的潜在作用，却又警告说这类细胞“无论是遗传学方面，还是其他方面的特征都没有得到准确描述，特性可能随机波动”。并且，论文明确表示，这类“随机波动”可能有害。

“连续培养的细胞最终会出现恶性变化的征兆，这在理论上可以归因于某种还未明确的病毒活动。”委员会宣布，“即使还未证明这些特别的变化与病毒有关，我们仍无法绝对保证，连续培养细胞中的某个细胞株永远不会……在某种环境下……产生某种此前未知的、对某些细胞而言有传染性和（致病性）……的病毒。”[45]

也就是说，没人能举反证。海弗利克的细胞仍然需要达到他们那种绝对标准，尽管新采集的猴肾细胞已经证实存在缺陷，而且这种缺陷造成了巨大的损失。

海弗利克以自己最强硬的方式还击。他找到以前在加尔维斯顿 126
的导师、细胞培养专家查尔斯·波米拉，以及受人尊敬的染色体专家徐道觉，获得了他们的支持；他与穆尔黑德同这两位专家合作的论文几个月后发表在《科学》上，逐条反驳了委员会的发现。[46]

但是为时已晚。默里现在已经有了官方的批准，即国家卫生研究院的八位专家发表在美国顶级期刊上的集体智慧，他可以拒绝海弗利克的细胞。

大西洋彼岸对人二倍体细胞的接受情况则完全不同。甚至1962年夏，才孵化出来的WI-38细胞还在海弗利克实验室的隔壁培养时，世卫组织就召开了关于人二倍体细胞的专家会议。

八个月前，世卫组织召集了六个国家的科学家研究海弗利克建立的细胞。[47]（他们研究的是WI-26，因为前25个WI细胞系在冷柜事故中毁掉了，而WI-38细胞还没有最终研发出来。）那是7月中旬，日内瓦湖畔天气晴好，科学家们用了三天时间坐下来认真审查他们的研究结果。主持会议的是卡罗林斯卡学院病毒学部门的主任斯文·加德，参会的有海弗利克，还有弗兰克·珀金斯，一位身材魁梧、性格外向、一头银发的英国科学家。他带着许多写有笑话的提示卡，有些笑话还很低俗。在开会或者吃饭时，如果场合需要，他会抽出一张卡片，读出上面的笑话。珀金斯对海弗利克的人二倍体细胞印象深刻，很快就成了海弗利克的重要盟友。他的观点很重要，因为他是英国顶层的疫苗监管者。

这些由世卫组织召集的专家在一份书面报告中断定，人二倍体细胞有助于研究人员诊断病毒性疾病——这对世卫组织而言很有用，因为它的工作就是追踪全世界的传染性疾病。[48]例如，使用人二倍体细胞，追踪疾病的专家可以取得一位呼吸道感染患者的痰液样本，然后基于该样本对培养皿中细胞造成的损害，确定致病的罪魁祸首。当时，科学家已经发现了近百种能够感染人二倍体细胞的人病毒。这类细胞可被范围极大的病毒感染，这点不同于其他实验室培养的细胞，后者不会对如此多种类的病毒适用。[49]

对疫苗制备而言，世卫组织的这些专家写道，人二倍体细胞显然不含有污染性的微生物，没有致癌性，这点“尤其重要”。是的，它们可能含有当前工具无法检测到的未知传染病或具有致癌性。但是，这
127 些科学家总结道，与其他选择相比，人二倍体细胞在疫苗生产方面是“目前通往较完善体系的最佳途径”。[50]

他们敦促世卫组织总干事为基于人二倍体细胞的疫苗制定生产标准，因为“可以预期，人二倍体细胞将越来越多地用于疫苗生产”。[51]

在瑞典、瑞士和克罗地亚，人二倍体细胞已经投入使用。1961年底，海弗利克已经生产出更多科普罗夫斯基的脊髓灰质炎活疫苗，这次使用的是他最近建立的WI-26细胞。他把那些装在小试管里的疫苗交给科普罗夫斯基，科普罗夫斯基又将它们寄给欧洲的两位同行——玛加丽塔·伯蒂格，她是斯文·加德在斯德哥尔摩的实验室里的脊髓灰质炎试验领军人物；以及伯尔尼的弗里茨·布塞尔，一位矮瘦、专注的儿科医生。

几个月后，海弗利克又制备了更多科普罗夫斯基的脊髓灰质炎疫

苗，他这次使用的是全新的WI-38细胞。他将这些疫苗寄给了科普罗夫斯基的另一位合作者，一位叫德拉戈·伊基克的克罗地亚人，他高个子，少言寡语，说话时面带微笑。

德拉戈·伊基克是医生和科学家，在萨格勒布管理着著名的免疫学研究院。他最近才从克罗地亚顶层的疫苗监管部门离职，与该部门还保持着密切的联系。他将成为人二倍体细胞疫苗的重要倡导者。1967和1968年，由于他的影响，南斯拉夫将成为首个批准使用WI-38细胞制备疫苗的国家，批准的两种疫苗是脊髓灰质炎疫苗和麻疹疫苗。

伊基克、布塞尔和伯蒂格这三位欧洲医生，着手在婴儿和儿童身上试验海弗利克使用WI-38细胞制备的脊髓灰质炎疫苗。在准备好宣布试验结果时，他们得到了一个很大的讲台：1963年9月，来自18个国家的96位代表在克罗地亚沿海的度假城镇奥帕蒂亚开会，会议主题是人二倍体细胞的研究和用途。当时，伊基克、布塞尔和伯蒂格已经为近6 000名婴儿、学龄前儿童和学龄儿童接种了疫苗。

他们对自己的研究发现满腔热忱。伯蒂格报告道，在将新疫苗混在果汁中喂服给乌普萨拉125所小学的儿童后，新疫苗产生的抗体水平和基于猴细胞制备的疫苗一样高。[52]

“从接种过疫苗的个体，我们没有观察到任何出乎意料的反应，没有任何与病毒相关的反应，也没有任何副作用。”布塞尔说道。他将疫苗喂给了800名瑞士的婴儿和儿童。[53]

“我们最重要的观察目标之一是传染性肝炎。”伊基克说道。1963 128
年春，他给5 000名克罗地亚的学龄前和学龄儿童接种了疫苗。(他首先在萨格勒布的免疫学研究院的179名职员身上测试了疫苗。)“基于收集到的信息可以断定，人二倍体细胞株 (Wi-38) [原文如此] 不包含传染性的肝炎病毒。”[54]

这些结果或许鼓舞了科普罗夫斯基那种根深蒂固的乐观，1963年12月，他与海弗利克、普洛特金挤在他的办公室里，写信给他的波兰裔同乡C.马科维亚克。马科维亚克昵称“马科”，是法国疫苗审批机构的主管。法国里昂的疫苗制造商梅里厄研究所正在咨询信息，想使用WI-38细胞制备科普罗夫斯基的脊髓灰质炎疫苗。

“亲爱的马科，”科普罗夫斯基写道，“WI-38细胞已经满足了用人二倍体细胞株生产疫苗的所有要求。”美国公司没有用这种细胞，他补充道，原因仅仅是监管疫苗的生物制品标准部“选择了无视”猴肾细胞的缺陷。“我们确信，如果［使用WI-38制备脊髓灰质炎疫苗的］疫苗生产商［向生物制品标准部］申请许可，默里博士不可能拒绝。”[55]

在贝塞斯达，寡言少语的默里并未表现出任何愿意发放许可的迹
129 象。美国的疫苗制造商也不觉得他会回心转意。

第二部分

风 疹

第九章

敌人显现

澳大利亚,1941年

英格兰伦敦,1962—1963年

尽管人们对最初几例白内障的不寻常出现感到震惊,但是只有在类似的病例继续出现时,人们才开始认真考虑它们的成因。

——诺曼·麦卡利斯特·格雷格,澳大利亚眼科学家,1941年[1]

1941年初,澳大利亚悉尼一位事业有成、高大健壮的眼科医生,注意到自己诊室里接待的眼盲婴儿数量急剧增加,这令人警觉。

诺曼·麦卡利斯特·格雷格很擅长板球、高尔夫球和网球,头脑也很敏锐。他1915年从悉尼大学医学专业以优等生毕业,随后参加第一次世界大战,作为皇家陆军医疗队上尉在法国服役。他曾经冒着敌人的枪林弹雨去搜寻和照料伤员,获得了"杰出勇士"勋章。

战后,格雷格在英国完成了眼科住院医生实习后回到悉尼,在那里开设了一家成功的私人诊所。他对懒汉和蠢货的容忍度很低,却对患者十分善良热情,总是认真倾听患者的故事。他的热情富有感染力,他也有一颗好奇、敏锐的心。[2]

1941年初,格雷格49岁,他开始谢顶,戴上了眼镜,担任了位于悉尼的皇家亚历山大儿童医院的高级眼科医生。那年上半年,眼盲婴儿数量开始增多,一个接着一个。到6月,他已经接诊了13名眼盲婴儿——对于一座只有百万居民的城市来说,这个数字大得异常。

这些婴儿患的都是白内障——眼睛中的晶状体本应该是透明的，却呈浑浊的乳白色。(晶状体是一个无血、无神经的椭圆形结构，成人直径约为一厘米。它位于瞳孔之后，形状会变化，以帮助眼睛聚焦近
133 处或远处的物体。) 婴儿的父母说，他们出生时晶状体就呈浑浊的白色。这让本应该是黑色的瞳孔看上去像是白色的。

格雷格把药水滴到婴儿的眼中散瞳，瞳孔对光线的反应微弱而缓慢。3 月龄以上的较大婴儿转动眼球时，还表现出不流畅、痉挛和无目的。“这是眼球的搜寻转动，说明眼睛没有发育出任何 [聚焦] 能力。”格雷格写道。

格雷格接连检查了多名婴儿后，白内障的程度引起了他的注意，这不像他以前见过的先天性白内障。晶状体正中心的白色浑浊很严重，但是越往边缘浑浊越轻，呈云雾状：一层“白色的薄雾”。最后，在晶状体的最边缘，有一部分未受影响的区域。

格雷格知道，在胚胎发育期间，晶状体的中心最先形成，外层稍后形成，就像洋葱的一层层鳞茎。这种白内障的病因无论是什么，都肯定是在胚胎期的早期出现的。

那些婴儿并不只是眼睛有问题。他们通常体型瘦小，营养不良。他们母乳喂养困难，这种问题常见于有心脏缺陷的新生儿中。格雷格请儿科的同事玛格丽特·哈珀来检查其中 8 名婴儿。哈珀在这 8 名婴儿的胸骨上都听到了明显的杂音。最终结果是，13 名婴儿中有 12 名都患有先天性心脏病。格雷格很不安，他怀疑自己所看到的并非巧合。当时公认的观点是，所有先天缺陷都是遗传的，是通过基因从父母传给孩子的。谁要是暗示环境因素可能产生了影响，就可能被视为明显不懂科学。但是，新生儿中突然“爆发”白内障，那些婴儿都患有相似的、不同寻常的白内障，并且他们的眼睛和心

脏同时出问题，这让格雷格怀疑存在某种共同的、可能与环境有关的病因。

一天，两位白内障患儿的母亲坐在格雷格的候诊室里谈论各自的孩子。一位母亲对另一位说，她在怀孕时患过德国麻疹。她担心是那次生病影响了孩子。另外那位母亲说自己也在怀孕时患过同样的病。就诊时，两位母亲都把这件事告诉了格雷格，问他德国麻疹是不是罪魁祸首。[3]

格雷格一直在寻找线索，而这件事令他猛醒。他仔细询问了两 134
位母亲病史后，又联系了另外11名婴儿的母亲，问她们是否在怀孕时患过德国麻疹。他还联系了关系不错的同事——悉尼的其他眼科专家——问他们最近接诊了多少例先天性白内障婴儿。他们能不能问一下婴儿的母亲们是否在怀孕时患过德国麻疹？他也向澳大利亚东部其他城市——从墨尔本到布里斯班——的眼科医生咨询了同样的问题。

德国麻疹的学名是风疹，英文是“rubella”。这个英文单词来自拉丁语，意为“些许红色”。风疹通常症状较轻，在患者咳嗽、打喷嚏等时通过口鼻中的飞沫传播。风疹的症状包括发热、腺体肿大，以及皮疹。它俗称德国麻疹，因为德国人弗里德里希·霍夫曼在1740年首次描述了这种疾病。[4]（英国医生威廉·梅顿于1815年首次用英文描述了它。）[5]

在皇家炮兵驻印度部队服役的苏格兰人亨利·维尔详细记录了孟买一所寄宿学校风疹爆发的全程，于1866年造出了“rubella”一词。他的研究也将风疹与典型麻疹区分开来；麻疹是一种明显不同的疾病，当时也在那所学校流行。[6]

尽管由于维尔等人所做的工作，风疹在1881年的一场国际医学会议上被正式认定为一种确切的疾病；然而在维尔的论文发表前，以及此后的近一个世纪，风疹都被医生视为一种恼人的疾病，一种“讨厌的麻疹”。他们认为风疹是小病，但是会干扰医生诊断其他更危险的、会出疹子的疾病，尤其是会导致儿童死亡的典型麻疹和猩红热。

实际上，风疹症状很轻，多达2/3的感染者甚至都不知道自己患病了。[7]有症状的患者可能会出现低热，颈部及耳后淋巴结肿大——这些症状会在感染病毒后12至23天出现。对某些人，尤其是年轻女性，风疹可能引起关节疼痛，甚至引发关节炎，导致关节发红、发热、僵硬和肿大，这种关节炎会持续或反复发作数月。对约1/5 000的风疹患者，尤其是成人，风疹会引发致死率高达1/5的脑炎。[8]

135 风疹的标志是粉色或红色的疹子，在接触病毒两周后出现。疹子通常最先出现在面部，随后蔓延至躯干和四肢，偶尔会发痒，持续约三天。

风疹并不像典型麻疹那样传染性强。但是，它肯定会传染。尽管患者在才出疹子时传染性最强，但是在出疹子前后一周，病毒都可以传染。患者即使没有出疹子或出现其他症状，也能传播病毒。

澳大利亚自1939年9月参战，所以格雷格开始接诊那些婴儿时，大量的年轻人生活在极其拥挤的军营里，准备乘船去欧洲和非洲。在拥挤的营房里，传染性疾病很容易扩散。

1940年，澳大利亚爆发了大范围的风疹疫情。这场严重的风疹不同往常，成年人也病倒了。许多患者都有腰部、脚踝阵痛，以及咽喉疼痛的症状。有些患者只是浑身乏力。在悉尼的亨利亲王医院，普通风疹患者的住院时间为八天。[9]

医学专家推测，澳大利亚当时的条件适宜风疹爆发，不仅是因为军营拥挤，还因为战时澳大利亚的许多新兵是从乡村来到城市的，他们在农村可能从未接触过风疹病毒。他们没有抵御风疹病毒的抗体，进而成了风疹流行的温床。随着战争的推进，对风疹没有免疫力的新兵持续不断地来到城市。[10]他们休假回家时将风疹传染给家人、妻子或女友。军工厂和军事机构中的女雇员可能加剧了风疹疫情。

在两位母亲询问自己孩子的病情是否由风疹造成后，格雷格去了大型的亨利亲王医院，到传染病科室查看了风疹患者的住院记录。他的发现证实了自己的怀疑：住院风疹患者最多的时间是1940年6月中旬至8月，离那批不幸婴儿出生的时间——1941年3至5月——相隔正好7至9个月。

格雷格询问了另外11名白内障婴儿的母亲，其中只有1位说自己在怀孕期间没有患过德国麻疹。她还告诉格雷格，她一直忙着照看她的十个孩子，记不得孕期的细节，只记得在孕6周左右生过病。[11]

悉尼和澳大利亚东部其他城市的眼科同行给予的答复，和格雷格 136
期待的一样明白无疑。他的同行接诊了65名白内障婴儿。加上格雷格接诊的，总计有78名婴儿患白内障。这些婴儿中，有68名婴儿的母亲表示在怀孕时患过德国麻疹。剩下的10名中，有5名的母亲表示不清楚，或者说没有患过风疹。在2例中，眼科医生没有来得及询问孩子的母亲。此外，还有1位母亲说怀孕时"肾出过问题"。

在68位确定自己患过风疹的女性中，绝大部分是在孕1至2月患病的。其中大多数人是在1940年7或8月。

对格雷格而言，结论很清楚。1941年10月，他在澳大利亚眼科学会汇报了他的研究，清楚地说明怀孕期间患风疹不仅会使婴儿患白内障，还会造成婴儿心脏缺陷。当时，婴儿中已有15名死亡。尸检显示，一些婴儿有心脏缺陷，大多数缺陷都是心脏附近连接两条主动脉的血管没有闭合，这种病叫作动脉导管未闭。

同年，格雷格在《澳大利亚眼科学会会报》上发表了他的发现，那篇已成经典的文章标题为“孕妇患德国麻疹导致婴儿患先天性白内障”。[12]

格雷格的发现尽管在澳大利亚受到重视，很快就有后续研究，并得到了确认，但是在其他地方却鲜有人关注。一部分原因是，人们的注意力被战争吸引了。另一部分原因是，他反驳当时的公认观点，暗示传染性疾病会导致多种先天缺陷，因而遭到了鄙视。1944年，英国期刊《柳叶刀》上的一篇社论认为，格雷格的研究是基于回忆的，依赖女性对自己风疹病史的口头叙述。这篇文章认为，格雷格“还不能说他证明了自己的论点”。其他几位澳大利亚人在1943年所做的一项重要后续研究，也遭到了这位社论作者的抨击，被认为缺乏严谨的数据支持；这项研究将母亲怀孕期间患风疹与白内障、失聪、心脏病和小头畸形（这种疾病通常伴随智力障碍）联系了起来。[13]《柳叶刀》的这位作者断言，如果孕期患风疹确实是一个问题，早就应该有人注意到了：“不懂专业知识的公众总是认为先天畸形有外在的原因——被狗吓着了，从楼梯上摔下来，等等——所以，要是怀孕头几个月出疹子的
137 小病没有被当作一种外在原因，那就奇怪了。”[14]

1946年，《美国医学会杂志》上的一篇社论完全接受了格雷格的发现及相关的严肃推论，并且推测1940年在澳大利亚形成严重疫情的风疹病毒，可能对胎儿有独特的影响力，或许还通过旅行者造成了后来在美国和英格兰发现的风疹病例。[15]美国女性开始关注这件事，许多女性决定不去冒险。一项研究跟踪调查了1949至1955年间纽约市104名在妊娠首三月确诊患风疹的女性。其中45人因感染风疹而选择了堕胎。[16]

1950年代，经过一项又一项研究后，医学界才完全接受了格雷格的发现。后续研究证实了风疹病毒——所有风疹病毒，而不仅仅是1940年澳大利亚的病毒——会对孕早期的胎儿造成多种损伤。他们确认，风疹造成的损伤包括失聪、白内障、心脏缺陷、小头畸形及其伴随的智力障碍。后来，自闭症也被确认为先天性风疹幸存者脑损伤的一种表现。[17]风疹导致的各种问题，将合称为先天性风疹综合征。最终，人们都明白了，风疹病毒（一种限于人类、直径不超过三百万分之一英寸的病毒）对宫内的生命是一种威胁。

而且，当时没有防御这种病毒的办法。风疹病毒还未在实验室中分离出来。病毒未分离出来，就不可能有疫苗。

1962年9月末，一篇题为“风疹，1962年”的短文发表在《英国医学杂志》上。这篇文章由位于伦敦郊区贝肯汉姆的三位全科医生撰写，描述了1962年3至7月发生的“一次大范围的风疹疫情”。

在短短的几个月里，三位全科医生接诊了355位风疹患者，占他们接诊患者总数6 500人的近6%。但是，他们在论文中写道，这个数字可能偏低。他们怀疑，还有200人感染了风疹，但是没有到医院就诊——有些给他们打过电话，但是没来医院；有些事后才提及自己患过风疹；还有些可能感染了风疹，但是没有注意到或没有说出来。

三位医生报告说，5至10岁的儿童是最常见的感染者。他们接诊的这个年龄段的患者中，有25%确诊患了风疹。但是，他们补充 138
道：“这个年龄段的患者，极有可能其中50%感染了风疹。当地多所学校证实，半数以上的学生这段时间都缺席了，很可能是因为感染了风疹。”[18]

贝肯汉姆的三位医生观察到的现象，在1962和1963年春天出现在英国无数家诊所里。(在英国和美国,全年都有人感染风疹,但是感染人数在早春最多。)①[19]

风疹似乎无处不在:据伦敦的《泰晤士报》1962年3月中旬报道,拉格比区的区长和他的三个孩子都感染了德国麻疹,不得不待在家中。[20]"伊顿公学有20至35名学生患了麻疹,约有20人住进了学校的治疗室,其余在家中休养。"在当年3月下旬对这所著名预科学校的报道中,《伦敦时报》补充道。[21]

汉普郡板球队的明星击球手R. E.马歇尔"感染德国麻疹,回家养病去了——他的队友希望他真的把病带回家去了",伦敦的《卫报》在1962年6月这样报道。[22]

孕早期的女性在知道或怀疑自己感染了风疹后,都面临着两难抉择。她们可以足月生产,接受孩子可能受到病毒伤害的高风险。否则,她们就要选择堕胎。

一位自称"一位母亲"的女性在1963年8月给《卫报》写了一封信。怀孕不久她感染了风疹,医生告诉她孩子不受伤害的可能性只有1/3。

"在他给我机会,让我立即去医院终止妊娠时,我感觉别无选择。"她写道,并且补充说自己"深深厌恶当时所做的事情"。她说:"现在,只要听到别人或者我自己说我当初很幸运,我就会立即感到一阵厌恶。我放弃了一条生命,这并不是什么幸运。要说幸运的话,当时为我看病的医生很有仁爱之心。"[23]

---

① 没有书面记录显示在这次英国风疹疫情中有多少人感染,但是专家伊丽莎白·米勒指出,在那个时代没有发生疫情的年份,英格兰和威尔士有两三百名儿童患有先天性风疹综合征。米勒估计,风疹疫情后出生的先天性风疹综合征婴儿可能是这个数字的十倍。感兴趣的读者可以参阅:Elizabeth Miller, "Rubella in the United Kingdom," *Epidemiology and Infection* 107 (1991): 34。

许多怀孕的女性并不像写信的这位母亲那样确定自己患了风疹。对她们而言，要决定是否继续妊娠，或许更加令人痛苦。她们需要一种确诊风疹感染的方法，但当时还不存在。139

研发这种诊断方法最关键的第一步是在1962年10月迈出的，当时两组美国研究人员在《实验生物学与医学学会学报》上发表了多篇文章。在诺曼·格雷格明确了风疹和胎儿损伤之间有联系二十多年后，风疹病毒最终在实验室中分离出来。

哈佛大学公共卫生学院的两位医生，托马斯·韦勒和富兰克林·内瓦，用韦勒儿子（10岁，患有风疹）的尿液来感染人羊膜细胞，成功培养出了风疹病毒。但是，他们鉴定这种病毒的实验室方法很费时，需要2.5至4个月，所以对于担忧的孕妇而言毫无用处。[24]

更实用的研究成果来自保罗·帕克曼。他举止温和，来自纽约州的小城威兹波特，父亲是邮局员工，母亲是家庭主妇。帕克曼当时是一位年轻的医生和病毒学家，在位于华盛顿特区的沃尔特·里德陆军研究所工作。他与同事马尔科姆·阿腾斯泰因、上司爱德华·比舍尔合作，使用新泽西州迪克斯堡患风疹新兵的喉漱液，设计了一种方法来应付风疹病毒的恼人特性。

脊髓灰质炎病毒在培养过程中会破坏细胞，让细胞破裂，留下乱糟糟的细胞碎片，风疹病毒则不同，它在培养皿中显得很懒惰，没有表现出感染细胞的明显迹象。帕克曼的团队设计出一种间接的方法来证明培养基中存在风疹病毒。他们首先用取自迪克斯堡新兵的喉漱液感染非洲绿猴的肾细胞，并用未感染病毒的猴细胞作为控制组。7至14天后，他们向所有细胞添加了一种叫作ECHO－11的肠病毒。ECHO－11在两三天里破坏了未感染风疹病毒的控制组细胞。然而，风疹病毒会屏蔽ECHO－11的影响，让肾细胞完好无损。[25]这种鉴别病毒的方法缓慢而复杂，但是肯定比韦勒和内瓦的方法快速。在面临疫情时，这种研究进展受到了欢迎。

1962年秋，伦敦大奥蒙德街儿童医院(Great Ormond Street Hospital)(昵称“GOSH”①)的一名儿科住院医生，带着强烈的兴趣阅
140 读了关于风疹病毒分离出来的新论文。

斯坦利·普洛特金，在费城威斯塔研究所时曾经帮助测试过科普罗夫斯基的脊髓灰质炎疫苗，现在已经中断了研究生涯，转而接受患者护理方面的训练，计划成为一名儿科医生。那年夏天，在他30岁生日过后不久，他结束了在费城儿童医院的第一年住院实习期。第二年实习期在大奥蒙德街儿童医院进行，结束后他将成为有完全资质的儿科医生。他之前向科普罗夫斯基保证过，获得儿科医生资质后，他会回到威斯塔研究所。

普洛特金于1932年出生于纽约的布朗克斯区，父母分别是电报员和记账员；在波兰东部反犹太形势严峻时，许多人移民到美国，普洛特金就是这类第一代移民的孩子。他小时候身体瘦弱，书卷气浓，是个早慧的孩子。1936年抗生素还未问世，他差点因肺炎球菌导致的肺炎而丧命。他患有哮喘，在9岁时被独自送去位于丹佛的国家哮喘儿童疗养院，在那里感染了流感，住院治疗，他陷入昏迷，又差点丧命。几个月后，他活了下来，但左脸瘫痪了——他患了一种叫作贝尔氏麻痹症的面部神经瘫痪。[26](这种病的患者并非总能康复，但普洛特金很快康复了。)

普洛特金是个安静、好学的学生，多次跳级。他在高中期间学习

① gosh为“天哪，啊呀”之义。——译注

特别努力，以便跟上大他两岁的同学。16岁时，他从布朗克斯理科高中毕业。他说，那是他至今所处的学业竞争最激烈的环境。[27]

青少年时期的普洛特金读书如饥似渴，经常去离家（东178街的一套二居室公寓）几个街区远的公共图书馆阅读。15岁时，他读到了两本改变人生的书。一本是辛克莱·刘易斯1925年出版的《阿罗史密斯》，这本书按时间顺序讲述一位年轻医生的职业生涯——他先是在小镇上当医生，初试身手，最终成为免疫学家和疫苗学家；他的导师是具有传奇色彩的马克斯·戈特利布，而戈特利布的工作单位显然就是以洛克菲勒研究所为原型的。另一本是1926年出版的《微生物猎人》，一本畅销的非虚构作品，讲述路易·巴斯德等伟大的生物学家的科学发现。这本书的作者是保罗·德·克吕夫，他曾是洛克菲勒研究所的微生物学家，后来转行成为作家，他也参与写作了《阿罗史密斯》，但是没有署名。

两本书都充满了对科学的浪漫看法。《微生物猎人》在首页就自称讲述了一位“勇敢、执着、好奇的探索者和与死亡做斗争的勇士”的故事，提醒读者科学家的成就“登在报纸的头版上”。《阿罗史密斯》充满了发现新成果的激动、被对手击败的痛苦，以及实验室中长期辛 141
勤工作而收获的最终回报。（这本书的主角马丁·阿罗史密斯，同样也面对着财富、名誉和情欲的堕落诱惑。）

普洛特金受到鼓舞，拿到全额州政府奖学金去纽约大学读书，后来又参加了一场为期三天的考试，以争取三十五项热门奖学金中的一项，有了这笔钱他才能去上州内任何一所医学院。如果没有，他家是没法供他念医学博士的。

普洛特金回忆，他在等待考试成绩公布时，申请了六所医学院。当时的医学院都不喜欢接收犹太学生，所以他的申请都石沉大海。后来他收到了来自纽约州的好消息。他在那场考试中排第十五名，赢得了可以去纽约任何一所医学院读书的全额资助。

“既然你得到了奖学金，我们肯定得接收你。”他记得位于布鲁克林的纽约州立大学南部医学中心的一位行政人员这样对他说。这是唯一一所接收他的医学院。

1952年，在进入医学中心时，本科毕业的普洛特金痴迷过莎士比亚，学习过哲学，解剖过猫、鲨鱼和猪胚。这些都没有让他为进入金斯县医院做好准备——这所繁忙的大医院位于布鲁克林的弗拉特布什，是南部医学中心的教学医院。普洛特金回忆，那是一个不同的世界，“天黑后医学生是国王”。

他轮岗了所有专科，很快就知道自己不想成为外科医生。他会与同学交换任务，避免去手术室里操作牵开器，而是去病房里照看患者。但是，专攻内科的前景也没有让他觉得激动。在他看来，内科对成年患者的治疗仅仅让他们维持着一种没有变化的状态。

儿科就不同了。在儿科工作，他可以影响患者的一生。而且，儿科亟须疫苗方面的研究。他是在照料因脑膜炎而脑部受损、失聪的儿童时领悟到这一点的；脑膜炎是由流感嗜血杆菌引发的。在医学院的第三学年结束时，普洛特金明白了自己想做儿科医生。他还决定成为一名研究科学家。

142 他选择了去克利夫兰市立综合医院进行轮岗实习——新医生必须参加的培训项目——因为该院的儿科主任是两年前获诺贝尔奖的弗雷德里克·罗宾斯。普洛特金发现自己忙于照料患者，没有时间做研究，但是他喜欢在弗雷德里克·罗宾斯身边工作，罗宾斯曾经与恩德斯、韦勒合作，发现脊髓灰质炎病毒能够在非神经组织中培养，进而为病毒学家打开了一个全新的世界。

在克利夫兰实习结束后，普洛特金的下一步很清楚。他年龄在18至26岁之间，所以根据1948年的《选征兵役法》，他需要服役21个月。避免服役的唯一办法是去美国公共卫生局军官团工作，这个机构是法律明文规定的军方机构。所以，他就报名加入了流行病情报局，它是美国传染疾病中心的"疾病探测"部门，而传染疾病中心本身又是美国公共卫生局的一部分。①

在亚特兰大接受了基础培训后，普洛特金请求他在传染疾病中心的上司亚历山大·朗缪尔派他去费城参加一个炭疽研究小组，这让朗缪尔吃了一惊。不过，像往常一样，普洛特金事先做好了功课。他一直在阅读脊髓灰质炎疫苗专家、才接手威斯塔研究所的科普罗夫斯基撰写的开创性论文，而传染疾病中心的那个炭疽项目就在威斯塔研究所开展。他说，去威斯塔研究所是他职业生涯中最重要的决定，因为他从此进入了自己心目中的"马克斯·戈特利布"实验室。

普洛特金清晰地记得自己第一次去找科普罗夫斯基时的情形。他1957年8月进入威斯塔研究所，没多久就去了科普罗夫斯基的办公室，希望在去传染疾病中心做炭疽研究的同时，还能去科普罗夫斯基的实验室做脊髓灰质炎病毒研究。在科普罗夫斯基办公桌上的显眼位置摆着一幅漫画，画着一个面目凶恶的尼安德特人，配文是："欢迎您提建议。"普洛特金看完笑了，但是他马上担心这会让威斯塔研究所杰出的所长觉得他是个傻子。

---

① 这个政府部门的名称变更过许多次，如今叫疾病控制与预防中心，但是原来的首字母缩写"CDC"始终未改。[根据时期不同，本书中的"CDC"分别译为"传染疾病中心"（1970年6月24日以前）、"疾病控制中心"（1970—1992年）、"疾病控制与预防中心"（1992年至今）。——译注]

科普罗夫斯基并没有那么想，还把25岁的普洛特金安排进了他新成立的脊髓灰质炎病毒实验室。1957年8月，威斯塔研究所的翻新工作还未完成，这间实验室是二楼一个没有空调的半圆形大房
143 间。在那里，科普罗夫斯基聘用的首位员工、年轻的实验室技术员芭芭拉·科恩，坐着检测透明试管中黑猩猩粪便里的脊髓灰质炎病毒数量。这些粪便则是科普罗夫斯基的团队从比属刚果寄回来的。(科普罗夫斯基先将实验性脊髓灰质炎疫苗喂给黑猩猩，而后再接种给中非的数万人。)

不完美的实验室条件并未吓退普洛特金。他十分激动，在他看来，聘用他的科普罗夫斯基不仅才智出众，还特别有文化修养，视野广阔，热爱生活，自己很愿意在科普罗夫斯基身边工作。

随着威斯塔研究所翻新工作的推进，普洛特金的条件也得到了改善，最终搬到了三楼的实验室。不在科普罗夫斯基的二楼实验室做脊髓灰质炎病毒研究时，他就在三楼的实验室里做炭疽研究。在科普罗夫斯基那里，他学会了如何做脊髓灰质炎病毒的培养和计数，如何分离不同的病毒株，以及如何减弱它们的毒性来制备疫苗。他的名字开始出现在科普罗夫斯基的脊髓灰质炎病毒论文上。

1959年春，科普罗夫斯基给普洛特金提供了亲自去比属刚果的机会，他可以去那里与科普罗夫斯基的合作者——一些比利时侨民——共同工作，他们正在金沙萨给数万名儿童接种科普罗夫斯基的脊髓灰质炎疫苗。普洛特金欣然接受了这个机会。他在传染疾病中心的上司们不想在这场疫苗竞赛中表现出任何偏好，于是准许他请假两个月。

“在贫困国家感受到的文化冲击令人难忘。”普洛特金后来写道，“更重要的是，它让我明白疫苗研发并不止步于实验室，实地研究不仅

必不可少，而且很困难，甚至很危险。”[28]

写下“危险”时，他是认真的。在那场疫苗接种运动中，有一次，普洛特金和他的比利时同事正在基奎特给婴儿接种，一群愤怒的人围住了他们。这些人看到研究人员从婴儿腹股沟的股动脉抽血以检测婴儿的抗体水平，以为他们是在阉割孩子。为了使人群平静下来，一位比利时侨民当着众人的面，从自己孩子的股动脉抽了血。这并未平息众怒。科学家们不得不联系当地的军事基地，基地派来几卡车士兵护送他们离开。

科普罗夫斯基充分利用了普洛特金的非洲之旅；1959年6月，在普洛特金回到费城后，科普罗夫斯基邀请了报刊、广播和电视台的记
者来参加自助午餐会与新闻发布会。媒体报道说，这次发布会“首次 144
宣布威斯塔研究所的口服脊髓灰质炎疫苗在比属刚果最近的一场脊髓灰质炎疫情中有效”。媒体还专题报道了普洛特金，说他“全面考察了比属刚果的大规模疫苗接种”。[29]

普洛特金15岁时曾梦想成为微生物猎人，在27岁的年华就进入了这个圈子，成了一名有资质的成员。

1962年7月，普洛特金在伦敦市中心的大奥蒙德街儿童医院开始为期一年的住院实习。对于被他和其他医生称为“临床素材”的患者，即从英格兰南部转院过来的儿童而言，大奥蒙德街儿童医院是个热门地点。因为在伦敦这座规模四倍于费城的城市，大奥蒙德街儿童医院是仅有的两所儿童医院之一，患耳朵痛、喉咙痛等小病的儿童很少。

来这所医院就诊的是患有严重儿科疾病，如先天性心脏病或囊性纤维化的患者。一名雄心勃勃的年轻儿科医生能在这里接触到他梦

想的所有疾病。更棒的是，负责照顾住院患者的不是他，而是那些勤杂工——也就是新入行的医生，在美国叫作实习生。这让普洛特金能去门诊工作，同时也有时间做研究。

普洛特金选择大奥蒙德街儿童医院，也考虑到能和阿拉斯泰尔·达吉恩共同工作。阿拉斯泰尔·达吉恩是科普罗夫斯基广泛关系网中的一位同行，是一位干练的病毒学家，衣着无可挑剔，总是戴着圆顶高帽，操着上层阶级的口音。第二次世界大战中，他在北非指挥英军步兵旅第七营的一个连队，曾两次因英勇获得奖章。达吉恩关注先天性感染，即宫内发生的、新生儿携带的感染。普洛特金在7月开始与达吉恩合作时，大西洋彼岸的海弗利克正在研发WI-38细胞。9月，伦敦郊区贝肯汉姆那三位医生的论文发表，记录了风疹患者数量的激增。10月，美国那几位病毒学家的论文发表，宣布他们在实验室培养皿中捕获了风疹病毒。好像有一只看不见的手布置好了所有的元素，为接下来上演的戏剧做好了必要的准备。

普洛特金特别仔细地阅读了帕克曼和韦勒那篇关于在实验室中分离风疹病毒的论文。论文的暗含之意特别明确。风疹病毒如果能
145 够在实验室中捕获，或许就能被减毒，用于制备疫苗。科普罗夫斯基在争取脊髓灰质炎活疫苗获批的竞赛中痛苦地落败，也让普洛特金感到痛苦。但是，风疹病毒的分离提供了一个全新的机会，可以研发出一种挽救生命的预防药物。在伦敦待了几个月后，普洛特金亲眼看到了没有疫苗，人们会经历什么样的疾病和痛苦。

从1962年末，也就是风疹患者在3月出现激增之后九个月开始，大奥蒙德街儿童医院的病房里几乎每天都可以见到患先天性风疹的婴儿。一名2月龄婴儿患了白内障和动脉导管未闭。动脉导管未闭是

先天性风疹中常见的心脏缺陷，如不进行手术修复，会造成婴儿心衰。一名5月龄婴儿患了小头畸形。还有一名11月龄婴儿双耳失聪，因白内障而双目失明，心室（将血液压到肺部和身体其他部位的结构）之间的瓣膜上有个洞。

此外还有年龄稍大的儿童，他们是疫情还未完全爆发前受风疹影响的，其中一名失聪、失明的4岁儿童还患有被称为法乐氏四联症的心脏病。这种心脏缺陷让血液缺氧，有时患者会浑身发青。[30]

不接诊时，普洛特金就在达吉恩的实验室工作，使用保罗·帕克曼的新技术，以风疹患者的喉漱液来培养风疹病毒。从才出疹子一周（尤其是最初几天）的患者的咽喉经常可以得出阳性结果。问题在于，尽管这种测试可以确诊风疹感染，但是阴性结果却不能排除感染。

这种分离病毒的新技术也让普洛特金能够检测风疹抗体水平的变化，方法是对比风疹患者在发病期和两三周后的血样。他发现，两三周后，患者的抗体水平有显著上升。有一类患者急切地想检测出自己是否患有风疹，那就是担忧的孕妇。

“现在可以通过从喉拭子分离病毒，以及通过 [血检] 来确诊风疹感染，这对于孕期风疹患者来说极其重要。”普洛特金、他在英国的上司达吉恩，以及同事A.梅尔文·拉姆齐在发表于《英国医学杂志》的论文中轻描淡写地说。[31]

普洛特金、达吉恩、拉姆齐，以及另一位同事N. R.巴特勒还研究了患先天性风疹综合征的婴儿、学步幼儿和儿童的免疫系统变化；这些患者是大奥蒙德街儿童医院的住院患者，或者是从其他医院送 146
到他们那里的。有些科学家曾怀疑，宫内感染风疹的婴儿不会将风疹病毒“视为”外来物，进而产生相应的抗体——这种现象称为免疫耐受。

但是，25名患有先天性风疹、6月龄以上——因此体内没有来自母亲的抗体残留，不会干扰检测——的儿童中，22名血液里存在抗体，这意味着他们对病毒产生过正常的反应，将病毒“视为”外来物，进而产生相应的抗体。[32]

许多方面的信息仍然未知。血检是否足够灵敏，可以检测到可能存在于其他三名儿童体内的低水平抗体？儿童的抗体仅仅是在他们出生后，也就是已经受风疹损伤后产生的吗？如果他们在宫内确实能产生自己的抗体，那么他们的免疫应答是在孕期的什么时间点起效的？显然，在最初几周的胚胎期，他们的免疫应答不可能起效。

普洛特金和同事正在探索无人涉足的领域。今天，人们知道风疹病毒是一种球状病毒，由单股正链RNA构成，包裹在衣壳蛋白内部，最外面有脂质包膜。脂质包膜上有两种蛋白刺突，E1和E2。在身体的免疫系统对风疹病毒作出反应时，反应对象主要是这些蛋白刺突，尤其是E1。

风疹病毒和其他病毒一样，极其微小。它的直径只有50至85纳米，大约是艾滋病毒的一半，[33]是它入侵的人细胞的1/1 000。当然，大小并不重要。重要的是，病毒在人体内会做什么。

风疹病毒最先存在于鼻腔和咽喉中，在表皮细胞和淋巴结里存活并增殖，数天后侵入血液。在未免疫孕妇的免疫应答起效前，病毒通过血液移动到多个组织，包括胎盘。

病毒留在胎盘，避开了母亲的抗体——如果是在血液中，抗体很快就能清除病毒。风疹病毒能够在胎盘中存活、增殖数月。[34]

或许是因为会损伤胎盘的血管，风疹病毒经常能够感染胚胎。它有可能是通过细胞团块移动的，因为细胞团块会从胎盘血管的内壁脱落，进入胚胎的循环系统。在孕12周内，胚胎没有发育出自己的免疫应答。它必须依赖母亲的抗体。[35]但是，在感染了风疹的孕早期，母体 147
抗体在胎盘里的移动并不高效。即使是在孕中期，胎儿体内的母体风疹抗体，也仅仅是母体血液内抗体水平的5%至10%。所以，胚胎在重要的早期阶段几乎无法抵抗风疹病毒；风疹病毒会在其血液里广泛移动，留在几乎所有器官里。[36]科学家利用现今的分子工具和成像方法，检测了因母亲患风疹而流产的胎儿，在肝、肾、肺、心、脾、淋巴结和眼中都发现了风疹病毒。

风疹病毒不同于其他能够引发出生缺陷的物质，它通常不会影响器官和其他组织成型。受风疹病毒影响的婴儿通常不会出现沙利度胺造成的那种四肢畸形和短小，也不会出现兔唇、畸形足，以及以神经管闭合不全为特征的脊髓暴露。风疹病毒会寄生在新成型的组织里：晶状体细长的纤维、作为听力器官的精密内耳、心包膜，以及给大脑输送氧气和养料的毛细血管。[37]

病毒学家发现，风疹病毒并不会立即杀死它们入侵的细胞，而是会降低细胞的活性。被入侵的细胞分裂速度不如正常细胞快；实际上，风疹病毒会刺激细胞产生一种蛋白质，限制有丝分裂。[38]最终细胞会因为病毒而提前死亡。所以，被风疹病毒感染的胎儿和婴儿，器官的细胞才会比正常情况少，而且婴儿的体重只有正常的65%。为什么有些细胞能存活呢？因为风疹病毒并不会感染器官的所有细胞。被入侵的细胞可能少至十万分之一。受感染的细胞会小片出现，分散在受感染的器官里。[39]

风疹病毒一旦在孕早期入侵，就很少有胚胎能够幸免。第1、第2个月风疹感染造成胎儿损伤的风险高达90%，第3个月的风险是50%。[40]在特定的时间段，发育的胚胎极易受感染。一项前瞻性研究

发现，孕妇在末次月经后3至6周患风疹，胚胎100%会受到风疹病毒
148 感染。[①][41]

一旦孕期进入第4个月，风疹感染损伤胎儿的可能性就明显降低。原因在于，胎儿的免疫应答越来越活跃，母亲的抗体也抑制了风疹病毒。

患有先天性风疹的婴儿出生后，风疹病毒可能继续在某些组织中存活，继续造成损伤。长期的问题可能包括病毒持续存在于脑脊髓液中，导致脑炎。[42]而且，无论是因为风疹病毒直接对胰腺造成损伤，还是因为病毒会引发自体免疫反应，进而导致婴儿自身的抗体攻击胰腺内生产胰岛素的细胞，先天性风疹患儿长大后患1型糖尿病的概率是普通人的数倍。[43]先天性风疹患者的眼睛问题远不止白内障，还包括青光眼——眼压升高，损害患者仅有的微弱视力——和虹膜及其附件慢性炎症。[44]我们不知道，风疹病毒在眼房内继续存活、造成损伤的概率有多大。确有一些此类病例——2006年，科学家在一名28岁男子的眼中发现了活体风疹病毒，这名男子是在1978年英国那场风疹疫情后出生的，患有先天性风疹，生下来就失聪、失明。[45]

研究风疹对儿童造成的长期问题的论文，要在1960年代末才出现，那时澳大利亚的病毒学家发布了一项长达25年的跟踪研究，研究对象是1941年出生的受风疹侵害的婴儿。[46]但是，1963年结束在伦敦的住院实习时，普洛特金心里想着与风疹相关的其他许多问题。

---

① 批评者最初不相信澳大利亚人诺曼·格雷格在1941年的发现，原因之一在于格雷格的研究是“回溯性的”，也就是说他是在婴儿出生并且被确诊患有先天性风疹后，才去询问婴儿母亲的风疹病史。相反，这项1988年发表于《柳叶刀》上、发现胚胎全都受影响的研究则是前瞻性的，科学家从孕妇在孕早期确诊患风疹开始追踪调查，并在婴儿出生后观察婴儿的情况。

在他看来，没有风疹疫苗，风疹显然会继续危害好几代新生儿。风疹爆发具有周期性和可预见性，英国的间隔为五年，美国的间隔为六至九年。[47]离下一场风疹疫情的到来只有几年了。他坚信，在这几年时间里，能够也应该研发出风疹疫苗。

那年夏天，普洛特金和他的第一任妻子海伦·埃利希——他们是在普洛特金从医学院毕业时结婚的——开始了为期三个月的欧洲之旅，同行的还有他们的新家庭成员，1岁大的迈克尔。他们开着一辆蓝色的福特两门车，过着“吉卜赛人一样的”生活（普洛特金在几个月后
这样写道）。[48]他们经过法国、瑞士和意大利，最终到达克罗地亚的里 149
维埃拉。最终，在那年9月，他们登上大荷兰运输公司的一艘汽船，启程回家。

他们离开之后几个月，另外一位旅行者将越过大西洋，最终在春
天抵达美国东海岸。它就是风疹病毒。 150

第十章

孕妇的灾祸

费城，1963—1964年

……尽管仅仅一场风疹疫情在一年内在美国造成的先天缺陷人数，比沙利度胺自问世以来在全球造成的先天缺陷人数还要多，但是风疹病毒似乎并未像沙利度胺那样引起人们的极大关注。

——威廉·S. 韦伯斯特，澳大利亚悉尼大学医学院，1998年[1]

1963年10月，在普洛特金回到他在威斯塔研究所三楼的实验室时，研究所仍然是个熙熙攘攘的生物学十字路口。科普罗夫斯基将核心科研团队扩大至39人，另外还有18名研究生在实验室工作。科普罗夫斯基仍然像往常那样热情地接待络绎不绝的国际访客，这些访客分别来自赫尔辛基、苏黎世、巴黎、米兰、德黑兰，以及遥远的日本仙台。有些访客会在研究所的实验室里待上几周或几个月。普洛特金、海伦，以及他们的孩子迈克尔也定居下来，搬进宾大西边不远的一座排屋，11号大学公寓。

科普罗夫斯基正忙着支持那种毫无约束、让威斯塔研究所与众不同的科学研究。普洛特金的这位导师虽然专断，但并不在小事上拘束他的雇员，而是让他们充分发挥创造力，保护他们免受行政琐事干扰，消除他们在金钱上的担忧；在做这一切时，他令人感叹地在善良优雅与暴虐欺诈之间自如切换。

更让普洛特金惊讶的是，科普罗夫斯基知道，生活大于科学，知道艺术，历史，诗歌，音乐，以及对美人、美食、美酒的享受，和呼吸同样重要。圣诞节到来时，研究所的中庭里必定举办聚会，他会用专门购置的三角钢琴弹奏肖邦。

“我昨天在我办公桌上看到通知，说最近要安排圣诞聚会，”普洛特金在那年12月给科普罗夫斯基的备忘录中写道，“我做过军医，所以我个人建议准备一瓶氧气，以免有人喝高了。”[2]

海弗利克恰好相反，他似乎生活在另一个世界，认真、专注地待在 151
二楼的实验室里。海弗利克已故的同事文森特·克里斯托法洛回忆过当时的情景。那是1962年，克里斯托法洛才获得生理学和生物化学博士学位。他将要入职威斯塔研究所，有人带着他参观。年轻的克里斯托法洛读过海弗利克1961年发表的那篇后来越来越有名的、讲实验室中正常细胞会老化的论文，知道海弗利克，所以在导览人员带他走进海弗利克的实验室时，他心里怀着一些敬畏。

克里斯托法洛在四十年后写道：“我在那里看到了伦纳德，他坐在实验室中央的办公桌前，去孵化室或无菌室的人们在他周围忙碌地来来往往。他似乎并未被这忙碌的环境打扰，正在对着录音机口述信函。我的导览戴维·克里切夫斯基打断了他，向他介绍我。他受到打扰，看上去很生气。他的这番举止表明，他希望我离开，不要再回来。不过，他还是表现出了一丝热情；他给了我一份他在1961年与保罗·穆尔黑德合作的那篇论文的副本，然后又回去口述了。”[3]

对才从伦敦回来的普洛特金而言，能够使用海弗利克的WI-38细胞意味着有机会在实验室研究风疹病毒，如果运气不错，还有机会发明风疹疫苗。他已经是用人胎细胞制备疫苗的信徒了。正是他跟着海弗利克研发和测试了海弗利克在1961年使用这种细胞制备的脊髓灰质炎疫苗。也正是他与科普罗夫斯基合作，写信给世卫组织，呼吁使用人胎细胞而不是猴肾细胞来制备脊髓灰质炎活疫苗。现在，他要研究人胎成纤维细胞能否用于发明风疹疫苗。

普洛特金知道自己想制备减毒风疹疫苗，而不是索尔克脊髓灰质炎疫苗那样的灭活疫苗。他有几个理由。

首先，他参与制备科普罗夫斯基的脊髓灰质炎活疫苗，所以更熟悉制备活疫苗。其次，科学家逐渐明白，要杀死风疹病毒，同时又保持其引发有效免疫应答的能力，特别困难。最后，活疫苗往往可以产生更持久的免疫力。如果风疹疫苗是供儿童使用的，那么它产生的
152 免疫力需要持续数十年：从儿童期持续到育龄。普洛特金的决定是正确的。默克公司早些时候实验过一种灭活疫苗，但在众人的关注下失败了。[4]

对一名年轻的美国医学研究人员而言，那是一个幸运的年代。政府的金库正因为战后不断增长的经济而充盈，而且由于第二次世界大战期间的医学进步，国会中又兴起了一股对医学研究的热情。[5]所以，美国的主要医学研究资助机构——国家卫生研究院资金充裕，其预算从1955年的3 600万美元增加到了1965年的4.36亿美元，能够给全国各地的科学家提供越来越多的资助。开心的受资助者把这家机构戏称为“国家撒钱研究院”，生物医学界的科学家经常开玩笑说：“你起床后帮我批个资助。”

1950年代末，科普罗夫斯基从国家卫生研究院下属的国家过敏与传染病研究所获得了一项持续多年的慷慨资助，支持他研究脊髓灰质炎疫苗。1960年代初，在将这项资助延期五年时，他将资金转去支持普洛特金的风疹疫苗研究了。普洛特金才从伦敦回来，就开始每年从国家卫生研究院收到13万美元，用于研究风疹病毒，尝试研发风疹疫

苗——这笔钱相当于2016年的100多万美元。[6]普洛特金还找到一家特别关注残障相关项目的基金会——小约瑟夫·肯尼迪基金会。这家基金会于1946年为纪念已故总统约翰·肯尼迪的哥哥而成立，小约瑟夫在1944年执行秘密轰炸任务时在英格兰的萨福克上空遇难。1964至1967年，该基金会拨给普洛特金18万美元，资助他的风疹病毒研究。[7]

普洛特金首先需要风疹病毒，还需要研究风疹病毒能否在WI-38细胞中培养。此外，他还想知道几种风疹病毒株——从分散在各地的不同的人身上采集的病毒，彼此之间可能有细微的差别——是否都适宜用WI-38培养。为了采集这些病毒，他寻求同事的帮助。

莫里斯·希勒曼，默克公司的疫苗主管，给普洛特金寄来了西点风疹病毒株，这种病毒株得名于默克公司在费城附近的大型研究所。保罗·帕克曼，最先在实验室中捕获风疹病毒的那位善良、年轻的病毒学家，给普洛特金寄来了M-33风疹病毒，这是他从新泽西州迪克斯堡一名年轻新兵的咽喉分离出来的。普洛特金还获得了另外一种病毒株，名为马歇尔风疹病毒株，这是普洛特金在大奥蒙德街儿童医院的导师达吉恩给他寄来的；达吉恩把这种病毒株包装在干冰里，通过每周二和周四从伦敦直飞费城的泛美航空107号班机寄送给普洛特金。 153

“病毒……周四送到了。特别，特别感谢。”普洛特金在1963年11月初给达吉恩的信中写道。他在信中补充：“美国有许多风疹［疫苗］研发活动，但是这种说法仅仅基于传言，而不是……出版物。据说默克公司在实验风疹疫苗，但是他们对此捂得特别紧。”[8]

默克公司在雄心勃勃的希勒曼的领导下，确实在研发一种风疹疫苗。希勒曼此前乐意将公司的西点病毒株分享给普洛特金，是因为他让自己的团队使用另外一种病毒株——伯努瓦风疹病毒株来研发疫苗。它是1962年从费城地区一名8岁男孩的咽喉分离出来的，伯努瓦（Benoit）是男孩的姓。（Benoit按法语发音是“伯努瓦”，按美国科学家的读法是“本诺伊特”。）默克公司的科学家先后用非洲绿猴肾细胞和鸭胚细胞培养了几代伯努瓦风疹病毒，目的和制备其他活疫苗一样，是将病毒的活性降低到可以引发免疫应答，同时又不造成疾病的水平。

普洛特金还有一位对手。这位对手在生物制品标准部——美国政府的疫苗监管机构，此时不苟言笑的罗德里克·默里已经在那里当了近十年主管。生物制品标准部的保罗·帕克曼和普洛特金一样都是31岁。他才从沃尔特·里德陆军研究所跳槽到生物制品标准部，在上司哈利·“汉克”·迈耶的指导下，全速研发自己的活疫苗。迈耶只比他年长几岁，个子高挑，留着有些花白的寸头，是一位有雄心和责任心的病毒学家。他1959年就到生物制品标准部了。他曾经在西非工作，在典型麻疹爆发时，帮助将一种实验性疫苗接种给数百万儿童。[9]

帕克曼和迈耶正在用非洲绿猴肾细胞，尝试弱化帕克曼从迪克斯堡士兵咽喉分离出来的风疹病毒。他们最终将研制出来的疫苗命名为HPV-77。“HPV”指“高传代病毒”（high-passage virus），“77”表示他们将病毒按次序接种给77批培养的非洲绿猴肾细胞——他们用病毒感染第一批培养细胞，等这些细胞中的病毒增殖时，从中提取液体，感染第二批培养细胞，就这样持续到第77次“传代”，即液体在不同批次的细胞中“传代”了77次。[10]

重要的是，帕克曼的新工作让他置身于美国疫苗监管的权力中心，因为在美国上市的疫苗都由生物制品标准部审批。而且，帕克曼

的上司兼搭档迈耶才被任命为生物制品标准部的实验室主管，负责病 154
毒疫苗工作。

普洛特金很快意识到，自己是在与帕克曼进行一场艰苦的战斗；帕克曼在生物制品标准部工作，本身就具备优势，而且他还得到希勒曼的帮助，希勒曼在疫苗研制方面有多年的专业经验，背后还有一个制药巨头的资源。但是，普洛特金很顽强，他年轻而自信。他认为自己能用海弗利克更优质、携带病毒更少的细胞研制出更好的疫苗。他的当务之急是确定那些细胞能否被风疹病毒感染；如果不能，它们就无法用来研制风疹疫苗。他还想研究风疹病毒到底如何在细胞中造成损害。

所以，普洛特金与当时从巴黎来威斯塔做访问研究的安德烈·布韦和若埃勒·布韦夫妇合作，将从其他科学家那里获得的三种风疹病毒株，注入若干个装有WI-38细胞的瓶中。正如他所希望的，三种风疹病毒株都很快感染了WI-38细胞。

感染后细胞的表现不同于控制组里未感染的细胞。在控制组的瓶中，WI-38细胞按照预期开始迅速增殖。它们增殖到汇合状态，每隔三四天就需要分离到新瓶中。它们持续分裂了数月。在装满感染细胞的瓶中，细胞在分离到新瓶中一次、两次或三次后，就停止了分裂。它们在几周内完全停止了增殖。

普洛特金用显微镜观察未感染的控制组细胞，看到显微镜视场里挤满了细长的、罗盘指针状的WI-38细胞。他又去观察那些感染的细胞——几天后几乎所有细胞都被感染了——发现它们和健康的WI-38细胞一样呈纺锤状，外观也一样。风疹病毒并未让它们破裂，留下孔洞或其他明显的痕迹。

但是，引人注目的是视场中的空白。受感染细胞数量很少，零零散散。风疹病毒会以某种方式摧毁它们的增殖能力。普洛特金立即想到，这种在培养皿中对细胞分裂的抑制，是否也会发生在胎儿身上，造成他在婴儿身上看到的那种损伤。两年后，他与芬兰籍同行安蒂·瓦海里使用感染的WI-38细胞，确认他们发现了一种能抑制被风疹病毒感染的细胞进行分裂的蛋白质，并将这项发现发表在《科学》上。他们把这种蛋白质命名为“RVIMI”，即“风疹病毒诱导产生的有
155 丝分裂抑制物”(rubella virus-induced mitotic inhibitor)。[11]

对普洛特金而言，好消息是WI-38细胞仅仅经过两三次分裂，就产生了大量新的风疹病毒粒子，是最初接种到瓶中的病毒数量的100万倍或更多。如果是以制备疫苗为目的，那么WI-38细胞只能分裂几次并不重要。在疫苗制备中，细胞的任务是产生病毒，而不是复制。

1964年8月，普洛特金和布韦夫妇向《美国流行病学杂志》投稿了一篇论文，称他们发现风疹病毒会以某种方式抑制WI-38细胞的分裂，但是瓶中的WI-38细胞却会在短暂的生命中产生大量的风疹病毒。他们推断，WI-38细胞“或许可以作为一个［细胞工厂］，制备风疹疫苗”。在论文结尾，他们引述了海弗利克的人二倍体细胞用于制备疫苗的优势，这些优势已经为人熟知：它们携带病毒少，染色体数目正常，没有致癌性，还能够冷冻起来，以后再解冻大量增殖。

在投稿这篇论文前，普洛特金就将好消息告诉了科普罗夫斯基。科普罗夫斯基未能参加1964年6月的威斯塔研究所董事会议。但是，威斯塔的研究理事阿特·斯特恩在那次会议上把好消息告诉了董事会。“我们成功地让风疹病毒在二倍体细胞中生长了，现在正尝试［减毒］，”他告诉他们，“这项工作的最终成果可能是研制出一种疫苗。”[12]

1964年3月27日，传染疾病中心在其《发病率与死亡率周报》——一份向医生通报传染疾病传播情况的重要出版物——的前半部分专门介绍了这项发现。

“全国性的风疹（德国麻疹）疫情似乎开始出现。”文章开头写道，“报告的风疹病例数量去年秋在东北部开始增加，仅仅在过去几周内我们就观察到了发病率的峰值。疫情似乎在迅速向南部和西部扩散。”

八页长的报告清晰地展示了当地受到的破坏。

“1963年马萨诸塞州风疹病例本来就很多，而今年更是去年同期的5倍。”

1964年，纽约市已经出现了近8 700例风疹，“数量约为去年同期的17倍”。

在肯塔基州，风疹病例数量比1963年同期高出60%；在伊利诺伊 156
州，这个数字则是86%。

在匹兹堡所在的阿利根尼县，3月13日当天的病例数量就超过了1963年全年。科罗拉多州和马里兰州的情况也一样。

新奥尔良市观察到，从2月17日那周开始，风疹病例显然有“大幅增加”。

只有除科罗拉多州以外的山区各州以及太平洋沿岸的各州，没有受到疫情影响。这并不特别令人惊讶。《发病率与死亡率周报》指出，太平洋沿岸各州的风疹疫情历来比美国其他地区晚一年发生。（1965年，这场疫情真的扩散到了太平洋沿岸各州和山区各州。）[13]

美国部分州大约40年前开始记录疫情数据，这场风疹疫情是有记录以来最严重的一次。[14]

普洛特金在伦敦有过相关经验，所以对风疹疫情的袭来有所准备。他开始追踪研究宾大医院、费城综合医院和其他地区医院的先天性风疹婴儿，给每名受感染的婴儿制作了一张索引卡。第一张卡片标记为“R-1”。随着时间的推移，他将标记卡片R-60、R-105，还有R-132。

卡片上还有备注，包括：

> 婴儿M。皮肤青紫。
>
> 婴儿F。先天性心脏病。
>
> 婴儿T。白内障。
>
> 婴儿-宾大医院-尸检。死于先天性心脏病。[15]

最终，普洛特金汇编出一份风疹患者——婴儿及其母亲——的清单，多达1 700条。[16]他和同事还标记了在费城综合医院出生的先天性风疹婴儿。他们据此估计，1964年4月至1965年3月，费城至少有1%的黑人婴儿患有先天性风疹，这个数字是此前12个月总数的3倍以上。①[17]

157 普洛特金从伦敦回来后不久，费城地区的医生都知道这名年轻的病毒学家擅长用血检结果来诊断孕妇是否患有风疹。很快人们就拥进他的实验室求助。[18]他开始在实验室旁边的办公室接待孕妇和夫妇。

最常见的情况是，风疹疑似患者由他们的医生介绍给普洛特金。有时他们也会直接和普洛特金联系。下面这封用花体写在半张白纸

---

① 普洛特金和同事之所以报告的是黑人新生儿的数据，是因为费城综合医院的几乎所有新生儿都是黑人。实际上，他们计算的是患有先天性心脏缺陷和眼疾——这是先天性风疹综合征的一个特征——的婴儿的数量。先天性风疹综合征的最常见症状失聪，很难在新生儿身上诊断，也就没有纳入统计中。他们估计，实际上费城综合医院有近1.4%的新生儿受到感染。

上的信，是附近新泽西州彭索金镇一名妇女寄给普洛特金的。

4月2日

宾夕法尼亚大学

威斯特［原文如此］实验室

亲爱的先生：

我想请问您这种情况是否危险或致命。我有个女儿怀孕3个月，得了麻疹。给宝宝造成伤害的危险大吗。怀孕还没［原文如此］4个月。请您告诉我？

谢谢您。[19]

普洛特金能够提供的检测远非完美，很难给妇女她们想要的确定答案。他能够从鼻拭子或咽拭子中分离风疹病毒以确诊风疹。但是，只有在出疹的头两天取拭子，检测结果才可靠，而出疹的女性很少这么快找到他。即使她们很快找到他，以便用ECHO－11烦琐的干扰测试法来从咽拭子中分离病毒，也需要十天才能得出结果。将病毒培养更长的时间，以确定结果准确，则需要再花两三周。

他更常用的血检也并不会更快。普洛特金首先需要在急性期采集血样来检测，或者在出疹后（最好是两周内）尽快采集血样。如果孕妇去看医生，花了更多时间，那么得到准确检测结果的可能性就会明显降低。

但是，第一次的血检并不够。普洛特金接下来还需要等两三周，再次采集血样，并再次检测患病孕妇的抗体水平。第二次检测的抗体水平更高，可以确诊这名孕妇最近感染了风疹。

从始至终，普洛特金的血检很容易用掉四周。等待结果的过程十

158 分痛苦。有些妇女，甚至有些医生，都忍受不了。

“许多医生觉得这种拖延无法忍受。”普洛特金在那年10月发表于《美国医学会杂志》的论文中写道。他让读者去看表3里的第13号患者。这位28岁的母亲已有两个孩子，在孕8周出疹，但不像典型的风疹：疹子只出在肚子上，淋巴结不肿大。普洛特金在出疹第二天采集了血样，然后又在三周后采集了一次。普洛特金带着显然阴性的结果去找她的医生，却为时已晚。那名妇女已经堕胎了。[20]

另一种极端情况也存在：有些患者的检测结果是明确的阳性，却选择继续妊娠。第19号患者，20岁，在首次妊娠第9周出疹、发热、淋巴结肿大。普洛特金的血检结果显示，她的抗体水平在两周内提高了八倍。她选择不堕胎，论文脚注中标注原因是“宗教反对”。[21]

普洛特金自己是个言语谨慎的人，在与患者面谈时，不喜欢左右他们做任何决定。但是，在患者选择堕掉可能受到损伤的胎儿时，他心里并不反对。而且，在反对堕胎的批评者猛烈抨击人们为避免先天性风疹而堕胎时，他会很愤怒；1964年秋，《英国医学杂志》上刊登的两封读者来信就表达了这种猛烈抨击。[22]

一位批评者是英格兰伊普斯威奇一家地区医院的病理学家，他在信中说，如果要堕掉可能失明、失聪或智障的胎儿，也应该堕掉那些可能患哮喘、糖尿病、高血压、近视或人格障碍的胎儿，那样才能在逻辑上说得通。他断定，这会让国家“最终成为没有监狱的一党制国家”。[23]

普洛特金十分气愤。他写信回击说，那位批评者“站在道德高地，却让别人去受苦”。他写道：“为什么要让一个有心脏病或失聪的孩子出生，增加一个家庭的负担？……我们没有权利出于个人的道德或宗教紧迫需要，去要求别人接受不必要的先天畸形高风险。”[24]不过《英国医学杂志》没有登出这封回信。

这并不是说普洛特金觉得所有父母都能轻易作出明显的决定。
“我记得那些父母在决定是否继续妊娠时多么痛苦，”他在2012年接
受采访时说，“有些父母在来我这里之前就已经做了决定……无论风
险如何，他们都不想冒险。当然，有些父母——尤其是那些有宗教信 159
仰的——对于该怎么做很矛盾。”[25]

在许多案例中，想堕胎的女性却无法堕胎。纽约大学儿科系主任索尔·克鲁格曼在1965年5月美国儿科学会的一场会议上说，纽约大学的疗病性流产委员会“经常遇到这样的情况，一位妇女患了风疹一两周，却没有注意到，直到发现自己没有来月经时才重视”。他指出，纽约大学的委员会“不批准这种情况下的堕胎”，尽管这名妇女有可能生下受到损伤的婴儿。[26]

纽约市哥伦比亚大学的产科医生罗伯特·霍尔写道，最初只有“那些坚持己见的医生的妻子”才能够因风疹而获许进行疗病性流产，而且是“在假装患精神病”的情况下才获批的。[27]随着疫情升级，越来越多的女性获批在医院堕胎。这些女性的社会地位几乎都比较高。霍尔估计，1965年，每有九名自费患者——较富裕女性——因风疹获批堕胎，只有一名贫困的公费患者能够终止妊娠。[28]

每有一名女性成功堕胎，就有几十名孕妇担心尽管没有发热或出疹，自己的胎儿还是受到了感染。她们努力回忆，依稀记得小时候患过德国麻疹，那么现在就有了免疫力。[29]公共卫生部门让最近怀孕的妇女——通常是家中已经有了几个孩子的母亲——远离孩子，因为孩子最有可能携带风疹病毒。[30]但是，一个养育着几个孩子的母亲怎么才能做到这点，他们却没有说清楚。

“在疫情爆发的年份，几乎所有孕妇的心里都有悲剧的幽灵出

没。”研究风疹的历史学者莱斯利·J.里根写道，“没人觉得自己逃过了疫情，因而心安；或许她只是没有察觉自己得了风疹。”[31]

普洛特金与那些痛苦父母的定期会面几乎持续了1964年全年。有些时候，他乐于给她们的医生写信告知结果。

“十分感谢你来信询问 [F] 太太的情况，”他在1965年2月写信给宾夕法尼亚州阿伦敦的一位医生，“得知她的孩子完全正常，我很高兴。我也很开心，我对于她有信心继续妊娠也尽了一份力。”[32]

但是，更常见的情况是，检测结果不确定，令人痛苦。一位怀孕患者的抗体水平在9月11至25日之间升高，但是并不明显。普洛特金在10月中旬写信给她的医生，说抗体水平“无法用于诊断，它反映的可
160 能是近期的感染，也可能是较久远的感染。我怀疑问题在于，我们接诊这名患者时，离她开始出疹已经过去了18天”。[33]

最终，在1964和1965年横扫美国的那场风疹疫情中，估计有1 250万人，也就是1/15的美国人感染。这些感染者中，超过15.9万人出现了关节疼痛或关节炎，尤其是女性。大约2 100人患上了死亡率高达20%的脑炎。[34]

6 250名孕妇最终流产或死产。估计有5 000名女性选择堕胎。还有2 100名婴儿出生不久便夭折。

大约2万名婴儿幸存，但是患有先天性风疹综合征。这些婴儿当中，超过8 000名双耳失聪，近4 000名既失明又失聪，还有1 800名有智力障碍。大约6 600名婴儿有先天性风疹的其他症状，最常见的是心脏缺陷。通常，患先天性风疹的婴儿有多种缺陷。[35]

这些数据只是估算。它们来自1969年传染疾病中心的一份报告，报告的作者们强调，医生直到1966年才需要向当局上报风疹病例。在那之前，许多但并非所有州会收集数据，自愿传给传染疾病中心。作

者们指出，他们的数据不完整，是“初步数据”。他们提醒说，数据的目标读者主要是疾病控制专家，应该“谨慎地解读”。[36]然而，这些数据成了“官方”统计，至今还发布在疾病控制与预防中心的网站上以及其他地方。一位从1960年代起与风疹患者深入接触了数十年的资深风疹专家说，这些数据是基于直觉和经验的瞎猜。

1963年末，在开始研制风疹疫苗时，普洛特金决定，他使用的风疹病毒不能为方便而就近从患者咽喉捕获，就像帕克曼在迪克斯堡所做的那样。他推断，使用这种方法时，同样寄生在患者咽喉中的其他“乘客”病毒可能造成污染。相反，像海弗利克在最初尝试培养正常、洁净细胞时所做的那样，普洛特金选择了手头可能最优质的细胞来源，从中分离未受污染的风疹病毒：感染了风疹的胎儿。

1964年1月23日，普洛特金写信给宾大医院妇产科主任富兰克林·佩恩。 161

“亲爱的佩恩医生，正如你所知，我们一直在从贵院收集流产胎儿来做组织培养。我们的项目现在进入了新阶段，正在尝试从流产胎儿中分离相关的病毒……我们希望您能帮助我们开展这个研究项目。”[37]

普洛特金得到了佩恩的帮助，也得到了其他地区医院妇产科的帮助。但是，最大的帮助来自那场当时正在向美国东部逼近的风疹疫情。

随着疫情扩散，普洛特金开始持续收到流产胎儿。有些胎儿是装在塑料袋里，从地区医院送过来的。有些胎儿则是他自己去取的；他将它们装在实验室的瓶中，带着它们穿过大街，从宾大医院回到研究所。他解剖并切碎胎儿的器官，将组织碎片移入培养瓶中，再将培养瓶放进孵化器，让它们生长，然后测试它们是否含有风疹病毒。测试结果对他很有利：风疹病毒感染了几乎所有的胎儿器官。

如果胎儿的母亲是普洛特金未接触过的患者，我们就不知道相关的医生是否征询过她的同意。如果胎儿的母亲是普洛特金亲自接诊的，并且她是基于普洛特金的咽拭子检测结果而选择堕胎的，普洛特金一定征询过她的同意。在至少一个案例中，普洛特金检测得出的信息对于事关的那位妇女而言肯定十分令人痛苦。

“亲爱的艾森伯格医生，”普洛特金在1964年感恩节前两天给新泽西州切里希尔的一名医生写信道，“上次你来信询问关于［F］太太胎儿的研究，我特此告知你，到目前为止，我们还没有在胎儿体内发现风疹病毒……在［F］太太这个病例里，病毒可能没有传染给胎儿。”[38]

在他写信时，普洛特金已经收到并检测了31个风疹胎儿。他发现有17个胎儿感染了风疹病毒。[39]

在31个胎儿中，第27号胎儿进入了科学史。它来自一名25岁的女性，她在末次月经后8周感染风疹病毒。16天后，她出现了淋巴结肿大、出疹的症状。对出疹第二天采集的鼻拭子进行风疹化验，结果呈阳性。两周后，第27号胎儿的母亲接受了堕胎。

“胎儿被立即解剖。”普洛特金在那篇向科学界宣告他加入风疹疫苗竞赛的论文中写道，“对几个器官［的碎片］进行培养，成功用肺、
162 皮肤和肾培养出细胞。发现全都……携带风疹病毒。”[40]

第27号胎儿的肾组织培养出的病毒生长得特别好——浸泡过细胞的液体中出现了大量病毒。他把这种病毒命名为RA 27/3。“RA”表示“风疹堕胎”(rubella abortus)，“27”表示病毒的来源是他在1964年那场疫情中收到的第27号胎儿，选择“3”是因为肾是他从第27号

胎儿采集的第三个器官。普洛特金研制疫苗时使用的就是这种病毒。

就像此前海弗利克那样，普洛特金在玻璃瓶中培养第27号胎儿的肾细胞，将它们浸在培养基中，放到95 ℉的孵化器里，然后在细胞覆盖第一个瓶子的底部时，将它们分离到两个瓶子里。肾细胞分离四次后，他将充满病毒的液体提取出来，注入含有海弗利克提供的WI-38细胞的新鲜培养基中。[①]

他每隔十天左右就引入一批新鲜的WI-38细胞，总共又进行了三次。从最后那批WI-38细胞培养基中，他采集了含有病毒的全部黄色液体，将它分成若干试样，把一茶匙的量装进有螺旋盖的试管中，在-76 ℉条件下冷冻。要等好几个月，他才会把疫苗取出来，解冻，准备首次将RA 27/3接种给人类。 163

① 尽管风疹病毒会抑制细胞分裂，但来自第27号胎儿的肾细胞在培养瓶中生长了很久，足以分离四次。普洛特金猜测，之所以如此是因为他最初将细胞放进培养瓶时，被风疹病毒感染的细胞数量相对较少。

第十一章

狂犬病

费城，1962—1964年

摩洛哥，1964年

明尼苏达州瓦巴沙县，1964年

现有的狂犬病疫苗无疑是注入人体的最粗制滥造的生物制品。

——希拉里·科普罗夫斯基

在首届人类病毒性疾病及立克次氏体病疫苗国际大会上的讲话

华盛顿特区，1966年11月[1]

风疹疫苗只是许多疫苗中的一种。1960年代对病毒疫苗的追求，其热烈程度与今天对人类基因组奥秘的探索相当。病毒学和疫苗学吸引了最优秀和最有雄心的科学家。疫苗研发者如果成功，他们不需要等待一生，在幸运的情况下，几年内就可以看到自己的劳动成果救人性命。

1960年代，威斯塔研究所可以说是病毒学界的中央枢纽，在研究所的许多颇有雄心的病毒学家当中，作为领导者的科普罗夫斯基最为雄心勃勃。1940年代，他在里约热内卢为洛克菲勒基金会工作时，观察过一只患狂犬病的吸血蝠——后来解剖了它的大脑，在显微镜下寻找狂犬病的特征——那之后他便对这种疾病极其关注和着迷，急切地想研制出狂犬病疫苗。1944年，他在特立尼达岛拜访了著名的狂犬病科学家J. L.帕万，这趟旅程加深了他研制狂犬病疫苗的兴趣。[2]甚至

1950年代在与萨宾竞争获批生产口服脊髓灰质炎疫苗时，他就在关注狂犬病。仅仅在十年里，他就发表了21篇关于狂犬病的论文——他一生写了187篇，差不多是关于脊髓灰质炎的论文的四倍。

狂犬病是对人类而言最致病的传染病。感染者一旦出现症状，几乎都会死亡。[3]在全球范围内，狂犬病是一个严重的负担。2013年，世卫组织估计全球每9至20分钟就有一人死于狂犬病，同时承认这可能低估了，因为还有些病例没有上报，有些病例被误诊 164
了。[4]狂犬病死亡病例中有大量儿童，其中大部分很贫困，几乎全部来自发展中国家的乡村地区。例如，在印度，狂犬病每年的致死人数在1.3万至3万之间。[5]

狂犬病毒呈弹状，存在于动物的唾液中。狂犬病毒几乎都通过病畜造成的贯穿伤感染。[6]（在极个别情况下，狂犬病毒通过吸入传染，例如，蝙蝠洞穴中探险者的感染。[7]在极罕见的病例中，可因接受角膜移植而感染，角膜主人的死因在当时未知，后来才发现是狂犬病。）[8]

和风疹病毒不同，狂犬病毒不会侵入血液。相反，它尤其偏爱神经细胞。人被咬伤后，病毒会进入伤口附近的神经细胞，通过神经细胞向上朝大脑移动。在到达大脑数日、数周、数月，甚至数年后，病毒会造成一系列可怕的症状。最初的症状不严重，包括发热、咽喉发炎、肌肉疼痛，以及食欲不振。随着病毒在大脑中迅速扩散，感染者的状况便急转直下。通常，患者会对光、声以及触摸特别敏感。他们会变得易怒好斗，可出现幻觉和惊厥。患者大多神志清醒，但持续时间越来越短。

狂犬病毒还会沿着神经细胞从大脑向下移动，到达肾、肺、肝、皮肤和心脏——还会到达泪腺、汗腺和唾液腺，造成这些腺体过度分泌。与此同时，病毒导致吞咽困难和疼痛，再加上唾液过多，口中会产生白沫。在约半数感染者中，看、听、想或吞咽水都会导致膈肌、咽喉和呼吸肌疼痛和痉挛。由于患者对水特有的恐惧，狂犬病亦称“恐水症”。

有些患者会出现肢体瘫痪，向上发展，直至呼吸肌瘫痪，患者窒息。还有些患者陷入昏迷，而后死亡。从症状出现开始，整个过程持续5天至3周。

20世纪中叶，美国部分州的野生动物狂犬病发病率明显升高，引起了公共卫生部门的警惕，以及受影响社区居民的恐慌。在印第安纳州，经实验室证实的动物狂犬病病例从1952年的156例，增加到1954
165 年的374例。两年里，纽约州的确诊动物狂犬病病例从340例增加到511例。在明尼苏达州，1948年上报的动物狂犬病病例只有5例，1952年增加到了264例。那年脊髓灰质炎大爆发，但是在“万湖之州”明尼苏达，人们更害怕狂犬病。已证实，牛、猫、囊地鼠、土拨鼠、麝鼠、狐狸、马、浣熊，以及更为人所知的狂犬病毒携带者——臭鼬和狗之中，都出现了狂犬病病例。病例不仅限于乡村地区。在明尼阿波利斯，人们在第55街和科尔法克斯大道交叉路口捕获了一只患狂犬病的臭鼬，在第42街和皮尔斯伯里大道交叉路口捕获了一只患狂犬病的猫。有新闻报道说，儿童被患狂犬病的臭鼬追赶。

“我们像坐在火药桶上一样。”明尼苏达州疾病预防和控制机构的主管迪恩·弗莱明说道。[9]

1952年，美国有24人死于狂犬病。[10]了不起的是，明尼苏达州一人都没有。[11]

当时美国已有的狂犬病疫苗与法国微生物学家路易·巴斯德在1885年发明的著名原始配方没有多少区别。[12]

它用患狂犬病兔子的干燥脑或脊髓碎片制备而成，其中的病毒已经用化学品或紫外线灯杀死。患者被咬伤后，要连续14至21天在腹部注射这种疫苗，逐渐增强疫苗的效力。

注射痛且有风险。尽管疫苗中的病毒应该已经灭活，但是也有例外情况。1960年，在巴西的福塔莱萨，66人注射了兔脑制成的疫苗，但疫苗中本应该被苯酚灭活的病毒仍然活着。其中18人——年龄都不超过30岁——感染了狂犬病并死亡。[13]

还有些人接种了以脑组织制成的狂犬病疫苗后，因对其中神经组织的过敏反应而虚弱、瘫痪、昏迷，或者死亡。[14]这种过敏反应叫作过敏性脑炎，在接种者中发生率为1/600至1/500，并将导致严重后果，因为患者的免疫系统在接触疫苗中动物脑蛋白时被激活，进而攻击脑中的同一种蛋白，即髓磷脂碱性蛋白。[15]

因此，人们被可能患有狂犬病的动物咬伤时，总是面临痛苦的选择：冒着可能出现严重过敏反应的风险接种疫苗，或者不接种疫苗，用 166
生命去赌动物没有携带狂犬病毒。

1950年代中期，印第安纳波利斯的礼来公司的科学家似乎取得了进展，研制出一种狂犬病疫苗。他们使用透明无色的液体 β-丙内酯将病毒灭活，放到受精鸭卵——鸭胚——中培养。[16]“在病毒增殖时使用［鸭胚］代替兔脑，清除了疑似会导致神经系统并发症的髓磷脂。”科学家们写道。在制备疫苗的过程中，在孵化前几日采集含有病毒的胚胎，切掉它们的头部。这样降低了发生过敏反应的风险，制备出的疫苗有“明显的优势”。[17]

像以前的疫苗那样，鸭胚疫苗也要尽快注射给被咬伤患者，根据咬伤严重程度，连续注射14至21天。首次全程注射之后，每隔一段时间还要加强注射。1958年被礼来公司推向市场后，这种疫苗很少引起过敏反应，但后来也出现了严重的问题：它并不像使用兔脑制备的疫苗那样能够有效地激发狂犬病毒抗体。[18]

与此同时，野生动物的问题并未消失。1961年，美国有近2 700例确认的动物狂犬病病例，不包括宠物猫和宠物狗——这个数字差不多是20年前的三倍。[19]狂犬病导致的死亡人数——1950至1961年是121人——与麻疹、脑膜炎等疾病相比很少。[20]但是，它们的细节无疑令人惊恐，而且就像如今在发展中国家那样，狂犬病毒致死的儿童数量特别多：1946至1965年美国因狂犬病而死亡的患者半数年龄不超过15岁。[21]

几乎从海弗利克在1962年6月研制出WI–38细胞时开始，他的上司希拉里·科普罗夫斯基就计划使用它们来发明一种安全有效的狂犬病疫苗，这种疫苗要弥补现有疫苗亟须修正的严重缺陷。最近的一项重要进展告诉他，WI–38细胞极有可能投入使用：1958年，在亚拉巴马州蒙哥马利的传染疾病中心实验室工作的病毒学家R. E.基斯林，证明狂犬病毒不必在切碎的动物脑和脊髓中增殖，甚至也不用在随后被切头的完整鸭胚中增殖；它可以在培养的细胞，甚至非神经
167 细胞中生长。[22]1962年11月，科普罗夫斯基让人在威斯塔研究所以WI–38细胞培养了狂犬病毒。[23]

研发这种疫苗的繁重工作——实验室中长时间的日常工作——科普罗夫斯基交给了塔德乌什·“泰德”·维克多。维克多是一名和蔼的流亡者，还是一名波兰装甲老兵。他在位于法国阿尔福的国家兽医学院获得了兽医学博士学位。1955年，他和科普罗夫斯基在肯尼亚穆古加的狂犬病课上相遇。当时，维克多在比属刚果的政府兽医机构工作。据说他在那里被野狗咬伤，只好去注射用脑组织制成的狂犬病疫苗。[24]科普罗夫斯基开始劝说维克多去威斯塔工作。1961年，维克多40岁，去了威斯塔研究所。

通常，科普罗夫斯基是个不爱插手的管理者。但是，在涉及狂犬病时，他兴趣浓厚，因而在指导维克多和马里奥·费尔南德斯时很仔细。马里奥·费尔南德斯也是威斯塔研究所的科学家，是位矮胖的、笑呵呵的兽医，长着一头黑亮的头发。他最近才从葡萄牙里斯本的国家兽医研究所跳槽到威斯塔。

最初，在以WI-38细胞培养狂犬病毒时，他们遇到了困难。他们用感染了病毒的培养液浸泡未感染的新鲜细胞，结果新细胞很难感染。1963年，他们解决了这个问题，先用胰蛋白酶打破未感染瓶中的细胞膜片，再将细胞——不仅仅是浸泡过细胞的液体——转移进装着未感染的WI-38细胞的新瓶。结果表明，狂犬病毒在细胞间传递，而不是通过液体培养基传递。[25]

1963年9月，海弗利克研制出WI-38细胞后不到一年，他们就取得了巨大的成功：科普罗夫斯基向一群能够明白新狂犬病疫苗重要性的人做了一场乐观的汇报。这群来自十八个国家的数十位病毒学家在克罗地亚的度假小镇奥帕蒂亚开会，研讨全新的人二倍体细胞，以及它们用于生产病毒疫苗的可能性。

科普罗夫斯基向那些科学家汇报：他和同事成功地让狂犬病毒在WI-38细胞中茁壮生长。他们用无色的液体β-丙内酯将病毒灭活，以小鼠测试制备出来的疫苗，结果给小鼠注射活体狂犬病毒后，疫苗保护了它们。实际上，它的保护效果远远超出了监管者要求的小鼠
测试中的最低水平。[26]小鼠不是人，但是这些都是好迹象。“看来，现 168
在可以生产安全有效的人用狂犬病疫苗了。”科普罗夫斯基宣布道。

1964年5月8日，一位名叫比利（化名）的8岁男孩——他父亲是驻扎在摩洛哥拉巴特的美国空军的一员——被自家的狗咬伤了脸，那

是一条流浪的德国牧羊犬，一年前他的家人从街上捡回了它。他们没有给狗接种狂犬病疫苗，而且让它随处走动。男孩的父亲射杀了它，然后带儿子去了33英里外盖尼特拉的美国海军机场的医院。他们在咬伤后3小时内到达医院。按照医生计数，比利的左颊和下巴共有8处深及肌肉的贯穿伤。他们清洗了伤口，在体重60磅的男孩腹部注射了美国制造的鸭胚狂犬病疫苗。[27]

第二天，被咬伤19小时后，比利遵医嘱回到了医院。医生又给他注射了一剂鸭胚狂犬病疫苗。医生还在他的伤口、臀部注射了马狂犬病抗体。这叫作“被动免疫”，为患者提供现成的免疫力，保护他们，直到他们自己的免疫应答在疫苗的刺激下全面起效。至今，被动的抗体注射仍然是咬伤后预防狂犬病的一个重要措施。(在发达国家，人狂犬病抗体已经取代了经常会引起过敏反应的马抗体。)

咬伤事件发生2天后，那条狗的脑在卡萨布兰卡的巴斯德研究所接受了检验。病理学家在显微镜下观察脑细胞，发现其中散布着染成深紫色的圆形包涵体。它们是内基小体，里面充满了病毒，是狂犬病的显微特征。

随后的12天里，比利每天都回医院注射鸭胚疫苗。在注射结束后的第10天和第20天，他还接受了加强注射。6月中旬，他又继续过正常男孩的生活。

1964年5月9日，在比利被咬伤后次日，田纳西州东北部山区小镇的报纸《金斯波特新闻时报》的头条标题是“狂犬病威胁日增”。“霍金斯县灰狐群体中的狂犬病疫情正愈演愈烈，在过去一个月里已有9
169 例确诊。”文章开头这样写道。

“情况十分严重，一位卫生部门工作人员建议，人们在山区或林区步行时最好带上木棒防身。”[28]

一位居民报告说，一只灰狐躲在他家的前廊下面，冲出来想咬他。这只灰狐被他家的三条狗赶走了。但三条狗没有接种过疫苗，主人只好处死了它们。[29]

在金斯波特县正南边的格林县，接下来的几个月里约有1 100条散养的狗被射杀，还有超过100人被患狂犬病的狐狸咬伤。农民外出都带上猎枪。白天渐短时，学校也推迟了到校时间，让孩子们不用在天亮前在街上等校车。[30]

1964年，美国动物狂犬病发病数量增长了20%，达到近4 800例。这一增长来自野生动物。尽管越来越多的人为自己的宠物接种疫苗，家犬和家猫的狂犬病病例在稳步减少，但是减少量被野生动物，尤其是臭鼬和狐狸完全抵消了，结果动物狂犬病总数甚至还出现了增长。在当年的狂犬病动物病例中，野生动物有4 155例，占总数的86%。[31]有些科学家推测，打猎获取皮毛的活动减少，导致野生动物的数量迅速增加，为狂犬病毒提供了一个巨大的蓄水池。[32]

在密西西比州，此前两年没有动物狂犬病的病例报告，但是当年却有57人被患狂犬病的蝙蝠咬伤——其他43个州也发现了这种蝙蝠。在佐治亚州南部，过去18年中有17年没有出现动物狂犬病，当年却发现了107只患狂犬病的浣熊。包括缅因州、新罕布什尔州和康涅狄格州在内的东北部各州20年来首次出现了动物狂犬病病例的显著增长。[33]“坦白说，我们面对一个无法解决的问题。”传染疾病中心兽医部门的主管詹姆斯·H.斯蒂尔对《华尔街日报》说。[34]

同一篇文章还引述了科普罗夫斯基的话，说他正在用人细胞研制更完善的疫苗，并且准备以加利福尼亚州瓦卡维尔的州监狱里的70名囚犯“志愿者”测试疫苗。这次试验似乎并未开展，因为医学文献上没有相关报道。

1964年8月3日，在被狗咬伤3个月后，比利变得暴躁。他抱怨嗓子疼，还低热。医生检查后发现他咽喉发红，于是取咽拭子化验细菌，
170 并给他开了青霉素。

此后3天，比利更暴躁了。他不让人触碰，食欲不振，在温度变化时会哭喊或抽搐。他怕水，服用青霉素时也不喝水。他还说吞咽东西时嗓子疼。

出现这些症状后第3天，父母带他回到了海军机场的那所医院住院治疗。他很惊恐，不愿被人触碰。医生为他做检查时，他使劲退缩。

在接下来的2天里，比利的病情恶化了。他拒绝喝任何东西，开始大量分泌唾液。他不吞咽唾液，所以口水流下了嘴角。到达医院40小时后，他双手、双膝跪爬在医院的床上。他告诉护士，这样可以减轻床单对皮肤的刺激。他试图咬照顾他的人，甚至在注射镇静剂后仍然这样。他的消化道开始出血，肌肉开始剧烈痉挛，呼吸变得困难。最终，经历了几次不受控制的发作后，他去世了——在他到达医院47小时后，被狗咬伤90天后。

医生进行了尸检。位于卡萨布兰卡的巴斯德研究所的专家没有在他脑中发现内基小体。(约20%的狂犬病病例没有内基小体，因此这不能用来排除狂犬病。) 他们采集了他的脑组织，注射到一只兔子的脑中。16天后，他们处死兔子，检查了它的脑细胞，在其中发现了内基小体。

那些后来在《内科学年鉴》上描述比利这个病例的医生，并没有说这是一起一目了然的疫苗失效案例。或许疫苗在从美国出发运往摩洛哥的那座海军机场时是有效的，但是在运输过程中损坏了。或许在咬伤19个小时后才在伤口注射马抗体太晚，病毒已经从比利的面部

神经移动到了不远处的脑；有些专家认为，病毒一旦进入神经，抗体就无法攻击它们。或许马抗体摧毁了鸭胚疫苗中的许多病毒，比利没有产生足够强的免疫应答。当时已经证明，马抗体对疫苗的这种影响会出现在人身上，这也是至少要注射14天疫苗并进行2次加强注射的原因。或许比利需要注射的疫苗多于14天，或者应该在初次免疫后，在
更长一段时间内多进行几次加强注射，让免疫系统继续快速工作。这 171
些推测永远都不会有定论。[35]

当比利在摩洛哥濒临死亡时，明尼苏达州瓦巴沙县的10岁男孩加里·施普里克正与他的姐姐以及4岁大的外甥在他家农场上的帐篷里露营。8月5日，他正睡着，一只臭鼬钻进帐篷，咬伤了他的右腕以及左手的食指和小指。他姐姐打开手电筒，那只臭鼬才松口逃跑了。医生在病例中写道，臭鼬造成的伤口“不是整齐的贯穿伤，而像被咀嚼过”。[36]

咬伤的当天，加里就注射了鸭胚疫苗，随后又连续注射了13天。没有相关记录显示他是否也注射了马抗体。8月25日，在被咬伤20天后，加里发现右臂麻木了。他出现了发热和肌肉疼痛的症状，还说脖子僵硬。症状出现3天后，他到罗切斯特的一家医院住院治疗，此时四肢的麻痹症状已经延伸到了躯干。他开始出现幻觉，动作不协调，高热104 ℉。9月1日，他去世了。

一年后，传染疾病中心发布了加里·施普里克的死亡报告。报告称，他的狂犬病潜伏期——从咬伤到出现症状的时间——特别短，只有20天。“经验表明，狂犬病疫苗通常只有在……潜伏期超过30天的情况下才会起效，”他们总结道，“所以这并不会被视为一次疫苗失效的案例。”[37]作者们显然没有因为这种循环推理而感到窘迫。

1966年，传染疾病中心发布了关于另一名10岁儿童的类似报告，

报告中的意见却发生了改变。这名男孩也是在后院的帐篷中被袭击的，只是这次是在南达科他州；咬伤男孩的也是一只患狂犬病的臭鼬；男孩也在被咬伤后及时注射了21针鸭胚疫苗；最终他也痛苦、缓慢地死去。

传染疾病中心的作者写道，南达科他州男孩的死亡表明当前的治疗方法存在严重缺陷。“尽管处理过程近乎完美，包括彻底清洗伤口[、在伤口处注射马抗体]，以及接受了完整的疫苗注射疗程，但是患者仍然在咬伤后不到30天狂犬病发作。”[38]

1964年，也就是野生动物狂犬病病例激增到几十年里最高水平的那年，美国大约有3万人在遭遇可能患狂犬病动物攻击后接种了疫
172 苗；传染疾病中心后来估计，其中只有100至200只动物真的患有狂犬病。[39]在被咬伤的受害者中，只有加里·施普里克一人死亡。1965年，只有一名美国人在被病犬咬伤后死亡，那是西弗吉尼亚州一位60岁的伐木工，他在咬伤后也立即注射了14天疫苗。[40]南达科他州那名在咬伤后立即接种了鸭胚疫苗的男孩是1966年美国唯一一个死于狂犬病的人。鸭胚疫苗在许多病例中显然起效了，但是对少数伤心的家庭来说，它的效率还不够高。

1964年9月，也就是加里·施普里克去世的那个月，科普罗夫斯基、维克多和费尔南德斯为了传播得更广，选择在《免疫学杂志》上发表科普罗夫斯基一年前在克罗地亚奥帕蒂亚的研讨会上展示过的令人激动的研究发现：他们已经用WI-38细胞研发出了一种狂犬病疫苗，并且用这种疫苗成功地给小鼠免疫了。[41]这时，他们已经以更接近人类的物种测试了这种疫苗，测试对象是位于加利福尼亚大学戴维斯分校的全国灵长目生物学中心的50只恒河猴。[42]测试结果鼓舞人心。恒河猴全都立即产生了狂犬病毒抗体，并且在接种14天后抗体水平达

到最高。之后，它们的抗体水平略有下降，然后又在相较于控制组动物较高的水平上维持了3个月；追踪观察结束后，科普罗夫斯基的团队才发表了这篇论文。[43]当然，这种疫苗还没有通过最重要的一项测试：在动物注射了真正致病的狂犬病毒后保护它们。

那年9月，科普罗夫斯基还向美国专利商标局提交申请，注册了一项“狂犬病疫苗生产方法”专利。[44]在申请文件中，他、维克多和费尔南德斯是发明人，成果是一种以海弗利克提供的细胞制备，因而更有效、更安全的新疫苗。

因为国家卫生研究院的国家过敏与传染病研究所拨款支持了他们三人研制的改良狂犬病疫苗，所以在通常情况下，威斯塔研究所不能申请专利——在那个年代，美国政府对所有使用其资助取得的成果都声称拥有所有权。然而，在个别情况下，政府确实会弃权，前提是美国官员相信：让威斯塔研究所这样的机构申请发明专利，再授权给公司，是让新发明更快上市、造福公众的唯一途径。对于这种可能大大改良的狂犬病疫苗，美国政府发布了弃权声明，允许威斯塔研究所在成功申请专利后成为专利的所有人。[45] 173

专利授权威斯塔研究所在未来17年独家制备和销售新疫苗。当然，威斯塔研究所并不是疫苗公司。但是，专利证书让研究所有权与公司协商并授权它们制备和销售疫苗——作为回报，这些公司要向研究所支付专利使用费。科普罗夫斯基作为所长，有权将专利使用费的一部分转移进发明人——他自己、维克多和费尔南德斯——的口袋。

那份专利申请上并未列出海弗利克的名字。实际上，他对此完全不知情。 174

第十二章

孤儿与普通人

费城，1964—1965年

新泽西州汤姆斯里弗，1964—1968年

因此，内科和外科医学的道德准则是，绝不以人体进行可能造成任何伤害的实验，即使实验的结果可能为科学，也就是为他人的健康带来巨大的益处。

——克洛德·贝尔纳，法国生理学家，1865年[1]

圣文森特儿童之家位于费城西南格林威大道6900号，是一座三层红砖楼，占了差不多一个街区。它对称的两座翼楼上开着长排的长方形窗户。宽大的阶梯从人行道延伸上去，通向两扇弹簧门。两扇门上方是三角楣饰，三角楣饰的最上面是石头十字架，因为这所1937年奠基的儿童之家由罗马天主教费城大主教区拥有和运营。

尽管很多人把圣文森特儿童之家称作孤儿院，但是1964年11月时，那里的65名儿童并非全都父母双亡。[2]有些孩子的父母身患疾病，或一贫如洗，或身陷囹圄，或即将如此。有些孩子的母亲未婚，她们选择或被迫放弃了自己的孩子。[3]许多这样的年轻母亲在街对面为未婚母亲开设的圣文森特妇幼医院生产，1965年那里的新生儿总数超过了400名。[4]在医院出生、到1岁时还没有被领养或寄养的婴儿——通常是黑人或混血婴儿，很难找到愿意收留他们的人——就转到55码开外的儿童之家。[5]

圣文森特儿童之家有五名修女，还有一些护工，她们要给学步的婴儿穿衣服，喂饭，换尿布，与他们玩耍，还要每晚像流水线上的操作工一样给他们洗澡。儿童之家还有两名厨师、两条领养的狗，分别叫詹米和史蒂夫，以及一名坏脾气的维修工梅西纳先生。[6] 175

修女属于耶稣宝血女修会，她们身穿不实用但舒适的白袍，在给婴儿换尿布时，白袍的宽大袖子经常沾染尿液。她们住在三楼简朴的单人间里，在一楼的小教堂做礼拜。

孩子们住在下面两层楼的其他地方。住处很简朴，地面是坚硬的水磨石，洗手间是一个大通间，里面装着很多小马桶。修女们用爱来弥补物质方面的简朴，确保孩子们每天都能到围着铁丝网的小操场上玩耍，专门抽时间给他们读故事，还会陪他们步行去附近的科布斯溪水公园。儿童之家的院长阿加佩嬷嬷特别关心孩子们。她会在夏天安排孩子们去海滨别墅过上一周，还会利用州政府检查员偶尔来访的机会，尽可能地从大主教区要来资金以购买新床单之类的东西，让儿童之家更漂亮。大家都知道，她不赞成儿童之家的工作人员仅以挣钱为目的在那里工作。

不过，修女们都很担心孩子们。年近30岁、身材娇小的奥地利裔修女达米亚纳嬷嬷认为，他们毕竟都是孩子，人数还很多。每个人都需要一两名成年人可以依靠——而这个水平的照料，她却无法提供。

有些时刻令人心碎。比如，在领养家庭来儿童之家带走某个男孩的时候，男孩会崩溃，绝望地号哭。玛丽·约瑟夫嬷嬷难以忘记一名失聪女孩脸上的失望；女孩在市中心酒店参加一年一度的圣诞聚会时，大主教约翰·约瑟夫·克罗尔递给她一份包装精美的礼物，她却发现它只是个装饰品，是一只空盒子。[7]

秃头、戴眼镜的克罗尔1961年接任了枢机主教约翰·奥哈拉，成为费城的大主教。正是从克罗尔大主教那里，斯坦利·普洛特金获许在圣文森特儿童之家的孩子们身上研究他新培养的RA 27/3风疹病毒。[8]

在请求克罗尔大主教许可的信中，普洛特金并没有说明，他是从一个流产胎儿捕获了疫苗病毒，并以另外一个流产胎儿的细胞培养了病毒。克罗尔强烈反对堕胎。1973年，美国最高法院就罗诉韦德案作出判决，堕胎合法化，他将这份判决称为“无法形容的国家悲剧，推动社会朝可怕的方向发展”。[9]

但是1964年，大主教同意进行风疹病毒研究。

“受试者是31名健康、正常的儿童，在14至29月龄（平均为21月龄），来自费城大主教区管辖的一家孤儿院。”普洛特金在就这项
176 研究撰写的论文中写道，“这些儿童的父母或监护人许可了他们参与研究。”[10]

至于美国政府的许可，普洛特金甚至都不确定自己是否需要。要以人体测试显然为疫苗的产品，确实需要罗德里克·默里的生物制品标准部给予正式的许可，许可的形式是一份叫作“新药试验豁免”的文件。要获得这项许可，相关产品必须通过生物制品标准部列出的实验室和动物测试。

1964年5月，普洛特金写信给生物制品标准部，称RA 27/3为“非疫苗材料”，说自己想进行一项试验，试验的“目的是造成实验性的风疹”。他问，这项试验是否需要生物制品标准部的许可？如果需要，RA 27/3要通过哪些安全性测试？是否能够尽快回复？“我们十分希望尽快开始测试这种材料。”[11]

一周后，他收到了答复。“这种活动与真正的［疫苗］制品研制之间的界限并不清晰。”默里写道。许多处于疫苗研制初期的实验室，也

向生物制品标准部备案了它们的拟定试验程序，也就是试验计划，因为它们的研究工作可能随时“具有一些疫苗研发的性质”，默里补充道。但是普洛特金不用获得正式的许可，他不用通过重重关卡。无论他做什么，默里说，“当然都要以伦理考量为指导”。[12]“你应该保护好自己。”默里建议道，让他确保提前将他提议的项目交给一个“客观的顾问团”评审。最终，普洛特金应该听从国家卫生研究院的专家委员会，也就是一年前在《科学》上就人二倍体细胞公开表态的那个委员会的建议。[13]

海弗利克和穆尔黑德在1961年发表论文，描述了在实验室培养的新的正常胎儿细胞，以及它们在疫苗制备方面的潜力。这篇论文发表后不到一个月，默里就组建了那个专家委员会。

委员会1963年1月在《科学》上发表报告，谨慎地提出警告，人二倍体细胞或含有致癌或有害的潜藏病毒。他们竭力主张，先将用这种细胞制成的新疫苗接种给一两名成年人，仔细追踪观察至少6个月，以防疫苗受到了肝炎病毒或其他潜伏期较长的病毒污染。默里对普洛特金说，“如果你已经从其他关于二倍体细胞的研究中获得能够满足[委员会] 建议的数据”，就不用担心这些建议。[14] 177

普洛特金觉得自己确实拥有这样的数据。一年前，安静、坚定的南斯拉夫疫苗学家德拉戈·伊基克已经给5 000名克罗地亚学龄前儿童接种了用WI-38细胞制备的脊髓灰质炎疫苗，没有观察到不良反应。

普洛特金没有召集一个“客观的顾问团”来预审他的研究项目。但是，他在2016年写道，他可能咨询过默克公司的疫苗主管希勒曼，以及宾大医院的儿科医生罗伯特·魏贝尔；魏贝尔与默克公司合作密切，共同开展过多项疫苗试验。[15]

普洛特金在给生物制品标准部的信上说，自己在使用一种“非疫苗材料”。因为他不希望默里及其员工将RA 27/3病毒定义为疫苗，进而干扰他的试验，要求他进行实验室和动物测试，而这些都会拖延他的进度。[16]实际上，他特别希望RA 27/3是一种即将成形的疫苗。但是他也知道，目前这种病毒的毒性减弱幅度还很小。他仅仅在WI－38细胞中对它进行过四次传代培养，它还未丧失对人的致病性。它很可能会让那些学步的幼儿患上严重的风疹。毫无疑问这将证明，他从第27号胎儿肾脏中捕获的这种物质确实是风疹病毒。倒不是说他怀疑这点，而是其他人可能会怀疑。

普洛特金在那年春天写信给同事西奥多・英戈尔斯说，这次试验还让他能够研究风疹在儿童之间的传播，以及实验性注射使学步幼儿产生的免疫力。[17]英戈尔斯是著名的流行病学家，供职于亨利・菲普斯研究所（属于宾大）。他为普洛特金实验室的一名技术员发薪水，以此支持普洛特金的工作。

普洛特金并非首位想使人感染风疹的科学家。1938年，两位日本研究人员——田坂定孝和弘好文——将病毒活跃期患者的鼻洗液注射给儿童，在儿童身上引发风疹，证明风疹几乎一定是由病毒引起的疾病。[18]1953年，纽约大学的儿科医生索尔・克鲁格曼抽取患风疹儿童的血样，注射给1至6岁的儿童，使这些儿童感染风疹。[19]1962年，国家卫生研究院国家神经系统疾病与失明研究所的所长约翰・塞弗，用拭子或滴管将捕获自患者的病毒注入多名男囚的鼻腔，让他们患上了风疹。[20]

178 和那个时代的其他类似研究一样，这些使人染上风疹的研究并没有遭到抵制。而且，在普洛特金准备让儿童感染风疹时，美国正处于一场前所未有的风疹疫情中。就像在第二次世界大战期间，前线面临重重危险的将士的震耳呼声让医学研究人员愿意以无法想象的方式使用人类那样，在1964年的严重风疹疫情中，人们对风疹疫苗的迫切寻求也让普洛特金和他的同代人十分焦急，以致在用福利机构中弱势儿童测试疫苗时，将所有不安抛到了一边。另有一件事也让他们宽心：德国麻疹——不像脊髓灰质炎，也不像生物制品标准部的默里故意让囚犯感染上的肝炎——对于胎儿以外的人来说通常是轻症。它已证实的严重并发症——脑炎，在成人身上很少见，在儿童身上更是极其罕见。因此普洛特金说，他在首次用人测试RA 27/3时并不担心。[21]

对普洛特金的目的而言，圣文森特儿童之家的布局可谓完美。两座翼楼相互独立，意味着这项研究中的儿童——1岁大的住在东楼二层，2岁大的住在西楼二层——可以隔离开来，既不会与同一层楼另外一座翼楼的儿童接触，也不会与同一座翼楼一层那些大一点的儿童接触。但是，在东楼二层和西楼二层内部，学步儿童可以继续一起吃饭、睡觉和玩耍。

"大通间寝室共有两间，每间面积约为256［平方英尺］，摆放八张婴儿床。他们睡在其中一间。"普洛特金在报告中写道。[22]如果RA 27/3病毒有足够的传染性，能够从接种的儿童传染给同组中未接种的对照儿童，那么东楼二层和西楼二层封闭的独立空间就是观察这种传染的最佳地点。

风疹病毒的这种传播极受关注，因为儿童是风疹疫苗的潜在接种对象，如果已接种的儿童将疫苗中的病毒传染给他们怀孕的母亲，后果将十分严重。在试验开始前，普洛特金为东楼二层和西楼二层的所有女性护理人员，即修女和女护工做了血检，看她们是否已有风疹病毒抗体。他在总结圣文森特儿童之家这项首次试验的论文中写道，她们都已经对风疹有了免疫力。[23]

普洛特金计划测试两种疫苗接种方法：皮下注射与鼻内投药，后者指“强力控制住孩子”，用滴管将液体疫苗滴入一只鼻孔。因为在自然感染中，风疹病毒会先寄居在鼻腔和咽喉，再侵入血液，所以鼻内投药的方法或许可行。此外，这种方法或许费用更低，因为该法接种的技术要求更低。另外，几乎可以肯定的是，这种方法可以让孩子减
179 少哭闹。

在把RA 27/3带去圣文森特儿童之家之前，普洛特金进行了多次安全性测试，以检测其中是否含有细菌、真菌、无所不在的支原体，他最终发现疫苗是洁净的。[24]他通过腹部和脑部给药，以20只幼年小鼠、20只成年小鼠、6只豚鼠对疫苗进行了动物试验。他还给10只兔子进行了皮下注射。这些动物在6周内都很健康。[25]

1964年秋，普洛特金觉得已经准备好，可以为圣文森特儿童之家的孩子们接种疫苗了。他分两部分进行试验，每部分用时6周，之间间隔10周，其中包括圣诞节假期。接种方式有皮下上臂注射与鼻内投药。一些儿童接种的病毒剂量较高，一些则较低。还有一些儿童不接种，作为控制组。

在两部分试验中，研究人员每日检查包括接种组和控制组在内的所有儿童，查看他们是否有发热、出疹、淋巴结肿大等症状，并且每三四日采集一次咽拭子。在试验开始和结束时还要对儿童做血检。

每过几天，普洛特金会沿着伍德兰大道驾车三英里，去儿童之家为学步儿童做检查，收集咽拭子。在他不去的日子里，别人会为孩子们测量体温，检查是否出疹。这些人或许包括受过医护训练的玛丽·约瑟夫嬷嬷，以及费城大主教区的医生霍斯特·阿格蒂。

实际上，东楼二层和西楼二层上所有儿童都参与了试验。在研究开始前，他们几乎都没有风疹病毒抗体。[26]

从这项试验中，普洛特金了解了几件重要的事。从试验前没有风疹病毒抗体的儿童身上，他知道了他的病毒会让接种者患上风疹。11名没有抗体的儿童中，有9名在接受注射后出疹。大多数儿童腺体肿大，半数儿童发热，体温达到103 ℉。在出疹前后一周，他们的咽喉都检出了活体风疹病毒。并且，他们所患的风疹还会传染。4名未接种儿童被其他接受注射的儿童传染了。接种剂量较高的儿童症状也较严重，并且只有他们将病毒传给了未接种儿童。[27]

RA 27/3似乎有免疫效果。11名试验前没有抗体的儿童，在接受注射后都产生了抗体。这些抗体显然具有保护作用；第一项试验中接受上臂注射的3名儿童，在第二项试验的第一天又接受了注射。这次 180
他们没有再患上风疹。第一次注射产生的抗体抵御了第二次注射进体内的病毒。

与之形成对比的是，鼻内疫苗并没有引发和传播风疹，但是11名以这种方式接种的孩子中，有9名未产生抗体。

1965年6月初，普洛特金将论文投稿给《美国儿童疾病期刊》，当年10月发表。论文合作者——给他们署名主要是出于礼貌，因为大部分工作是普洛特金自己做的——包括宾大医生英戈尔斯，他为普洛特金实验室的技术员发薪水；还有戴维·柯恩菲尔德，费城儿童医院广受欢迎的资深儿科医生，普洛特金说自己是在他的帮助下得以进入圣文森特儿童之家的。

1965年论文中有表格和图表，展示了RA 27/3病毒是如何致病的。里面还有一张满页照片。那是一名接受低剂量注射的儿童的特写，展示出他或她裸露的背部，以及胖乎乎左臂的后侧。照片最上边恰好可以看到一头棕色的鬈发。这名儿童背部有一块心形的白色皮肤,而其他地方都长满了鲜红色的疹子。

普洛特金写道,试验既成功了,也失败了。RA 27/3在注射后产生了保护性抗体,但同时也引发并传播了疾病。他总结说,尽管它引发的“轻症”没有并发症,症状不严重,但“只有一种无法传染接触者,进而不会危及孕妇的介质”才能作为可接受的疫苗。

普洛特金明确表示要继续研究。他写道,这次的结果是基线。从这里开始,他要进一步减毒风疹病毒,旨在研制出一种可用的疫苗。

在普洛特金看来,这项工作没法迅速完成。如果历史可以参考,那么下一场疫情再过五六年才会出现。与此同时,这场疫情刚刚结束,到处都传来令人心碎的消息。

史蒂夫·文茨勒和玛丽·文茨勒一心扑在家庭上。这对新婚夫妇开玩笑说要生九个孩子。他们有精力,而且在1960年代初,他们也有时间。两人都是20岁出头的教师,定居在新泽西州的汤姆斯里弗,在费城正东56英里的大西洋海岸。[28]

181 他们因为工作从特伦顿的繁华郊区搬去汤姆斯里弗。1952年,汽巴-嘉基旗下的大型工厂汤姆斯里弗化工厂建成,原本只有1.7万人口的汤姆斯里弗迅速发展,学校建设难以跟上节奏。因此,史蒂夫——全名为斯蒂芬·约瑟夫·文茨勒三世——去了汤姆斯里弗高中当乐队指导,玛丽则在附近贝维尔的中区初级中学教音乐。

工作第一年,文茨勒夫妇也开始计划要孩子了。1963年秋,玛丽流产过一次。这种情况很常见。她并不担心。

1964年3月的一个早晨,玛丽在办公室的邮箱里收到了学校护士发来的公告。公告说,这所学校受到了一场德国麻疹疫情的影响。据她回忆，公告提醒，预计会有很多学生缺席——如果教师们还没有注意到这点的话。发热或出疹的学生都会被送回家。出现这些症状的教师也不应该来上班。

这是玛丽第一次听说疫情。本来没什么关系，只是她的月经没有按时来，她本能地觉得自己怀孕了。她流产过，知道怀孕的感觉。她还知道——尽管不记得是怎么知道的——孕期患上德国麻疹不是什么好事。她每天都要给125名七、八年级的学生上音乐课。她接触到病毒的可能性很大。

那天晚上，玛丽和史蒂夫商量该怎么办。她在汤姆斯里弗还没有看过病。他们决定，她应该去找她之前在特伦顿郊区汉密尔顿广场生活时的家庭医生文森特·皮卡，他们很信任他。

在去见皮卡之前一两天，玛丽低热，脸上出了浅红色的疹子，于是打了电话请人代课。她驾车36英里去皮卡位于汉密尔顿广场的诊所，一路上非常担心。

在皮卡听她讲述情况，给她做检查时，她看到他也有些担心。医生在她臀部注射了一针丙种球蛋白，一种提取自人血的抗体。这是为了给人现成的免疫保护——就像人被狂犬病病畜咬伤后立即注射马抗体一样——杀死血液中的风疹病毒，不让其进入子宫，从而达到保护胎儿的目的。对于狂犬病，伤者还要接种疫苗，使自身的免疫系统高效工作，产生自身的抗体。而对于风疹，除丙种球蛋白以外，并没有疫苗可以接种。 182

然而，丙种球蛋白对风疹是否确实有效却非常不确定。这个问题没有答案。研究人员无法开展前瞻性的、受控的临床试验，让一部分孕妇接受丙种球蛋白治疗，而另一部分不接受。孕妇不会容忍这种做法。她们不是能被轻易操控的孤儿或囚犯。所以，科学家只能通过病史来推断。[29]

英国医生J. C.麦克唐纳研究了1954至1961年间在风疹病毒暴露后接受丙种球蛋白注射的近1.3万名孕妇的病历。他写道，证据显示丙种球蛋白有效地阻止了这些孕妇的风疹。但是，这种推断并不确凿。而且，众所周知，风疹病毒经常会侵入血液，同时又不引发可察觉的症状。如此看来，阻止了孕妇的疾病症状，或许并不等同于保护了胎儿。[30]

因此，在1964年春玛丽·文茨勒去找她以前的家庭医生时，状况是：医生给患者注射丙种球蛋白是因为它无害且可能有效。患者也如此期待。

次月也没来月经后，玛丽去见了当地的产科医生阿尔弗雷德·彼得兰杰洛。他确认玛丽已经怀孕。玛丽告诉他，自己患了风疹，注射过丙种球蛋白。彼得兰杰洛主动说他不做堕胎手术，如果玛丽想终止妊娠，需要找其他医生。玛丽说她也不认可堕胎。她说，她想请彼得兰杰洛帮自己做产检并接生孩子。

1964年11月24日，周二，下午3：33，斯蒂芬·约瑟夫·文茨勒四世在汤姆斯里弗社区医院出生，产程顺利。小斯蒂芬体重5磅13盎司（不足第10体重百分数位），身长19英寸（约为第17身长百分数位）。产房的工作人员很快发现一些情况，但没有告诉斯蒂芬的父母：斯蒂芬的瞳孔本应是黑色的，现在却呈现浑浊的乳白色。他们没有让玛丽抱孩子。

那天晚上，玛丽仍然未见到小斯蒂芬。她平躺在多人间里，一位瘦削、年轻的眼科医生来到她床边，望着她说，孩子因白内障双目失明。

玛丽虽已精疲力竭，但仍然吓坏了。“我们该怎么办？”她最终才勉强说出话来。 183

“如果我是你，我会再怀一胎，就不会为这件事难过了。”他说。

50年后，玛丽已经记不得对话的其他内容了。她记得的只有那种淹没她的绝望，还有眼科医生离开后，一名操着欧洲口音的护士安慰哭泣的她。[31]

玛丽在医院度过了1964年的感恩节。那个周末，她和斯蒂芬把孩子带回家，放在他们床边的摇篮里。他吃奶、睡觉，饿了会哭。他睁开眼睛时，眼神空洞。

玛丽尽量做一些正常母亲都会做的事。她给斯蒂芬穿蓝色的天鹅绒背心，上面绣着他的名字，还搭配穿上蓝色短裤——这是她嫂子送的礼物。她在斯蒂芬的成长纪念册里写下这些话：“1周大的时候，我会笑了。”“3个月大的时候，我会抓玩具了。”“10个月大的时候，我长出了第一颗牙。”她的记录到此为止。

斯蒂芬出生后不久，玛丽还做了别的事。她打电话给家庭医生皮卡，也就是那位给她注射丙种球蛋白的医生。他已经决定不再做全科医生，并且碰巧正在纽瓦克眼耳科医院接受眼科培训。他想请自己的上司理查德·斯特恩为斯蒂芬做诊察，越早越好。

1965年2月1日，理查德·斯特恩——他身高手大，却能为婴儿做显微外科手术——在10周大的斯蒂芬的一只眼睛上划开一道半厘米长的切口，伸进一个勺状的小器械，舀出构成白内障的乳白色液体。次月，他又给另外一只眼睛做了同样的手术。

1960年代，先天性风疹综合征儿童的白内障手术成功率特别低，并且术后并发症的病例特别多，这些术后并发症并不一定由医生造成。[32]首先，小儿眼科这个学科尚未诞生。像斯特恩这样的外科医生是成人眼科医生，他们尝试着调整眼科的疗法，以适用于儿童。[33]

其次，他们面对的几乎都是小于正常尺寸的眼睛。[34]就像妨碍其他器官的发育一样，风疹也妨碍了宫内胎儿眼球的发育。这让手术的技术难度尤其高。

此外，以今天的标准来看，当时的手术技术很原始。[35]甚至像手术显微镜这样的基本器械也才问世。（斯蒂芬的手术医生确实有一台显
184 微镜。这不是常规配置。华盛顿特区的一群小儿眼科医生是新生事物，他们不得不去耳鼻喉科的同事那里借显微镜。）[36]

最后，在许多病例中，手术本身会引发反复复发的重度慢性炎症，影响眼睛的其他部分，包括虹膜、角膜和视网膜。许多婴儿和儿童转而又需要做其他手术，有些到最后只好摘除眼球。这是一件残忍而令人沮丧的工作。[37]

所以，在第一次手术后几天，玛丽和史蒂夫看着斯蒂芬眼睛上的纱布取下时，非常担心。他们在婴儿病床的围栏上系了彩色气球。孩子露出笑容，向他们挥舞手臂，随后朝那些气球转过头去。他似乎人生头一回在尝试着对什么东西聚焦。

文茨勒夫妇回忆，在该支付手术账单时，除去医疗保险，斯特恩只收了他们十美元。“你们会遇到很多挑战。”他告诉他们。他说，挑战与其说在于让斯蒂芬习惯世界，倒不如说在于让世界习惯斯蒂芬。

斯特恩推荐文茨勒夫妇去见一位专家，这位专家做了一副小眼镜，用的是超厚塑料镜片、圆形的哑金色镜框。斯蒂芬从此到哪儿都戴着这副眼镜。

玛丽回忆，斯蒂芬小时候有一段时间矫正视力是10/200，意思是，视力健全的人在200英尺能够看清的物体，他要在10英尺才能

看清。

也是在斯蒂芬出生几个月后，玛丽开始怀疑他听不见。她走进房间时，斯蒂芬没有反应。她拍手或敲锅盖时，斯蒂芬不会抬头看。她说话时，斯蒂芬不会循声转头。只有在她触碰婴儿床或斯蒂芬的身体时，斯蒂芬才有反应。

在带斯蒂芬去他们在汤姆斯里弗的家庭医生、接生斯蒂芬的彼得兰杰洛那里体检时，玛丽问他斯蒂芬是否可能失聪。他让斯蒂芬平躺在检查台上，再用力敲击斯蒂芬身旁的台面。斯蒂芬朝响声转过头。

彼得兰杰洛把斯蒂芬抱给玛丽，说他的听力没问题。后来，彼得兰杰洛给史蒂夫·文茨勒打电话说，他在斯蒂芬的胸腔外听到了心脏
杂音。婴儿应该预约做心脏导管插入术。 185

文茨勒夫妇没有回到彼得兰杰洛那里。他们咨询了皮卡应该带孩子去哪里看心脏病。那年7月，宾夕法尼亚州中部的布朗斯米尔斯小镇上德博拉医院的心脏病科医生，将一根导管插入8月龄的斯蒂芬腹股沟处的血管，向上伸入他的心脏。注射造影剂后，他们看到了常见于先天性风疹综合征的一种心脏畸形的典型特征。它最先由发现先天性风疹综合征的澳大利亚医生诺曼·格雷格标记出来；那是在对他的三名小患者做尸检时发现，由其他医生报告给他的。[38]

动脉导管未闭（Patent Ductus Arteriosus，PDA）是由胎儿的一根血管——连接肺动脉和主动脉的导管——未能在出生后几天内正常闭合造成的。（“patent”在医学术语中意为“开放”。）在尚未自主呼吸的胎儿体内，动脉导管可以让血液避开需要经过充满液体的肺部的高压循环。但是，对可以自主呼吸的新生儿，开放的动脉导管会导致血液循环异常，部分携带新鲜氧气的血液本应该压送到身体其他需要氧气

的地方，却分流到了肺部。结果，婴儿的心脏必须超负荷工作，才能保证身体获得充足的含氧血。随着时间的推移，对未进行手术修复的重症者，这种超负荷工作会使小心脏衰竭，使血液聚积在肺部，最终缓慢地溺死患儿。动脉导管未闭患儿会表现出进食少、气短、心动过速、发育迟缓等症状。

文茨勒夫妇不记得小斯蒂芬有过这些症状。玛丽记得，他达到发育时间表要求的速度很慢，方法也与众不同。他从来不爬，而是平躺着，双脚支地来移动——或许这个姿势让他能靠微弱的视力看得更清楚。最终他坐起来了。他在不满2岁时接受了动脉导管未闭修复手术，那之后他开始像小草一样生长。

在最初那次心脏导管插入术中，医生还发现斯蒂芬的肺动脉——将血液从右心室输送到肺部以携带氧气的大血管——分支有多处狭窄。这种疾病叫肺动脉分支狭窄，它与动脉导管未闭一样，是先天性风疹综合征患者最常见的心脏缺陷。[39]严重的肺动脉分支狭窄需要手术植入球囊导管或血管支架，以清除阻塞。如果这种方法失败，就只
186 能做心肺移植。就斯蒂芬的情况而言，这种狭窄并未引发症状，所以医生采取了等待观察的策略，这种策略今天的医生仍然会采取。

就在斯蒂芬接受第一次心脏手术前，他父母的生活变得更加复杂了。斯蒂芬的弟弟莱昂纳德在1966年4月出生，当时斯蒂芬才17个月大。玛丽在孕期极其担心——按她自己的说法，担心到了不理智的地步。但是，莱昂纳德完全健康。

文茨勒夫妇在那段时间特别忙，特别混乱，特别痛苦，所以他们记不得是什么时候带斯蒂芬去看专科医生，确认了玛丽的怀疑——斯蒂芬严重失聪。他们记得的是，斯蒂芬3岁时戴上了助听器，可以听到，或者说是通过振动感知到极微弱的声音。

1968年9月，斯蒂芬不满4岁，入读了汤姆斯里弗的比奇伍德幼儿园。园长达里恩佐太太没有照顾残障儿童的专业经验，但是她表示愿意试试让斯蒂芬与3至5岁的正常儿童一同入园。

达里恩佐太太很快就喜欢上了斯蒂芬。她告诉玛丽，斯蒂芬很聪明，想和其他孩子一样学习和做各种事情。在这方面，斯蒂芬很幸运；至少1/3的先天性风疹综合征患儿有智力障碍，因为在宫内时风疹病毒入侵了他们的大脑，损坏了血管，使大脑缺氧，发育常受到抑制。近1/4的患儿头部畸小。对多达7%的患儿，脑部损伤会造成自闭症。[40]

玛丽送斯蒂芬去幼儿园时，他不会哭闹——对一个从不掩饰伤心的男孩来说，这是个好迹象。他把画带回家，玛丽将它们贴在冰箱上。或许最重要的是，达里恩佐太太教会了斯蒂芬守规矩，让他知道自己要像其他人那样遵守幼儿园的纪律。

在这个时期拍摄的照片上，斯蒂芬是个一头棕发的小男孩，他咧嘴微笑，鼻梁上架着一副厚镜片的粗腿眼镜，在尝试通过双光镜的下半部分聚焦时，他会微微仰头。他瘦瘦小小，蓝灰色的眼睛被厚镜片放大了。他耳朵上戴的助听器直径比二十五美分硬币大一些，厚度是二十五美分硬币的十倍。助听器的线垂下来，连在胸前的接收器上。 187

玛丽·文茨勒收藏了许多照片。在一张照片上，小斯蒂芬露出酒窝，脸像陶瓷一样，鼻梁上架着小眼镜，眼睛像是望着远处，这说明他没有看相机。有些照片是斯蒂芬和弟弟莱昂纳德在童车里；有些照片是两兄弟在后院里骑在爸爸背上；有些照片是他们在消防站撞响黑色的大钟。在一张照片上，4岁的斯蒂芬躺在费城儿童医院的床上，儿科医生C.埃弗里特·库珀——他后来成为罗纳德·里根任上的美国公共卫生局局长——才为斯蒂芬做完疝气和隐睾修复手术。这两种病也是先天性风疹的表现。[41]在一年后拍摄的一张照片上，斯蒂芬穿着红色礼服站在达里恩佐太太身边，手里拿着比奇伍德幼儿园的毕业证书。

在这些童年照片上，斯蒂芬的眼神和笑容充满活力，甚至打动人心——他看上去特别像一个正常男孩。看着这些照片，很难想象他生活在一个近乎黑暗和无声的世界里。

经过长时间的痛苦挣扎后，文茨勒夫妇联系上了马萨诸塞州沃特敦的珀金斯盲人学校。这所学校的著名毕业生安妮·沙利文教会了海伦·凯勒读写。斯蒂芬11岁时去了这所学校，在那里读完了高中。

长大后，他成了一个聪明而有天赋的人，他的一生将充满未能发挥的潜能、受挫的壮志，以及孤独。这在一定程度上缘于他自身的失
188 误，但更缘于社会无法赏识他的潜力。

第十三章

我们已知的魔鬼

宾夕法尼亚州费城与汉堡，1965—1967年

德国马尔堡，1967年8—11月

回过头看，当时人们认为［从猴肾中获取的新鲜］细胞是最安全的选择，这令人吃惊。考虑到动物接触的各种微生物，随后发生的事情也在意料之中。

——斯坦利·普洛特金，1996年[1]

1965年初，普洛特金结束了以圣文森特儿童之家那些学步儿童进行的试验，知道他需要进一步减毒RA 27/3病毒，让它在作为疫苗病毒使用时，既不会引发风疹，又能激起强免疫应答。他知道自己必须尽快行动。他颇有胸怀和眼界；及时研制出疫苗或许可以阻止下一场疫情，避免再出现他在伦敦和费城近距离看到的那种身心痛苦。他还求胜心切。他很确定，他的对手也像他一样，正在努力抢先研发出疫苗。

普洛特金想得没错。他的竞争者也同样在加紧研发。默克公司主管疫苗研究的蒙大拿州人莫里斯·希勒曼，在1965年1月已经完成了广泛的动物安全性测试，正在将公司的实验性风疹疫苗注射给费城及其周边、宾夕法尼亚州北部以及特拉华州的福利机构内的智障儿童。(宾夕法尼亚智障儿童协会批准了州内的试验。)[2]对默克这样的制药公司而言，在风疹疫苗的竞争中胜出将意味着拥有一个广阔的新

市场，能够出售需求巨大的产品。当时并不确定传染疾病中心是否会建议育龄女性接种风疹疫苗，将风疹疫苗列入儿童常规接种目录。但是，这两个群体——1960年代中期每年出生人口约为360万，育龄女性约为3 900万——构成巨大数量的消费者。

189 其他制药公司也知道这点。在大西洋彼岸的比利时亨法尔，治疗研究和工业公司的病毒学家正在努力研制自己的风疹疫苗，他们使用的是从一名患风疹的10岁女孩的尿液中捕获的病毒。很快，位于密苏里州圣约瑟夫的飞利浦·罗克珊公司——飞利浦电子与制药公司的子公司——也将开始研制一种疫苗，参与竞争。

此外还有生物制品标准部的科学家。生物制品标准部实用的红砖楼坐落在马里兰州贝塞斯达国家卫生研究院园区内的一座小山上，在那里，保罗·帕克曼和他的上司哈利·迈耶正准备对“高传代病毒”HPV-77风疹疫苗开展人体试验——该疫苗所用病毒由帕克曼从新泽西州迪克斯堡一名年轻士兵的喉漱液中捕获，通过以非洲绿猴肾细胞连续培养77代而减毒。

与普洛特金不同，帕克曼和迈耶从生物制品标准部获得了正式批准后，才就HPV-77疫苗开展人体试验。这种叫作“新药试验豁免”的许可是监管界的新事物。它的出台是1962年处方药批准法规收紧的一部分。而法规收紧则是因为一场刚发生的悲剧。

1950年代末到1961年，在欧洲、加拿大、澳大利亚、日本等国，沙利度胺被广泛地作为处方药开具，人们在药店也能轻易买到它。它用作镇静剂，还用于治疗孕妇的晨吐。结果，数千名新生儿肢体残缺或者患有海豹肢畸形，以及其他出生缺陷。弗朗西丝·凯尔西当时是美国食品药品监督管理局的药品检查员，她以个人之力阻止了沙利度胺在美国获批上市。然而，在由企业赞助的药物试验中，有数百名女性

服用了这种药。国会对沙利度胺悲剧的反应包括，立法规定药品必须先证明其有效性和安全性，之后才能上市。[3,4]

生物制品标准部并不负责沙利度胺这类药品的审批；它们是药品，由食品药品监督管理局独立管理。但是，生物制品标准部确实要监管疫苗。该部门雇员乔·奥马利——一位胖乎乎、待人和蔼、爱抽雪茄的医生——由助理协助，负责审批所有的疫苗人体试验申请。[5]

生物制品标准部那位沉默的、难以捉摸的主管罗德里克·默里，短暂地考虑过将帕克曼和迈耶调去国家卫生研究院下属的国家过敏与传染病研究所，以便让他们离开生物制品标准部，避免他们本身 190
的研究与对公众的义务发生利益冲突。[6]但是，帕克曼和迈耶不愿意研究进度被工作调动影响。而且，默里自己也不想让他们放慢研究节奏。1964年那场风疹疫情造成的痛苦——数千名新生儿受到损伤——现在完全呈现在公众面前，所以生物制品标准部压力特别大，要在下一场疫情来临前研制出并批准一种风疹疫苗。[7]

在美国，风疹的爆发有规律性，每六至九年一次。在1964年那场创纪录的疫情之前，最近的严重风疹疫情发生在1958和1952年。现在，大家开始担心1970年将再次爆发风疹——到那时要有风疹疫苗可用。默里认定，设立“文件屏障”——新药试验豁免——应该足以让帕克曼和迈耶在生物制品标准部这个美国疫苗市场的把关部门研制风疹疫苗时，不会被指控有利益冲突。[8]

1965年10月，帕克曼和迈耶就HPV–77疫苗首次开展人体试验，试验地点在阿肯色州儿童城——一所位于阿肯色州乡下的州立智障儿童学校。[9]那里有700名学生，他们分组生活在分散的小屋里，因此可以相互隔离，进行疫苗研究。“只有在父母或法定监护人充分知晓研究项目的细节，出具书面许可后，儿童才会入选以接种疫苗。”帕克曼、迈耶，以及他们的同事西奥多·帕诺斯在试验后撰写的论文中这样说明。[10]（帕诺斯是阿肯色大学医学院的儿科系主任，而迈耶当年就在那里读书。正是通过帕诺斯，帕克曼和迈耶才得以在阿肯色州儿童城进行试验。）[11]

数十年后，帕克曼回忆说他和迈耶还向国家卫生研究院医学委员会提交了申请，这个委员会由国家卫生研究院若干下属机构和研究院园区内的研究型大医院——国家卫生研究院临床中心的人员组成。研究院的科学家进行“任何非标的、可能有危险的研究”时，都可以咨询该委员会。[12]然而，是否要让委员会参与进来，则由从事研究的科学家自己考虑决定。帕克曼和迈耶拟申请的研究不同寻常，因为它是在研究院以外，而不是在临床中心进行的。而且，据帕克曼回忆，“事情有些棘手。你可能会引发一场风疹疫情，你知道吗？可能会出岔子。受试者是福利机构的智障儿童，这不太理想。或许那些孩子的父母不理解——好多事情都可能出岔子。所以，对医学委员会来说……这有点为难。我觉得，我们险些没有得到批准。”[13]

在阿肯色州儿童城，帕克曼和迈耶给34名生活在不同小屋的儿
191 童注射了HPV-77疫苗，剩余30名无抗体的儿童不接种疫苗。未接种的儿童作为易受感染的病毒接触者，与接种儿童住在一起；如果疫苗病毒可通过接触传染，他们就会患上风疹。

与普洛特金在圣文森特儿童之家的研究形成鲜明对比的是，接种疫苗的儿童都没有出现风疹的症状——出疹、淋巴结肿大，以及发热。2/3接种儿童的咽拭子里检测到了风疹病毒，这意味着即使他们没有生病，也有可能传播了风疹。但是，这种情况并没有发生。与接种儿

童共同生活的未接种、无抗体儿童都没有患风疹。而且，94%接种儿童产生了风疹抗体，这正是研究项目想要的结果。[14]对HPV-77疫苗而言，这是个好开头。

与此同时，在威斯塔研究所的实验室里，普洛特金已经着手用两种方法减毒RA 27/3风疹疫苗病毒。在圣文森特儿童之家开展试验之前，他已经以海弗利克的WI-38细胞将这种病毒传代培养了4次。现在，他又将病毒传代培养了21次。他认为病毒越适应培养瓶里的生活，在人体内就毒性越低。此外，他还尝试了一种他知道已经成功减毒过脊髓灰质炎病毒的技术，即在比最初温度稍低的几个温度下培养病毒。

普洛特金在三个不同温度下传代培养病毒。一组培养瓶的温度保持在95 ℉；在将病毒带去圣文森特儿童之家以前，他培养病毒时用的就是这个温度。对于另一组培养瓶，他在将含病毒溶液从一个培养瓶移入下一个时，将温度降至91.4 ℉，然后在又一次传代时将温度降至更低的86 ℉。

每次从WI-38细胞中采集一批液体移入装有新WI-38细胞的新瓶中时，普洛特金都会留下一些液体作为实验性疫苗，对它进行安全性测试。数月之后，他制备出了在三个不同温度下培养、传代水平不同的RA 27/3病毒。例如，他拥有在95 ℉下培养的第8代病毒、在91.4 ℉下培养的第13代病毒，以及在86 ℉下培养的第21和第25代病毒。

他希望，如此多配方中总有一个实现了平衡：病毒够弱，但是又不至于太弱。他不知道其中哪一个才是最有效的。他回到圣文森特儿童之家去寻找答案。

在1965年秋、1966年春，以及1967年初，普洛特金在圣文森特儿 192

童之家又进行了三次试验，40名1至3岁大的儿童参与其中。

他在不同组的学步儿童中试验了不同的疫苗，采取上臂注射。随后，他追踪了六周，不过追踪工作并不是他独自完成的。他请了两名医生同事来协助。约翰·法夸尔是费城长老会医院的儿科主任。他性格和蔼、戴着眼镜，对传染病十分感兴趣。迈克尔·卡茨是普洛特金在医学院的室友，和普洛特金一样也是威斯塔研究所的科学家。他博学多识，14岁时在纳粹占领的波兰借着夜色的掩护，从位于利沃夫（今属乌克兰）的亚诺夫斯卡集中营逃脱。战争结束前，他用化名生活，在华沙为波兰的抵抗力量做送信人。1946年，他来到美国，当时18岁。他的家人全被纳粹杀害了。

普洛特金、卡茨和法夸尔各自负责试验的一部分工作，他们躲开一列列有轨电车，从伍德兰大道驾车去圣文森特儿童之家。他们为学步儿童体检，包括查看是否有出疹、发热或淋巴结肿大的症状，采集咽拭子，以及用棉签检查鼻腔中是否存在病毒。在他们不去儿童之家的日子里，由另外一名医生，驻圣文森特儿童之家的大主教区医生霍斯特·阿格蒂查看儿童是否有患病迹象。儿童之家的院长阿加佩嬷嬷，以及接受过护士培训、在南非某个偏远地方工作过多年的玛丽·约瑟夫嬷嬷，也提供了帮助。玛丽·约瑟夫嬷嬷所在的医护室位于西楼二层，配备了检查台。医护室里的金鱼缸特别吸引小客人们。[15]

圣文森特儿童之家的儿童流动性很低，普洛特金用完那里的约65名儿童之后，就显然再没有受试者了。他需要去更远的地方寻找受试者。1966年8月，他向费城西北驾车90英里，来到汉堡州立学校与医院。这是一群散落在山坡上的建筑，曾经是一所结核病疗养院，离小镇汉堡一英里远。这所疗养院建有环形车道，还有一座西班牙布道院风格的漂亮主楼。由于出现了有效的抗结核药物、诊断方法改进，以及预防措施改善，结核病逐渐减少，这所疗养院因而一度空置。1960年，宾夕法尼亚州将疗养院改作他用，转入了近1 000名智障人士——他们部分来自另外一所州立机构，部分来自一份冗长的候补名单；这份名单上有2 700名智障人士，他们的家人正在寻找能收留他们的州立福利机构。[16] 193

尽管宾夕法尼亚州的立法机构将这所墙壁粉刷着白漆、占地300英亩的机构重新命名为“学校”与“医院”，但是在普洛特金去那里做研究的时候，它既不是学校，也不是医院。里面没什么人在学习，而且尽管有处理紧急情况的手术设备，但它主要还是一座仓库，收容无法自理的人。寄宿者住在大房间里，每个房间有三四十张床。他们名义上是“儿童”，但是许多人会在汉堡长大成人，并继续生活几十年。[17]

许多寄宿者残障程度很高，有的卧床，有的坐轮椅，他们穿着尿布，无法自己进食。许多人不会说话。1967年，汉堡有一名10岁的男孩去世，尸检说死因是“智力迟缓导致的痉挛”，而这种“智力迟缓”是由出生时脐带脱垂造成缺氧导致的。[18]还有一名四肢瘫痪的10岁男孩，他患有“严重的营养不良与脱水”，这基本意味着他日渐衰弱。他的死因是“心搏停止导致先天性痉挛性瘫痪恶化”。[19]

这里约950名寄宿者所需的清洁、烹饪、护理等工作，由雇来的数十名小镇居民从事。这项工作费力而危险：护工偶尔会受到攻击。六年后，附近华盛顿县的报纸《观察者·记者》报道说：这里使用了约束衣、大剂量用药，以及3英尺宽、5英尺长的铁笼来约束难以控制的被收容者。[20]雇员带来的挑战让普洛特金开展试验的尝试变得更复杂了。“我们会帮助控制那些儿童。”他写信给本杰明·克拉克说。这位身材矮壮、有着军人作风的医生是汉堡州立学校与医院的负责人。[21]

1966年夏末，普洛特金在汉堡开展了多次试验，他的协助者仍然是和蔼的长老会医院儿科主任法夸尔，以及逃脱纳粹杀害的威斯塔研究所科学家兼医生卡茨。在第一次试验中，他在7名儿童上臂注射了RA 27/3疫苗，这些儿童年龄在4至13岁，普洛特金将他们描述为“中到重度智力迟缓”。另有7名儿童是未接种的接触者，与接种儿童近距离生活在同一空间——一栋建筑的一楼。“通过定期让受试者在游戏室共处，增加受试者之间的接触。”普洛特金在描述试验的论文中写道。[22]

普洛特金在汉堡州立学校与医院开始试验之时，正处于美国人体
194 实验历史的一个重要关头。

1966年6月，哈佛大学医学院的麻醉医生亨利·比彻在美国的一流医学期刊《新英格兰医学期刊》上发表论文《伦理与临床研究》，震惊了医学界。

比彻从1948至1965年的医学文献中，不点名地列出22项人体实验，指出这些实验危害了受试者的健康或生命。“本文描述的实验直接导致了严重的后果。”论文开篇写道。针对这些实验，比彻认为：“显而易见，[受试者] 如果真正知晓他们将被用作什么目的，就不会参与实验。”[23]

开展实验的医生都来自知名医院和大学，包括国家卫生研究院的研究型大医院——临床中心。他们的论文发表在顶尖医学期刊上，得到了国家卫生研究院、美国军方、制药公司和私人基金会的资助。而且，除了比彻选择的22项实验外，还有很多在伦理上存疑的研究，要把它们汇编起来也并不困难。[24]虐待随处可见。

在一项实验中，医生不给慈善机构的伤寒患者使用氯霉

素——一种已知能够有效治疗伤寒的药物，看他们的死亡率是否比用药患者更高。[25]（确实更高。）在另外一项实验中，医生不给控制组中109名患有脓毒性咽喉炎的美国空军士兵使用青霉素，而他们知道脓毒性咽喉炎会引发众所周知的、可能危及生命的并发症，知道青霉素能够有效治疗这种疾病。3名士兵咽喉里的细菌扩散，引起了并发症。[26]一所收容“智力缺陷人士”的福利机构里的儿童被故意注射了甲肝病毒。（后来人们得知，这所机构是纽约市的威洛布鲁克州立智障学校，又是一个可怕的“候宰栏”；给儿童注射病毒的儿科医生则是著名的索尔·克鲁格曼，他此前曾故意让儿童感染风疹病毒。）[27]还有22名高龄住院患者被分别注射了活体肝癌细胞，但是他们只被告知注射的是“一些细胞”。主持这项实验的是来自纪念斯隆-凯特琳癌症中心的著名肿瘤科学家切斯特·索瑟姆，海弗利克和穆尔黑德在1960年正是参照他才决定给濒死的癌症患者注射新的人二倍体细胞。[28]例子数不胜数。

《伦理与临床研究》发表后，国家卫生研究院最终被要求为它资 195
助的人体实验中缺少知情同意、未能遵守其他伦理约束一事作出解释。1965年3月，比彻公开讨论了他的爆炸性发现，此后它便一直在传播，并且得到了媒体报道。国家卫生研究院也收到至少一封国会议员来信——芝加哥民主党人罗曼·普辛斯基写信询问他们要如何回应。所以，政府也很快就会作出反应。[29]

1966年7月1日，在比彻的文章发表两周后，也是普洛特金在汉堡进行首次试验之前整一个月，国家卫生研究院的上级机构——美国公共卫生局发布新的指南，要求国家资助的研究人员（如普洛特金）此后遵照该指南进行人体实验。[30]他们必须取得所有受试者的知情同意并建档。如果医院和大学想要其科学家继续从国家卫生研究院获得资助，那么这些科学家还需要提前从各自机构新成立的委员会那里获得伦理批准。

包括威斯塔研究所在内的机构很快就得到了消息。到7月22日，政府指南生效三周后，科普罗夫斯基已经组建了一个“同行委员会”，对威斯塔科学家进行的人体试验作出伦理评判。委员会由四名科学家组成，包括不是医生的穆尔黑德和维尔纳·亨勒——前者在1961年与海弗利克合作论文，宣布实验室培养皿中的正常人细胞会死亡；后者是费城儿童医院的著名病毒学家，在战争期间测试过一种实验性的流感病毒，测试方法是让接种过疫苗和未接种疫苗的受试者都感染流感病毒，受试者包括少年犯，以及彭赫斯特州立救济院的智障人士。[31]

随着新规定颁布的消息传开，普洛特金迅速作出反应。1966年7月25日，他写信给汉堡州立学校与医院的克拉克医生：

> 国家卫生研究院要求，对任何以人作为受试者的试验，都要提供同意书。所以，我想你能否给我写一封信，简单地表示你作为第一次试验中受试儿童的负责人，对他们负责。我会把这封信归档，在国家卫生研究院提出要求时，提供给他们。
>
> 至于后面参与试验的几组儿童，你已经同意请他们的父母签同意书，我想同意书里最好能包括类似这样的陈述：“母亲患德国麻疹，婴儿可能会存在包括智力缺陷在内的出生缺陷。我们在寻
> 196 求通过接种预防该疾病的方法。在这些试验中，我们想给您的孩子接种活疫苗病毒。我们了解，孩子感染德国麻疹后会有出疹和低热症状。我们了解，德国麻疹通常表现为轻症，但是在罕见的情况下也会造成不良后果。”[32]

两天后，克拉克按普洛特金的要求写了信，为第一次试验中的受试儿童负责。他们于1966年8月1日在汉堡州立学校与医院接种了风疹疫苗。[33]

普洛特金本来可以推迟第一次试验，先请那14名受试儿童的父母出具同意书。但是他没有那样做。他安排好第一次试验的工作人员和受试者就已经很辛苦了。获得受试者家人的同意书意味着要耽搁更久。他是个忙人。[34]

两年后，在汉堡州立学校与医院做完第十次试验后，普洛特金又将从克拉克那里得到一封信用来存档。这封信证实在所有十次试验中，受试者的父母都提供了书面同意——或者说，克拉克代替他们的父母提供了书面同意。[35]

到1967年春，普洛特金总共进行了四项新研究——三项在圣文森特儿童之家，一项在汉堡州立学校与医院。这些研究的结果表明，38名接种儿童中37名产生了抗体，成功率达到97%。诚然，这两个数字很小，但是百分比却是个好兆头。

至于副作用和未接种接触者的感染情况，这几项新研究传递的信息是：传代数越多，培养温度越低，实验性疫苗病毒引发出疹、发热和淋巴结肿大等风疹症状的可能性就越小，病毒寄居于儿童咽喉的可能性就越小，传染给与接种儿童近距离共同生活的未接种儿童的可能性也就越小。在最后一次新试验中，圣文森特儿童之家的5名1岁儿童接种了低温培养的第25代病毒。他们都没有出现出疹或淋巴结肿大的症状。他们的咽拭子和鼻拭子中都未检测出风疹病毒。他们没有传染力，而血检显示疫苗激发的抗体达到了保护性水平。[36]

普洛特金实现了目标。

在将新发现撰写成论文投稿给《美国流行病学杂志》时，普洛特金还重申了他对WI-38细胞的支持，这一点现在得到了充分证实：WI-38细胞比竞争者用来制备风疹疫苗的动物细胞更洁净，因此也更
197 安全。他有了新弹药，他要瞄准非洲绿猴——帕克曼和迈耶用非洲绿猴肾细胞将风疹病毒传代至77代；默克公司现在研制的风疹疫苗，其病毒最初也是希勒曼用非洲绿猴肾细胞培养的。希勒曼从费城伯努瓦姓的8岁男孩捕获了伯努瓦风疹病毒，以非洲绿猴肾细胞传代培养至第19代，而后又在鸭胚培养细胞中进一步减毒。

非洲绿猴被认为相对安全。它不含SV40——1960年，人们发现这种致癌的猿猴病毒存在于恒河猴和食蟹猕猴的肾中，而它们在当时用于制备脊髓灰质炎疫苗。这一问题迫使生物制品标准部要求疫苗生产商转而使用非洲绿猴肾细胞，因为它们不会天然含有SV40。然而，自1963年作出这种改变以来，又出现了更多关于非洲绿猴的令人担心的消息。

1966年，萨宾口服脊髓灰质炎疫苗的主要生产商——莱德利实验室在《传染病杂志》上发表论文。该论文得出结论，认为生物制品标准部现在针对非洲绿猴肾细胞的安全性测试“全面且有效”地确保了萨宾口服脊髓灰质炎疫苗的安全性，当时在美国市场上萨宾疫苗几乎完全取代了注射型灭活索尔克疫苗。[37]

然而，在普洛特金看来，莱德利实验室的数据说明了完全相反的情况：非洲绿猴是让人持续担心的源头。莱德利实验室的科学家说他们研究了865份脊髓灰质炎疫苗，这些疫苗是使用865只非洲绿猴的肾分别制备的。他们不得不抛弃其中309份疫苗（占比36%），因为其中存在有害的病毒。

“有充分证据表明，未经处理的非洲绿猴肾脏里充满了潜藏的病毒。”普洛特金在关于圣文森特儿童之家和汉堡州立学校与医院

近期试验的论文中这样写道——他指向的正是莱德利实验室的那项研究。[38]

普洛特金的新论文展示了RA 27/3那带给人希望的研究结果，1967年5月中旬，他将这篇论文投稿给《美国流行病学杂志》，接着他就等这家杂志走流程了。8月初，论文已经付梓，将在9月号上见刊。这时，在西德风景如画的大学城马尔堡发生了重大事件，突然间，普洛特金以人二倍体细胞株制备的疫苗与其产生了紧密而直接的联系。

马尔堡位于德国中部的兰河之畔，是历史悠久的大学城。一座建
于11世纪的城堡从小山顶上俯瞰全城。1967年，马尔堡是生产疫苗 198
和血清的贝林工厂的所在地。贝林当时属于赫斯特制药公司，生产脊髓灰质炎活疫苗，而他们使用的是非洲绿猴的肾。

那年夏天，很可能是在7月底，贝林公司收到一批从乌干达运来的非洲绿猴。非洲绿猴也叫绿长尾猴，学名黑脸绿猴。它们脸颊无毛，呈黑色，四周覆盖着显眼的白毛，毛发粗硬，腹部皮肤带绿色调，体重7至17磅。这批猴子尽管经过了漫长的旅程，但看上去很健康：为避开以色列和阿拉伯国家之间的“六日战争”，它们先被送到了伦敦，又因为机场雇员罢工，在英国耽搁了一段时间。(在耽搁期间，这批猴子养在伦敦的动物房中，有两只猴子逃了出来。后来它们被捕获，又单独送去了德国。)[39]

这批猴子最终到达法兰克福机场，从机场转运到三个目的地：位于当时南斯拉夫首都贝尔格莱德的托尔拉克研究所，该研究所生产脊髓灰质炎疫苗，并进行脊髓灰质炎疫苗安全性测试；位于法兰克福的保罗·埃尔利希研究所，该研究所进行脊髓灰质炎疫苗安全性测试；以及位于马尔堡的贝林工厂。送去法兰克福和马尔堡的猴子很快就

被处死，摘取了肾脏。送去贝尔格莱德的猴子则六周后才被处死。到那时，它们看上去没有那么健康了。托尔拉克研究所报告的死亡率比非洲绿猴的正常死亡率高33%。[40]

8月上中旬，马尔堡贝林工厂的几位员工突然生病。保罗·埃尔利希研究所的几名工作人员也出现了同样的情况。他们的症状是额头和太阳穴疼痛、肌肉酸痛，以及高热，有的人体温甚至高达102 ℉。他们普遍感觉很难受。但是，在头三四天，病情似乎没有不寻常之处，他们只是在家休养。[41]

但是，一周过后，他们开始呕吐，出现严重腹泻甚至爆发性水泻。大多数人全身出疹，许多人出现了结膜炎——覆盖在眼球前面和眼睑内侧的黏膜发炎。更令人担心的是，有些患者像是换了个人。他们出现了思维和行为异常。他们的大脑似乎出了什么问题。

在几周时间里，马尔堡和法兰克福有26名患者入大学医院治疗。许多人病情很严重。有些患者面部肿胀，无法做表情。一名患者精神
199 错乱；其他患者郁郁不乐，缺乏热情。部分患者肝脾异常肿大。

血检结果令人震惊：抵抗疾病的白细胞减少到了危险水平，凝血的血小板情况也一样。在肝损伤时会升高的一些酶猛升。[42]

情况最严重的患者多窍出血：鼻、眼、口、直肠，以及医护人员抽血留下的针孔。患者皮下出现了小血点与大面积的瘀青。男性的阴囊与女性的外阴呈深青紫色。入院第一天，多位患者因大出血而虚脱。有些患者出血较轻。出血不是一个好预兆。事件结束时共有7名患者死亡，他们就是出血的患者。[43]

总计有21名贝林工厂的员工患病。在法兰克福，有4名保罗·埃尔利希研究所的员工患病。大约一个月后，在贝尔格莱德，1名兽医在对五只离奇死于贝尔格莱德的猴子进行尸检后，也病倒了。[44]

后来人们发现,所有患病员工都直接接触过这批猴子的血液、器官或培养细胞。他们或是处死了猴子,或是解剖了猴肾,或是在猴子颅骨上钻过孔。他们处理过猴肾培养细胞,或者之后清洗过培养细胞的器皿。[45]两年后就此召开过一次会议,公布的会议记录描述了部分病例:

> 猴子饲养员海因里希·P. 1967年8月13日休假回来,14至23日做处死猴子的工作。8月21日首次出现症状。
>
> 实验室助理雷娜特·L. 1967年8月28日打破了一支盛过受污染的材料、需要消毒的试管,9月4日病发。[46]

没过多久,照料这些住院患者的人也生病了。

> 护士安内利泽·K. 8月23日开始在病房工作,8月30日病发。
>
> 医生因加·H. 8月22日被医用缝合针感染,5天后,即8月27日首次出现症状。[47] 200

在疫情结束前,两名医生、一名护士和一名医学生感染。一名太平间助理在协助尸检一名病死者时割伤了前臂,也感染了。

尸检显示了死者在病情恶化、最终出血死亡时体内遭受的损伤。他们感染的是一种均等攻击多器官的病原体,脑、脾、胰腺、甲状腺、肝、肾、睾丸、卵巢和皮肤都是靶标,这些器官遭受了严重损伤。死者的消化道里充满了血。[48]

幸存者将经历漫长而痛苦的恢复期。他们会大把地掉头发,就好像做过癌症放疗一样。[49]病原体偏好睾丸——3/4的患者是男性——

部分患者的阴囊会因为睾丸严重感染而发炎、肿大。后来，追踪这些患者的医生发现，病原体不仅可以在睾丸，还可以在眼和精液中存活数月。马尔堡一名幸存者的妻子在疫情爆发三个月后被感染；这位幸存者的精液中检出了致病物质。[50]

从8月末开始，德国国内、国外多家实验室竞相研究患者的血液和精液样本，以及一次尸检中取得的肝、脾、肾和脑，试图确定未知的病原体是何物。[51]

在美国，以非洲绿猴肾组织生产疫苗的活动几乎全部停止，现有疫苗也暂停使用。[52]

1967年11月20日，在第一位受害者死亡三个月后，德国汉堡的伯恩哈德·诺赫特研究所的科学家金特·穆勒用电子显微镜观察因注射了患者血液而患病的豚鼠的血清。他看到了一种人们从未见过的病毒。病毒通常是球形的，它却形状细长，就像一根线。它最终被划分到埃博拉病毒所属的科：丝状病毒（英文“filovirus”源自拉丁语“filum”，意为“丝线”）。尽管它感染人体后的表现很像埃博拉病毒，但并不是埃博拉；它先于埃博拉出现，至少先被发现。遵从科学界惯例，发现者以它最初出现的地点来命名，将它称为马尔堡病毒。

若干年后，作家理查德·普雷斯顿探究了那些在马尔堡造成疫情
201 的非洲绿猴是在何处与何时患病的。他找到了一名英国兽医，1967年时这名兽医负责在那批非洲绿猴从乌干达恩德培机场出口前给它们做检验检疫。在普雷斯顿1994年出版的《血疫》中，这名机场兽医解释说，出口那批猴子的是一个不道德的猴贩子。兽医没有批准出口患病的猴子，这时猴贩子应该对它们实施安乐死。但是他没有那么做，而是将它们装到木箱里，送到维多利亚湖里的一座小岛上放掉了。此后，在猴子短缺、不够出口时，他就去岛上选出那些看上去最健康的猴

子来充数。人们并不确定感染马尔堡病毒的猴子是否来自那座小岛，但这位兽医觉得这种可能性肯定存在。[53]

在这首次有记录的马尔堡疫情爆发事件中，共有32人感染，其中7人死亡，死亡率约为22%。在后来非洲爆发的多次疫情中，死亡率高得多。最致命的一次于2004和2005年发生在安哥拉，252人感染，227人死亡，死亡率高达90%。[54]

1967年，德国疫情再三爆发，11月初，生物制品标准部在国家卫生研究院的园区内召开了一场大型会议。这是在马尔堡病毒被汉堡科学家穆勒识别出来几周之前。参会者要解决一个越来越具有争议性的问题：到底用哪种细胞制备病毒疫苗最好？德国和贝尔格莱德的疫情还未扑灭，几乎没有什么背景比这更具戏剧性了。

《科学》期刊发表那篇引发人们质疑海弗利克人细胞的论文已经过去了五年，生物制品标准部——其实就是罗德里克·默里——仍然反对使用这种细胞制备疫苗。在这场为期三天的会议上，马尔堡的事件显然丝毫不会改变默里的想法。

普洛特金没有参会，但是海弗利克在场。到了会议最后一天，他十分懊恼。他指责生物制品标准部及其支持者——他们很多人都在场，有些还是知名人士——采取的是鸵鸟埋头入沙的做法，即选择我们已知的魔鬼，而非未知的魔鬼。

“我们越了解我们的魔鬼，就越乐于选择它。”海弗利克大发议论道，“所以，今年发生了七人死于使用猴肾细胞的环境中的悲剧，我们就觉得更了解我们的魔鬼了。明年或许又会发生其他悲剧，后年又有更惨的悲剧，我想我们因而会更加坚信，我们越发了解这个魔鬼了，所以就越发想选择它。”[55] 202

在整场会议中，默里都像平时一样冷静、沉默地坐着。然而，海弗利克愤怒的批评却让他少见地站起来做了简短的发言。

“关于这种猴子的情况……”他开始说道。已经有多位参会者说过，生物制品标准部已经要求停止使用所有以猴肾细胞制备的疫苗，这并不正确。这不是实情——只有基于非洲绿猴生产的疫苗才“暂停使用”，而且暂停只会持续到生物制品标准部弄清楚在马尔堡造成混乱的未知物质是否会危及“疫苗本身”。他接着说，所有迹象都表明，如果被感染的猴子是运到了美国，那么生物制品标准部对进口猴子的筛查要求“或许会识别出这种物质”。[56]他暗示，不会有分销出去含有马尔堡病毒的疫苗的风险。

默里最后说，当前的情况明了后，生物制品标准部会决定未来如何管理对非洲绿猴的使用。几个月后，默里的部门批准非洲绿猴肾细胞再次用于疫苗生产。

马尔堡病毒并没有像十年前的SV40那样污染脊髓灰质炎疫苗的供应，也就是说没有被大量地、悄悄地注射给上千万接种者，同时不造成明显、直接的伤害。它只对直接接触感染动物或其尸体的工作人员，以及与这些工作人员有密切接触的人造成了伤害。另外，感染马尔堡病毒后的症状是迅速可见、十分明显的。因此，对默里以及与他持相同观点的人而言，发生在马尔堡的事件尽管不幸，但也只是一个小麻烦，不会对疫苗供应产生持久的威胁。它们不构成放弃使用非洲绿猴肾细胞的理由。

但是，对海弗利克和普洛特金来说，发生在马尔堡的悲剧是又一项证据，证明应该放弃使用存疑的猴肾细胞，转而使用人胎细胞来生
203 产病毒疫苗。

第十四章

政治和信念

费城，1967—1968年

只要拨款和研究合同由政府直接控制，遵守政府规定的无声压力就会存在……因此……科学不能对政治感染和权力腐蚀免疫。

——雅各布·布罗诺夫斯基，波兰裔英国数学家和科学作家，1971年[1]

1967年11月，参会者在国家卫生研究院辩论，而这时普洛特金发现自己缺少两样东西：时间和钱。前者他能够通过少睡觉来控制，而当时他已经每晚只睡六小时了。后者也在变成一个同样难以解决的问题。国家卫生研究院下属机构国家过敏与传染病研究所，在过去几年里很慷慨地资助了普洛特金，但是这项拨款在1967年11月30日即将到期。来自小约瑟夫·肯尼迪基金会的稳定资助也将结束。这家基金会总共提供了18万美元资助，普洛特金在1967年收到了其中最后一笔钱款，6 100美元。[2]“我们没有制药公司的支持，预算很紧张。”眼见资金逐渐用尽，普洛特金写信给汉堡州立学校与医院的负责人本杰明·克拉克。[3]

普洛特金确知，他的竞争者——默克等资金雄厚的制药公司，以及在生物制品标准部工作、拥有国家卫生研究院资源的帕克曼和迈耶——资金状况要好得多。现在，这种差异可能让他落败。

1967年初秋，普洛特金寻找新的资助来源，他申请了国家卫生研究院专门用于研制风疹疫苗的一项资金。这项资金由国会批准，因为从政者充分意识到了1965年那场严重风疹造成的损失。在普洛特金看来，国会拨发的100万美元（相当于2016年的720万美元）足以资助好几个疫苗选手。

国家过敏与传染病研究所的疫苗研发部管理着这笔支持风疹疫
204 苗研制的资金，负责督促新风疹疫苗早日问世。

1967年夏，普洛特金全力以赴，写了一份极有水平的申请。为了写这份申请，他从在巴黎和列宁格勒给儿童注射RA 27/3疫苗的合作者那里收集数据，将他自己在圣文森特儿童之家和汉堡州立学校与医院的试验结果制成表格，甚至还去国家卫生研究院请约翰·塞弗对申请材料草稿给出意见。约翰·塞弗是资深的风疹专家，是疫苗研发委员会很有影响力的委员，这个委员会负责给疫苗研发部的决策者提供建议，说明哪些项目值得资助。普洛特金要申请6万美元，这能够支持他再进行一年研究工作。

普洛特金花了不少时间，给疫苗研发部单独写了一封信，建议该部用一部分风疹疫苗资助资金就他的疫苗与HPV-77疫苗开展头对头试验，后者是生物制品标准部的帕克曼和迈耶以非洲绿猴肾细胞传代培养数十代研制出来的。通过这样的对比，能够看清哪种疫苗产生的免疫应答更好，哪种疫苗其病毒寄居于鼻腔和咽喉的可能性更小，而寄居于鼻腔和咽喉会使病毒有可能从接种者传播给未接种者。

1967年11月21日——巧合的是，这正是马尔堡病毒在德国最终分离出来的第二天——科学家厄尔·贝克，疫苗研发部的一名管理人员，给普洛特金写了信。疫苗研发部及其顾问委员会仔细地考虑了他的申请。回复是“不行”。[4]

“你知道，”贝克写道，“这个项目中已经有了几种可用的风疹疫苗株。”普洛特金得到了这样的解释。科普罗夫斯基随后也来信了，引述了疫苗研发部主任丹尼尔·马拉利的更长回复。他对帕克曼和迈耶的HPV-77疫苗充满热情，同时解释说疫苗研发部没有资金来支持每一个疫苗选手。[5]

不过，贝克在给普洛特金的信中还是表示，普洛特金提议就RA 27/3疫苗和HPV-77疫苗开展头对头试验是个“好”主意。要开展这项对比试验，普洛特金需要向疫苗研发部提供RA 27/3疫苗的完整生产方案，包括他在实验室里和他以活体动物进行的所有安全性测试的记录。以活体动物进行的安全性测试，需要包括给活猴的脑注射疫苗病毒，观察几周，看疫苗是否引发神经系统症状，之后处死猴子，在显微镜下研究它们的脑。当然，他需要获得“新药试验豁免”——应当由生物制品标准部独立审批的许可。按说，普洛特金应该已经申请了“新药试验豁免”。 205

普洛特金没有以猴子做过测试。他也没有向生物制品标准部那位爱抽雪茄的、胖乎乎的乔·奥马利申请“新药试验豁免”。

最终拯救普洛特金的是业界，具体来说是费城的史克法公司。普洛特金那年秋天始终在和这家公司通信，他甚至开车从斯库尔基尔高速路去这家公司在上梅利昂区的实验室，与鲍勃·费洛托会面。鲍勃·费洛托是个有时候脾气暴躁的西西里人，负责公司的微生物研究工作。他看中了普洛特金疫苗的潜力。①

12月1日，在国家卫生研究院那笔资助用完的第二天，普洛特金收到了这家公司汇来的1万美元。[6]这笔钱（相当于2016年的7.2万美元）尽管只是暂时的，也算得上及时雨。普洛特金希望这家公司能够提供更多资助。

---

① 五十年后，经过几次合并和收购，史克法公司成为今天的英国制药巨头葛兰素史克。

1967年，在普洛特金费力寻找资金的同时，他在汉堡州立学校与医院推进更多试验的工作也遇到了困难。1966年夏天和秋天在那里进行了首次试验后，普洛特金给汉堡州立学校与医院管理者本杰明·克拉克写信，感谢他的“出色配合”，询问能否在第二年初再开始一次试验。[7]

“我很抱歉，但是必须告诉你，医院的护理部门坚决反对继续进行风疹疫苗试验。”克拉克回信道，没有给他更多解释。[8]

但是，到了1967年1月，护士们的态度稍微缓和了——或者说被要求缓和了——于是普洛特金很快又开启了另一次试验。

1967年夏，普洛特金提议在秋天继续进行试验时，护士们又表示反对。

在一份言辞激烈的备忘录中，护理部主任洛伊丝·科利小姐——一位高个子、机敏、负责的女性——指出，医院正在进行人员培训，在改造一侧翼楼、新开放两个区域。“不可能再为新的威斯塔项目提供人员。”她写信给克拉克说。而且，普洛特金在信中表达的观点，即新试验“不会让护理人员做转移患者以外的工作，表明他根本不了解护理工作，不知道要花多少时间”。[9]

“等到9月，她或许就不会这么抗拒这个项目了，”克拉克写信给
206 普洛特金说，“但是我想我们不能太指望项目能够继续开展。”[10]

普洛特金需要汉堡州立学校与医院的儿童来做他认为至关重要的试验。为了获得生产量级的疫苗，制药公司需要将他的病毒以WI-38细胞传代更多次。他已经自己开始这项工作了，制备出第26、第27和第30代的RA 27/3疫苗。他需要对它们进行人体测试。

1967年7月，普洛特金写信给汉堡州立学校与医院的护理部主任科利，承诺下次带一名技术员来负责收集咽拭子和抽血，“因为您显然

觉得帮助我们占用了大量的护理时间”。他向她保证，在试验区域（一号楼二层的一侧）工作的护理人员，一旦确认拥有了风疹抗体，就可以完全自由地在试验区域和其他区域活动，也就是说，他不会征用他们，耽误他们平时的工作。如果必要的话，他可能会让年纪较大的女性——他指的是那些年龄大得无法怀孕的女性——在不检测抗体水平的情况下，也在疫苗试验区域工作。[11]

科利默许了，随后试验继续进行，并获得了大有希望的结果。

普洛特金始终是一个固执的人。1968年1月5日，他收到一封兆头不祥的信，而这种性格给他带来了好处。罗德里克·默里在信中要求他先用猴子做安全性测试，先让数量比现有的大得多，即商业生产所需数量的疫苗通过全套的实验室和动物安全性测试，这样之后，普洛特金才可以将疫苗寄去州外做人体试验。[12]实际上，默里是在要求普洛特金对多于其总产量，更是远多于其手头现有数量的疫苗进行安全性测试。

“对威斯塔研究所来说，准备能够满足默里要求的大量［疫苗］所需的费用极高。”普洛特金立刻写信给他的长期合作者西奥多·英戈尔斯。英戈尔斯那时已经离开宾大，去了马萨诸塞州弗雷明翰的流行病研究中心。普洛特金希望能够把RA 27/3疫苗寄给他，请他在那里做测试。普洛特金写道，耽搁几个月的时间去准备，最终会让他的这种基于人细胞的疫苗在争取批准的竞赛中被淘汰。[13]

“我相信你能够明白，这直接让我们陷入了困境，”普洛特金写信
给威斯塔研究所的律师兼董事会成员罗伯特·德克特，“疫苗研发委 207
员会已经声明，如果生物制品标准部批准，他们就会测试我们的材料。如果生物制品标准部不批准，疫苗研发委员会就不需要行动。”[14]

他对德克特解释说，默里这是在禁止大型制药公司以外的任何人

研制疫苗。

与此同时，普洛特金在生物制品标准部的对手——帕克曼和迈耶已经加入了疫苗竞赛，二人于1966年9月在《新英格兰医学期刊》上发表了两篇论文，报告说他们在阿肯色州儿童城成功给智障儿童接种了以非洲绿猴肾细胞制备的HPV-77疫苗。[15]生物制品标准部的另外两名科学家露丝·基尔希斯坦和霍普·霍普斯，都是其中第一篇论文的合作者；霍普斯此后仍然深入参与风疹疫苗研究工作。

迈耶和帕克曼已经匆忙地扩展了他们的HPV-77疫苗试验，将病毒寄给了几个合作团队，这些团队立即以更多寄身福利机构的智障儿童为对象进行了试验。1967年10月，在马尔堡的危机开始出现时，迈耶和帕克曼将这些新试验的总结报告投稿给了《美国儿童疾病期刊》，次年6月得以发表。这篇论文报告说，他们的疫苗使159名接种者中的152名成功产生了抗体，占比96%。而且，与接种者近距离共同生活的145名接触者无一感染病毒。[16]

在马尔堡疫情爆发前，帕克曼和迈耶的HPV-77疫苗已经开始广受称赞，支持者立即将这种疫苗称为"第一种有效的"疫苗。[17]德国发生的事件并没有浇灭这种热情。1961年，帕克曼在沃尔特·里德陆军研究所与同事们分离出了风疹病毒，他因为这项至关重要的工作而得到了应得的称赞。帕克曼和迈耶这个二人组，还在1967年同国家卫生研究院的另外四位同事一道研发出一种重要的血检方法，让为出疹而担忧的孕妇能够在几小时内，而不是几天或几周后，知道自己是否感染了风疹，他们因此又一次得到了应得的称赞。这种新的检测方法让研究人员能够迅速检测出数百份血样是否存在风疹抗体，因而加速了疫苗研究。[18]

因为发明了这种血检方法并研发了HPV－77疫苗，帕克曼和迈耶得到了美国儿科学会3 000美元的现金奖励。美国青年商会将帕克曼选为1967年度美国十大杰出青年。[19]颁奖典礼上宣读了林登・约翰 208
逊总统致帕克曼的一封信。“能够直接、显著地促进人类福祉、挽救宝贵的生命，并为世界带来新希望的人并不多。”总统在信中写道，“我谨代表所有期待世界更加健康的人们，向你致以祝贺和祝福。”[20]

当帕克曼和迈耶沉浸在赞誉当中时，飞利浦・罗克珊公司——位于密苏里州圣约瑟夫，是飞利浦电子与制药公司的子公司——的主管注意到帕克曼和迈耶的HPV－77疫苗得到的所有关注。似乎很显然，这种由生物制品标准部红砖墙内两位光环绕身的年轻科学家研制的疫苗，注定会被那位重要人物——罗德里克・默里看好。

因此，在阿肯色州儿童城研究的首批结果于1966年发表时，飞利浦・罗克珊公司的科学家请帕克曼和迈耶寄一些HPV－77病毒过去。他们又以取自3至6月龄幼犬的肾细胞将病毒传代培养了11次。这家密苏里州的公司将自己的风疹疫苗称为HPV－77/DK－11，表示以狗肾细胞额外传代了11次。[21]之后，公司的科学家也开始测试他们的疫苗，与那场将在1970年到来的瘟疫争分夺秒。

在位于西点的默克公司，努力进取的莫里斯・希勒曼经过1965和1966年的辛勤工作，研发出伯努瓦风疹病毒株的几种剂型——这种病毒株是1962年从那位伯努瓦姓的8岁费城男孩的咽喉捕获的。希勒曼和他的团队以非洲绿猴肾细胞将伯努瓦风疹病毒传代了不同次数，然后又以鸭胚细胞传代了不同次数。和普洛特金一样，希勒曼也在尝试寻找平衡点，让活病毒减毒，但又不至于毒性太弱，也就是说让病毒能够在体内产生足够的风疹抗体，但又不会引发完全型的疾病。

到1966年夏，希勒曼的团队已经制备出几种不同的伯努瓦疫苗，它们的区别在于以非洲绿猴肾细胞和鸭胚细胞传代的次数不同。默克公司的研究人员以实验室的培养细胞、小鼠和猴子对不同剂型进行了安全性测试，并且将它们注射给了费城及附近的智障儿童。其中一种伯努瓦疫苗剂型——B型显得尤其有前景。它产生了水平可观的
209 抗体，并且接种者没有患上风疹。希勒曼觉得自己正在接近目标。

在一场全面展开的疫苗竞赛中，希勒曼最不可能退缩。实际上，作为制药公司的科学家，他的职责是制备出自己的疫苗选手，并确保它能够最先跑过终点线。在职业生涯中，希勒曼将研制出商业成功程度空前绝后的疫苗。但是，在风疹疫苗方面，他在竞争中退缩过两次。这两次，让他屈服的都是女性。

第一位女性是玛丽·拉斯克，广告巨头阿尔伯特·拉斯克的遗孀。1966年初，她65岁，从事政治活动已经三十年。她于1930年代末投身公共生活，在美国节育联盟（后更名为美国计划生育联合会）任干事。但是，她的强烈兴趣很快就转到医学研究上。1942年，她和丈夫建立了阿尔伯特与玛丽·拉斯克基金会，十年后阿尔伯特去世。基金会设立的医学研究奖很快成为美国最具声望的奖项。直至今日，拉斯克奖的获奖者经常会继而获得诺贝尔奖。

玛丽·拉斯克学艺术史出身，一辈子从未拿过试管，也没有培养过细胞。但是，她是一位对美国医学研究界有着巨大影响的慈善家——她经常能够游说并说服美国政府和业界的高层。她坚信，帕克曼和迈耶的HPV-77疫苗很快就会在风疹疫苗竞赛中获胜，仅凭帕克曼和迈耶在生物制品标准部29号楼里罗德里克·默里的楼上工作这一个原因就足够。1966年的一天，希勒曼和他的上司，即默克研究实验室的负责人马克斯·蒂什勒与拉斯克会面，地点是她在西中央公园

的优雅公寓。[22]

希勒曼在2004年对作家保罗·奥菲特解释说，拉斯克请他们俩来，是要把她仔细考虑过的观点告诉他们：默克公司的疫苗加入竞争，只会让生物制品标准部放慢批准任何风疹疫苗。不管怎样，他们觉得谁的疫苗会获得批准，是他们的疫苗，还是生物制品标准部内部研制的？拉斯克直言不讳，她见过最近那场风疹爆发的后果，心里特别难受。目标是在下次疫情爆发、造成更大灾难前，让一种疫苗尽快得到批准。希勒曼有些怀疑。他告诉拉斯克，他不相信HPV-77疫苗会得到批准，“因为［帕克曼和迈耶］没有研制疫苗。它只是一个该死的实验”。[23]

拉斯克没有被说服。她让希勒曼回去考虑一下。他不用思考太久。拉斯克在政治上很有影响力。如果她想让希勒曼不好过，她完全 210
办得到。希勒曼勉强地告诉拉斯克，他要从帕克曼和迈耶那里拿些HPV-77疫苗，亲自接种给儿童，验证他的想法。他接种了约20名儿童，却被副作用吓到了。“天啊，真是太糟糕了。毒药，毒药，毒药。”他回忆道。[24]显然，这次试验的结果并未发表。

因此，1966年底或1967年初，希勒曼进一步减毒了HPV-77。他不是以非洲绿猴肾细胞对病毒进行更多次传代，而是以鸭胚细胞将它连续培养了5代。希勒曼喜欢用鸭做实验宿主。他不久后写道，与大多数动物不同，鸭“显然没有传染性疾病和［肿瘤］”。[25]希勒曼将这种调整过的疫苗命名为HPV-77/DE 5，表示疫苗病毒以非洲绿猴肾细胞传代培养过77次，后又以鸭胚传代过5次。

1967年6月，希勒曼在福利机构的8名智障儿童身上测试了这种与拉斯克谈话后制备的新疫苗。它产生的抗体水平只有默克公司最优的伯努瓦剂型——B型的1/5。[26]但是，受试者的数量很小，这种差异可能只是出于偶然。如果要做决定，他就需要更大的受试者数量，而且这些受试者需要来自真实的情境：一个满是母亲、儿童和孕妇的情境，一个疫苗病毒传播起来非常明显的情境。

1967年9月和10月，希勒曼在爱尔兰人聚居的费城郊区哈弗敦–斯普林菲尔德测试了这种新的鸭胚疫苗。“我给你说，那天真不容易，因为我特别担心传染性。”希勒曼在2004年回忆道。[27]他已经做好准备，如果参与试验的孕妇产下的婴儿有任何形式的畸形，自己就会丢掉工作。因为本来就存在与风疹无关的出生缺陷率，所以他假定即使疫苗病毒并未传播且使孕妇患上风疹，婴儿畸形发生的概率也大约为1/300。

他与团队给269名5岁以下的婴幼儿注射了疫苗。几乎所有人都产生了风疹抗体。研究人员还追踪研究了这些接种儿童的无免疫力、未接种疫苗的同胞。262名同胞都未感染。重要的是，接种儿童的母亲当中有34名无免疫力，她们也都未感染。但是，新的HPV–77鸭胚疫苗对儿童仍然表现平平：它产生的抗体水平只有默克公司伯努瓦B
211 型疫苗的1/3。[28]

希勒曼要作出决定。这个决定不好做。他在论文中写道，默克公司的疫苗更好，但是改进过的帕克曼和迈耶的疫苗也能产生“足量”抗体，不会传染给接触者，也没有让接种者患上风疹。[29]两种疫苗之间的差异或许并未大到足以去争辩。但是，现在换跑道不是小事。抛开其他烧钱的麻烦事不说，默克公司还要在园区里建棚养鸭。[30]希勒曼进退两难，一边有确凿的数据表明默克公司的伯努瓦B型疫苗更好，一边又有玛丽·拉斯克的政治力量和坚定意愿施加压力。希勒曼还记得她说过的话：“你们觉得生物制品标准部会批准谁的疫苗？”[31]

希勒曼放弃了默克公司的伯努瓦疫苗。拉斯克获得了胜利。大制药公司将自己的资源汇入了帕克曼和迈耶的HPV-77疫苗，这些资源在生物制品标准部的红砖墙内以非洲绿猴肾细胞研制、而后由默克公司以鸭胚细胞又传代培养了几代。如果希勒曼取得成功，这种疫苗本该在通过人体试验后尽快注射给数百万美国人。

自从海弗利克开始劝说人们使用实验室里培养的人胎细胞，说它是制备病毒疫苗的洁净、安全、正常、不致癌的微型工厂，已经过去了六年。欧洲的病毒学家和疫苗生产者差不多六年前就接受了它们。自从X太太堕胎，海弗利克在国家卫生研究院的资助下，用她胎儿的肺组织制备出800安瓿的典范人二倍体细胞株——WI-38细胞，已经过去了五年多。自从1964至1965年那场风疹疫情扰乱了上千万美国人的生活，自从普洛特金从那场悲剧中获得了一样好处——以WI-38细胞制备的风疹疫苗，已经过去了三年。但是，仍然没有丝毫迹象表明，他的疫苗或其他任何以WI-38细胞制备的疫苗能够在美国上市。如果需要罗德里克·默里批准，这种疫苗就没有希望。 212

第十五章

大逃离

费城，1967年—1968年6月

> 伦纳德·海弗利克博士在1968年离开费城去加利福尼亚时，他的行李箱里装着寻常旅客不会装的东西——冷冻的人细胞。
>
> ——《费城晚报》，1976年4月4日[1]

WI-38细胞在美国受到冷落，但是在国外应用却越来越广。1967年，南斯拉夫的加盟共和国克罗地亚和斯洛文尼亚开始第一次在各地大规模、常规地使用一种基于WI-38细胞生产的疫苗——口服脊髓灰质炎疫苗。几乎从1962年WI-38细胞建立开始，萨格勒布免疫学研究院的疫苗主管，身材高大、柔声细语的德拉戈·伊基克就在支持这种疫苗。1968年，南斯拉夫当局批准在全国使用这种脊髓灰质炎疫苗，并批准"大规模使用"基于WI-38细胞制备的麻疹疫苗。[2]

1966年，英国伯勒斯·惠康公司的科学家请求普洛特金寄去RA 27/3风疹病毒，他们正在用WI-38细胞研制一种疫苗。1967年，法国梅里厄研究所得到RA 27/3病毒，开始制备一种实验性的风疹疫苗；同年，它开始商业性地开发科普罗夫斯基和维克多的狂犬病疫苗，该疫苗也是用WI-38细胞制备的。在英格兰东南部海滨小镇桑威奇附近的一家研发中心，辉瑞公司的疫苗研制者正策划用WI-38细胞制备一种脊髓灰质炎疫苗。

WI-38细胞也在位于公共卫生前线的实验室投入使用。英国医学研究委员会的角色大致相当于美国国家卫生研究院，它将WI-38细胞提供给英格兰和威尔士的公共卫生实验室用于治疗目的，已有好几年。1967年2月，世卫组织开始付钱给医学研究委员会，请委员会将WI-38细胞提供给四大洲的疾病检测人员，从而扩大WI-38细胞的使用范围。每隔一周的周三早晨，一瓶瓶浸在营养液中的
WI-38细胞从伦敦空运到达喀尔、蒙得维的亚、香港、开罗和西班牙 213
港。它们适应长途旅行，似乎并未受到环境温度变化的影响。

在这些目的地，科学家用WI-38细胞来鉴定让儿童患上严重的（有时甚至致命的）呼吸道感染，并住院治疗的病毒。然后，他们绘制一幅图，示意致病的是什么病毒、存在于哪里。这些分布广泛的用户反馈，WI-38细胞鉴定出了多种病毒——谱系比同项目提供的猴肾细胞更广。他们报告说，WI-38细胞在鉴定导致感冒的鼻病毒和另外两种更危险的病毒，即呼吸道合胞体病毒和单纯疱疹病毒方面很有效。[3]

在医学研究委员会之外，海弗利克是WI-38细胞的流动供应者和宣传员，他教会了数十名科学家培养这种细胞。他每次登上飞机，都抱着一个液氮罐。如果去掉一对手柄，液氮罐看上去就像一个100磅重的炸弹。它高18英寸，里面是装着WI-38细胞的安瓿。海弗利克坐在经济舱里，把液氮罐放在地上，用双腿夹住。液氮罐必须直立，否则里面的液氮会泄漏出来，形成一团浓重的液氮云，肯定会吓坏飞机上的其他乘客。

海弗利克的WI-38细胞受到了尊重。有一件事可算从侧面反映了这种尊重。英国的一些疫苗管理者——最高监管者、满头银发的弗兰克·珀金斯，同他在位于伦敦的医学研究委员会的三名同事——或

许是出于维护国家尊严的考虑，决定研发他们自己的正常、非癌的人二倍体细胞。他们想研制出一种细胞株，就算成不了WI－38细胞在英国的对手，也能作为它的补充。

1966年9月，珀金斯在医学研究委员会的同事J. P. 雅各布斯、C. M. 琼斯、J. P. 巴耶收到一个14周龄男性胎儿。它来自一名27岁的女性，三人后来说，堕胎是出于“精神病方面的原因”。他们从胎儿的肺组织建立了一个由典型的细长成纤维细胞形成的细胞株。他们以医学研究委员会（Medical Research Council）的名称为它命名，称作MRC－5，并于1970年在《自然》期刊上发表了论文。有了这个时间差，他们能够报告说，那名女性在堕胎之后三年都很健康，没有患上癌症。

《自然》上的那篇论文描述了MRC－5细胞的健康、非癌特征，还说明它们染色体数目正常、易被多种人病毒感染，并且在培养瓶中的长势旺盛。三位科学家写道，他们冷冻了大量英国的人二倍
214 体细胞，共481安瓿。他们在论文开篇和结尾都向WI－38细胞致敬。“我们的研究表明，按照当前公认的标准，MRC－5细胞与来源相似的WI－38细胞一样，具有正常的特征，因此用途与WI－38细胞相同。”[4]

尽管海弗利克和三位英国科学家想不明白为什么会这样，但是最后一项事实，即MRC－5细胞用途与WI－38细胞相同，却非常重要。

随着WI－38细胞的名声越来越大，海弗利克很乐意宣传它们。1966年，海弗利克在一场疫苗会议上发言，随后《纽约时报》就夸张地宣称“人细胞在疫苗中发挥重要作用”。这篇文章引用并且只引用了海弗利克的观点，即在疫苗制备中，他的细胞比动物细胞更便宜、更洁

净、更安全。“今天，人细胞的实验室培养方面的一位专家说，关于疫苗生产中所用细胞的研究受到了严重忽视。”《纽约时报》解释道。[5]

几个月后，1967年，海弗利克在美国癌症学会的一场科学写作者研讨会上发表演讲，之后又在《纽约时报》上宣传说，他的细胞可以替代潜藏着病毒的猴肾细胞。[6]

同一年，海弗利克对科普罗夫斯基和威斯塔研究所失去了耐心。他作出的贡献与威斯塔老板给他的待遇脱节，他忍无可忍。海弗利克在威斯塔研究所工作了九年，仍然是研究所的“临时工”，而其他一些同事已经成为正式员工，但他们的贡献在海弗利克看来并没有自己大。作为“临时工”，海弗利克不仅工资比正式员工低，而且如果工作没能获得国家卫生研究院的资助，科普罗夫斯基并不会保证给他发工资。

先不说他现在是五个孩子的父亲，需要有保障的工作。让他恕怒的是，科普罗夫斯基含蓄地拒绝承认他的成就：他发现了引起游走性肺炎的支原体；他几乎同时意识到正常细胞在培养皿中的老化及其带来的科学问题；他制备出WI-38细胞，这种细胞能够，也应该取代制备抗病毒疫苗的老方法；他不知疲倦地努力实现这个目标。

在科普罗夫斯基看来，他归根结底只是一个爱卖弄的家伙，还很廉价。1967年初，他刚刚获得了相当抢手的国家卫生研究院职业发展奖的三年续期，该奖的奖金已经全额支付了他1962年以来的工资。而 215
且，他与国家卫生研究院下属机构国家癌症研究所的合同——那份生产、保存和分发人二倍体细胞的大合同——已经为威斯塔研究所赚了五年钱，每年都超过12万美元，现在已经是第六年了。在研究所科学家获得的所有合同和奖项中，这份合同始终是最大的一个。[7]

海弗利克受够了，开始四处留意。他受到了位于伯灵顿的佛蒙特大学的邀请，要他去做微生物学系的主任。他还申请去位于帕洛阿尔托的斯坦福大学做医学微生物学教授。对此，他得到了位高者的帮助：他的推荐人之一是阿尔伯特·萨宾。萨宾的口服脊髓灰质炎疫苗此时已经被大多数推行疫苗接种的国家采用，萨宾成了美国医学界最具声望的科学家之一。

1967年8月，萨宾写信给杰出的免疫学家西德尼·拉费尔，拉费尔当时主持斯坦福大学医学微生物学系教授的遴选工作。萨宾说："在我看来，他是一位特别可靠的研究者，已经在工作中展现出杰出的才智和创造力。我很敬重海弗利克博士，因为他这几年所作的贡献实在而值得信赖。"[8]

不久，海弗利克收到了斯坦福大学伸来的橄榄枝。

对海弗利克来说，佛蒙特大学和斯坦福大学职位的差别，就像是给费城人队当教练和在洋基队做一垒手之间的区别。很容易选择。1967年秋，海弗利克告诉科普罗夫斯基，从1968年7月1日开始，他要去斯坦福大学做教授了。

鉴于科普罗夫斯基看不上海弗利克的能力，他对于海弗利克的离开有一个担心，也只有一个担心：几百瓶WI-38细胞的命运。它们仍然保存在威斯塔研究所地下室的液氮里，由海弗利克警惕地看管着。

科普罗夫斯基从一开始就觊觎WI-38细胞。南希·普雷贝尔，一名从1963或1964年起为海弗利克工作的实验室技术员，回忆说在她熟悉工作时，科普罗夫斯基多次在海弗利克出差的一两天里来实验室。这位威斯塔研究所的沙皇会面带迷人的微笑，请她给一瓶WI-38细胞。她会礼貌却坚决地拒绝，解释说只有她的上司

可以给出WI-38安瓿。过了一段时间，科普罗夫斯基就不再问她要了。[9] 216

威斯塔研究所董事会在1960年代初期和中期的会议纪要清楚地显示，科普罗夫斯基几次想用WI-38细胞牟利。威斯塔研究所不仅试图让诺登公司（这家位于密苏里州的公司想使用WI-38细胞来改进刚问世的狂犬病疫苗）付钱，还试图让辉瑞公司为使用海弗利克的细胞制备麻疹疫苗而付钱，此外还想让惠氏制药公司付钱。1965年，位于费城的惠氏已经使用WI-38细胞制备了一种腺病毒疫苗，以保护处于基础训练期的美国陆军新兵。①[10]

科普罗夫斯基用WI-38细胞牟利的尝试远谈不上成功。1965年，为将海弗利克的细胞出售给业界，董事会任命了“一个由律师和科学家组成的专门委员会来处理问题”。[11]1965至1967年的预算文件显示，威斯塔研究所成功获得的唯一赞助是诺登公司那几年每年提供的5 000美元。[12]

像威斯塔研究所这样拥有许多富有经验的科学家的机构，在想用自己特有的、需求广泛的细胞来获利时，却如此不知所措，这在今天看来似乎令人难以置信。但是那时，像WI-38细胞这样的生物无法申请专利。这种规定要在1980年经过美国最高法院的一项里程碑式裁决才得以改变。（不过，科普罗夫斯基或海弗利克确曾在1966年尝试为这些细胞申请专利。他们聘请的一位专利代理人告诉他们，此时连尝试申请都来不及了，因为海弗利克的发现已于1961年发表，而为期一年的专利申请窗口期已经结束。）[13]

---

① 这种新的腺病毒疫苗取代了使用猴肾细胞制备的疫苗。1955至1961年间，大约10万名美军士兵服用了猴肾细胞制备的疫苗；后来，人们发现它被潜藏的SV40广泛污染，便弃用了它。

然而，还可以给使用这种细胞来生产新疫苗的方法申请专利。科普罗夫斯基已经在1964年申请过这样的专利，专利内容是他和维克多使用WI-38细胞制备的改良新狂犬病疫苗。不久，威斯塔研究所会就普洛特金制备RA 27/3风疹疫苗的方法申请专利。

如果狂犬病疫苗和风疹疫苗的专利申请成功，科普罗夫斯基就必须获得至少部分冷冻在地下室里的WI-38细胞。这至关重要。那时，疫苗公司会想要装满年轻WI-38细胞的原代安瓿——这些细胞可以
217 指数级地增殖，几乎无穷无尽地供应。原代安瓿是海弗利克在1962年夏冷冻的，其中的细胞只分裂了8次。在科普罗夫斯基看来，原代安培简直就是细胞黄金。

到1967年秋，海弗利克没有确凿的证据，但隐约地怀疑科普罗夫斯基并不仅仅打算将WI-38细胞用作造福人类的疫苗工厂；这位上司想将任何使用WI-38细胞制备的疫苗变成充足的现金来源，以增加威斯塔研究所的收入，把他自己从筹集资金这种令人厌烦的任务中解脱出来。他觉得做筹集资金的工作有失身份，而自从十年前他执掌研究所以来，这项工作就是他烦恼的来源。

海弗利克的直觉很准，而且有合理的理由：1967年即将结束，科普罗夫斯基面临着严峻的财政考验。

在其大手大脚的老板管理下，威斯塔研究所尽管没有负债，资金也从未真正充足过，科普罗夫斯基豪掷271 506美元进行的大翻修于1959年才结束，资金从此更加紧张。到1960年代中期，他越来越急于找到不受任何特定拨款项目制约的现金。威斯塔研究所1965年运营亏损1.2万美元，1966年增加至2.3万美元，科普罗夫斯基只好推迟了修理工作。这栋拥有73年历史的大楼需要更换窗户，还有屋顶。有些实验室的空调需要安装高端的新过滤器。公共卫生间和污水管道系

统都需要彻底检修。[14]

1967年底，在海弗利克宣布要离开时，科普罗夫斯基预计1968年他会面临65 460美元的赤字，相当于2016年的469 000美元，而董事会成员正要求他拿出长期的解决方案。给越来越深的财政困境雪上加霜的是，国家卫生研究院最近还对威斯塔研究所收到的拨款展开了“高优先级审计”。国家卫生研究院认为，科普罗夫斯基从各位科学家所获的政府拨款中划走一部分用于支付威斯塔的日常开支——威斯塔通用资金的重要来源——的做法，与国家卫生研究院的管理规定“有冲突”。国家卫生研究院计划对这些资助进行回溯性和前瞻性的审计，这意味着科普罗夫斯基可能很快就会欠国家卫生研究院一笔数目还未知，但可能非常吓人的钱。[15]

1967年秋，国家卫生研究院下属机构国家癌症研究所得知海弗利克即将在1968年7月去斯坦福大学工作，便决定终止与海弗利克的合同，不再允许他生产、保存并向任何需要人二倍体细胞的具有资质的研究人员分发细胞。当初，海弗利克那篇向世界宣布他培养出人二倍体细胞的论文一经发表，科学界对它们的需求立刻激增，不久，国家癌 218
症研究所在1962年2月与海弗利克签订了生产和分发细胞的合同，自那以后一直按合同支付给威斯塔研究所数万美元。现在，癌症研究所将1968年1月1日定为合同终止日期。选择这个时间似乎是正确的，原因不仅仅是海弗利克即将离开。癌症研究所认为，科学界对WI-38细胞的需求已经得到满足。[16]海弗利克建立WI-38细胞已经五年多了，需要WI-38细胞的科学家似乎都已经得到了。它们被广泛使用，还出现在数十篇论文中。

1968年1月18日，合同已经终止，几名工作人员从贝塞斯达来到威斯塔研究所,要解决WI-38细胞的实体处置问题。科普罗夫斯基叫海弗利克接待他们。查尔斯·布恩是一位高瘦急躁的医学博士,他从前一年5月开始代表国家癌症研究所监督人二倍体细胞合同的履行。约翰·E.香农、马文·梅西是来自美国典型培养物保藏中心的资深科学家。美国典型培养物保藏中心是独立的非营利机构,位于马里兰州罗克维尔市一栋四四方方的砖楼里,离国家卫生研究院6英里远。它是美国最知名的细胞库,生物学家需要用某类细胞做实验时就会求助于它。

海弗利克与这些人一起走进一间小会议室。在场的还有科普罗夫斯基的助理约翰·D.罗斯,他负责记笔记、写会议纪要。从会议纪要看,参会人员同意剩下的所有375安瓿WI-38细胞,留下20瓶,其余全部转移到美国典型培养物保藏中心。保藏中心代表国家卫生研究院保存这些深度冷冻的细胞。在留下的20瓶中,海弗利克可以带10瓶去斯坦福大学,威斯塔研究所可以留下10瓶。[17]

会议还决定,"应该绝对禁止"使用送往保藏中心的那355支珍贵的安瓿。它们之所以珍贵,是因为其中的WI-38细胞才分裂过8次,能够增殖出无穷尽的细胞,用于疫苗制备。也就是说,不再解冻这些安瓿,不再将这些年轻的细胞移入培养瓶,也不再一次又一次地分离这些安瓿,以产出大量群体倍增数较高的细胞供科学家们使用。科学家们可以使用已经广泛流通的较老细胞。剩下的355支原代安瓿需要安全地冷冻在保藏中心,一直等到有公司从生物制品标准部获得批
219 准,可以制备基于WI-38细胞的疫苗。会议纪要明确规定,到那时,可以非常谨慎地每次解冻一瓶,让里面的细胞再倍增几次之后,按需交给公司制备疫苗。[18]

在散会前,参会者定下了将WI-38细胞从威斯塔研究所转移到

保藏中心的日期：1968年3月1日。

如今，仍然在世的参会者只剩下海弗利克和布恩。据海弗利克说，干巴巴、白纸黑字的会议纪要，并没有传达出1968年1月那场会议的潜台词。他说，四周后，国家卫生研究院的布恩给科普罗夫斯基来信了，信里也没有表达出那场会议的潜台词。这封信将1月18日的决定正式定为国家卫生研究院的“官方政策”。信的结尾用花体写道：“那些WI-38细胞……将仍然是国家癌症研究所的财产。”[19]

2013年接受采访时，海弗利克说，他是被迫参加那场会议的，政府明确声称自己拥有那些细胞，他别无选择，只能同意那份将细胞转交给政府的“所谓的协议”。“协议不是我写的，是那五个说‘你最好同意’的人写的。我没法反对。用什么反对？荣誉吗？”[20]他还指出，他没有在会议纪要上签字，也没有在布恩后来写给科普罗夫斯基的信上签字。他确实收到了这两份文件的复印件。

海弗利克没有提及的是1962年那份合同的措辞。合同的签订方是国家卫生研究院和威斯塔研究所，它约定国家卫生研究院委托研究所生产、保存并向具有资质的研究人员分发人二倍体细胞，海弗利克是研究所的具体实施人。这份在他建立WI-38细胞之前几个月签订的合同，明确规定了合同终止后的事项：“乙方同意，按照甲方要求的方式、时间和程度，将乙方研发、与本合同约定工作相关的所有数据、信息和材料，让与、授权和交付给政府。”[21]

在1968年1月于威斯塔研究所召开的那场会议上，布恩要求海弗利克于3月1日，除20瓶以外，将所有装有原代WI-38细胞的安瓿交给布恩和香农所代表的政府。

海弗利克在会后很不开心。他不愿放弃对WI-38细胞的控制
220 权，尤其不想把它们交给美国典型培养物保藏中心；凭经验，他知道这家保藏中心在过去管理很松散。所以他很烦闷。但是，1月过去，2月到来，他什么都没有做。直到发生了一件事，他才采取行动，而这项行动将对他的生活和职业生涯都产生深远的影响。

在事情发生近五十年后，海弗利克谈到它时，感受显然还很真切，就好像它发生在昨天一样。他声音激动起来。他显然还感到痛苦。

再过几个月，海弗利克就要离开威斯塔研究所了，有一天，他正在实验室旁边一间小"无菌室"里工作。普洛特金从门缝里挤进来，拉过这个9英尺长、6英尺宽房间里仅有的另一把椅子，坐下了。他们聊了一会儿后，普洛特金拿出一份文件给海弗利克看。这是一封信，信纸抬头是威斯塔研究所，写信人是科普罗夫斯基，收信人是英国制药公司伯勒斯·惠康的一名要员。这封信不是最终文件，不是合同，也不是销售单。但是，它明确传达了一些信息：科普罗夫斯基提出要为这家公司提供充足的WI-38细胞，并提供使用这种细胞制备疫苗的方法以及疫苗病毒本身，全部用以换取使用费。

海弗利克之前怀疑过，但是直到此刻才知道，科普罗夫斯基打算用WI-38细胞来尽力为威斯塔研究所赚钱，而他没有征求海弗利克的同意。海弗兰克很震惊，坐在那里一言不发。他没有想到向普洛特金要一份复印件，甚至都没有想到问问普洛特金为什么要给他看这封信。

普洛特金完全不记得这次谈话了，这至今还让海弗利克烦恼。但是，普洛特金的文件中有一张纸，标题是"伯勒斯·惠康公司拟议合同记录"。上面列出了威斯塔研究所和伯勒斯·惠康公司在1968年的八次通信，但是没有记录通信的内容。第一封信由伯勒斯·惠康公司

的爱德华博士写给希拉里·科普罗夫斯基，日期是在1968年3月6日。第二封是科普罗夫斯基给爱德华博士的回信，日期是1968年3月14日。接下来的通信都是律师和银行业人员之间的。[22]

科普罗夫斯基在3月14日写给伯勒斯·惠康公司的那封信，很有可能——尤其是考虑到后来发生的种种——就是普洛特金与海弗利克在无菌室密谈时，让海弗利克感到震惊的那一封。

1968年4月，美国专利商标局收到了一份专利申请，内容是普洛特金使用WI-38细胞制备风疹疫苗的新方法。这份申请列出的发明人是斯坦利·普洛特金，并且将普洛特金的专利权转让给威斯塔研究所，也就是说如果专利申请成功，威斯塔研究所将成为专利权人，如果 221
它将疫苗授权给制药公司，专利使用费就会流进威斯塔的腰包。

同科普罗夫斯基与维克多的狂犬病疫苗一样，普洛特金的风疹疫苗也是由国家卫生研究院资助研制的，这意味着依据当时的法律，美国政府拥有普洛特金的发明。但是，就像对狂犬病疫苗一样，美国政府会发一份弃权声明，让威斯塔研究所对普洛特金制备风疹疫苗的方法拥有所有权，给它申请专利，并授权给制药公司。[23]

威斯塔研究所和伯勒斯·惠康公司1968年的通信以科普罗夫斯基在当年10月到访伯勒斯·惠康公司的伦敦总部告终。在那里，他和伯勒斯·惠康公司的要员以普洛特金的风疹疫苗专利申请最终获批为前提，开始就威斯塔研究所向伯勒斯·惠康公司授权的条件展开谈判。[24]（会谈中，科普罗夫斯基还劝伯勒斯·惠康公司考虑一下狂犬病疫苗，它也是用WI-38细胞制备的，在两个月前申请到了专利。伯勒斯·惠康公司最终没有购买这项专利，它被其他公司买走了。）几年后，普洛特金的风疹疫苗专利获批，伯勒斯·惠康公司与威斯塔研究所谈判并获得了授权，开始生产RA 27/3风疹疫苗。

在他那间狭小的无菌室里与普洛特金密谈之后，海弗利克特别生气。过去十年里，他培养了人二倍体细胞，并且发现它们会在培养皿中老化，以此打开了一个重要的新领域：细胞老化研究。他培养出大量WI-38细胞，足以在未来为疫苗制备提供长久支持，他还竭力让人们接受以WI-38细胞来制备疫苗。其间，他受到过嘲笑，但他仍努力争取尊重和批准。

然而，在他准备离开威斯塔研究所时，却发现了科普罗夫斯基写给伯勒斯·惠康公司的信。从这封信他看出来了，在做关于WI-38细胞的重要决策，也是很可能会获利的决策时，科普罗夫斯基彻底将他排除在外了。在这个节点上，海弗利克的想法是："秃鹫抓去我竭力赋予其价值的东西，并食取其利。我想，正常人都能理解我为什么——说得委婉些——为什么会担心。"[25]

海弗利克说，他特别难受，因为他知道科普罗夫斯基面临着巨大的经济压力——这在威斯塔研究所的科学家中间不是秘密。科普罗
222 夫斯基的任务之一就是，在威斯塔研究所的正式员工得不到拨款，或者拨款青黄不接时，一直给他们发薪水。

"我不是研究所的正式员工，它并不适用于我。而所里还要求我留下［WI-38细胞］，造福那些正式员工，可他们当中没有人可以争辩说自己为这些细胞作出过什么贡献。"

根据1月份的协议，WI-38细胞应于3月1日转交给美国典型培养物保藏中心。3月1日当天或前后，一辆配有专门设备的旅行车从马里兰州来到威斯塔研究所，国家卫生研究院的项目专员查尔斯·布恩和保藏中心的细胞系负责人约翰·香农随车而来。海弗利克将他们打发走了，说他还没有给细胞列好存货清单，没有准备好移交。[26]

不久，海弗利克来到威斯塔研究所的地下室。他将剩下的原代

WI-38细胞——总计375瓶，是世界上最大的年轻WI-38细胞储备——全部装进液氮罐，带走了。就连1月份协议中承诺给威斯塔研究所的那10瓶，他也没留下。实际上，那些传代次数较少的原代WI-38细胞，他一瓶都没有留下。[27]

海弗利克将冷冻的细胞暂存在朋友和同行尤金·罗萨诺夫那里。罗萨诺夫是附近惠氏制药公司的病毒学家，他在接下来几个月会热心地定期给液氮罐加满液氮。

海弗利克现在说，他当时拿走那些细胞，目的是将它们保管好，直等到它们的所有权问题得到恰当解决。他说，在他看来，它们的所有权是有问题的。他当时认为，有几个利益相关方可以合理地声称拥有那些细胞——他和穆尔黑德；WI-38胎儿的“出处”，即胎儿的父母；威斯塔研究所；也许还有国家卫生研究院。他不会天真到在所有权问题解决之前，就将细胞交给国家卫生研究院。那样做的话，他敢肯定自己就再也见不到它们了。

举家迁往2 900英里外的地方不是一项小工程。海弗利克一家分开行动。露丝带着5岁的蕾切尔和2岁的安妮飞往湾区；海弗利克则带上三个大些的孩子，开着他家那辆深绿色的别克名使——在海弗利克的父亲传下来的轿车中，这是最新的一辆——横跨整个国家。

大部分时间，11岁大的乔尔都与父亲坐在前排，10岁大的德博拉 223
和9岁大的苏珊坐在后排。他们向西穿过匹兹堡，在密苏里州乔普林停留看了汽车加速赛，又继续开车到亚利桑那州，在那里参观了世界上保存最好的陨石坑，还对雄伟的大峡谷发出了惊叹。海弗利克说，还有一些货物与他们同行。两个女儿的座位旁边细心地绑着一只液
氮罐，里面装满了盛着WI-38细胞的安瓿。 224

第十六章

掉进熊坑

费城与贝塞斯达,1968—1970年

完成后的科学显得平静而成功,但是进行中的科学则只是矛盾和折磨、希望和失望。

——皮埃尔·保罗·埃米尔·鲁

法国微生物学家,第一种白喉有效疗法的发明者[1]

1968年初,研制风疹疫苗的竞赛更加激烈了。莫里斯·希勒曼的默克团队——幸亏玛丽·拉斯克曾给他们施压——现在专注于HPV-77鸭疫苗,他们正在美国内外进行人体试验。他们拥有默克公司所有资源的支持,截至1969年初,他们在实地实验中共给1.8万名儿童注射了疫苗。[2]

密苏里州的飞利浦·罗克珊公司此前对帕克曼和迈耶的HPV-77病毒做了调整,即以幼犬肾细胞对其进行过传代培养,现已将疫苗寄给华盛顿特区乔治城大学的医生进行人体测试;测试地点是巴哈马拿骚市中心一家天主教会办的诊所,以及底特律的派德制药公司。[3]底特律的这家公司在临床试验方面本身就很专业,它将给近1.2万名儿童注射疫苗。[4]

在比利时的日内瓦,治疗研究和工业公司正带着自己的风疹疫苗飞跑;他们从一名患风疹的10岁女孩的尿液中捕获了病毒,先以非洲绿猴肾细胞培养,再以3周龄兔的肾细胞培养。[5]到1968年底,这家公司已经将其实验性疫苗“Cendehill”注射给了2.5万人。[6]

这三家公司都拥有大量疫苗，都以猴子做过测试，还都有其他安全性数据，而普洛特金囿于技术不足，这些他一样都没有。三家公司都很清楚，生物制品标准部承受着压力，要尽快审批通过一种疫苗。他们都希望，自己的疫苗能够最先冲过终点线。无论哪家公司，只要 225
说服生物制品标准部为自己的疫苗颁发第一张许可证，都能够从广阔的美国市场上那些担心的妇女和她们的孩子身上稳赚。

现在，普洛特金是唯一一位努力研制疫苗的独立科学家。尽管史克法公司在1967年资助了他1万美元，但是前路绝不明朗。在1968年1月的来信中，罗德里克·默里要求他必须先制备出对他来说数量令人却步的RA 27/3疫苗，并且全部通过安全性测试，包括将疫苗注射进猴脑，持续观察数周；满足这些条件后，普洛特金才可以将疫苗寄去州外做人体试验。

普洛特金可以将疫苗提供给以色列、伊朗、日本和中国台湾等地的外国同行，他确实也这样做了。(默里用一项晦涩的规定阻止普洛特金在美国各州间寄送疫苗，但是无法禁止他将疫苗寄到国外去。)但是，即使是在这些同行的帮助下，他也不指望能够像那三家公司一样凑齐所需的数万份疫苗，并得到相应的无比宝贵的数据。在接下来的一年里，普洛特金和他的合作者预计最多可以给数百名受试者接种疫苗。

普洛特金结束了他在费城圣文森特儿童之家的试验。儿童之家内1至5岁儿童的流动性并不高，他已经给1968年春生活在那里的61名儿童中的大多数接种了疫苗。那年4月，他写信感谢了儿童之家的院长阿加佩嬷嬷和受过医护训练的玛丽·约瑟夫嬷嬷，并提议给剩下那些没有接种过疫苗的儿童接种。[7]他还给最近升为枢机主教的克罗尔大主教写信。

亲爱的克罗尔枢机主教：

过去三年，我们在圣文森特儿童之家测试了一种德国麻疹疫苗。当然，这件事您肯定知道，因为我们在研究开始前征得了您的许可。您可能不知道的是，试验结果很好，在圣文森特儿童之家进行的研究极大地促进了这种疫苗的研发。这种疫苗最终会保护妇女，让她们不会再因为孕期患德国麻疹而产下畸形儿。

我十分感谢圣文森特儿童之家的阿加佩嬷嬷和玛丽·约瑟夫嬷嬷，她们在研究中给予了我慷慨的配合与善意。

226 医学博士斯坦利·A. 普洛特金　谨启[8]

没过几天，枢机主教给他回了信，说自己听到这个消息"很开心"。[9]

1968年春，普洛特金还开始了一项他认为至关重要的疫苗测试。他招募来14个费城家庭，大多数是住在他家附近的朋友和邻居。他们当中许多人都与宾大有关系，应该很熟悉孕期感染风疹的危险。这其中就包括普洛特金自己的家庭。[10]现在，政府的新规定要求他得到受试者的正式、书面同意。

普洛特金想看看他的RA 27/3疫苗在真实世界中效果如何。他在福利机构中接种的儿童确实彼此间会有密切接触，但是他们的生活环境与外面世界的不尽相同。如果疫苗病毒会传播，那么亲密的家庭生活肯定会促进它的传播。在14个家庭中，每家有一名无风疹抗体的儿童注射了疫苗。这名儿童的一名同胞以及母亲都没有抗体，他们将作为密切接触者接受追踪观察。如果疫苗病毒会传播，他们就有可能感染风疹。7至9周后试验结束时，如果无免疫力的母亲和同胞都没有产生抗体，就能确定疫苗病毒不会传播了。

在普洛特金家，他6岁大的儿子迈克尔接种了疫苗。他的妻子海伦在1966年生下了次子亚历克。1968年初试验开始时，亚历克不满2岁。海伦和亚历克都没有风疹抗体。在2015年的一次采访中，普洛特金被问到在给儿子接种疫苗时是否担心。他回答说：“不，不，当时并不担心。如果担心，我就不会那样做了。我觉得在某种意义上我义不容辞，必须给自己的家人接种。”[11]

1968年9月，这项家庭研究结束，普洛特金整理了研究的结果，以及他在汉堡州立学校与医院开展的所有试验的数据。一年前，在马尔堡疫情爆发期间，他就在那里进行的第一项试验发表了论文。就在汉堡州立学校与医院新开展的试验，以及这项家庭研究撰写的论文于1969年2月发表在《美国流行病学杂志》上。论文的合作者包括：法夸尔，费城长老会医院和蔼的儿科主任；卡茨，普洛特金在威斯塔研究所的同事以及在医学院时的室友，他曾逃出纳粹集中营；还有宾大的另一位儿科医生，爱开玩笑的查理·赫尔茨。在论文第一页，作者们感谢一些向他们提供过“无价帮助”的人，其中就有海弗利克。[12] 227

让普洛特金感到欣慰的事情很多：他和同事接种的儿童几乎都产生了水平显著的抗体——与竞争者的疫苗相当。而且，无论是在汉堡州立学校与医院，还是在费城的那些家庭，包括他自己的家庭中，接种儿童的接触者无一感染风疹。接种儿童中也没人出现临床风疹症状，只有少数几人淋巴结肿大。

他推断，他最新的几种RA 27/3病毒剂型——它们会被制药公司实际投入生产——全部产生了足够高的抗体水平，对接种者而言是安全的，并且不会传染给接种者的接触者。但是，他的研究体量很小：在汉堡州立学校与医院，受试儿童只有7名或者4名或者6名，而且在有些情况下，与接种儿童在同一寝室和游戏室生活的未接种、无抗体儿童数量也差不多。在国外测试RA 27/3疫苗的合作者，也得到了非常好的结果——100%的接种者都产生了抗体——不过，他们的接种总数只有163人。

“当然，需要进行更大型的研究，”普洛特金总结道，“以完全确定RA 27/3或其他风疹疫苗的安全性。”[13]

但是，受制于生物制品标准部默里的种种规定，普洛特金如何开展这些更大型的研究呢？幸运的是，史克法公司微生物研究的负责人、暴躁的西西里人鲍勃·费洛托，自从1967年第一次资助了普洛特金1万美元，就对RA 27/3产生了极大的兴趣。

从两个方面看，费洛托的做法似乎让人困惑。其一，制药公司都很清楚默里坚决反对使用WI-38细胞。史克法公司没有理由乐观地认为默里会改变想法，让使用WI-38细胞制备的疫苗进入美国市场。但是，这家费城的公司密切关注RA 27/3疫苗的给药途径，希望这种给药途径能够胜过默里的反对。

1965年在圣文森特儿童之家进行了第一项试验后，普洛特金并没有放弃用滴鼻液接种疫苗的想法。他后来开展的人体试验一直包括鼻内投药的剂型。效果开始显现。只有他的疫苗通过鼻内投药可以激发免疫力，而以费洛托为代表的史克法公司，希望生物制品标准部不会特别反对这种使用WI-38细胞制备，但是不用注射，因而不会与接种者深度、密切接触的疫苗。此外，儿童显然更喜欢不打针的方式，
228 这一点很可能会让史克法公司获得市场优势。后来人们发现，需要往鼻腔里滴入大量疫苗才能够确保效用。大用量抵消了它可能带给企业的任何市场优势，所以鼻内疫苗在经济收益方面没有胜出的可能。

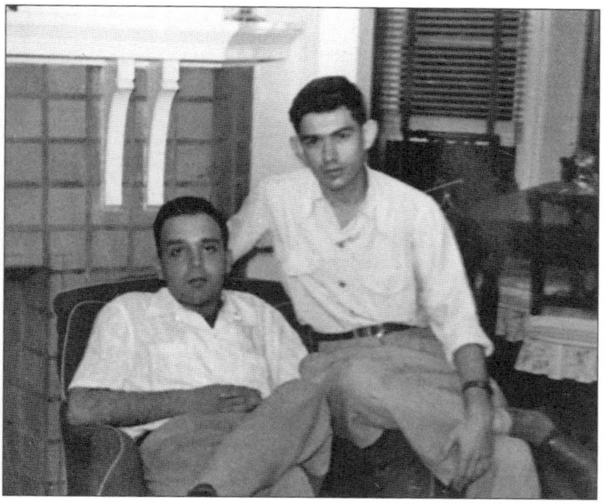

青年伦纳德·海弗利克(右)与朋友诺曼·科恩。

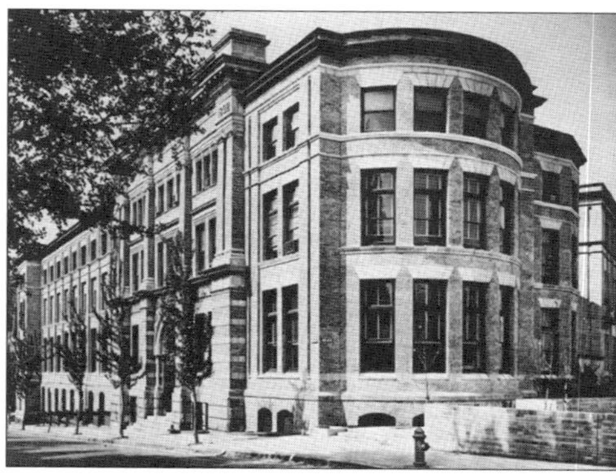

科普罗夫斯基任所长后不久的威斯塔研究所,1957年。这栋建筑建于1894年,坐落于宾大校园中。

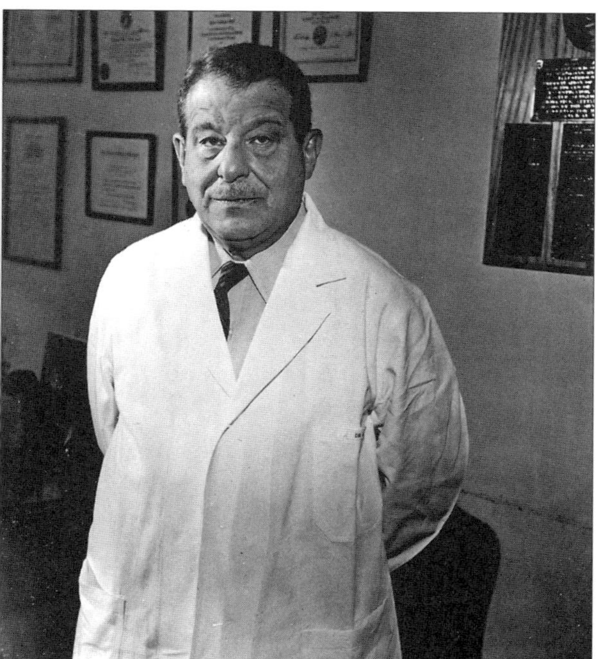

I. S. 拉夫丁,宾大医院外科主任,1959年。他帮助海弗利克从该院获得了流产的胎儿。

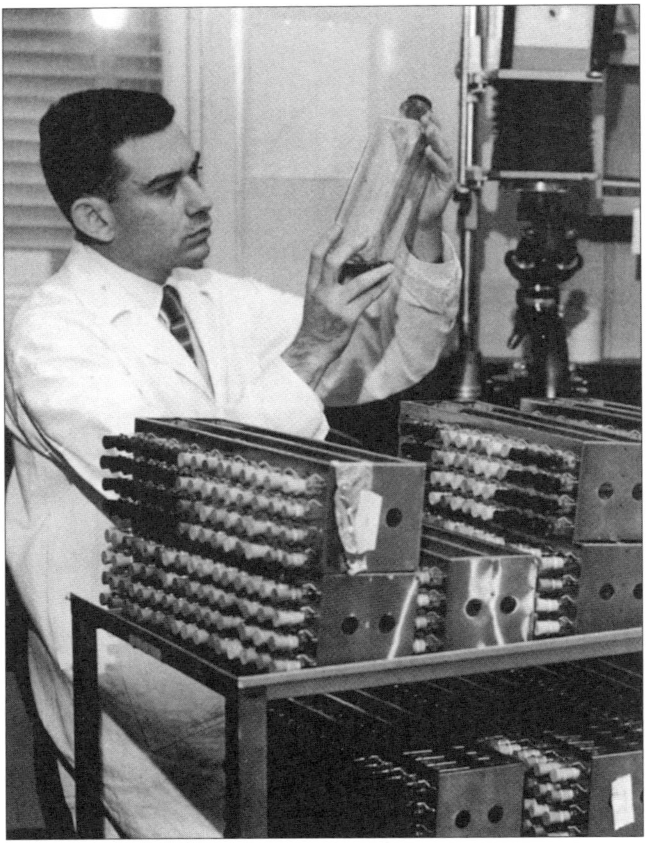

伦纳德·海弗利克，在威斯塔研究所实验室中查看正常的人胎细胞，1960年前后。

左下：显微镜下的年轻WI－38细胞。它们培养自一个1962年流产的瑞典胎儿。椭圆形的是细胞核。细长的纺锤状细胞体颜色浅得多。图片下方中间位置的深色团块是准备分裂的细胞染色体。

右下：年老的或“衰老的”WI－38细胞。它们停止了分裂，不再呈细长的纺锤状。它们的细胞核已被一种对衰老细胞选择性着色的染色剂染色。

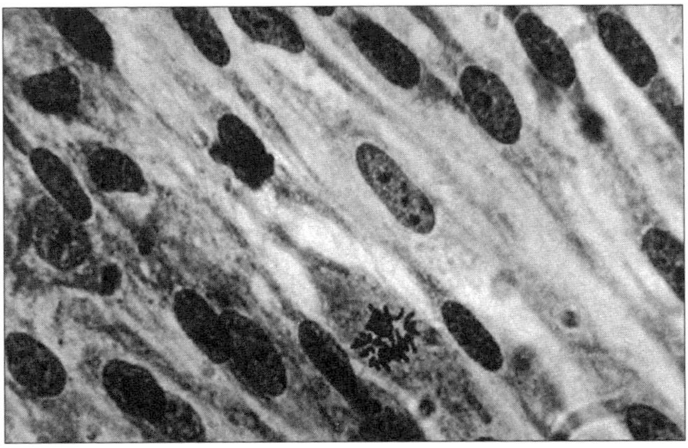

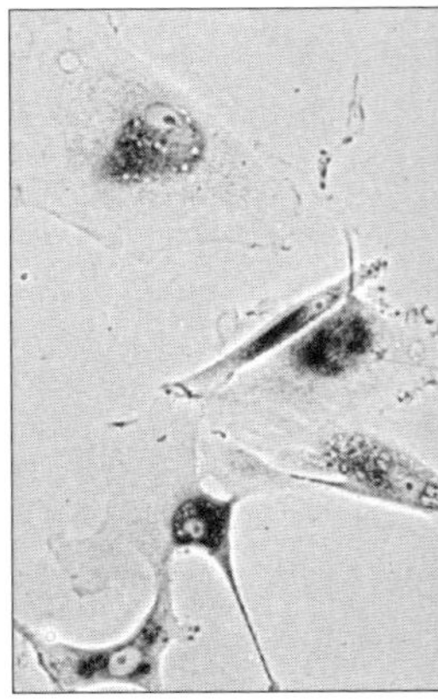

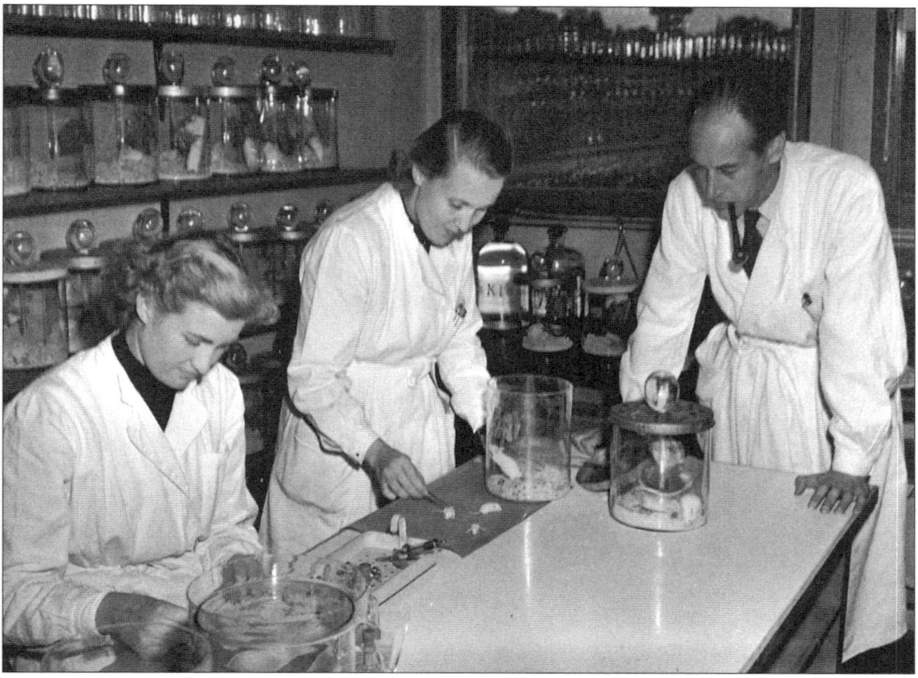

斯文·加德与助手伊娃·奥尔森(左)、布丽塔·莫贝里,在卡罗林斯卡学院加德的实验室中查看感染了柯萨奇病毒的幼鼠,1952年。

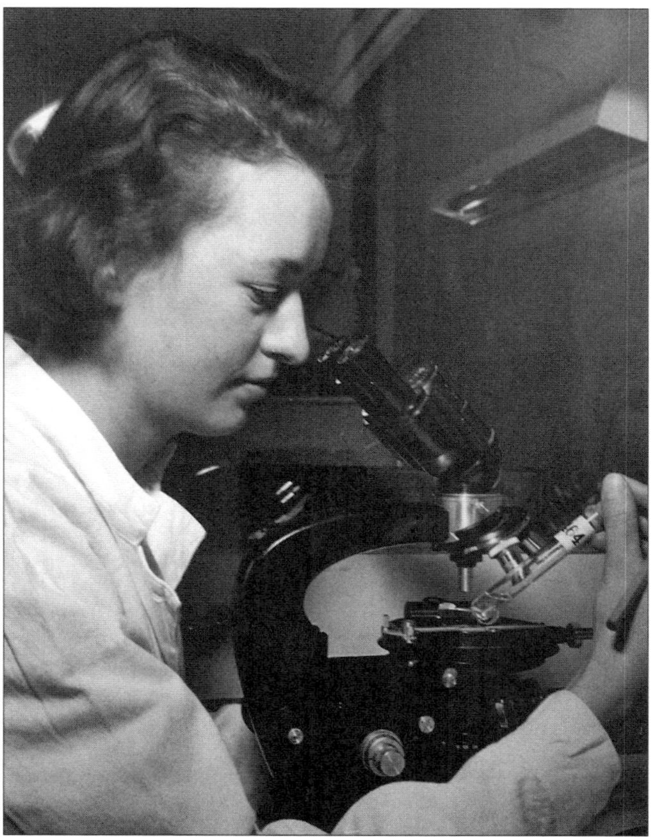

加德的首席技术员伊娃·赫斯特伦,在加德的实验室中查看感染了脊髓灰质炎病毒的培养组织,1955年。

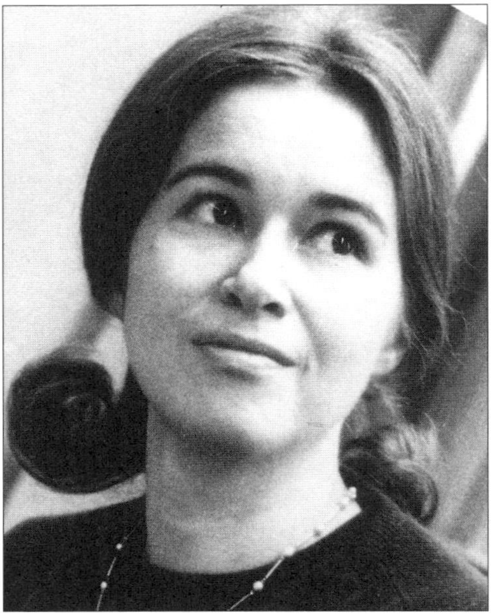

瑞典医生、流行病学家玛加丽塔·伯蒂格，1962年前后。伯蒂格被派去调查WI-38胎儿母亲的病史。

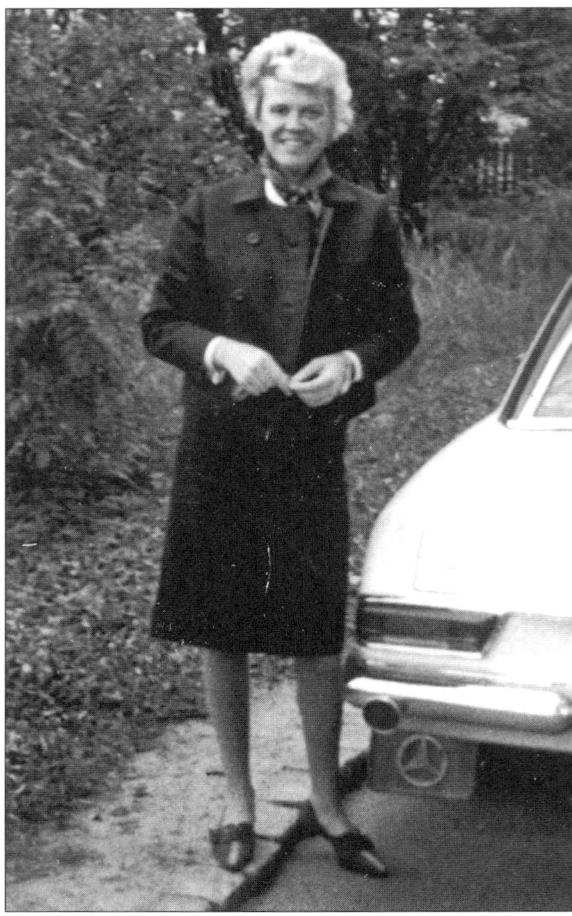

瑞典妇科医生伊娃·厄恩霍尔姆，在她实施WI-38堕胎手术前后，1962年。厄恩霍尔姆喜欢开快车、喜爱冒险，但在实施堕胎手术时却十分谨慎。

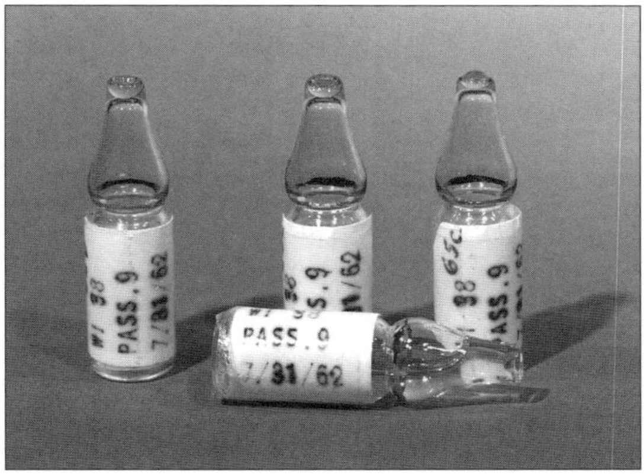

年轻的WI-38细胞装在安瓿中冷冻，1962年。

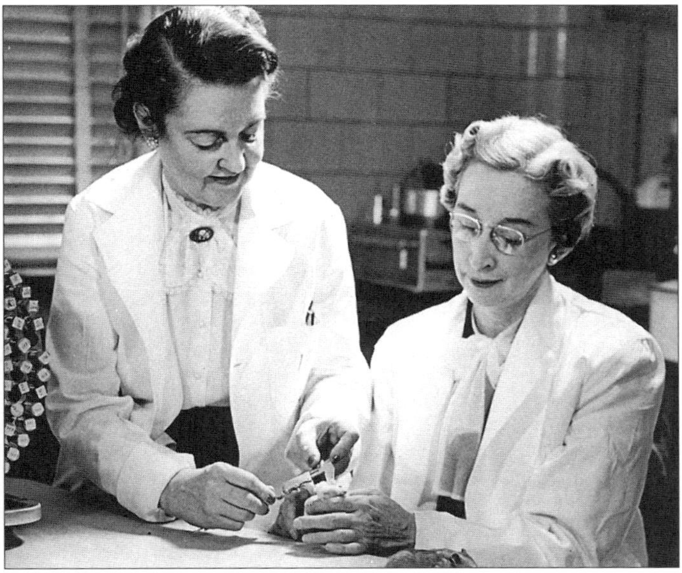

国家卫生研究院的安全科学家伯尼斯·埃迪（左）与同事萨拉·斯图尔特，1950年代。埃迪因发现并公开谈论制备脊髓灰质炎疫苗的猴肾中潜藏致癌病毒，而遭到降职。

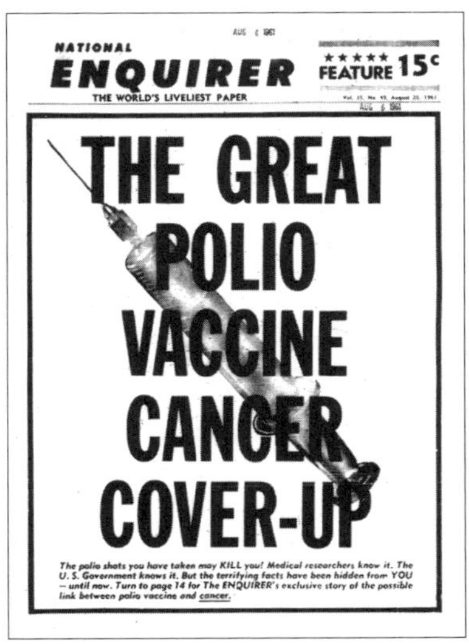
NATIONAL ENQUIRER
THE WORLD'S LIVELIEST PAPER
FEATURE 15¢

THE GREAT POLIO VACCINE CANCER COVER-UP

The polio shots you have taken may KILL you! Medical researchers know it. The U. S. Government knows it. But the terrifying facts have been hidden from YOU — until now. Turn to page 14 for The ENQUIRER's exclusive story of the possible link between polio vaccine and cancer.

尽管主流媒体没有注意到这个问题，但《国家调查报》清楚地报道了这种潜藏的致癌猿猴病毒，科学家后来估计有数千万剂索尔克脊髓灰质炎疫苗遭到污染。这篇封面报道刊登于1961年8月20日。

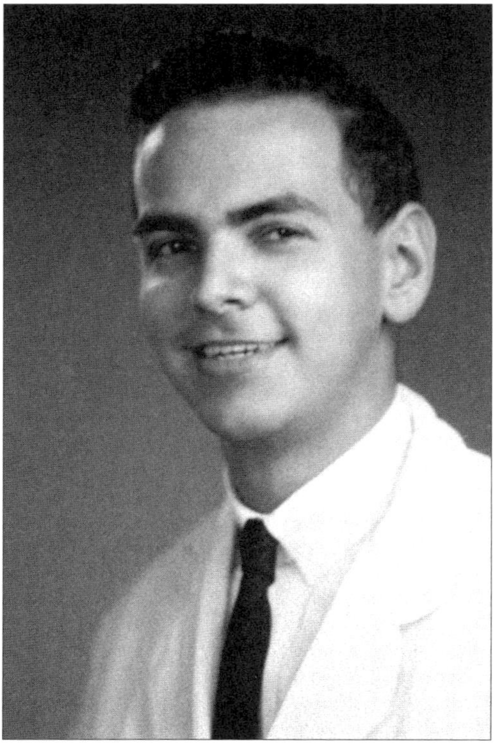

1962年，19岁的吉姆·普帕尔在威斯塔研究所为希拉里·科普罗夫斯基工作，他在费城综合医院为早产儿接种实验性脊髓灰质炎疫苗。本照片拍摄于1961年他接受医疗技术员培训期间。

费城综合医院新建的早产儿室，1956年。这家医院得到了非洲裔美国女性的信赖，1960年该院出生的婴儿中94%为黑人婴儿。该院的儿科主任允许威斯塔研究所的科学家用婴儿做脊髓灰质炎疫苗试验。

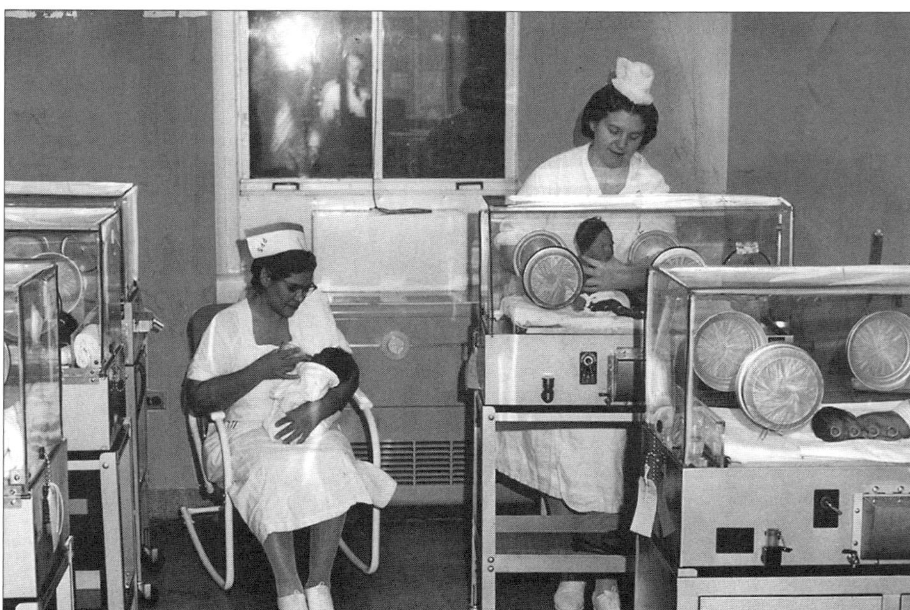

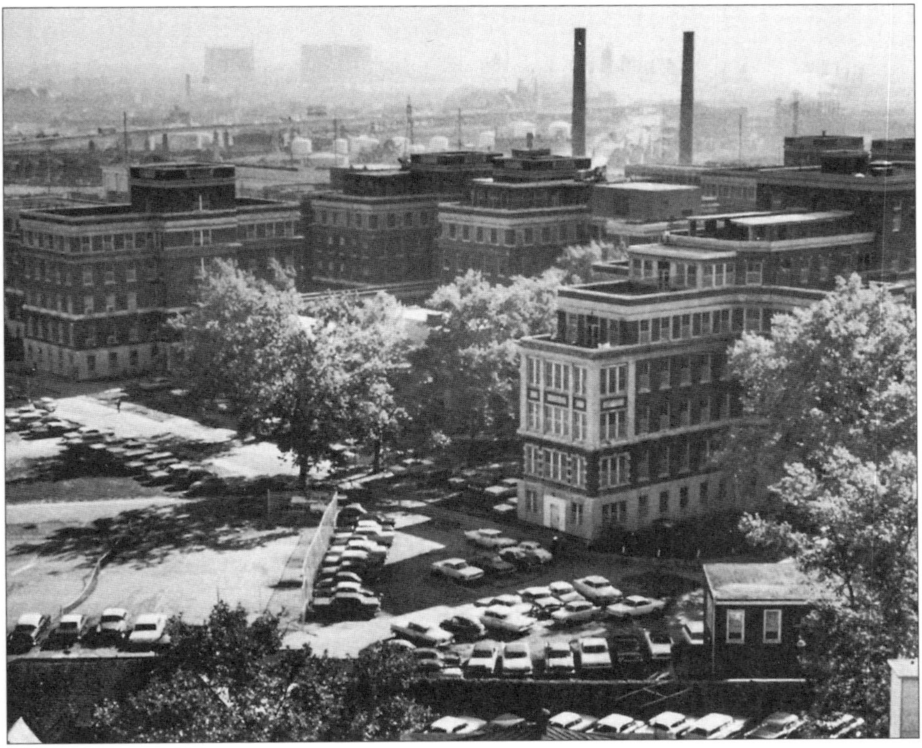

费城综合医院，1964年前后。它的患者主要是非洲裔美国人。从照片的前方可以看到隔开费城综合医院与宾大的黑墙。

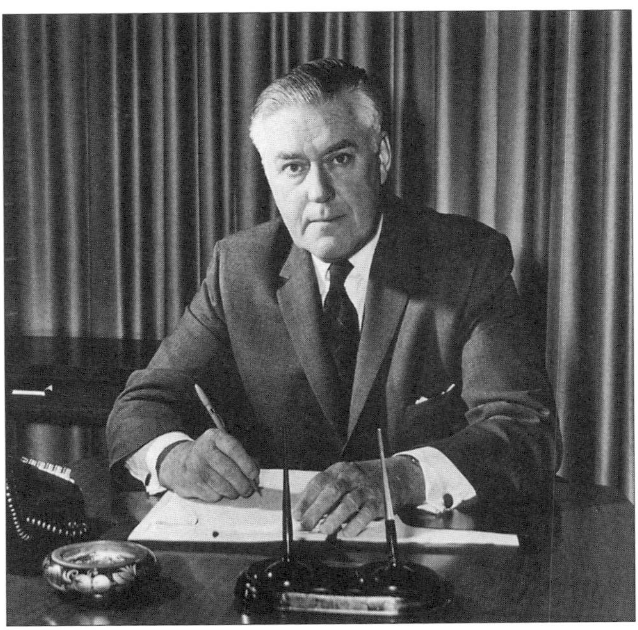

1955至1972年，罗德里克·默里主管国家卫生研究院生物制品标准部，审批在美国上市的疫苗。海弗利克于1962年培养出WI-38细胞，此后十年，默里一直不批准以其生产的疫苗。

1972年，辉瑞以海弗利克的WI-38细胞制备的脊髓灰质炎疫苗获得美国食品药品监督管理局批准，这距离它研发出来已经过去十年了。供应短缺，加上莱德利实验室的打压使人们对它丧失了信任，1976年辉瑞在美国停售了这种疫苗。

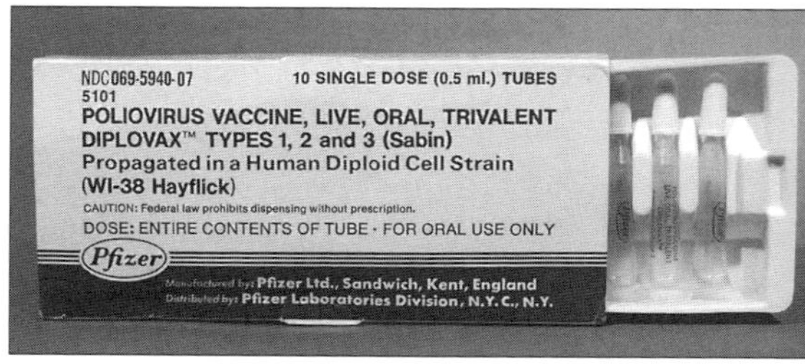

澳大利亚眼科医生诺曼·麦卡利斯特·格雷格，他发现了风疹对胎儿的损伤。格雷格用心听患者对话，从而在1941年得到了经典的发现。

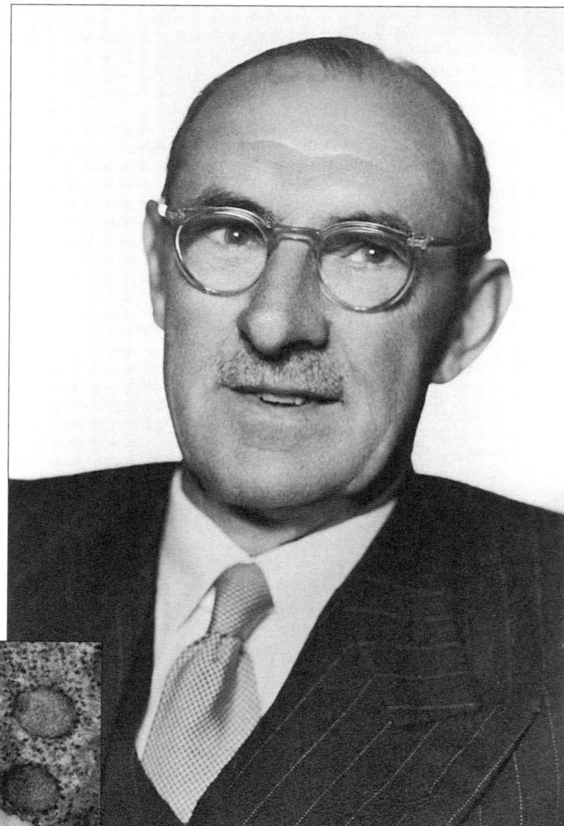

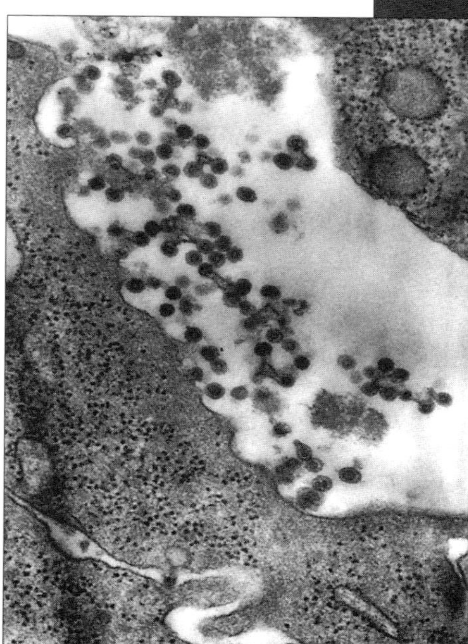

电子显微镜下两个细胞之间的风疹病毒粒子。左侧，粒子正从细胞表面释放出来。病毒入侵细胞后会征用细胞的机制来复制更多病毒。

斯坦利·普洛特金在威斯塔研究所使用移液管转移风疹病毒，1965年前后。现在大部分移液管都通过活塞操作，样子像注射器。

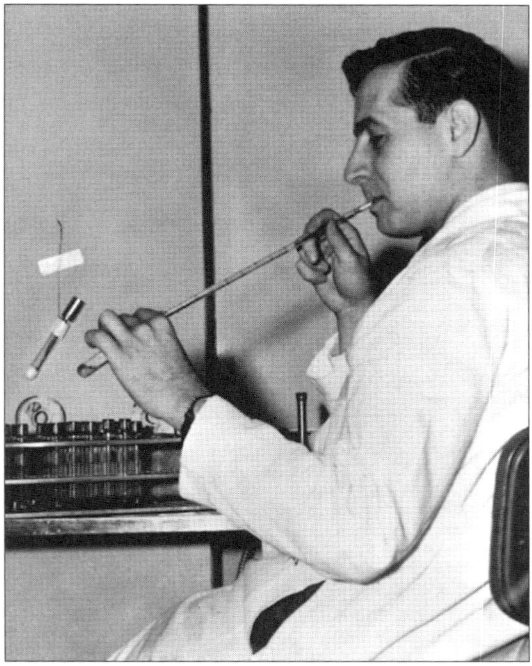

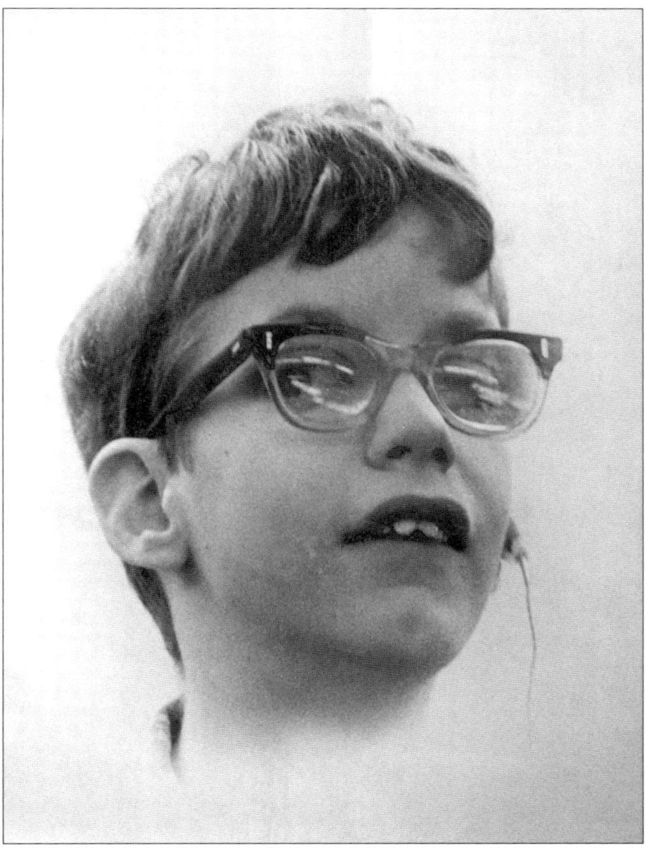

童年时的斯蒂芬·文茨勒，1972年前后。斯蒂芬的母亲玛丽在怀孕初期感染了风疹。斯蒂芬出生时就患有白内障，并且严重失聪。他的心脏也因病毒受损。

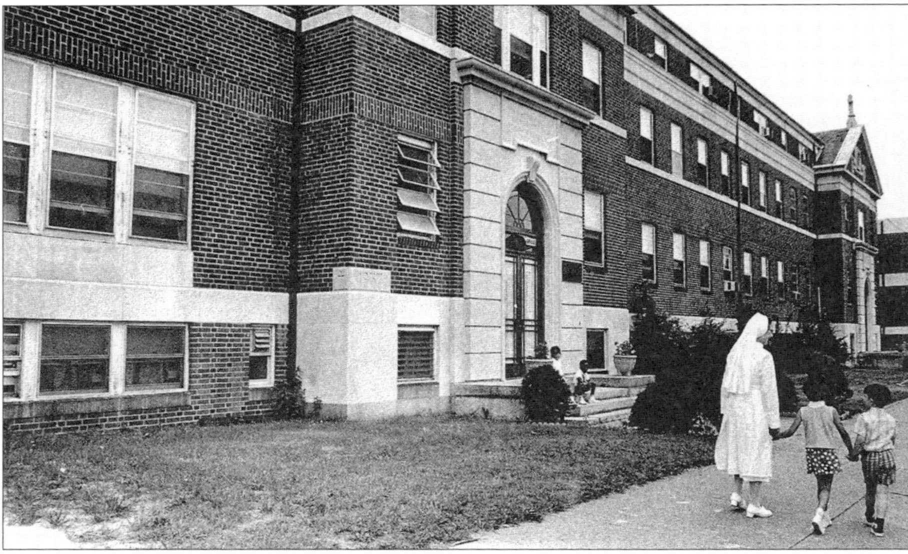

圣文森特儿童之家,1971年。斯坦利·普洛特金得到罗马天主教会费城大主教约翰·约瑟夫·克罗尔同意,于1964至1967年以这里的儿童测试他的风疹疫苗。儿童之家属于费城大主教区,工作人员来自耶稣宝血女修会。

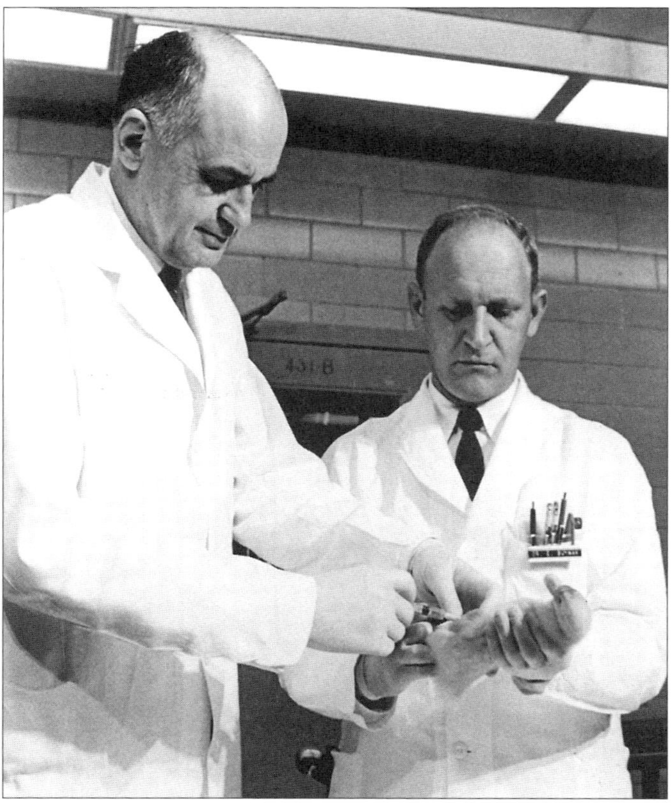

莫里斯·希勒曼(左)与同事尤金·拜纳克给鸭子注射风疹病毒,1960年代末。不同于普洛特金以人细胞制备的疫苗,默克最早的风疹疫苗以鸭胚细胞制备。

美国出生缺陷基金会(March of Dimes)1970年的一张海报。它诉诸医学权威与恐惧,敦促人们注射新疫苗预防风疹。

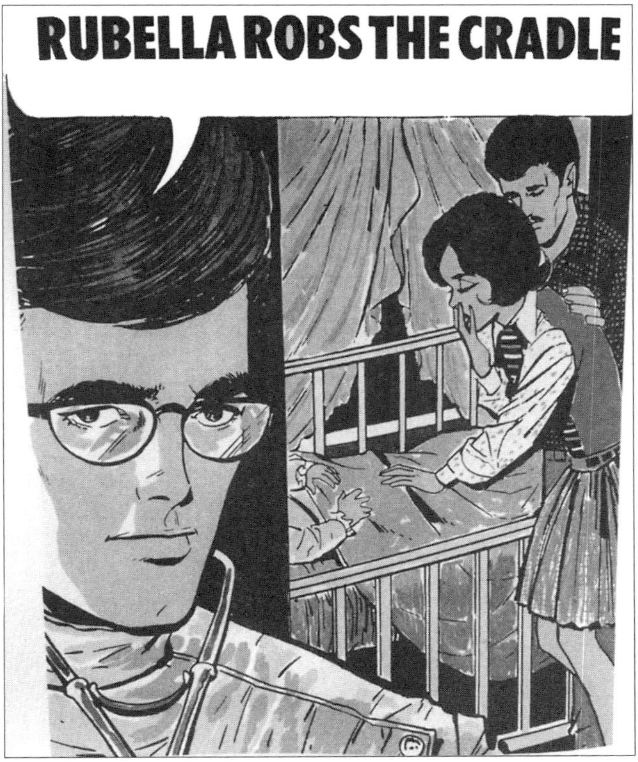
RUBELLA ROBS THE CRADLE

这块政府投资的广告牌是一场运动的一部分,该运动旨在于1970年风疹流行之前,为数百万人接种新获批的风疹疫苗。

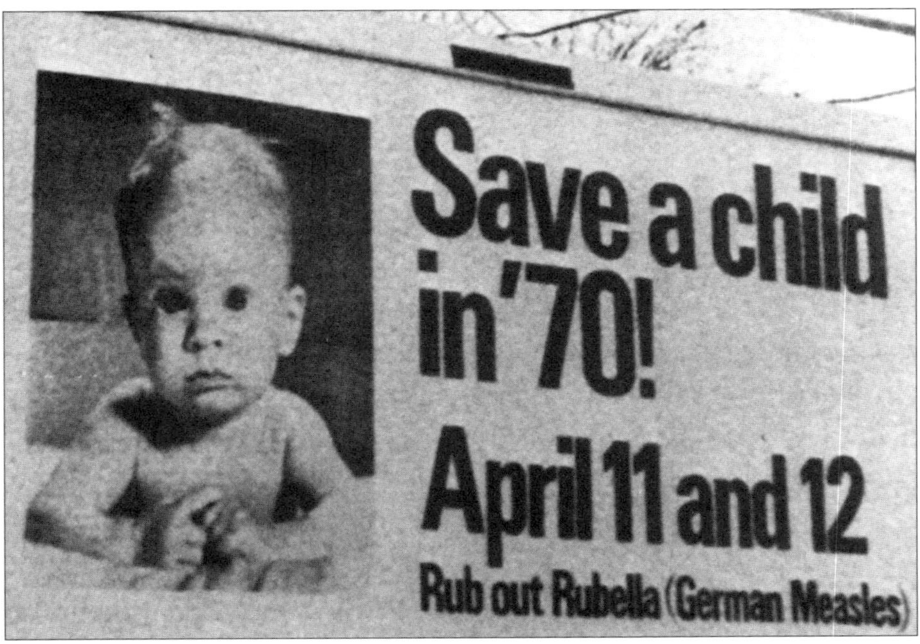
Save a child in '70!
April 11 and 12
Rub out Rubella (German Measles)

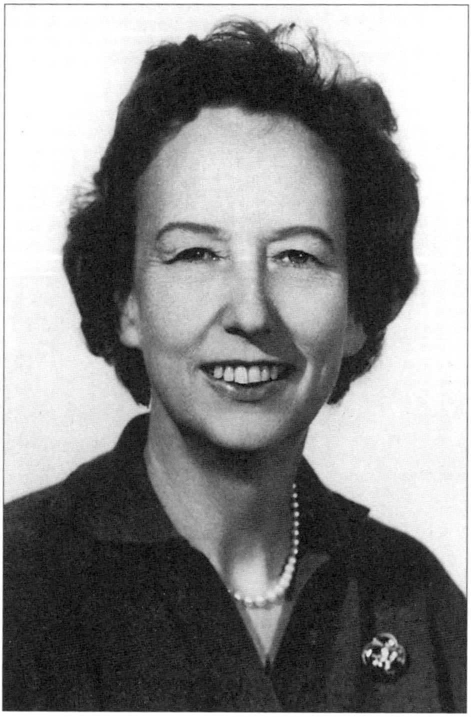

多萝西·霍斯特曼，耶鲁大学医学院的儿科医生。她对1969与1970年获批的风疹疫苗的有效性提出质疑。她最终说服默克公司的莫里斯·希勒曼转而生产普洛特金更优的疫苗。

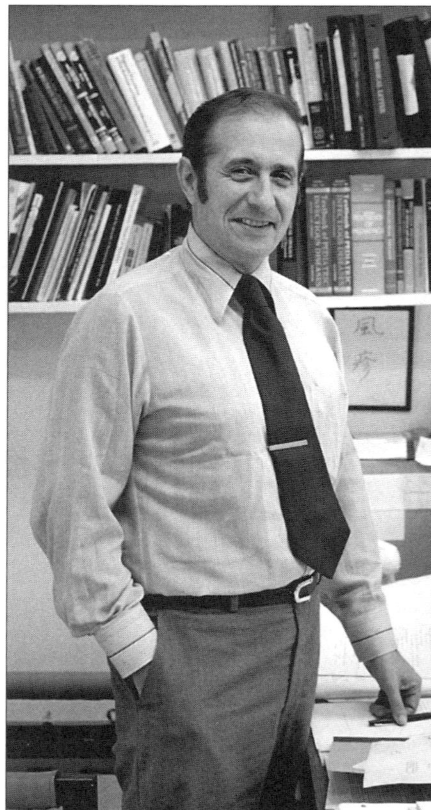

斯坦利·普洛特金在费城儿童医院他的办公室里，1979年前后。他的风疹疫苗由默克公司使用WI-38细胞生产，在1978年获得美国食品药品监督管理局批准。

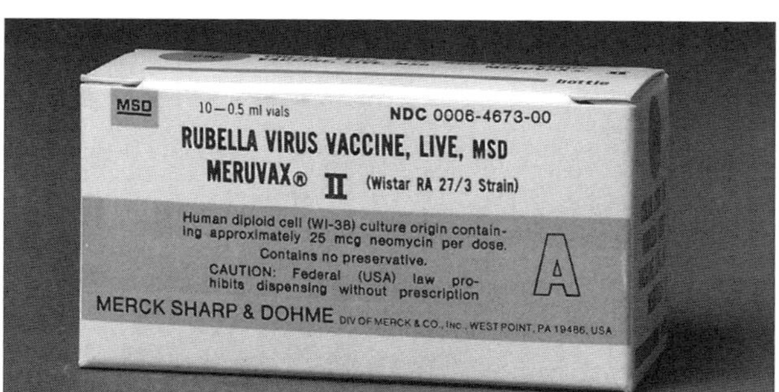

默克1979年1月投入市场的新风疹疫苗。外包装上注明它使用斯坦利·普洛特金的RA 27/3风疹病毒株、以伦纳德·海弗利克的WI-38细胞生产。

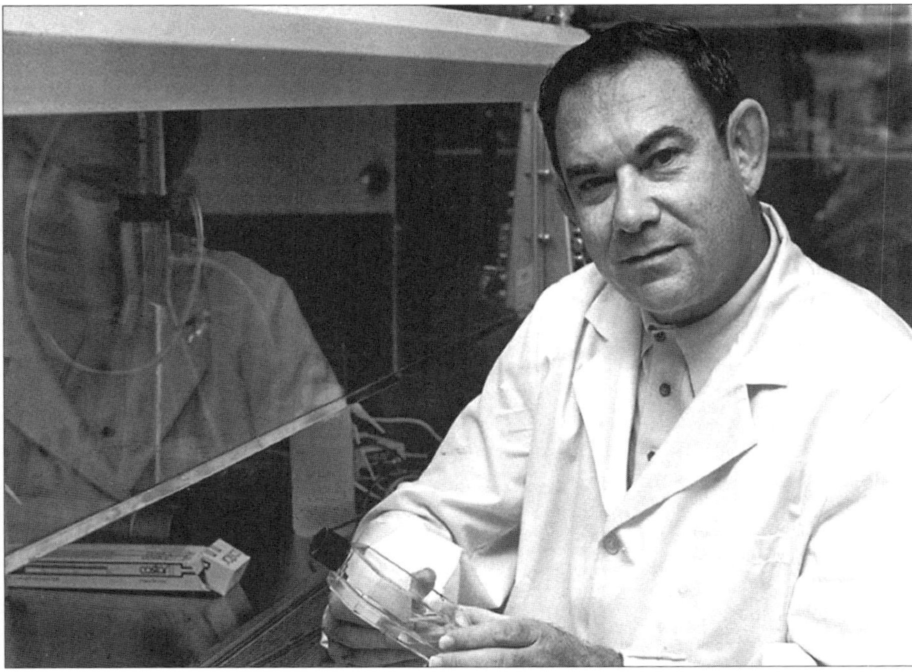

伦纳德·海弗利克在斯坦福大学，1975年前后。这一年，国家卫生研究院就他对WI-38的保管工作展开调查。

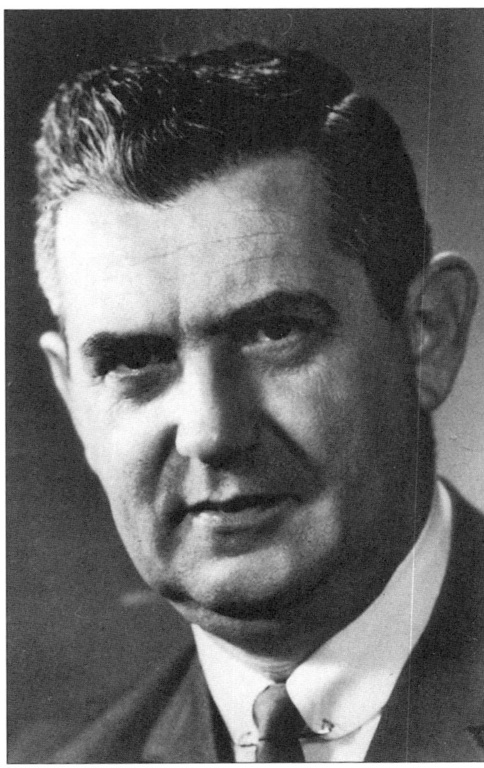

詹姆斯·施赖弗是国家卫生研究院内部的审计部门，管理调查与审查部主任。1976年初，他发布了一份报告，谴责海弗利克对WI-38细胞的处理和出售。

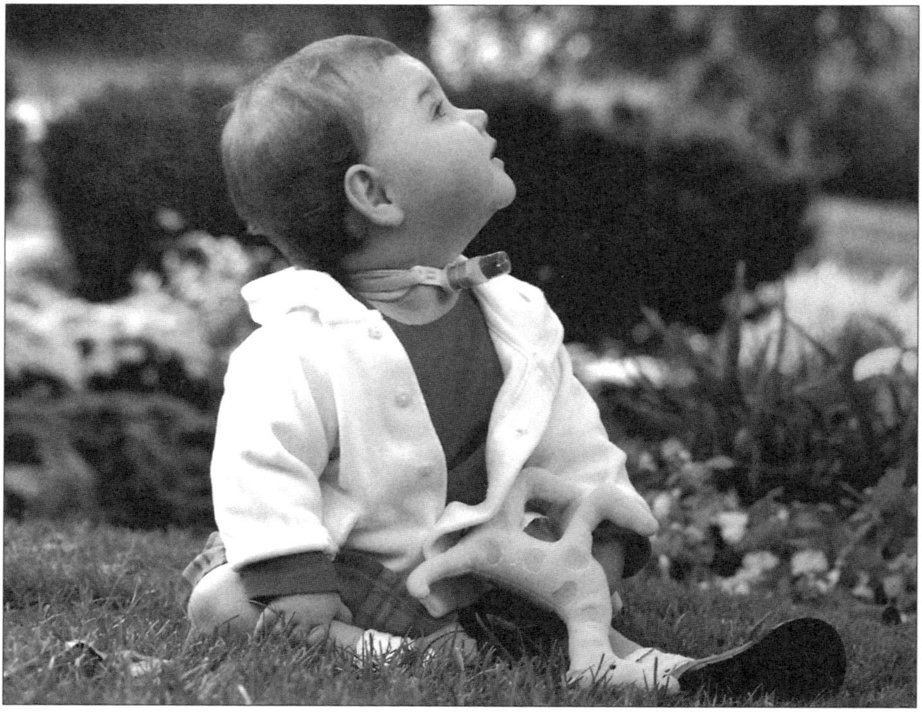

18个月大的安娜·麦康奈尔，2002年。心脏手术后，她又接受了气管切开术，这意味着在3岁之前她都要靠一根管子呼吸。安娜又聋又盲，患有法乐氏四联症。她母亲怀孕时曾感染风疹。

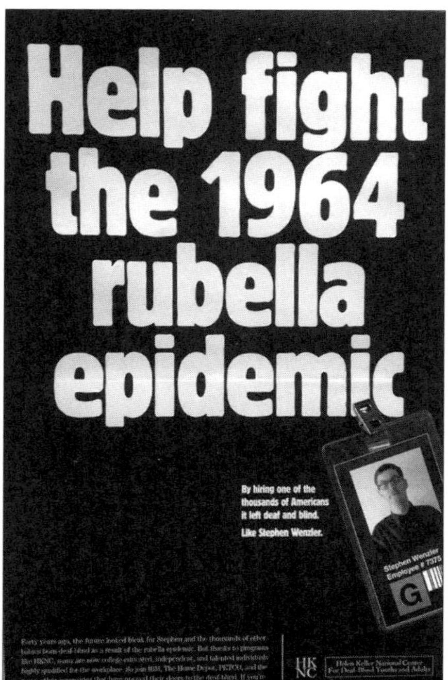

2004年，海伦·凯勒全国盲聋青年与成人中心在一张海报上放了文茨勒的照片，纪念1964年风疹流行40周年。它呼吁雇主聘用因那场疫情而致聋致盲的人。

电子显微镜下放大7万倍的子弹状狂犬病毒粒子。自1962年开始，希拉里·科普罗夫斯基与塔德乌什·维克多使用海弗利克的WI-38细胞研发一种大幅改良的狂犬病疫苗。

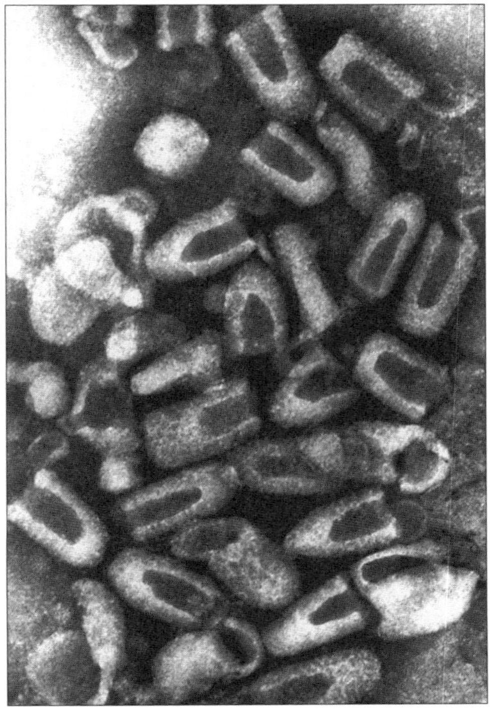

1971年，威斯塔研究所以WI-38细胞制备的狂犬病疫苗进入人体测试阶段，希拉里·科普罗夫斯基是首位测试对象。图为斯坦利·普洛特金（左）为希拉里·科普罗夫斯基“接种疫苗”。此照片为摆拍，实际接种时间更早一些。疫苗的共同发明人塔德乌什·维克多正“约束着”科普罗夫斯基。

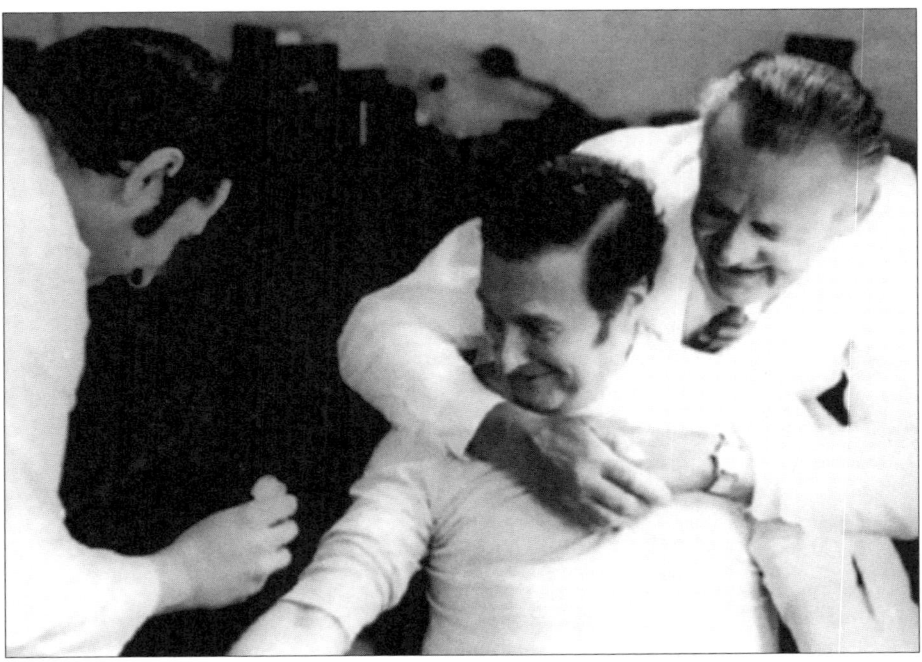

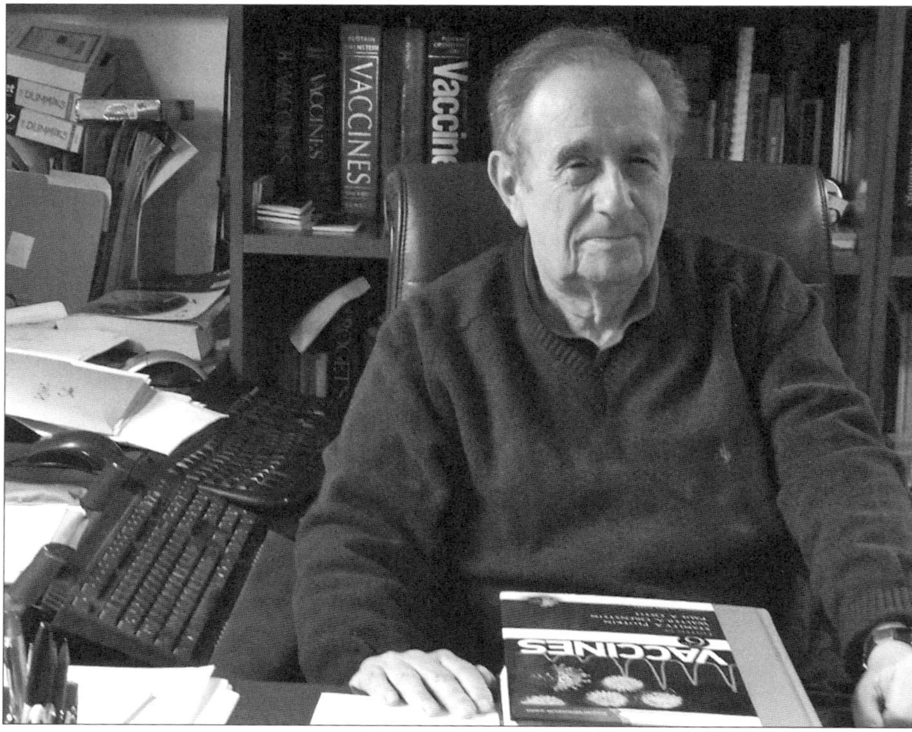

80岁的斯坦利·普洛特金，2012年。“我喜欢说，风疹疫苗防止的堕胎要比天主教狂热分子阻止的多好几千例。”他说。现在，普洛特金是疫苗生产商和非营利组织的顾问，并时常撰文督促各国家和地区为疫苗研发设立国际基金。

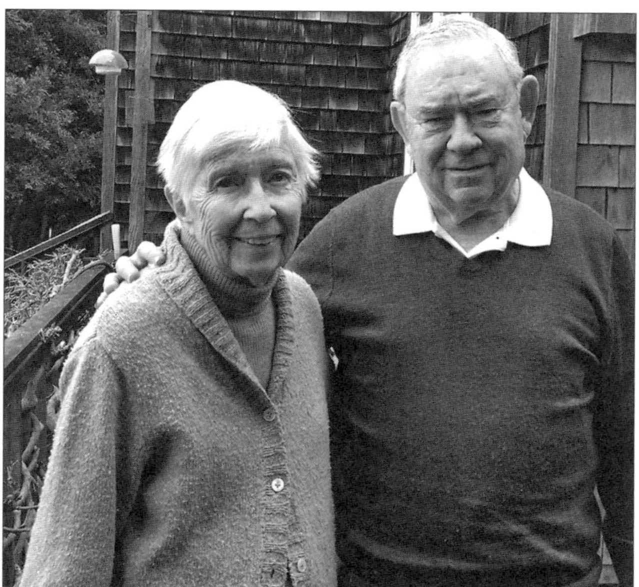

伦纳德·海弗利克与妻子露丝在位于加利福尼亚“海洋农场”的家中，2013年。海弗利克将WI-38细胞保存在液氮冷柜里，放在位于峭壁上、俯瞰太平洋的自家车库中。2006年，他将细胞捐献给了新泽西州卡姆登的科里尔医学研究所。“是时候了，”他告诉《自然》期刊，“我的孩子现在已经成年，应该离家了。”

但是，在费洛托考虑普洛特金的疫苗时，这种缺点还不明显。

史克法对普洛特金的疫苗感兴趣，还有一个原因。1968年初，史克法收购了治疗研究和工业公司，后者正在推进自己的注射型风疹疫苗Cendehill上市。收购治疗研究和工业公司后，史克法拥有了Cendehill疫苗，同时又在投资普洛特金的RA 27/3疫苗。风疹疫苗竞赛的情况瞬息万变，史克法不确定任何一种疫苗上市后会表现如何，于是多面下注。

"他们脚踩两条船，以防发生意外情况，Cendehill疫苗被淘汰。"那年秋天普洛特金在备忘录中写道。[14]如果Cendehill疫苗表现不佳，RA 27/3疫苗可以顶替它。

1968年初，史克法公司的费洛托将他能够调集的所有资源投给普洛特金的RA 27/3疫苗。4月，他监督签订了合同，将生物制品标准部要求进行的猴脑注射测试交给比利时的治疗研究和工业公司的科学家。

"费洛托收。对普洛特金疫苗的猴子安全性测试与病毒中和测试将尽快开始。六周内出结果。"史克法公司1968年4月9日收到的一份电报写道。它的发出者是治疗研究和工业公司的疫苗研发负责人康斯坦特·于热朗。[15]

从1968年1月开始，史克法公司一名精明、年轻的专利代理人着手为普洛特金的疫苗申请专利。[16]他就是阿兰·D.劳里，后来成为美国顶尖的知识产权律师和资深联邦法官。必须迅速提交专利申请，因为普洛特金1967年9月发表在《美国流行病学杂志》上的文章——那篇向世界宣布他发明出一种有效疫苗的文章——已经启动了专利申请的倒计时。[17]专利必须在发明公开后一年内申请。

4月1日，史克法公司在政府的许可下，代表普洛特金申请了专利。

8月，费洛托提议公司提高疫苗产量，并且尽快向生物制品标准部
229 提交当时称为、如今也依然称为“新药临床试验申报”(Investigational New Drug, IND) 的申请，获得许可后公司就能够开展人体试验了。[18] 与此同时，费洛托写信给科普罗夫斯基说，“我强烈建议”威斯塔研究所不要从其他公司那里寻求经济支持或商业利益。[19] 费洛托希望，万一普洛特金的疫苗获得批准，自己能够保护公司的市场。

费洛托不知道，在这个问题上他行动得太晚了。1968年整年，科普罗夫斯基都在积极地与伦敦的伯勒斯·惠康公司、法国里昂的家族企业梅里厄研究所商谈。梅里厄研究所的所有者夏尔·梅里厄是科普罗夫斯基的好友。三家公司将在1969年全年争论普洛特金的RA 27/3疫苗的授权销售区域。

普洛特金或许获得了重要的产业界支持，但是1968年秋发生的一件事说明他的疫苗，以及用于生产疫苗的胎儿细胞，在政界仍然多么受冷落。

那年10月，国家卫生研究院召开了一场不同寻常的新闻发布会，公布了在一场自然爆发的风疹疫情中首次开展风疹疫苗试验的结果。1968年春，中国台湾出现了全岛范围的风疹疫情。该地最近的一场风疹疫情发生于十年前，自那以后风疹绝迹。因此，10岁以下儿童从来没有接触过风疹病毒，缺乏免疫力。

华盛顿大学、位于台北的美国海军第二医学研究所，以及台南港口城市高雄的市卫生局的研究人员，抓住这次机会测试了默克公司新近改良的鸭胚疫苗，同时也测试了普洛特金的RA 27/3疫苗。4月底5月初，科学家为高雄市四所学校里数百名一到四年级的学生接种了疫苗。在随后的几个月里，不到1%的接种者感染了风疹。而未接种儿

童的患病率则为13%至28%，不同学校患病率不同。[20]

国家卫生研究院下属机构国家过敏与传染病研究所疫苗研发部主任丹尼尔·马拉利，在当年10月的新闻发布会上宣布了这个好消息。(一年前，正是马拉利写信给科普罗夫斯基，解释为什么疫苗研发部拒绝为普洛特金研发RA 27/3疫苗提供资助。他在信中称赞帕克曼和迈耶的HPV-77疫苗。)《纽约时报》和国家卫生研究院的内部报纸《国家卫生研究院纪事报》都在头版报道了这则新闻。[21,22]文章 230
称，在国家卫生研究院内部由帕克曼和迈耶发明、经业界稍做改良的HPV-77疫苗，在中国台湾的疫情中效果显著。

读者不可能知道普洛特金的疫苗也接种给了中国台湾的儿童，而且效果还略优于默克公司的疫苗。接种默克公司疫苗的187名儿童中，有1名感染风疹。接种普洛特金RA 27/3疫苗的198名儿童中，也只有1名感染风疹。[23]

马拉利在新闻发布会上要么是没有提及普洛特金的疫苗，要么是说得很少。无论如何，结果都一样。《纽约时报》和《国家卫生研究院纪事报》都没有提及普洛特金的RA 27/3疫苗。好像它不存在一样。

1969年2月中旬一个寒冷的夜晚，普洛特金参加了在马里兰州贝塞斯达的总督府酒店举办的晚间招待会。这场招待会的宾客是附近国家卫生研究院的访问学者和科学家。主持招待会的是刘易斯·托马斯和索尔·克鲁格曼，二人都是美国医学界的大腕，分别是纽约大学医学院儿科系的主任和教授。这场招待会揭开了风疹免疫国际会议的序幕。会议为期三天，在国家卫生研究院里最大的场馆，即临床中心雄伟的大礼堂中举办，参会者是世界各地所有从事风疹疫苗研究的科学家，总计400多人。

会议充满了力量和期望：参会的人几乎都知道，不出几个月，生物制品标准部就要批准一种或多种在他们看来适合美国市场的风疹疫苗。大家也都知道，批准可能来得正是时候，因为人人担心的风疹新疫情预计最快会在1970年爆发。

默里在几个月前亲自写信给普洛特金，邀请他参加这场会议。"旨在控制风疹的研究正在取得重大进展。你的到来将使会议更有价值。"[24]他写道。默里措辞非常老套，这算是写得相当热情了。

这场大会汇总了科学家们积累的关于四种疫苗的数据。有普洛特金以WI－38细胞培养的RA 27/3疫苗。有帕克曼和迈耶的HPV－77疫苗，包括默克公司的鸭胚细胞改良版，以及密苏里州飞利浦·罗克
231 珊公司的狗肾细胞改良版。还有史克法公司的Cendehill疫苗，它是几年前由其子公司，比利时的治疗研究和工业公司的病毒学家研制的。他们的疫苗病毒是从一名10岁女孩的尿液中捕获的。[25]

只有普洛特金的疫苗与非洲绿猴肾细胞没有紧密联系。但它所获的机构支持却是最少的。四种疫苗的接种者总计5万多人，而其中接种注射型普洛特金疫苗的只有500人。[26, 27]

有几件事让参会者感到惊讶。

首先，希勒曼站起来发言时解释说，尽管默克公司最初研制的伯努瓦疫苗与HPV－77鸭疫苗都"可以"给儿童接种，但是默克公司放弃了前者，选择了后者。他含含糊糊地解释道，尽管基于HPV－77的疫苗产生的抗体水平只是默克公司的伯努瓦疫苗的几分之一，但是为了尽快让一种疫苗得到批准，集中精力研制一种疫苗才"最符合国家利益"。[28]他没有解释为什么这种疫苗不应该是产生了更高抗体水平的伯努瓦疫苗。他也没有提及一位名叫玛丽·拉斯克的影响力强大

的慈善家。

此外，关于两种HPV–77疫苗对成年女性影响的新研究传来了令人担心的消息。接种了默克公司疫苗和飞利浦·罗克珊公司疫苗的女性出现了关节疼痛和关节炎。这种情况并不少见。[29]希勒曼的团队报告说，在一次针对默克公司HPV–77鸭疫苗的测试中，35名女性中有20名（57%）出现了出疹、关节疼痛、关节肿胀症状中的一种或多种。疼痛和肿胀的部位包括手指、拇趾、脚踝、手腕和膝盖。两名女性需要服用类固醇来止痛。从一名女性肿胀的膝关节抽出的组织液中检测出了活体风疹病毒。[30]

飞利浦·罗克珊公司以狗肾细胞培养过的疫苗表现同样糟糕：25名女性中有14名（56%）出现了关节疼痛、肿胀，或二者皆有。其中半数症状严重到需要就医。[31]

数月后，默克公司就会上提及的女性膝关节问题发表论文，论文最后说，默克公司正在对以鸭胚传代培养、进一步减毒的HPV–77疫苗进行测试。论文作者们承认，“最好能解决”膝关节疼痛和肿胀问题。不过，他们仍公开表示，“接种疫苗的女性接受了与疫苗相关的疾 232
病，并且因为对风疹有了［新的］免疫力而感到安心”。[32]

表面上看，成年女性的问题本不应该影响大局。传染疾病中心推荐疫苗的专家本来要关注疫苗对儿童的效果，他们的理论是，如果儿童没有感染风疹，就不会传染他们怀孕的母亲。到目前为止，所有临床试验中接种过疫苗的儿童几乎都没有出现关节疼痛或肿胀。并且，实际上，就在两个月后，传染疾病中心最终推荐进行全面的儿童接种。[33]

当时专家们意见不一，有的认为给儿童接种最合适，有的则认为给育龄女性接种最合适——当然首先要确保她们没有怀孕，因为尚不

清楚减毒的疫苗病毒是否会伤害胎儿。①[34,35,36]

英国选择给即将进入青春期的女学生接种。(英国在1978年、1979年和1983年发生了几次严重的风疹疫情，于是从1988年开始给学龄前儿童，无论男女都接种疫苗。)[37]

1969年冬，随着一种或多种风疹疫苗即将获批，国家卫生研究院大礼堂里的每位医生都确切地知道一件事。即使美国选择对儿童而非母亲开展常规接种，疫苗获得审批后，有怀孕计划的女性也会上门要求接种。接诊这些女性的医生会很难拒绝她们。因此，在普洛特金上台发言，谈及他在成年女性中测试其疫苗取得的结果时，医生们可能都记下了他发言的内容。

去年，从小道消息获知默克公司和飞利浦·罗克珊公司的疫苗会造成关节炎问题时，普洛特金就决定在成年女性中测试RA 27/3疫苗的效果。到国家卫生研究院举办会议时，他已经给费城多家医院的61
233 名实习护士接种了疫苗。他对听众说，没人出现关节疼痛或肿胀。[38]
并且，为准备这次会议，他还收集了国外合作者以86名成年女性测试RA 27/3疫苗的数据。这些女性也都没有出现关节问题。

在发言最后，普洛特金谈及了RA 27/3疫苗的其他优势：它产生的抗体水平与竞争者的疫苗一样高；但是不像他们的疫苗，RA 27/3疫苗是以WI-38细胞制备的，不存在潜藏动物病毒的风险。并且还有一点不同，它可以通过鼻内投药产生抗体。

直到发言结束，普洛特金都没有提出他的问题，但是在他看来，问

---

① 就孕妇接种疫苗的风险，在接下来的20年里，直到1989年，疾病控制中心将完整追踪研究305名在怀孕前后3个月无意中接种了疫苗的女性。这些女性产下的婴儿都未感染风疹。今天，疾病控制与预防中心建议，对孕期不慎接种了风疹疫苗的女性，医生应该告知她们，胎儿的感染风险最高为2.6%。疾病控制与预防中心还补充道，另有研究显示，在孕期或孕前不久接种过疫苗的易感女性产下的约1 000名婴儿中，无一患先天性风疹。

题似乎不言自明。基于HPV–77的疫苗有种种不足，比如引起关节疼痛、关节炎、出疹，比如在实验室培养皿中长时间接触过非洲绿猴肾细胞，可为什么生物制品标准部还是选择批准它？几乎可以肯定，几个月后它就会获批。

会议最后一天，生物制品标准部的主管罗德里克·默里站起来发言，普洛特金未说出口的问题显然没有给他造成困扰。他并未提到普洛特金的疫苗，也没有提到海弗利克的人细胞。不过，他确实提到另外两个疫苗选手与非洲绿猴肾细胞有密切接触。关于由此引发的对安全性的关切，他宣称，制备绝对不含潜藏猿猴病毒的风疹疫苗所需费用太过昂贵。

“现在要生产一种不含［动物病毒］、普遍适用的疫苗，从经济角度看是不可行的。”默里对听众说。他能给出的最佳建议是，对实地实验中的接种者开展细致、长期的追踪研究，看是否有任何不良反应。[39]

普洛特金使用海弗利克的无病毒人二倍体细胞制备的RA 27/3疫苗，似乎又被忽视了，就好像它不存在一样。

五十年后，参会者仍然清楚地记得会议最后那天下午的情形。有人质疑普洛特金用于制备疫苗的WI–38细胞的出处，由此引发了一场讨论。质疑者是来自英国利物浦大学的凯文·麦卡锡博士，他担心WI–38细胞的部分DNA可能存在于疫苗中，然后与疫苗接种者的DNA融合。麦卡锡询问了WI–38胎儿的同胞信息。他们是否正常？堕胎的原因是什么？言外之意是，如果堕胎的原因是胎儿患病或畸形，或者是胎儿的同胞患病，那么大家就有理由担心。[40]

普洛特金给出了以下自信的答复。 234

“胎儿是由斯文·加德教授为本目的专门选择的。”他告诉听众，

“父母的信息都有记录，而且没有什么剧情，他们是已婚夫妇，仍然在世，很健康，应该生活在斯德哥尔摩。之所以堕胎，是因为他们已经有好几个孩子了。二人都没有遗传病，双方家族都没有癌症病史。”[41]

（实际上，X先生和X太太此时已经离婚，不在斯德哥尔摩生活。但是，这点与科学无关。）

普洛特金的答复令人安心，会议室里大概最有影响力的一个人立即回应他。在美国病毒学界，很少有人像阿尔伯特·萨宾那样受人敬畏。甚至在1961年他的脊髓灰质炎活疫苗在美国获批之前，他就因睿智和顶尖的科研能力而为人所知。脊髓灰质炎活疫苗获批后，他在许多人心中地位至高无上。

萨宾62岁，年纪足以做普洛特金的父亲。他头发雪白，发际线在渐渐上移，嘴唇单薄，胡子稀疏，目光里透出威严。他说话时带着自信，这种自信源自他击败过无数不及他的人。（他本科时是纽约大学辩论队的成员，据说从未输过一场比赛。）希勒曼后来回忆说，萨宾是一个“卑鄙、该死的混蛋，总是从一个领域偷偷钻进另一个领域”。[42]生物制品标准部的科学家伯尼斯·埃迪回忆说：“他总是觉得自己比别人重要。”[43]1960年代，萨宾对生物制品标准部影响巨大。

萨宾站起来说了两点。首先，他质疑WI-38细胞辩护者反复表达的观点，即这种细胞“其特征已经得到了完整描述”，因而永远不会有任何癌变的危险倾向，并且它们没有潜藏，也永远不会被发现潜藏着“多余”病毒。萨宾的意思是，它们并没有得到完整描述。

“没有哪种细胞系其特征能得到完整描述，因为我们做任何事情，总会遇到某些无法测试的假设。”萨宾解释道。确实，海弗利克、普洛特金以及其他WI-38细胞的支持者用电子显微镜仔细检查过培养的WI-38细胞，从未发现不受欢迎的病毒。但是，这并不意味着这样的病毒在细胞中完全不可能存在。他们就算一直找到世界末日，也无法确定。[44]

萨宾还反驳了那些认为他意气用事的批评者。他让听众们想想那些使小鼠患上白血病的病毒。当然，大家都已经知道了现在很出名的、 235
以佩顿·劳斯命名的病毒，它会使鸡长肉瘤，即恶性的结缔组织瘤。萨宾继续说，现在学界急于找出能使人患上白血病的类似病毒，国家卫生研究院的下属机构国家癌症研究所与萨宾本人都参与了这项研究。如果存在这种病毒，它完全有可能潜藏在WI-38细胞内。此外，对培养细胞的研究显示，导致白血病的病毒在实验室的早期传代中并不会显现出来。但它们存在，它们在等待。萨宾总结道，对于WI-38细胞的批评者是否意气用事这点，“理性的人可以有不同意见”。[45]

在萨宾滔滔不绝地发言时，普洛特金开始在一张横格纸上记笔记。“完全是神学，”他写道，“没有事实依据。”普洛特金不信教，但是在那一刻，他不由自主地想到了《圣经》中《撒母耳记上》里的一句话：“这是神将他交在我手里了。”

萨宾发言完，普洛特金站起来朝会议室前面的话筒走去。讲台上的默里试图以辩论时间有限为由阻止他。

“让他讲！”听众中有人喊道。

默里默许了。

“我回想到脊髓灰质炎流行的时期，”普洛特金开口说道，“与萨宾博士辩论特别像掉进熊坑。进去时和出来时样子肯定不一样。”

但是，此时张牙舞爪的是普洛特金。

萨宾说，在早期传代的被感染动物细胞里，导致白血病的病毒有时并不会显现出来。对于这一点，他应该知道，在各年龄WI-38细胞中，甚至在分裂约50次后死亡的WI-38细胞中，使用电子显微镜都没有发现病毒。使用抗病毒抗体追踪WI-38细胞中潜藏病毒的多次测试，结果均为阴性；甚至使用白血病患者血清进行的测试，结果也均为阴性——白血病患者的抗体应该能够追踪到任何潜藏的“白血病病毒”。穷尽性染色体研究的结果也没有引发担忧。而且，WI-38细胞也从未发生癌变。

“我一直很好奇，”普洛特金继续说，“担心WI-38细胞的人竟然不担心其他组织里的未知物。”他反问，用于疫苗生产的猴肾中有多少被人研究过，以确保细胞的染色体数目正常？有多少被人研究过，看
236 细胞是否会随着时间的推移而癌变？

“帕克曼博士暗示过，”普洛特金继续说，“HPV-77病毒株进行最初76次传代培养所用的猴肾细胞，并没有进行过细致的测试，看其中是否有潜藏的猿猴病毒。但是，显然没有人为此担心。”

“这里，我们面对的是神学，”他总结道，“你们明白，在神学中很难证明事物不存在。我们无法证明鬼不存在。但是，在我看来，它并不能作为理智决策的基础。”[46]

普洛特金离开话筒时，掌声响彻礼堂，几十年后他回忆说那是“雷鸣般的掌声”。[47]

有一个人没有鼓掌。海弗利克很早就走了，据普洛特金说，他为自己的细胞被判出局而沮丧。

四个月后，默里的生物制品标准部公布了官方生产标准，首次允许一种风疹疫苗在美国获批。该标准规定，风疹疫苗必须以鸭胚或狗肾细胞培养，这实际上就指定了默克和飞利浦·罗克珊为仅有的两家能够申请许可的公司。[48]默克公司的疫苗在当月获得生物制品标准部批准。这个决定对默克公司来说并不意外，他们已经在西点的园区

里建起了池塘、养了一群北京鸭子，还生产了60万份疫苗，准备在6月份获得食品药品监督管理局批准的那天推出。[49]随后，飞利浦·罗克珊公司的疫苗于1969年12月上市。几个月后，生物制品标准部对标准作了补充，允许使用兔肾细胞制备疫苗，因此史克法公司的注射型Cendehill疫苗在1970年初获得了许可。Cendehill不像它的竞争者那样经常引发关节问题，所以医生首选给成年女性接种这种疫苗。[50]

很快，飞利浦·罗克珊公司使用狗肾细胞生产的疫苗就明显让人无法接受。它不仅会使成年女性患关节炎和关节疼痛，而且接种疫苗后罕见患关节炎的儿童，在接种"Rubelogen"牌疫苗后也开始患上关节炎。儿童的膝、腕和手都出现了关节炎。有些儿童还患了腕管综合征。炎症可以持续数周，对近30%或许更多的儿童，炎症还会复发。[51]还有些儿童患上了一种奇怪而痛苦的神经综合征，夜里会因手、臂、腕疼痛而醒来，早晨则因腘窝疼痛走路一瘸一拐，呈垒球接球手下蹲姿势。这种综合征也可以持续数月。[52] 237

不到几个月，州立机构开始把未使用的狗肾疫苗退给飞利浦·罗克珊公司，并拒绝再收新货。[53]1970年9月，疫苗获批九个月后，联邦政府机构开始拒绝购买它。[54]1972年，飞利浦·罗克珊公司从市场上召回了疫苗。

那史克法公司对普洛特金疫苗的热情支持呢？ 1970年初发生的两件事毁掉了他们的合作。一件是生物制品标准部批准了史克法的Cendehill疫苗。另一件是在Cendehill疫苗获批之前两周，普洛特金在公司里的支持者费洛托辞职，突然去了波多黎各。

科普罗夫斯基的行政助理诺顿接到史克法公司的电话，得知费洛托离开的消息后，写了一份备忘录给科普罗夫斯基和普洛特金："史克法公司现在大概没［有］人会真正推动这个项目。”[55]他说对了。几个月后，史克法公司放弃研发普洛特金的疫苗。诺顿打电话给在萨格勒布开会的普洛特金，告诉了他这个消息。

在美国，普洛特金的疫苗似乎撞上了一堵决定性的、无法逾越的墙。美国巨大的疫苗市场已经归默克公司和史克法公司所有，被两家各自的鸭胚和兔肾细胞疫苗占据。[56]

欧洲完全是另一番景象。从萨格勒布回来后不久，普洛特金写信给在斯坦福大学的海弗利克，告诉他参会者经过粗略计算，推断全球约有400万人接种了基于WI-38细胞的疫苗。他还说：“你会感到欣慰，［WI-38］风疹疫苗已经在法国和南斯拉夫获批，在英国也正在提交申请。”[57]英国将于1970年12月29日批准这种疫苗，伯勒斯·惠康公司会迅速把它推向市场。另外，辉瑞也正准备在英国和美国申请销售以海弗利克的人二倍体细胞制备的脊髓灰质炎疫苗。在南半球，澳大利亚政府的疫苗生产者联邦血清实验室，正忙着安排设备来生产普洛特金的风疹疫苗；海弗利克将于1971年去墨尔本，为那里的澳大利亚科学家提供咨询。先天性风疹是澳大利亚科学家诺曼·格雷格最先识别出来的，现在政府选择使用以WI-38细胞制备的风疹疫苗来
238 消灭这种疾病。

第十七章

细胞战争

加利福尼亚州斯坦福，1968年6月—1969年12月

人二倍体细胞株的整个研发历史是由一系列失败、失望、误解，最后还由官司构成的。但其中并不乏幽默。

——伦纳德·海弗利克，1984年[1]

1968年夏，海弗利克来到斯坦福大学，当时他既没有住所也没有实验室。一家人临时租住在校园兄弟会的房子附近。他们在那里住了十五个月，等着校方为他们建好一栋方正的赭黄色新房。这栋房子位于一块安静的飞地上，它所在的街区很舒适，学生们将它戏称为"教职工部落"。房子有五间卧室，甚至还有一间给海弗利克的小书房。院子里种着几棵杏树和一棵木兰，木兰在春天开满白色的大花，甚是壮观。

至于那些珍贵的原代WI-38细胞，海弗利克回忆说，在等实验室建好运行起来时，他将它们交给了特别有资质的朋友和同事沃尔特·纳尔逊-里斯；纳尔逊-里斯帮助管理位于旧金山湾对岸奥克兰的海军生物学实验室的细胞培养部门。（海弗利克还记得，纳尔逊-里斯的一名实验室技术员出于好奇，擅自解冻和增殖了几瓶WI-38细胞。海弗利克得知损失后非常痛心。）

在费城经历了数个寒冷、灰暗的冬天和潮湿的夏天后，海弗利克一家乐于接受改变。11岁的乔尔喜欢纯净的阳光。一直想到加利福

尼亚生活的露丝，发现这座田园式的校园并没有令她失望——校园里的红瓦砖石建筑，散发着芬芳的桉树，还有一群群骑着自行车、晒得黝黑的本科生。教职工的妻子们都很友好。她得知自己可以作为教职工配偶听课，于是选修了生物课，后来还遇到了一位和她一样从事艺术工作的朋友。没过多久，她就抽出作为五个孩子的母亲能抽出的一点时间，参加了帕洛阿尔托艺术俱乐部，还使用了新朋友家车库里的
239 版画印刷机。

对海弗利克这样雄心勃勃的生物学家，斯坦福大学几乎总是充满吸引力。十年前，乔舒亚·莱德伯格刚刚因发现细菌基因重组而获得诺贝尔奖，就创建了遗传学系。生物化学系的阿瑟·科恩伯格1959年因揭示DNA的合成机制而获得诺贝尔奖。他在生物化学系的同事保罗·伯格不久后会接替他成为系主任，1980年保罗·伯格因首次将来自不同有机体的基因结合在一起而获得诺贝尔奖。在生物学以令人兴奋的方式扩张边界的时代，这三位“伯格”让斯坦福大学成了一个圣地。

诚然，海弗利克任教的斯坦福大学医学微生物学系不能与三位“伯格”所在的领域相比。在接受这份工作前，海弗利克已经知道医学微生物学系相对落后。实际上，它的位置就能说明这一点，它位于在1906年大地震中大半损毁的旧博物馆里。但是，这也让海弗利克有足够的空间开辟自己的道路。

医学微生物学系与解剖学系共用一栋楼，这栋楼建于19世纪与20世纪之交，里面没有地方可以给海弗利克建实验室。他分得一间铁板房，这间长方形的预制房占地约1 000平方英尺。它坐落在一片铺着碎石子的空地上，位于共用楼的医学微生物学系一侧和大学博物馆背面之间，这片空地也兼做停车场。在碎石子空地对面，紧靠着解剖

学系一侧的是一间狗舍，里面关着患嗜睡症的狗，饲养员是顶尖的睡眠研究专家威廉·德门特。他的工作人员会定期把那些黑白花小狗放出来在停车场里跑跑，它们有时跑着跑着就睡着了。(海弗利克的儿子乔尔回忆说，海弗利克还会在周六看橄榄球赛时把家里的车停在这里，免得去校园那头的斯坦福体育馆交费停车。)

这间铁板房是个空壳，海弗利克的实验室要从零搭建，这需要几个月。在此期间，海弗利克用空心门板当操作台，把纸箱堆起来给自己隔出一间办公室。几年之中，海弗利克得到国家卫生研究院的资助，扩建了实验室：实验室的一头加盖了两间移动房，它们通过一扇门相连。

扩建后的实验室称为“癌症病毒实验室”，这是按照国家卫生研究院的资助项目来命名的。它包括一间供两位秘书办公的角落办公室、一间在秘书办公室隔壁的海弗利克办公室、一间用于孵化细胞的温室、一台大型的液氮冷柜，还有足够的公共空间容纳技术人员、研究
生和来访的同行。 240

海弗利克实验室是一个忙碌的地方。有一位初级技术员来自伊朗，容易激动，他的真正理想是做一名银行家，经常开着他的绿色大众甲壳虫车在校园里狂飙。还有埃里克·斯坦布里奇，一名蓝眼睛、薄嘴唇的博士研究生，他曾在威斯塔研究所跟着海弗利克工作。伍德林·“伍迪”·赖特是一名聪明的哈佛大学毕业生，长着红胡子和一双真诚的棕色眼睛。他于1970年来到实验室，在这里完成博士学业，而同一时期，他也在哈佛大学医学院取得了医学博士学位。在海弗利克的支持人员中，南希·普雷贝尔是中流砥柱，她是一名特别能干的技术员，高挑、强健，当年28岁。她的父母让她当体育老师，但她去了宾大学习化学。从12岁起，她就想做实验室技术员，她于1963或1964年

加入了海弗利克在威斯塔研究所的团队，后来成为海弗利克的技术员主管，并跟随他从费城来到斯坦福。

实验室没有什么特别的，而且空调也不好用，夏天热得难受。但它是海弗利克的实验室，连玻璃器皿上都贴着定制的标签，上面是用耐久颜料，用棕色大号大写字母写的“HAYFLICK”（海弗利克）。

1968年夏，美国东海岸又闷又热。威斯塔研究所的科学管理员，拥有博士学位的微生物学家罗伯特·鲁萨正在加拿大多伦多参加一场关于组织培养的会议。一同参会的还有研究所的同事文森特·克里斯托法洛。文森特·克里斯托法洛是一个圆胖、冷静的费城本地人，尽管有六个女儿，他还是抽出时间专注研究海弗利克的胎儿细胞的老化问题。有人找到鲁萨，让他去接电话。电话那头是希拉里·科普罗夫斯基的秘书。她让鲁萨和克里斯托法洛放下所有事情，立即飞回费城。威斯塔的所长要跟他们商量一件比在多伦多开会更急迫的事情。

回到威斯塔研究所，鲁萨发现科普罗夫斯基“急得团团转”。那些珍贵、年轻的原代WI-38细胞不见了。海弗利克将它们全部带走了。科普罗夫斯基狂怒不已。他一边踱来踱去，一边问鲁萨和克里斯托法洛他们觉得WI-38细胞属于谁。“他很激动。”鲁萨回忆道，“我们猜测那些细胞值多少钱。对希拉里而言，它们价值巨大。”[2]

不久之后，科普罗夫斯基派克里斯托法洛去斯坦福，想取回最低数量的细胞，就是1月那份协议约定属于威斯塔研究所的十瓶细胞。海弗利克记得有人从威斯塔研究所来到他在斯坦福大学的实验室，要
241 求取走细胞，但他记不清是谁了。他记得自己当时很恼火，让那人空手回了费城，说他需要预约，不会在突然接到要求时把细胞交出去。[3]

2006年，克里斯托法洛去世。他生前接受了罗杰·沃恩的采访，回忆了下面一段经历。2000年，科普罗夫斯基的传记出版，罗杰·沃恩写道：

> 科普罗夫斯基派克里斯托法洛去要回属于威斯塔研究所的那部分细胞。他飞去加利福尼亚，却没有得到海弗利克的配合。“我们吵了一架。”克里斯托法洛说。科普罗夫斯基给海弗利克打了电话，然后告诉克里斯托法洛说已经谈妥了。克里斯托法洛再次飞去加利福尼亚。“海弗利克问我是否有容器。我说有，液氮罐。他问我容器有没有测试过。他说，除非测试显示容器能正常工作72小时，否则他不会把细胞给我。我对他说，容器是全新的，而且路程最长只有10小时。他又拒绝了我。我们又吵了一架。”[4]

海弗利克离开费城后，那些依赖细胞的人很快就知道他带走了细胞。科普罗夫斯基“勃然大怒”，普洛特金回忆道。[5]海弗利克到斯坦福大学入职才九天，普洛特金就给他写了一封信。“我写信来是提醒你我们关于WI-38细胞的讨论内容。你解冻安瓿后，我们想要一份细胞。同样，以后每次解冻安瓿后，我们都希望能收到一份细胞。我希望你在加利福尼亚一切顺利。”[6]

此时，他无论如何也无法获得其他WI-38细胞。全美、全球的几十名科学家要么正将细胞放在孵化器里培养，要么正将它们藏在冷柜里。位于马里兰州罗克维尔市的著名细胞库——美国典型培养物保藏中心已经拥有约100瓶倍增过15次的细胞，这些细胞对研究很有用。[7]但是，对疫苗生产者来说，黄金般珍贵的还是那些只传代过八九次的原代WI-38细胞，因为它们十分年轻，能够呈指数级地大量增殖。海弗利克在斯坦福大学像一只嫉妒的母鸡那样守卫的，正是几百瓶这种十分年轻的原代细胞。

在斯坦福大学，海弗利克很快就像在威斯塔研究所时一样忙
242 了。他继续研究支原体，也就是他读博时研究的那种微生物。他在1960年代末发表的科学论文或文章中，约有一半是研究支原体的。他的大多数其他文章则是继续努力让WI-38细胞得到接受、用于制备病毒疫苗。

1968年年中海弗利克离开威斯塔研究所时，国家卫生研究院下属的国家癌症研究所的专家似乎认为，科学界对WI-38细胞的需求已经得到满足。[8]所以，国家癌症研究所终止了那份要求海弗利克为科学家提供细胞的合同。但是，一年后，国家卫生研究院另一家机构富有开创精神的项目专员唐纳德·墨菲意识到，在活跃的、快速发展的细胞老化研究领域，科学家对WI-38细胞的需求并未减少。WI-38细胞是研究细胞老化过程的完美工具。细胞老化研究这个领域的开创者正是海弗利克和穆尔黑德，两人1961年发表了里程碑式的论文，指出正常细胞在实验室中会老化。

因此，1969年年中，国家卫生研究院与斯坦福大学签了一份新合同，海弗利克是主要研究人员，墨菲是项目专员。海弗利克再次受雇代表国家卫生研究院生产、研究和分发细胞，这次分发的对象则是做细胞老化研究的生物学家。[9]（墨菲并不知道，海弗利克是在违背国家癌症研究所意愿的情况下将细胞带到斯坦福大学的。当时，国家卫生研究院的下属机构并不知道彼此的行动。）

但是，与此同时，到斯坦福大学的第一年，即1968年7月到1969

年6月，海弗利克继续向外分发WI-38细胞，他并不觉得这有什么不妥。他给位于伦敦的医学研究委员会寄去27瓶第8代的原代WI-38细胞，给苏联寄去3瓶，给位于萨格勒布的免疫学研究院的疫苗专家德拉戈·伊基克寄送了5或10瓶。[10]他还解冻了11瓶第8代的WI-38细胞，等群体倍增9到12次后，将细胞移入装有营养液的瓶中，寄给科学家们。为了满足对这些“起始培养细胞”的巨大需求，他每4至6周就要解冻一支原代安瓿，他已经这样做了好几年。[11]

海弗利克直接无视1968年1月的那份协议，以及1968年2月国家卫生研究院写给科普罗夫斯基的那封跟进信，信上说国家卫生研究院拥有细胞，并且现在“官方政策”禁止再解冻和增殖第8代细胞。

在斯坦福大学的第一年，因为没有与国家卫生研究院签订合同从而获得支持，海弗利克开始收取15美元，以支付培养、制备和寄送细胞的花费。他在一场细胞培养专家会议上指出，这一收费价格低于美国典型培养物保藏中心的25美元，而保藏中心的细胞更老，是第15代。[12]“这些钱，”他告诉同事，“用来延缓［原文如此］邮寄、购买 243
玻璃器皿，以及包装和培养用于分发的细胞。”

1968年11月，他在斯坦福大学设立了一个名为“医学微生物学培养费用”的基金，将收到的钱存入其中。[13]他告诉自己，他最终会请律师厘清细胞的所有权。在这之前，这笔钱就积累起来。

1969年6月，国家卫生研究院请他给从事细胞老化研究的人员分发WI-38细胞的新合同生效，海弗利克开始免费给研究细胞老化的科学家寄送细胞。这份合同覆盖了相关的费用。但是，在其他科学家需要细胞时，他仍然收费，就算对国家卫生研究院的研究人员也不例外。在国家卫生研究院，付费从他那里获得细胞者包括研究服务部门，以及研究院下属的环境健康研究机构的科学家。[14]（这两个部门的购买者后来都说，他们以为海弗利克拥有这些细胞，不知道国家卫生研究院主张过这些细胞的所有权。）[15]海弗利克还向威斯塔研究所的前同事收费；1969年，他曾写信给普洛特金，说过去几个月寄送过两份细胞，问为什么没有收到15美元付款。只是因为疏忽，还是因为研究所通过了某项政策，规定不给他付款？普洛特金很快回信说已经催促相关人员付款了。[16]

文森特·克里斯托法洛两次去斯坦福，都未能从海弗利克那里收回WI-38细胞，后来，科普罗夫斯基的另一位密使终于成功了。1969年1月3日，当时在威斯塔研究所做访问研究的科学家、捷克医生帕维尔·科尔多夫斯基从海弗利克那里收到10支原代安瓿，送回了威斯塔研究所。[17]

不过，科普罗夫斯基似乎在继续给海弗利克施压，让他归还更多装有原代WI-38细胞的安瓿。海弗利克与科普罗夫斯基讨价还价，他让科普罗夫斯基作出书面保证，承诺要是他归还了细胞，科普罗夫斯基不会转手出售它们。普洛特金1969年3月写信告诉海弗利克，说“自然每个人都否认打算出售WI-38细胞”，但是如果他想得到书面保证，就要让董事会来写。[18]

海弗利克很有可能根本没有收到书面承诺，因为1969年科普罗夫斯基正在积极地与法国的梅里厄研究所、费城的史克法公司、英国的伯勒斯·惠康公司协商关于RA 27/3疫苗的授权协议。现在我们知道，
244 1969年春末夏初，海弗利克来到斯坦福大学第二年了，他非常满意自己没有向科普罗夫斯基提供细胞。

普洛特金曾经写信告诉海弗利克，费城的惠氏制药公司向生物制品标准部施压，要让他们接受WI-38细胞。惠氏使用WI-38细胞

为美军生产了一种新的腺病毒疫苗，现在想将这种疫苗投放到民用市场。惠氏受够了默里的反对，准备把情况反映给宾夕法尼亚州的共和党参议员理查德·施韦克。[19]海弗利克在回信中抱怨说他对这些事情全然不知，并威胁说要告诉理查德·施韦克，威斯塔研究所既不能提供，也控制不了那些珍贵的年轻WI-38细胞。[20]

在某一刻，科普罗夫斯基似乎放弃了认真的努力，不再试图从海弗利克那里要回更多WI-38细胞。这或许是因为海弗利克远走高飞了；或许是因为他尽管容易与人直接冲突，但并不喜欢那样做；或许是因为好几家公司都已经拥有了足量的年轻WI-38细胞；又或许是因为他现在见识了海弗利克有多么顽固。 245

第十八章

生物制品标准部失职

华盛顿特区，1972年春

生物制品标准部在很多重要领域的作为是毫无作为。

——伦纳德·海弗利克，在美国参议院的证词，1972年4月20日[1]

1972年3月，海弗利克十年来的不懈宣传终于取得了成果。生物制品标准部批准一种用WI-38细胞制备的疫苗进入美国市场，这是一种脊髓灰质炎疫苗。

最终从罗德里克·默里那里争取到许可的是辉瑞。这家大型制药公司总部位于曼哈顿市中心，但是由于英国对WI-38细胞很友好，它在英国桑威奇也有工厂，已经上线生产这种新脊髓灰质炎疫苗了。最初，新疫苗要从英国运到美国。[2]这种疫苗名叫“Diplovax”，是为了致敬海弗利克的“二倍体”（“diploid”）细胞。辉瑞使用这种细胞生产了大量的萨宾脊髓灰质炎疫苗。如今在包括美国在内的全球大部分地区，萨宾疫苗都是主要的脊髓灰质炎疫苗。

这一刻，海弗利克深感满意。新疫苗的包装盒向全世界宣告了他的成就，亮白的底色上用蓝色粗体字写着“培养自人二倍体细胞株(海弗利克WI-38)”。

一如既往，海弗利克再次在《纽约时报》的文章中宣传这种新疫苗。1972年3月8日，《纽约时报》上刊出了《人细胞疫苗》一文。[3]又一次，这篇文章只引述了海弗利克一个人的话；又一次，他提醒读者“猴肾是许多有害病毒的臭名昭著的储存宿主”。他还预测，使用WI-38细胞制备的狂犬病、风疹、麻疹疫苗很快就会在美国上市。

为什么难以捉摸的默里最终认为可以批准一种基于人细胞的疫苗，这不得而知。他曾经对《科学》期刊的一名记者说，之所以批准这种疫苗——此时WI-38细胞问世已有十年——只是因为辉瑞公司的申请是生物制品标准部收到的第一份关于使用WI-38细胞制备疫苗的申请。[4]他的话让人难以相信，因为惠氏曾申请过许可，让使用 246
WI-38细胞为美军制备的腺病毒疫苗进入民用市场，却遭到默里反对；默里也肯定知道，在没有任何哪怕是非正式迹象表明生物制品标准部将放开这类疫苗的申请时，没有哪家以民用市场为目标的制药公司会投入时间和资源研发这类疫苗。

无论如何，在1972年3月，有很多事情比解释为什么十年来一直反对WI-38细胞更让默里操心。前一年秋，一位经验丰富、直言不讳的美国参议员对默里的生物制品标准部如何作为，或者说如何不作为，产生了强烈的兴趣。

62岁的亚伯拉罕·里比科夫是康涅狄格州的自由主义民主党人，他在老朋友约翰·F.肯尼迪任总统期间曾做过卫生、教育和福利部的部长，但时间不长，而国家卫生研究院就属于这个庞大的部门。作为一名出身低微的律师和康涅狄格州前州长，里比科夫是一位强硬、好斗的政治家，他的精查细审肯定曾经让生物制品标准部难以忍受。他是美国政府工作委员会下属一个参议院专门小组的主席，这个委员会负责监督“行政机构改组和政府研究”，所以很方便向默里的部门投去激光一般的关注。

1971年夏，举报人J.安东尼·莫里斯联系上了里比科夫，他是生物制品标准部的老科学家，亲眼见证了多个事件，其中最重要的是十年前伯尼斯·埃迪因为发现和追踪研究使仓鼠患上肿瘤的“物质”而被禁言和降级；这种“物质”存在于用于生产脊髓灰质炎疫苗的恒河猴和食蟹猴的肾细胞中，它最终被证明就是潜藏的猿猴病毒SV40。

举报人莫里斯并不容易相处，但他是一位颇有成就的科学家。值得一提的是，他发现了一种重要的呼吸道病毒——呼吸道合胞体病毒，并且在他人发现SV40存在于脊髓灰质炎疫苗中后，证明了SV40滴入鼻腔能够直接感染人。科研上的成就增加了他对生物制品标准部的举报的分量。而且，他的律师詹姆斯·S. 特纳也是生物制品标准部的一名严肃而能干的对手，他最近为拉尔夫·纳德的回应型法律研究中心撰写了《化学盛宴》，一部研究美国食品药品监督管理局的著作。

1971年10月，里比科夫站在参议院的发言席上，罗列了莫里斯和特纳提供的长长的、极具杀伤力的罪名清单。这份清单指控生物制品标准部不称职；保守主义严重，几乎使部门瘫痪；对某些产品，尤其是
247 风疹疫苗，既是监管者，又是研发者，角色在本质上有冲突。[5]莫里斯称，最令人不安的是，当科学家发现市场上已有的或即将获批的疫苗存在安全性或有效性问题时，生物制品标准部多次终止或忽视科学家的研究。

莫里斯指控，生物制品标准部明明知情却仍批准稀释过的流感疫苗上市，六个月后，政府调查办公室（现名政府问责办公室，是美国国会的一个调查机构）证实了这项指控。[6]他强调，生物制品标准部在1960年代初未能及时阻止制药公司使用可能已感染SV40的恒河猴和食蟹猴肾细胞来制备脊髓灰质炎疫苗和腺病毒疫苗。他指责，压制埃迪关于SV40的发现是生物制品标准部典型做法的一个实例，该部门经常终止或忽视那些对其在疫苗（包括默克公司的风疹疫苗）安全方

面的决定或观点构成挑战的科学研究。

莫里斯指控，1969年，部门的一位科学家从实验室培养的鸭胚组织里发现了异质的病毒样粒子，而这正是默克公司用于制备风疹疫苗的那种组织。生物制品标准部让这位科学家放弃研究，因为那些粒子“没有生物活性”。有人听到默里这样评论：“我们必须特别小心。因为如果我们披露了病毒污染，生产商可能要遭受严重的经济损失。”[7]

1966年，莫里斯从临床研究中发现流感疫苗只保护了20%的接种者，他告诉上司自己想探究其中的原因，随后却被免去了流感疫苗监管负责人的职位。

里比科夫高度公开莫里斯和特纳的指控，生物制品标准部显然因此深陷政治麻烦。

对海弗利克来说，这种精查细审早就应该做了。在里比科夫邀请他次年春作为证人去国会山参加为期四天整的专门小组听证会时，他接受了。1972年4月和5月，总共有十七名证人与里比科夫的专门小组面谈，海弗利克是第三个。他在第一天就作证了。

海弗利克毫无隐瞒。他称赞自己的WI-38细胞“绝对洁净”，与猴肾细胞相比具有“明显优势”。他对参议员说：“每只猴子都是一个独立的宇宙，其细胞可能携带许多有害病毒，而WI-38细胞则不同……如果人们能够意识到，每生产一批［脊髓灰质炎］疫苗都可能需要牺牲数百只猴子，而这些猴子的肾里真实地潜藏着最危险的有害病毒，他们就能认识到这个问题的严重性。实际上，在这一方面，猴肾是已知的‘最脏’器官。” 248

海弗利克感到非常痛心，在科学家发现SV40污染了脊髓灰质炎疫苗之后，生物制品标准部仍然“固执己见”，拒绝向制药公司显露哪怕丝毫迹象，暗示它将批准一种用WI-38细胞制备的疫苗。他抨击生物制品标准部作风“懒散”“极端保守”，这导致1 500万俄罗斯人已经接种了萨宾的脊髓灰质炎疫苗之后，美国人才开始服用。他谴责默里的做法，即为自己机构里的科学家研制的风疹疫苗充当裁判和评审。他呼吁成立外部的专家咨询小组来参与审批决定。他抱怨默里的决定不可改变，没有上诉机制。他指出，默里做了十七年负责人，任职没有期限。他呼吁以生物制品标准部之外的人替代默里。[8] (此时大家都已经知道，国家卫生研究院组织了一个遴选委员会，要请人立即取代默里。)[9]

海弗利克说这些话丝毫不带讽刺，没有油腔滑调。相反，他特别真诚，只是他毫不明智。不过，这正是海弗利克：忍不住走向讲台，一旦站上去就无法也不愿意有所保留。

“我想，你对生物制品标准部及其当前的政策和做法做了有力的控诉。”海弗利克结束发言时，参议院委员会的主席——参议员弗雷德・R.哈里斯这样对他说。[10]

似乎可以肯定的是，生物制品标准部深感羞辱。有一份备忘录写于海弗利克作证六天后，它后来成了脊髓灰质炎疫苗诉讼材料的一部分，并收入了《病毒与疫苗》一书。在这份备忘录中，当时美国的主要脊髓灰质炎疫苗生产商莱德利实验室公关部门的一位员工写道：“接到生物制品标准部信息办公室的电话，得知他们最终决定采取强硬行动，回击海弗利克博士对猴组织疫苗的指控。疾病控制中心显然参与了这次反制行动。”[11]

次月，海弗利克在《科学》上发表《人病毒疫苗：为何使用猴细胞?》一文，猛烈攻击生物制品标准部的科学家，而这可能让国家卫生研究院更加难受。[12]

海弗利克咄咄逼人的证词与普洛特金在听证会上的回答对比明

显，也显明了两人的不同。它还反映出一个事实，即固执的普洛特金仍然希望有一天自己的风疹疫苗能够得到美国监管者批准。所以，他不愿意冒犯他们。当里比科夫请他作证时，他低头递上了一封简短的 249
信作为回答。他在信中解释道："我决定不亲自出庭作证，因为这整段经历对我来说十分不愉快，我不希望再主动地卷入这个问题。"他写道，他会在信中总结"我所知道的事实"，因为他觉得作为公民有这样的义务。

随后，普洛特金用平静、克制的语言，按时间顺序讲述了他不顾生物制品标准部的反对尝试研制风疹疫苗，讲述了他只能去英国和法国寻找有兴趣生产这种疫苗的公司。他用了一句自己能够写出的最冷漠、最不伤人的话做结语："我相信，如果管理环境不同，上面所说的那些事情是能够避免的。"[13]

小时候患过肺炎球菌肺炎、流感和哮喘，仍然活下来的普洛特金，数十年后又有惊无险。

没有脱险的是默里。在里比科夫组织听证会时，默里申请在国家卫生研究院内部"调职"，调任国家过敏与传染病研究所的所长"特别助理"，直到十六个月后强制退休。这个少言寡语的男人在离开职位时，仅仅隐约地表达了对"申请"的遗憾："尽管我对员工们怀着强烈的忠诚感，我还是这么做了。"[14]

默里离开后，留下来向参议员解释生物制品标准部失职原因的是国家卫生研究院的科研副主任、肾脏生理学家罗伯特·伯利纳。他是陪同时任卫生、教育和福利部部长的埃利奥特·理查森参加听证会的一众官员之一。

最终，参议院专门小组的调查结果并不让人意外。1972年7月，生物制品标准部的258名职员调任至食品药品监督管理局，部门也重新命名为“生物制品处”，但是直到2014年，它的办公地点仍然位于国家卫生研究院的园区内。后来，它成了今天的生物制品评估与研究中心，属于食品药品监督管理局。1972年，部门的新领导上任。这个人普洛特金和海弗利克都很熟悉，就是哈利·迈耶；他在原生物制品标准部与帕克曼合作研制了HPV－77风疹疫苗，后来这种疫苗被默克公司采用。

1972年3月，生物制品标准部批准辉瑞公司生产的脊髓灰质炎疫苗，它最终在美国市场上存在的时间还不如WI－38细胞在培养瓶
250 中存活的时间长。《病毒与疫苗》一书写道，辉瑞的这种疫苗长期缺货，所以儿科医生不愿意用它。[15]与此同时，当年在脊髓灰质炎疫苗市场上占统治地位的莱德利实验室对辉瑞公司的新WI－38细胞疫苗发起了进攻。（到1970年代初，萨宾的活疫苗已经在包括美国在内的世界大部分地区取代了索尔克的灭活疫苗。制药公司不再生产索尔克疫苗，儿科医生也不再使用它。）此外，只有惠氏一家公司生产的脊髓灰质炎活疫苗在美国销售，而这家公司在1970年代初也停产了这种疫苗。[16]

莱德利实验室竭尽全力打压Diplovax疫苗，这种新疫苗是用WI－38细胞制备的，盒子上印着海弗利克的名字。他们进行了众多操作，其中包括以美国儿科学会的一个重要委员会为游说目标，该委员会是由配发脊髓灰质炎疫苗的儿科医生组成的重要成员组织。他们劝说委员会不要在每年修订的案头参考书——《红皮书》中推荐儿科医生放弃莱德利疫苗，转而使用Diplovax疫苗。为了实现这一点，莱德利实验室请求生物制品标准部帮助他们。

露丝·基尔希斯坦在生物制品标准部负责监管脊髓灰质炎疫苗

安全性测试，是与默里关系最近的职员。《病毒与疫苗》写道，莱德利实验室准备去劝说儿科学会的委员会时，给生物制品标准部写了信：“在准备［与美国儿科学会的委员会］这样交手时，生物制品标准部的支持对我们来说非常宝贵。基尔希斯坦博士靠得住吗？”[17]

我们不知道已故的基尔希斯坦是否帮助莱德利实验室劝说了儿科学会，也不知道如果她确实帮了忙，尽心程度如何。但是，她不太可能出于对海弗利克的温情而有所顾虑，因为她在生物制品标准部主管脊髓灰质炎疫苗安全性的这十年里，大部分时间海弗利克都在公开抨击用于制备脊髓灰质炎疫苗的猴肾。

1976年，辉瑞公司停止在美国出售Diplovax疫苗。从1977年开始，直到2000年，莱德利实验室用非洲绿猴肾细胞制备的疫苗是美国唯一一种脊髓灰质炎活疫苗。2000年，疾病控制与预防中心建议儿科医生重新使用一种更强效的索尔克灭活脊髓灰质炎疫苗，此后莱德利实验室的活疫苗便退出了美国市场。

这种注射型灭活疫苗之所以取代萨宾的活疫苗，是因为在罕见
的情况下（概率为百万分之一），活疫苗中的病毒能够变异成毒性 251
更强的形式，造成接种者瘫痪，对免疫系统尚未发育成熟的婴儿，概率更高。[18]在脊髓灰质炎盛行，每年造成全球数十万人瘫痪和死亡时，这种风险值得承担。但是，在过去六十年里，疫苗已经消灭了地球上大多数的脊髓灰质炎，所以风险收益比发生了变化。因此，2015年世卫组织要求世界各国从2016年4月开始逐步停止使用萨宾的活疫苗。这个逐步停用过程要到野生脊髓灰质炎绝迹才算完成。2015年，有两个国家出现了野生脊髓灰质炎：阿富汗和巴基斯坦。[19]
2016年夏，尼日利亚又发现了几例。[20] 252

第十九章

突 破

宾夕法尼亚州费城与康涅狄格州纽黑文，1970年9月—1973年10月

要我说，疫苗学并不是火箭科学。它比火箭科学难得多。

——艾伦·施马尔约翰，马里兰大学病毒学家，2014年[1]

1970年秋，史克法公司的Cendehill疫苗获得批准，普洛特金的赞助人费洛托也离开了公司。此后，史克法公司便放弃研制斯坦利·普洛特金的风疹疫苗。鉴于之前发生的种种，要是谁觉得在美国没人注意到或在意这件事，也情有可原。然而，希拉里·科普罗夫斯基、普洛特金，以及与他合作测试风疹疫苗的几位同事，都注意到并在意这件事。

毕竟，生物制品标准部批准的以非洲绿猴肾细胞研制的风疹疫苗，已经在美国上市一年多了。这种疫苗包括默克公司随后又以鸭胚细胞培养过的Meruvax疫苗，以及史克法公司又以兔肾细胞培养过的Cendehill疫苗。儿科医生在定期给儿童接种，想接种的女性也如愿以偿——成年女性接种的通常是Cendehill，因为它引发关节炎的概率要低于默克公司的疫苗。（密苏里州圣约瑟夫的飞利浦·罗克珊公司以幼犬肾细胞制备的疫苗，此时已经因副作用过大而被弃用。）这些疫苗似乎起了作用：人们担心会在1970年爆发的风疹疫情并未出现。

但是，在为数不多的关心普洛特金RA 27/3风疹疫苗命运的美国

人中，有一位特别聪明、特别坚决的女性，她叫多萝西·霍斯特曼。她始终在密切关注医学期刊上发表的关于各种风疹疫苗的研究，而她可以说是一个不达目的不罢休的人。

1970年秋，霍斯特曼59岁。她是一名儿科医生和疫苗科学家，就职于康涅狄格州纽黑文的耶鲁大学医学院。她密切关注普洛特金在 253
过去五年里发表的研究。她阅读过，也在继续阅读关于其他风疹疫苗的论文。她还与人合写了几篇关于这些疫苗的论文。渐渐地，她相信普洛特金的RA 27/3疫苗更优越。与普洛特金一样，霍斯特曼一旦确定目标，便会紧追不舍。与普洛特金不一样的是，她的姿态特别高，在疫苗学领域取得过众多杰出的成就。她还以无可指摘的正直品格闻名。

霍斯特曼1911年出生于华盛顿州斯波坎市，在旧金山长大。小时候，她家有一位朋友是医生，朋友在当地医院给患者看病时，她常跟着去。到1940年，她已经获得了加州大学伯克利分校的本科学位，以及加利福尼亚大学旧金山分校的医学博士学位。后来，她又在耶鲁大学完成了儿科专业训练，并在1961年成为耶鲁大学医学院的第一位女教授。那时，她已经发现脊髓灰质炎病毒是通过血流入侵中枢神经系统的，因此在脊髓灰质炎疫苗的研发中扮演着至关重要的角色。[2]

1970年9月，就是史克法公司放弃普洛特金疫苗的当月，霍斯特曼的照片就带着坦诚的凝视、褐色的波波头、露齿的微笑出现在《纽约时报》上，这篇文章是《风疹研究取得新进展，接种计划有效性受到挑战》。其中解释道，最新研究表明“许多接种者，或达半数以上，会再感染风疹病毒，风疹疫苗可能并不像最初预期的那样能给人终身免疫”。[3]

霍斯特曼的研究就是这些最新研究中的一项，才在《新英格兰医学期刊》上发表没几天。[4]其发现令人担忧。霍斯特曼与耶鲁大学、夏威夷大学的同行合作，调查在风疹自然疫情中，疫苗对接种者的保护效果到底怎么样。她知道在哪里可以找到风疹自然疫情：每年都有一支夏威夷新兵连队到美国陆军在加利福尼亚州奥德堡的基地参加训练。这些年轻人生活在处于地理隔绝的夏威夷岛上，特别容易感染风疹。每年当他们到达奥德堡，开始在军营里近距离共同生活——这样风疹病毒可以自由传播，奥德堡都会爆发一次风疹。[5]

所以，在一项始于1969年春的研究中，霍斯特曼团队在夏威夷新兵前往奥德堡之前两三个月，给他们接种了史克法公司的
254 Cendehill疫苗。在随后发生于奥德堡的风疹疫情中，80%接种过疫苗的新兵都再感染了风疹。这并不是说他们出现了出疹和发热症状，尽管在几项类似研究中，这种情况确实罕见地发生过。[6]而是说，他们的抗体水平急剧升高，这表明病毒再次进入他们体内并安静地增殖。[7]对再感染的新兵而言，这不要紧。但是，对接触他们的孕妇而言，这相当危险。

问题并不是疫苗未能在新兵体内激发免疫系统产生抗体。实际上，在接种疫苗后，出发去奥德堡前，他们都产生了较高水平的风疹抗体。也不是在加利福尼亚州再感染他们的风疹病毒毒性特别强——奥德堡一组童年感染过风疹，因而有免疫力的士兵就很轻易地抵抗了风疹。血检显示，这组有免疫力的士兵之中只有3.4%的人再感染。[8]

也就是说，不知为何，接种疫苗而产生的抗体未能防止接种者再感染野生病毒。它们与自然感染产生的抗体不同，它们更弱。

除霍斯特曼的研究以外，还有其他关于风疹疫苗的研究论文

发表在《新英格兰医学期刊》《美国儿童疾病期刊》《美国医学会杂志》上。[9]这些研究发现，接种了默克公司的疫苗或Cendehill疫苗的人们，在开放的社区——如孟菲斯的一年级教室，在其他非军方机构——如位于波士顿的寄宿制拿撒勒儿童保育中心，以及在通过滴鼻剂有意让接种者接触病毒的临床研究中，都可能再感染。[10]这些研究合在一起提出了一个问题，霍斯特曼在发表于《新英格兰医学期刊》上的文章中直白地说出了它："如果接种者在成功免疫后几个月就能够轻易再感染，那么对于那些在6岁时成功接种过疫苗、现在处于育龄期的女性来而言，疫苗能提供持久、有效保护的希望有多大？"[11]

在论文发表之前十个月，霍斯特曼已经开始悄悄采取行动来应对这个问题——她不是继续研究美国市场上已有的那两种疫苗，而是提出一种替代疫苗。

在1969年底或1970年初，霍斯特曼写信给普洛特金要关于RA 27/3疫苗的数据。[12]普洛特金特别乐意提供，最终给霍斯特曼寄去了几百安瓿风疹疫苗，它们由两家在国外为疫苗申请上市许可的公司 255
提供：法国里昂的梅里厄研究所、伦敦的伯勒斯·惠康公司。[13]

霍斯特曼想以奥德堡的夏威夷新兵再做一项研究，但这次使用的是RA 27/3疫苗。她要将普洛特金的疫苗注射给从未接触过风疹病毒的新兵，等他们被送去奥德堡后观察：当他们与美国本土的新兵近距离共同生活，首次接触风疹病毒时，再感染病毒的概率是否会和以前那些接种Cendehill疫苗的新兵一样高。她的直觉是，不会。她猜测普洛特金的疫苗会激发更高的免疫力。但是，她需要通过这项研究来验证。

这一次，霍斯特曼遇到了障碍。她很快写信告诉普洛特金，沃尔特·里德陆军研究所的副所长，并且很快就要晋升为所长的爱德华·比舍尔上校控制着新兵研究项目的审批，他禁止在夏威夷新兵中开展RA 27/3疫苗研究，因为他认为“研究在科学上、在管理上都说不通”。[14]霍斯特曼想不出他有什么“不可告人的动机”。

霍斯特曼不是轻易认输的人，她继续想别的办法来实现目标。康涅狄格州丹伯里是一座发展中的通勤城市，离纽约市五十公里。1970年12月，霍斯特曼在该市的数百名儿童中测试了普洛特金的疫苗。她的合作者包括：当地医生马丁·伦道夫，她告诉普洛特金，伦道夫是丹伯里一流的儿科医生；沃伦·安迪曼，耶鲁大学医学院一名年轻的传染病医生；以及同样来自耶鲁大学医学院的病毒学家、五名孩子的母亲安·施吕德贝格。他们在伦道夫的私人诊所，在一间参与“开端计划”的学校，还在一家日托中心给孩子们接种疫苗，就普洛特金的疫苗与默克公司的疫苗、Cendehill疫苗开展头对头比较研究。之后，他们观察这些小接种者的抗体水平随时间推移的变化。他们要花整整八年才得出研究结果并发表。[15]

霍斯特曼还与西奥多·英戈尔斯合作，进行了一项规模更小、速度更快的研究；英戈尔斯是普洛特金的长期合作者，在波士顿聋人学校工作。这项研究的论文发表于1972年初，它指出在1968年接种普洛特金疫苗的儿童，其抗体水平在首次接种两年后并未明显降低。这两位科学家还向18名两年前成功接种的儿童鼻腔里注入了一种会引
256 发风疹的“激发”病毒株。只有2名儿童（11%）抗体水平升高，也就是说发生了再感染。[16]这个比例并不低，但是多项研究表明，即使是因患过风疹而拥有自然免疫力的人再感染的概率也达3%至9%。11%的再感染率也远低于默克公司鸭胚疫苗与Cendehill疫苗接种者的40%至100%。[17]

一如既往，霍斯特曼的结论很直白。是的，她的数据不多，需要更大型的研究来验证这些数据。但是，重要的是，要想保护未来的胎儿，任何风疹疫苗都应该提供持久的免疫力，而且这种免疫力应该“在品质上类似”自然感染后获得的免疫力。[18]

霍斯特曼所谓的“在品质上类似”是指，一种成功的风疹疫苗所产生的风疹病毒抗体不仅应该水平足够强，还应该与自然感染产生的抗体类型相同。人体的免疫系统识别出外来入侵者后，会针对入侵者的许多不同部分，即抗原，产生抗体。人体还会产生不同类别的抗体，它们攻击病毒的方式和地点各不相同。霍斯特曼称，越来越多的证据表明，普洛特金的疫苗在产生的抗体类型方面，模仿了自然的免疫应答。她指出，这明显不同于默克公司的HPV－77鸭疫苗和史克法公司使用兔肾细胞制备的Cendehill疫苗。[19]

这篇论文的读者都能领会霍斯特曼的明确观点，即普洛特金使用海弗利克十年前建立的WI－38细胞制备的RA 27/3疫苗，就是优于当时美国市场上在售的任何风疹疫苗。

1970年代初，霍斯特曼开始经常、持续地给默克公司的疫苗主管莫里斯·希勒曼打电话，每次说的都一样：普洛特金的RA 27/3疫苗优于默克公司的疫苗。普洛特金的疫苗更好，是因为它对自然风疹感染模仿得更到位。它对自然感染模仿得更到位，是因为它的减毒程度不及另外两种风疹疫苗。它的减毒程度更低，是因为它只以培养细胞传代了25次。然而，Cendehill疫苗传代了51次；原始的帕克曼－迈耶疫苗传代了77次；默克公司的疫苗传代了82次，它使用的是帕克曼－迈耶的病毒，又以鸭胚细胞多传代了5次。

希勒曼不断接到霍斯特曼的电话。最终他屈服了。 257

"她给我打了好多电话，我说：'多萝西，唉，你真的很讨厌。'"希勒曼在三十年后对采访者保罗·奥菲特说，"我说：'你这样推销RA 27/3，不知道会给科学界，给医学界造成多大伤害。好吧，我觉得我得考虑一下它了。'"[20]

希勒曼可能还受到了《美国医学会杂志》1973年8月号上一篇论文的影响。论文的第一作者是普洛特金，它以普洛特金式的自嘲开篇。

"另一种 [风疹] 疫苗株可能像在战役结束才到达滑铁卢的内伊元帅。"他在开头写道。(没过多久，普洛特金就得知自己搞错了：在滑铁卢战役中迟到的是格鲁希侯爵。) 他承认，4 000万美国儿童已经接种过风疹疫苗，但显然不是他研制的那种。不过，他接着摆出了关于自己的疫苗和其他疫苗的一些事实。

普洛特金疫苗的接种者产生的抗体在数量和类型上都与自然感染后产生的抗体极其相似，相似度远高于那些已经上市的疫苗。同样，其疫苗的接种者对再感染有抵抗力，并且这种抵抗力与自然感染后获得的强大抵抗力十分相像。在这个方面，Cendehill疫苗和默克公司Meruvax疫苗的表现与普洛特金疫苗截然不同；这两种疫苗的接种者再感染的比例远高于RA 27/3疫苗。他指出了一个可能的原因：RA 27/3风疹疫苗接种者中有40%，疫苗激发其鼻腔和咽喉的黏膜细胞产生了抗体，而野生风疹病毒就是最先入侵鼻腔和咽喉，在那里增殖，然后再入侵血液。以HPV-77病毒或Cendehill病毒制备的疫苗，没有在接种者的鼻腔和咽喉激发抗体。

普洛特金写道，他的风疹疫苗如今在以色列、爱尔兰、新西兰、南斯拉夫、英国、法国等国家获得了许可。他以其特有的低调语气指出："现今在美国获批的风疹疫苗令人难以满意……是有原因的。"[21]

对普洛特金而言，1972年是大起大落的一年。5月，其疫苗的专利申请经过美国专利商标局长达四年的多轮审核后，最终通过。希拉里·科普罗夫斯基告诉普洛特金，尽管专利收益归威斯塔研究所，但是他会将其中15%转给作为该疫苗发明人的普洛特金。当然，这在美国等于零；普洛特金怀疑，他的疫苗可能根本不会在美国获得批准。 258
但是，法国的梅里厄研究所和英国的伯勒斯·惠康公司已经得到了威斯塔研究所的授权，如今正在销售这种疫苗。他将收到一大笔钱，这一点是无疑的。

与此同时，普洛特金的婚姻正在破裂。1972年8月，在满40岁后三个月，他决定离婚。他离开了海伦，10岁的迈克尔和6岁的亚历克与母亲一同生活。他搬进威斯塔研究所附近的一栋高层住宅，在周末去看望孩子。离开两个儿子是他最艰难的一段经历。他说，他觉得在死亡和婚姻之间并没有多少选择。

此后五年，普洛特金的个人生活显著地改善了。他不再感到抑郁，并且开始约会。普洛特金离婚一段时间后，对这类细节很敏感的科普罗夫斯基注意到，普洛特金换了新发型，人也精神起来了。他说普洛特金成了“一个全新的人”。

1976年，普洛特金遇到了苏珊·兰农，一位活泼的医学图书管理员，与他一样都喜爱古典音乐。两人1979年结婚，婚礼地点是威斯塔研究所一楼的解剖学博物馆，而圣坛则是一个装着盆骨的玻璃柜。

在这个时期的一张照片中，普洛特金看上去正像科普罗夫斯基所说的全新的人。他站在费城儿童医院的办公室里——1969年他成为传染病科主任，同时在威斯塔研究所任职——一手插进口袋，一手随意地搭在桌上，姿态大方。他的脸上露出自然的微笑，看上去幸福且放松。

1973年初秋，在他那篇以滑铁卢做比喻的论文发表后不久，就是在这同一间办公室里，他突然接到了默克公司疫苗主管希勒曼的电话。挂断电话后好一会儿，他才完全理解希勒曼的话。几天后，他给海弗利克写了一封信，信的开头是这样的（普洛特金和其他认识希勒曼的人一样，用名字“莫里斯”称呼他）：

> 1973年10月3日
>
> 亲爱的伦纳德：
>
> 我写信来是想找你要几样东西，但是首先我要说，我前几天接到了莫里斯·希勒曼打来的电话，他问我默克公司是否可以使用RA 27/3病毒株。不用说，当时我目瞪口呆！……这件事情请
> 259 你暂时保密。[22]

普洛特金将希勒曼的请求转告了科普罗夫斯基，因为专利权在威斯塔研究所手里。不久，希勒曼与默克公司一位负责授权事宜的高管同科普罗夫斯基会面了。[23]科普罗夫斯基给他们估算了默克需要支付的专利使用费。经过必要的法律审查后，他们达成了协议，威斯塔研究所将RA 27/3授权给默克公司。希勒曼现在只需要搞到WI-38细胞——最年轻的WI-38细胞，大量的WI-38细胞。所以，希勒曼要做的事显而易见。他给海弗利克打了电话。

1970年代中期，希勒曼得到默克公司的大力支持，对普洛特金以WI-38细胞制备的疫苗进行了所需的全部实验室和人体测试，以便使其通过食品药品监督管理局下属新机构生物制品处的审核，获得许可。到1978年初，他与以宾大医院儿科医生罗伯特·魏贝尔为主的

其他科学家，已经在纽约市、费城和哥斯达黎加给近8 000名缺乏抗体者注射了普洛特金的RA 27/3疫苗。他们还在小群体的儿童和成年女性中开展了头对头试验，比较RA 27/3疫苗和默克公司的HPV－77鸭胚疫苗。希勒曼将对接种者进行为期两年的观察，之后再公布试验结果，确保普洛特金疫苗的接种者能够长期保持高抗体水平。最终情况也确实如此。[24]

1980年，希勒曼和同事发表论文，称这项研究的结果很明确。与默克公司的HPV－77鸭疫苗相比，普洛特金的疫苗“在更高比例的接种者体内激发了抗体，并且抗体滴度水平明显更高”。98%的普洛特金疫苗接种者产生了抗体，RA 27/3疫苗在他们体内激发的抗体类型与自然感染者体内常见的抗体相同。

几位作者补充道，这种更好的应答“得以实现的同时，临床反应并未明显增加，并且尚无证据表明疫苗病毒具有传染性”。诚然，少数注射过普洛特金疫苗的儿童出现了出疹和淋巴结肿大的症状，而注射默克公司疫苗的儿童出现这些症状的人数更少。但是，几位科学家写道，出现症状的是儿童，因此“并不要紧”。与之相比，在成年女性中，普洛特金疫苗的接种者患关节炎的比例“远低于”默克公司疫苗的接种者。[25]

医生和食品药品监督管理局不需要等到1980年才能看到类似的研究结果。1978年，霍斯特曼和同行发表了那篇花了很长时间才产出的论文；他们在康涅狄格州丹伯里的儿童当中，对普洛特金的疫苗
和另外两种已经获批的疫苗进行了头对头研究。这项研究也表明，与 260
默克公司的HPV－77鸭胚疫苗和史克法公司的Cendehill疫苗相比，RA 27/3疫苗产生了更强、更持久的抗体。[26]

1978年9月15日，食品药品监督管理局批准了默克公司基于

WI-38细胞的风疹疫苗。[27]默克公司的新疫苗很快成为美国市场上唯一一种风疹疫苗，直至今日也仍然如此。它仅有的一个竞争者Cendehill疫苗，在1979年退出了市场。

在美国以外，全世界大多数地方也都使用普洛特金的RA 27/3风
261 疹疫苗。

第三部分

WI-38细胞战争

第二十章

被残杀的婴儿与天空实验室

加利福尼亚州斯坦福，1972年6月—1973年9月

一叶肺——好吧，是一对肺。神儿女爱生命组织，还有其他很多人说你必须不停地杀死胎儿。不是这样的。一个胎儿足够好几代人使用。

——伦纳德·海弗利克，2012年10月3日[1]

1972年6月，密歇根州布赖顿默默无闻的婚姻咨询师小福里斯特·史蒂文森博士出版了一本小册子《女性、〈圣经〉和堕胎》。它将堕胎与共产主义，与希特勒，与选择性地消灭老弱病残联系起来。它的小标题包括“美钞与死婴”和“女性为什么要堕胎?”。

小册子里唯一一段框起来以提请读者注意的文字与“斯坦福大学的伦纳德·海弗利克博士”有关。它解释说：“另一种关乎堕胎的暴行是，如今疫苗是使用堕掉的胎儿生产的。”

这本小册子向读者揭露了海弗利克的动机，即避免在疫苗制备过程中“无意义地屠杀”动物；它还给读者描述了海弗利克的方法：“给婴儿注射活病毒，让他活几个小时，直到体内充满病毒。然后，他们杀死婴儿，抽干他的血，制成血清。”

下面一句加粗印刷：“**你孩子的下一针疫苗，可能就来自某个惨遭杀害的婴儿。**”[2]

1972年年中的政治环境正使得这条关于海弗利克的“新闻”深入人心。美国最高法院刚就罗诉韦德案这一里程碑式堕胎案的

第一轮辩论举行了听证，法官们将在当年10月就该案再次举行听证。秋天，在史蒂文森所在的密歇根州，选民们正准备对一项提案进行投票，该提案拟允许医生应其本人要求为孕20周以内的孕妇
265 堕胎。

那年夏天，史蒂文森的小册子在教会内部流通。面向纽约读者发行的反堕胎出版物《国会区生命线》还收录了它。秋天，海弗利克的邮箱开始不断收到来信。它们来自密歇根州，来自纽约州的特洛伊、埃尔姆赫斯特和布鲁克林。写信者都是女性，用的是优雅的花体字，落款经常署上她们丈夫的名字。一名女性问他是否真的为了制备疫苗，对堕下来的活胎进行活体解剖；问他如何为这种谋杀辩护。另一名女性说自己很“震惊”，因为动物受到的虐待已经很可怕了，人类的遭遇甚至比动物更惨。还有一名女性问是否很快就要轮到老年人为疫苗事业献出身体，还问他有多大年纪。

1972年10月26日，史蒂文森的小册子作为读者来信，发表在《哨兵报》上，因此读者稍多了一些。这份报纸在密歇根州兰斯发行，发行量为3 000份。一周后，密歇根州的选民以压倒性多数否决了那项关于堕胎的提案，反对票占61%。[3]

11月末，海弗利克请了詹姆斯·西恩纳帮忙，他是斯坦福大学校长的法律顾问。詹姆斯·西恩纳写信警告史蒂文森，如果他不公开地、大范围地收回言论，将遭到起诉。[4]次年4月，西恩纳收到了史蒂文森签字的言论撤销声明；史蒂文森的律师亚瑟·F.巴基说史蒂文森是“一个热心肠的好人，由衷地关心人类的未来”。就在同一段话中，巴基警告海弗利克和斯坦福不要起诉。如果他们起诉，史蒂文森“会得到密歇根州反堕胎组织的联合保护”。[5]

几家报纸选摘了言论撤销声明的一些部分。声明如下：

1973年4月7日

亲爱的海弗利克博士：

此前，我发表和传播过一份声明，指控斯坦福大学用堕下来的活胎生产疫苗……我现在知道，斯坦福大学没有这种行为，您也没有说过这样的话。我现在知道，这些疫苗是用由一种细胞株构成的培养基生产出来的，细胞株最初取自一名女性胎儿的肺，这名4个月大的胎儿是在1962年通过堕胎手术得到的，而您是这种疫苗制备技术的创始人。我的错误表述给您和斯坦福大学造
成了困扰，我对此表示歉意。我向您保证，我已经停止发表错误 266
言论，以后也不会再发表。

小福里斯特·C.史蒂文森　谨启[6]

1973年1月，就在史蒂文森写这份言论撤销声明之前不久，美国最高法院就罗诉韦德案作出了重要裁决，将妊娠首三月堕胎合法化，而对从妊娠中三月到胎儿能够在宫外拥有有意义生命的这段时间，允许各州制定堕胎管理法规，但必须以“合理”保护母亲生命及健康为前提。

随着最高法院这项裁决的巨大影响在全美传播，每隔一两个月都会出现对残杀婴儿的指控，通常的形式是，报刊登出了地方性反堕胎组织所写的读者来信，这些报刊包括：密歇根州马凯特的《采矿日报》、纽约州阿尔塔蒙特的《阿尔塔蒙特企业周报》、俄勒冈州赫普纳的《时报》，以及位于田纳西州皮金福奇的《美国方式特写：一份专注于上帝、真理、自由、道德、资本主义和宪政政府的平衡、独特和省时的新闻媒体社论周报》。

海弗利克以其一贯的不屈不挠作风进行反击，每一家报刊，就算

再小，他都要联系到，寄去史蒂文森的言论撤销声明，坚持让报刊更正。他那个贴着“史蒂文森”标签的马尼拉纸文件夹足有一英寸厚。

1973年7月20日

帕塞伊克县生命权组织内部通讯《生命线》

P-48邮箱

新泽西州克利夫顿，07011

先生们：

我最近注意到，你们在内部通讯《生命线》1973年4/5月号，即第1卷第3期转载了一段关于我研究活动的极其恶毒的谎言……我十分遗憾你们在见刊前没有对其真实性作出明智判断。

如果你们曾尝试辨别，就会知道这种污蔑言论的罪魁祸首已
267 经完全撤销了其杜撰、又被你们转载的骇人指控。随信附上一份其言论撤销声明，供你们参阅。

鉴于你们深切关注公平、诚实、正义和无辜者的生命权，我敦促你们刊出这份言论撤销声明，为受到你们不公正伤害的人与机构正名。

请寄给我一份刊出该言论撤销声明当期的《生命线》，我将十分感谢。

伦纳德·海弗利克博士、教授　谨启[7]

记录显示，他并未收到任何回应。

在海弗利克扑灭史蒂文森点燃的山火时，一名反堕胎人士拉拢了罗马天主教会来抗议使用WI-38细胞。1973年5月2日，加利福尼

亚州圣迭戈县北部福尔布鲁克社区的居民詹姆斯·安布罗斯细读了合众国际社在《洛杉矶时报》上发表的一篇文章。作者从斯坦福报道说："人类活细胞将在外太空的天空实验室里绕轨道28天，以研究长时间失重的影响。"[8]

这篇文章没有说明使用的是WI-38细胞。实际上，美国航空航天局选中、海弗利克勇于提供去参加即将在美国首个实验空间站天空实验室进行的零重力实验的，就是WI-38细胞。不过，这篇文章引用了海弗利克的话："这标志着科学家首次能够评估长时间太空飞行在细胞层面上的影响。"

疑心很重的安布罗斯拿出打字机，写信给旧金山大主教约瑟夫·T. 麦吉肯，他的教区包括斯坦福。安布罗斯请求麦吉肯去"深入调查"一下。他承认，文章确实没有提及人类胎儿或胚胎，但是他写道："缄默可能意味深长。因此，我质疑这项实验的道德性，请阁下斟酌并采取可能的行动。"[9]

安布罗斯并没有从麦吉肯那里得到想要的回复。麦吉肯是一位自由主义者，他支持塞萨尔·查韦斯将农场工人组织起来，并公开反对反住房公平的14号提案，他显然不太可能给WI-38细胞的科学用途找麻烦。麦吉肯先写信给海弗利克询问真相，立即就得到了答复。 268
他在另一封信中感谢海弗利克，说他相信安布罗斯会满意海弗利克的解释，即那次堕胎发生在很久以前，发生在很远的地方。

然而，这类事情并未就此结束。海弗利克回忆，1973年7月28日，周日，早晨他正在斯坦福大学校园里的家中办公，突然接到美国航空航天局一位医学高层打来的电话。[10]第二次前往天空实验室的载人火箭刚从卡纳维拉尔角发射。火箭上有三名宇航员以及一批实验材料，其中包括WI-38细胞。美国航空航天局的这位科学家告诉海弗利克，他正在应对记者们的提问，这些问题是由反堕胎人士引发的，他们抗议"土星1B"火箭搭载WI-38细胞前往空间站。他需要关于WI-38细胞来源的信息。

海弗利克感觉这已经是一个熟悉的例行程序。他解释说，细胞来自一个胎儿的肺，这名胎儿是十年前在瑞典合法堕下的。那位高层说他会把信息告诉记者。后来，海弗利克再也没有从他那里得到什么消息。

天空实验室的这项研究，即美国航空航天局的SO15号实验，继续进行。细胞装在一个笨重、密封的黑盒里，盒上有几个白色旋钮。这台设备叫"伍德朗漫游者9号"(Woodlawn Wanderer Nine)，是一个全自动微型实验室。在为期59天的航天任务中，细胞会在其中微型舱的玻璃上生长，它们浸泡在培养基中，温度始终保持在舒适的96.8 ℉。每隔12小时，一台机动泵就会注入新鲜的培养基，同时排出使用过的培养基。几台微型显微镜对准细胞，每隔3.2分钟拍摄一次照片，科学家可以通过胶卷研究细胞的增殖速度，以及其他方面的特性。与此同时，以同样的频率为地球上的控制组WI-38细胞拍摄照片。最终，美国航空航天局团队发现地球上和太空中的两组WI-38细胞没有区别：它们的分裂次数、生长曲线、染色体，以及外观都仍然相同。[11]

"零重力实验没有对WI-38细胞产生任何可察觉的影响。"实验论文得出的结论有些令人扫兴。这项研究拍摄出了一些漂亮的电子显微照片，在1974年的一场天空实验室研讨会上发布。其中有一张特写：一个准备分裂的WI-38细胞呈长缕状。在缕状物顶端，边缘已经略圆，这是细胞分裂时特有的胞质小泡。照片背景深黑，上面只有
269 零星的亮点，形状古怪的长缕状物看上去像一个陌生的外星物体。实际上，它是X太太未出世胎儿的一个细胞，正在离地270英里的太空做

858次绕地飞行，而海弗利克、普洛特金、科普罗夫斯基、X太太，以及无数患先天性风疹的婴儿和儿童就生活在那颗奇异的星球之上。

婚姻咨询师福里斯特·史蒂文森的言论撤销声明并没有让海弗利克的许多批评者平静下来。这可以很清楚地从他们的回应看出来。比如，来自纽约特洛伊的批评者雷蒙德·萨默维尔太太在收到海弗利克寄去的言论撤销声明后，回复说她看不出WI–38细胞的真实制备情况和史蒂文森小册子上的描述有什么区别。她写道，那名未出生的孩子“没有自卫能力”，没法给出知情同意。[12]

海弗利克与其对手之间存在着无法逾越的观念鸿沟，他们对胎儿的道德状况理解不同。

当年夏天，史蒂文森的追随者们偃旗息鼓了。在罗诉韦德案判决后，反堕胎人士或许有了更重大的关切。要等到新千年到来，反对WI–38细胞的宗教声音才会再次响起。那时，其组织者会更加老练。 270

第二十一章

细胞公司

加利福尼亚州斯坦福,1971—1975年

我坚信自己没做错。以我的性格,我绝对不会让人相信我会偷东西。

——伦纳德·海弗利克,2012年10月16日[1]

1970年代,生物学即将发生重大变化。医学科学家作为无私的、领薪水的公务员的日子一去不返,生物学将走上商业化之路。从1980年开始,新的法律和法院裁决允许生物学家通过他们的发明获得大笔收益。这些变化模糊了商业和生物学之间曾经神圣的界限,到1980年代初,一些生物学家已经因此富有。海弗利克像一位过于心急的客人,他会发现自己来得有些太早了。

1971年2月,海弗利克又迈出了决定性的一步,这条道路他于1968年就已经踏上了,当时他将WI-38细胞打包装进自家的轿车,穿过美国,从威斯塔研究所来到斯坦福大学。就像最终将人们引至不利境地的许多道路一样,海弗利克的道路也是由许多重要但不显眼的选择,而不是由一个重大的戏剧性抉择时刻铺就的。然而,对海弗利克这样名声越来越大的人来说,这条道路通往一个近乎无法想象的地方。

那年2月,海弗利克在帕洛阿尔托的大西部储蓄和贷款协会开户。他将这个账户命名为"细胞培养基金"。在来到斯坦福大学的前三年,直到此时开户,海弗利克都将收取的WI-38细胞制备和寄送费

用存在斯坦福大学的一个账户上。(他后来告诉国家卫生研究院的调查人员,他放弃使用斯坦福的账户是因为它不计利息。)[2]不过,给研究细胞老化的科学家寄送WI-38细胞例外。相关的寄送费用由国家卫生研究院依据1969年与他签订的合同支付,这份合同仍然有效,所以他不收钱。

海弗利克说,在带着世界上大多数最年轻的WI-38细胞离开威斯塔研究所时,他本打算请合适的律师来确定细胞的归属权。[①] 271

他认为细胞的归属权存在争议。然而,1962年那份最初的合同委托他制备WI-38细胞,并约定在合同终止时,即1968年,根据合同研发出的相关材料归政府所有。即使海弗利克注意到了这个规定,他也选择了无视它。[3]

还有,1968年1月在威斯塔研究所那场会议上形成的行动计划规定,几乎所有的安瓿都要转交给美国典型培养物保藏中心,由保藏中心代国家卫生研究院保管。好吧,海弗利克确实参加了那场会议,但是他心里是不情愿去的。[4]

在接下来的三年里,从1971年2月至1974年3月,海弗利克往大西部储蓄和贷款协会的细胞培养基金账户上存入了从非细胞老化领域的科学家那里收到的13 349.84美元。[5]从1972年开始,他还提高了收费。他说,这次涨价参照的是美国典型培养物保藏中心的收费标准。[6]非营利性的美国典型培养物保藏中心是美国顶级的细胞库,它的收费水平可以视为一项标准。但是,海弗利克不断地涨价;到1974年8月,他针对学术界科学家的收费涨到了每份细胞35美元,几乎是

① 位于伦敦的医学研究委员会仍然拥有一部分原代WI-38细胞安瓿,其中的细胞只分裂过八九次。1962年秋,海弗利克给了医学研究委员会100支安瓿,后来又不时给他们寄去更多细胞。

保藏中心收费的2倍，而针对商业公司的收费则是250美元，是保藏中心收费标准的8倍多。[7]

1974年3月12日，他关闭了资金额超过1.3万美元的细胞培养基金。一周后，3月19日，他在加利福尼亚注册成立细胞联合公司，他本人及妻子露丝是仅有的股东。[8]海弗利克以公司的名义在大西部储蓄和贷款协会开立了企业账户，从1974年4月开始，将收到的WI-38制备和寄送费用存到这个账户里。他说这些钱他分文未花，还说他只是在等待机会，请律师来解决这些钱的归属，解决WI-38细胞的归属。

但是，海弗利克没有抽出时间来请律师；他太忙了。1974年夏，
272 他已经在斯坦福大学工作六年，成为一名重要的教职工。他在1961年与穆尔黑德合作发表的那篇描述海弗利克极限的论文，平均每年被其他科学家引用60次——与大多数论文相比，这是一个很大的数字——海弗利克的影响力也在相应地增大。位于医学微生物学系教学楼后面停车场上的实验室里一片繁忙的景象。他指导研究生、技术员和博士后，经常出差，担任国家卫生研究院几个资助项目和合同的主要研究人员，这些项目和合同在1968至1975年给斯坦福带来了200万美元资金（大约相当于2016年的1 000万美元）。在他家中，最小的孩子安妮差不多9岁了，最大的乔尔正准备到斯坦福大学读书。

1974年夏末，在繁忙的日程之中，海弗利克收到了来自国家卫生研究院的一份邀请。由于学界对细胞老化研究兴趣激增，国家卫生研究院在筹建国家老化研究所。海弗利克是否考虑接受面谈，去担任所长？

今天，雄心勃勃的生物学家经常与企业合作，将他们的发明商业化。他们与风投资本家来往密切，并作为企业的科学顾问发表意见。

他们被视为成功的典范，备受羡慕，而非嘲笑。他们任职的大学也赞许他们，竭尽所能帮助他们实现商业化。

因此，我们现在很难明白，海弗利克在1974年创立公司是多么激进、多么离经叛道。当时，科学家们将生物学看作目的本身；他们追求的是知识，或许还有荣耀，并不将生物学视为商业活动。至少从1923年以来情况就是如此。那一年，加拿大人弗雷德里克·班廷和查尔斯·贝斯特将他们的发明，第一种“生物科技”产品，即提取自动物的胰岛素，出售给多伦多大学理事会，以便让胰岛素投入生产，供给需要它的人，而他们每人从这项专利权转让中获得的收益是一美元。[9]1955年，知名广播记者爱德华·R. 默罗问世界上第一种脊髓灰质炎疫苗的专利权属于谁时，它的发明人乔纳斯·索尔克作出了著名的回答：“没有什么专利。你能够为太阳申请专利吗？”[10]

1953年，《科学》刊出了弗雷德里克·J. 哈米特的一封来信，真诚的作者描写了这种道德标准，描写了对生物学家的期待。他说，“真正的”科学家

> 并不完全关注工作时长、薪水、荣誉或财富。对他们而言，一份薪水如果能够提供体面而不炫耀的生活就足够了。真正的科学家不 273
> 会想要更多，因为财富会让他无法专心从事挚爱的工作。[11]

在海弗利克创立细胞联合公司时，这种态度几乎没有变化，但这并没有阻止他。

海弗利克说，他创立公司并不是为了投机挣钱，而仅仅是为了获得税收优惠：注册公司可以让他为那笔不断增多的资金少缴一些

税。[12]（他注册公司时手里有13 350美元，相当于2016年的65 000美元还要多。）[13]但是，创立公司后不久，海弗利克就表现得像一位企业家了。他曾在1962年给位于伦敦的医学研究委员会寄去100瓶最年轻的WI–38细胞，现在他要求这家机构的人未经他允许不得分发WI–38细胞。[14]另外，多年以来，都是商界和学界的科学家在需要WI–38细胞时来找他，而现在他却开始去工业界寻找买主。对于这些公司，他摒弃了仅收取细胞制备和寄送费用的做法。他开始光明正大地卖细胞，公司成立后十四个月收入就达到了47 543.38美元（相当于2016年的209 000美元）。[15]

1974年6月，他写信给法国的梅里厄研究所，这家机构正在使用WI–38细胞生产普洛特金的RA 27/3风疹疫苗。他宣布"最近决定，使用WI–38细胞从事研究、开发和生产的机构必须签订供应协议"。海弗利克还补充说，他不希望WI–38细胞的定价令人望而却步，所以请梅里厄研究所看看什么价格合适。[16]当年8月，他用印着细胞联合公司抬头的信纸，写信给萨格勒布的免疫学研究院的院长德拉戈·伊基克。德拉戈·伊基克少言寡语但富有决心，他推动了南斯拉夫在1968年成为首个批准WI–38细胞疫苗——一种脊髓灰质炎疫苗——的国家。海弗利克现在告诉他，将以每份1 500美元的价格供应年轻的原代WI–38细胞。"我们目前正在向几家脊髓灰质炎疫苗生产商供应群体倍增数为9或10的原代WI–38细胞。"他在信中写道。[17]后来他给南斯拉夫的这家机构寄去了两份原代细胞，收到了3 000美元。[18]

他联系了位于纽约的辉瑞公司——这家公司生产基于WI–38细胞的脊髓灰质炎疫苗Diplovax，问他们是否想购买大量WI–38细胞。
274 辉瑞回复说不感兴趣，这或许是因为莱德利实验室正将他们排挤出美国脊髓灰质炎疫苗市场。[19]但是，另一家美国疫苗生产商十分感兴趣。海弗利克说，1974年7月中旬或之后不久，默克公司的疫苗主管希勒曼给他打来电话。

希勒曼对获得充足的年轻WI-38细胞供应怀着强烈的兴趣，因为九个月前多萝西·霍斯特曼最终说服这个倔强的蒙大拿州人，放弃默克公司的HPV-77鸭胚疫苗，转而支持普洛特金以WI-38细胞制备的RA 27/3疫苗。海弗利克记得，希勒曼在电话中告诉他，默克公司的律师唐纳德·S. 布鲁克斯已经确定了海弗利克拥有WI-38细胞。海弗利克说，除此之外，希勒曼还告诉他，国家卫生研究院负责合作研究的副院长利昂·雅各布斯已经向默克公司确认海弗利克拥有那些细胞。(雅各布斯强烈否认说过这话。[20]后来，默克公司告诉国家卫生研究院的调查人员，在海弗利克——而非默克公司——证实他拥有那些细胞，并且证实他的说法获得了国家卫生研究院的认可前，他们不会推进与海弗利克的合同。) [21]现在，希勒曼想购买海弗利克能够提供的最年轻的WI-38细胞。

海弗利克印象很深刻。“我不用告诉你 [希勒曼的信息] 多有说服力，” 他在2013年的一次采访中说，“我是在和业界巨人对话。这个人不想拿他的副总裁职位来冒险，也不想败坏默克公司的名声。这些都至关重要。所以，他肯定没有骗我。[默克公司的] 这位律师是否解释错了，那又是另一个问题。他有可能犯错吗？当然。但是，我根据我得到的信息行动了。” [22]

1974年10月23日，海弗利克与默克公司签订了合同。在这份合同中，他宣称细胞联合公司已经取得了全部几百瓶年轻WI-38细胞的所有权——它们是海弗利克从威斯塔研究所地下室带出来的，并且他之前对这些细胞拥有完全权利和所有权。[23]合同中写道，海弗利克作为细胞联合公司的总裁，同意将100支群体倍增数为9的WI-38细胞安瓿、50支群体倍增数为10的安瓿交付默克公司。每支安瓿里都有数百万个可以再倍增几十次的细胞。默克公司可以每次解冻、增殖一瓶，那样直到希勒曼的玄孙入土，它们都用不完。实际上，这份合同确保了默克公司拥有无穷无尽的WI-38细胞供应。

根据这份合同，默克公司同意向细胞联合公司支付费用，倍增数为9的细胞每瓶5 000美元，倍增数为10的细胞每瓶2 500美元。海弗
275 利克还给予默克公司权利，可以优先再购买100瓶年轻细胞。一开始，这份合同可以带来62.5万美元。充分执行后，它将价值100万美元，相当于2016年的480万美元。

从1974年春开始，海弗利克向多家公司出售WI-38细胞。这种做法越界了，会让他以后很难为自己辩解。如果他只是继续向生物学家提供细胞，仅收取制备和寄送费用，那么即使他对国家卫生研究院在1968年作出的决定——这些年轻的WI-38细胞应由美国典型培养物保藏中心保管，他人不得再解冻和分发——嗤之以鼻，他或许还可以说自己只不过是一名负责任的保管人。他后来给自己辩护的论据都是真实的：国家卫生研究院的工作人员在1968年几乎立即就知道他把细胞带去了斯坦福，但是没有追着他取回细胞；他在向科学家，包括向国家卫生研究院的科学家寄送细胞时公开收取费用多年，而国家卫生研究院完全没有吱声；他在向国家卫生研究院的项目专员唐纳德·墨菲——他负责监督执行那项让海弗利克给细胞老化研究人员免费提供细胞的合同——提交的进程报告中，汇报了他在“合同之外”分发WI-38细胞的事情。[24]

但是，他在十四个月内通过细胞联合公司出售WI-38细胞，从多

家公司共收取超过4.7万美元，还和默克公司签订了价值可高达100万美元的惊人合同。与这些事情一起看，他的那些论据就无法减轻公众损害。通过出售细胞积累起一笔钱，还与默克公司签订合同，这些事实公开后，他的问题成了政治的、个人的灾难。

讽刺的是，就在海弗利克通过创立细胞联合公司反抗生物学家的行为准则时，在斯坦福大学校园内离海弗利克几百码远的医学系，有人正准备申请首批极为重要的生物技术专利——它们将创造出一些非常富有的学术科学家。在那里，热忱的39岁医学副教授斯坦利·科恩承受着尼尔斯·赖默斯施加的压力。尼尔斯·赖默斯是斯坦福大学才成立不久的技术授权办公室的主任，很有远见。

1960年代末至1970年代初，政府对医学研究的资助在经过二十五年的惊人增长后放缓，斯坦福大学也像其他大学一样，不得不想办法解决这个问题。其中一个结果是，在尝试将其科学家的发明商业化方面，斯坦福大学不再那么消极了。赖默斯毕业于斯坦福大学工程专业，有电子工业方面的经验，他是斯坦福大学作出这项努力的证明。 276

1974年春，赖默斯迫切说服科恩提交一项专利申请。科恩是一篇发表于1973年11月的重要论文的第一作者。[25]他对这篇论文很自豪，因为它推出了一项可用性很强、几乎所有实验室都能使用的新技术，而这显然会为生物学作出巨大贡献。科恩与他的合作者成功地将来自不同生物源的基因剪接到环状的、称作质粒的细菌DNA中。细菌被插入质粒后，能够合成由这些基因编码的蛋白质。很快，这项发明被称为重组DNA技术，它将开创生物技术工业，带来人胰岛素、心脏病患者所需的消栓药之类的产品。

但是，科恩没有想过为这项基因剪接技术申请专利。然而，在这篇令人激动的论文发表六个月后，斯坦福大学的技术转化主管赖默斯就知道了它，因为斯坦福大学的新闻主管鲍勃·拜尔斯给他看了一篇《纽约时报》的相关报道。[26]专利申请的窗口期即将结束；必须在1974年11月之前，也就是在科恩公开发表这项发现后一年内提交申请。

赖默斯回忆说，科恩是一个很难动员的人。赖默斯首次接触他时，他说自己对为这项新技术申请专利不感兴趣。他认为自己的发明应该在学术界广泛传播，不应该受商业限制。赖默斯回忆说，他辩称专利保护可以吸引想获得这项技术授权、以其研制某些药物的公司，而如果没有专利保护，这些药物可能无法研制出来，比如说青霉素，由于缺乏专利保护，它的商业化生产耽搁了十一年。听了这话，既是医生又是科学家的科恩才默许了。[27]最终，他及时提交了专利申请。

科恩的态度在那个时代是典型。[28]人们不把生物学视作商业投资，大多数生物学家都会对想这样做的同行抱持怀疑态度。1976年，科恩在这项革命性发现中的平等合作者就是吃过一番苦头才明白了这一点。加利福尼亚大学旧金山分校的生物学家赫伯特·博耶是那篇重组DNA论文的核心作者。他与年轻的风投资本家罗伯特·斯旺森合作，两人以1 000美元创建了基因泰克公司，开发他参与发明的那项基因剪接技术。赫伯特·博耶因此遭到了学术界同行的强烈
277 批评。

博耶后来回忆说："他们那样攻击我，我感觉自己就像一名罪犯。"[29]

海弗利克的许多同事在得知他的做法后，也有同样的反应。"在当时的环境里，你靠政府的支持做研究，研究成果就是公版的。伦纳

德出售细胞的事情爆出来后，许多人都很惊讶。”克里斯托法洛说。[30] 他是海弗利克在威斯塔研究所的同事，科普罗夫斯基曾经派他去斯坦福从海弗利克那里取回细胞。

然而，海弗利克丝毫不觉得自己像罪犯。他仍旧认为自己是在为同行提供宝贵的服务——确实如此——也为企业，而换取的显然是WI-38细胞的合理市场价值。如果WI-38细胞没有那么高的价值，关心盈利的疫苗公司不会为了那些小瓶子支付他数万美元。

但是，博耶和海弗利克的业务之间存在很大区别。博耶是专利的发明人之一；与WI-38细胞不同，科恩和博耶的基因剪接技术可以申请专利，因为它是*方法*，而不是生物。另外，科恩和博耶已经将他们作为发明人的权利转让给了各自的大学，大学将是任何所得专利的拥有者。他们个人最后会得到多少份额的专利使用费由他们的大学决定，而这是符合斯坦福大学专利使用费分配政策的光明正大的收入。与之相反，海弗利克是在销售无专利的WI-38细胞，而这些细胞是国家卫生研究院依据合同付钱请他研制的，合同还明确规定，合同终止时细胞应转交给政府。他更像种马场雇来的养马人——收取客户的钱来培育一匹世界级赛马的种马。培育出这匹珍贵的种马后，养马人却带着种马搬到国家的另一边，开始将种马的后代出售给富有的赛马主人，辩称这匹珍贵种马的所有权不清晰，他将保存销售收入，直到律师厘清所有权问题。

1974年10月17日，海弗利克受国家卫生研究院邀请，在马里兰州贝塞斯达度过了一天，参加了一系列关于新成立的国家老化研究所所长职位的初步讨论。他听了副所长罗纳德·拉蒙-哈弗斯的介绍，这

278 位医生戴着角质黑框眼镜，长着双下巴，患有关节炎；在国家卫生研究院院长办公室里与职员交谈；然后一边吃自带午餐，一边与新所长遴选委员会长谈。[31]

海弗利克后来坚称，那天与拉蒙-哈弗斯谈话时他提起了WI-38细胞所有权的问题，要求拉蒙-哈弗斯请律师来确权。[32]拉蒙-哈弗斯也同样强烈地坚称，海弗利克没有提出过这样的要求。[33]国家卫生研究院认为，可以推测，海弗利克当时并未坦陈他将细胞卖给多家公司，后来国家卫生研究院最高层是近乎偶然才得知此事的。

1975年5月15日，周四，国家卫生研究院的中层唐纳德·墨菲正在位于新泽西州卡姆登的细胞存储机构科里尔医学研究所开会，他曾与海弗利克签订那份给老化研究人员提供WI-38细胞的合同，正在监督其执行。他得知了一些烦心的消息。[34]

墨菲曾在海军服役，是一位拥有博士学位的海洋生物学家。他在夏威夷长大，于1967年到国家卫生研究院做资助项目管理。海弗利克喜欢他，觉得他既是同行，也是朋友。国家卫生研究院计划在7月1日宣布国家老化研究所成立，墨菲一直在与海弗利克联系，告知他研究所雇员招聘的最新情况，说自己担心关键职位人选在所长——应该就是海弗利克——履职前就确定下来。[35]

现在，在卡姆登的会议上，有人告诉墨菲，海弗利克正在向企业出售WI-38细胞，价格是年轻的细胞每瓶5 000美元、较老的细胞每瓶2 500美元。墨菲很震惊。他联系到一家企业，得知他们最近才以2 500美元每瓶的价格购买了几瓶较老的细胞。[36]

随后，墨菲给海弗利克打了电话，确认他听说的事情属实，即海弗利克在通过细胞联合公司出售那些细胞。墨菲马上匆匆安排了一场电话会议，参会者有托马斯·马龙，国家卫生研究院负责机构外研究的副主任，还有拉蒙-哈弗斯，他在国家卫生研究院院长空缺的几个月里，担任代理院长。这件事非常紧急，因为第二天，即5月16日周五，原定要对海弗利克进行最后一轮面谈，聘请他担任国家老化研究所所长。[37]

第二天，最先与海弗利克会面的是国家卫生研究院即将上任的院长唐纳德·弗雷德里克森。他是国家卫生研究院的老兵了，曾是心脏 279
研究所的所长，现在正要结束在医学研究所的一年所长任期，去执掌国家卫生研究院。因此，海弗利克与弗雷德里克森在医学研究所的所在地，位于华盛顿广场的宏伟的国家科学院大楼会面，之后弗雷德里克森驾车带海弗利克去十一英里外位于贝塞斯达的国家卫生研究院。海弗利克记得，在路上弗雷德里克森转头对他说："我听说你有麻烦了。"[38]

弗雷德里克森送他到国家卫生研究院，他在那里继续参加了一轮有其他高层参加的面试。其中一名面试官是在前一天下午匆忙安排进来的。那周五午餐之前，代理院长拉蒙-哈弗斯与海弗利克会面。拉蒙-哈弗斯在一年后回忆，他当时告诉海弗利克工作要约很有把握，"只要能解决好可能由出售WI-38细胞引发的利益冲突"。[39]

拉蒙-哈弗斯已经决定让谁去调查海弗利克与WI-38细胞有关的活动。这个人不是学习知识产权法出身的律师，而是国家卫生研究院内部审计部门的主任詹姆斯·W. 施赖弗。这个部门叫管理调查与审查部，负责中立地评估国家卫生研究院的管理实践，发现并纠正项目拨款滥用与利益冲突。在这方面，管理调查与审查部与美国司法部、联邦调查局合作密切。[40]

国家卫生研究院在1963年聘请施赖弗负责新成立的审计部

门。[41]施赖弗1999年去世，他出生于华盛顿州卡莱尔，这座小镇位于奥林匹克半岛，它太小了，甚至今天都很难在地图上找到它。他1939年从俄勒冈大学获得商业管理学士学位，1945年进入美国政府工作，在多个内部审计岗位上工作过，职位不断升高。在入职国家卫生研究院前，他刚为美国陆军审计局和美国农业部工作过，职责包括调查食物券欺诈。随着时间的推移，国家卫生研究院里的举报人都去找施赖弗，遇到棘手问题的主任、主管们也会去找他。(1971年，在罗德里克·默里和生物制品标准部受到参议员亚伯拉罕·里比科夫责难时，时任国家卫生研究院院长的罗伯特·马斯顿就让施赖弗去调查。)[42]

在存档的内部报纸《国家卫生研究院纪事报》上，偶尔有几张严
280 肃的照片，施赖弗看上去正在全心工作。他长着一张方脸和双下巴，在1980年退休时已一头白发。《纽约时报》后来在报道中说他“因为正直公正而广受尊敬”。[43]1972年，国家卫生研究院的上级机构卫生、教育和福利部给他颁发了杰出服务奖，“赞赏他高度的职业水准和领导能力”。理查德·杜加斯曾做过施赖弗的下属，并且与他一同飞往加利福尼亚调查海弗利克，他回忆说施赖弗是“那种一走进房间你就知道他是领导的人”。[44]

1976年，时任《科学》期刊记者的尼古拉斯·韦德采访施赖弗。韦德回忆说，施赖弗是“特别典型的会计。像一位祖父，很慢很耐心，但是特别坚定……他把这件事归为会计问题。那些 [WI-38] 小瓶是珍贵资产，他要负责搞清楚它们的情况”。[45]

1968年夏，海弗利克的实验室技术员主管——高个子、讨人喜欢的南希·普雷贝尔决定跟着老板离开费城去斯坦福，她告别了自己的

那一点生活，包括她才丧偶不久的父亲和她所有的朋友。但是，尽管在地理上跨越了这么远，尽管她和老板那年夏天面对的是一个空荡荡的实验室，她还是很快明白自己的决定是正确的。

对她而言，海弗利克的实验室仍然是一个工作的好地方。她的工作很重要。她在为宏大的事业做贡献，而且这些事业还越来越大：海弗利克博士富有进取心，一直乐于多带一名研究生，多申请一个资助项目，多出差去参加一场学术会议。她和老板的工作关系也特别好。他为人得体，尽管话不多，但是交流顺畅。他很清楚地说明自己的期望，甚至记录来电留言的正确方式也说得明明白白。他生气时从不吼叫。他会指明问题出在哪儿，并说清楚该如何解决才能避免再出问题。她觉得海弗利克向来表里如一；她无法想象他会欺骗别人。[46]

因此，1975年5月底，当海弗利克向她和其他员工解释说，国家卫生研究院的调查人员会来实验室调查合同管理的相关事项时，普雷贝尔并不担心。项目专员唐纳德·墨菲会与调查人员一起来。普雷贝尔和其他工作人员要全面配合，回答调查人员的所有问题，提供他们需要的任何材料。

第一次见到施赖弗时，普雷贝尔觉得他像企业的办公人员。他穿着西装，个子很高，走路说话都是那种做派。与他同来的两位同事也 281
穿着西装。37岁的理查德·杜加斯脾气随和，高中时是足球运动员，自称“居家男人”，他在家乡罗德岛上的普罗维登斯学院获得经济学学士学位，1966年被施赖弗聘用。克里斯·柯廷50岁出头，秃头，身材修长，衣冠楚楚，他在位于华盛顿特区的本杰明·富兰克林大学学过两年会计，透着一股冷幽默，但是对工作很焦虑——他担心自己工作失误会造成损失，会影响别人的声誉。施赖弗在农业部工作时是柯廷的上级，后来将他聘到了国家卫生研究院。[47]

在接下来的三天里，施赖弗、杜加斯和柯廷与海弗利克长谈，检查了海弗利克的实验室。次月，他们回到海弗利克的实验室，又待了三天，搜查冷柜，清点安瓿的数量，认真审查细胞联合公司的发票和银行对账单。[48]施赖弗还问询了海弗利克的技术员，在后者看来他的问题无穷无尽。它们让普雷贝尔感到担心，原因有两个。首先，它们体现了对实验室运作方式和细胞培养的不了解。例如，施赖弗发现几支WI－38细胞安瓿平放在液氮冷柜底部，而不是插在那些长长的、笨重的冻存杆里。（冻存杆是一根长而直的金属杆，上面有多个用来卡住安瓿的槽。）

安瓿平放在冷柜底部的原因很简单。在从液氮冷柜中取出安瓿时，它们偶尔会掉到冷柜底部。这没有什么可惊讶的，因为要取出安瓿，技术员必须戴上焊工那样的面罩，以防安瓿炸裂，还要戴上灰色的大绝缘手套，然后迎着扑面而来的液氮蒸气望向冷柜里面，用镊子从冻存杆上取下安瓿。这项操作并不简单，所以在安瓿偶尔掉落时，最方便的做法就是让它留在底部，重新取一支。掉落的安瓿可以在未来抽干冷柜里的液氮时取回。现在，冷柜里的液氮抽干了，施赖弗看到了底部散落的安瓿。普雷贝尔在2013年接受采访时回忆，当时施赖弗问道："这些是故意藏起来的吗？"[49]

随着调查推进，施赖弗的问题越发带着敌对的意味。普雷贝尔觉得，他是在寻找一样他还没找到的东西，而且他越来越相信普雷贝尔和实验室的其他工作人员把这样东西藏起来了。"他想像律师那样给
282 我们施压，让我们说出我们并不知道的事情。他越来越懊恼，"普雷贝尔回忆道，"他似乎不相信我们说的话。"

普雷贝尔推测，施赖弗到实验室来的时候，已经先入为主地认为

WI-38安瓿的数目是清清楚楚的，他能够追溯到每一支安瓿。然而，他却发现海弗利克的账目并不清晰，他没有办法追溯，最后只能咬牙切齿，懊恼不已。

普雷贝尔回忆说，施赖弗曾告诉她，如果他的团队得不到他们此行想要得到的信息，参议院可能会来调查，实验室的工作人员就需要去华盛顿作证。普雷贝尔没被吓倒。她觉得自己没有任何事情需要隐瞒。

她还觉得施赖弗打扰了大家；他在实验室里随意走动，拿起各种东西，问这问那。工作人员没法制订计划，不知道自己什么时候会被打断，还担心无菌环境遭到破坏，都变得沮丧了。最后，普雷贝尔要求与国家卫生研究院的项目专员墨菲私下见面。他们在斯坦福大学棕榈大道附近的假日酒店大厅里相见。(普雷贝尔还清晰地记得那里的环境，因为大厅外面就是酒店游泳池，在她和墨菲谈话时，一个男人游完晨泳，赤身裸体地走出来。) 她拜托墨菲请施赖弗收敛一些。情况有所好转。然后，就像他们突然到来那样，国家卫生研究院的调查人员突然又走了。

1975年5月末首次接受施赖弗谈话后，海弗利克坐上飞机，去加拿大蒙特利尔的伊丽莎白女王酒店，参加组织培养协会的第26届年会。他随身带着两支安瓿，瓶里装着培养的WI-38细胞，这是一些群体倍增数为10的年轻细胞。在蒙特利尔，他将这两支安瓿交给了多伦多康诺特实验室有限公司的人员，这家公司是加拿大的主要疫苗生产商。他们最近从威斯塔研究所获得了普洛特金风疹疫苗的授权，要确保拥有生产疫苗所需的WI-38细胞。[50]康诺特公司同意向海弗利克支付5 000美元，购买这两份细胞。[51]

政府的调查人员正在他的实验室里搜查，海弗利克却仍然在出售细胞，这证明他要么天真，要么固执——要么是他对这家公司有一种责任感；至少有一个可能是，会议之前几周他就确定了要出售细胞给这家公司，那时施赖弗的调查还未开始。无论动机是什么，海弗利克都没有从康诺特公司那里收到5 000美元，而那两份细胞则是他最后
283 一次以细胞联合公司的名义送出的细胞。几个月后，加拿大的公司问他为什么没有发来账单，他回答说没有时间。[52]

就在海弗利克在蒙特利尔送出细胞的当天，他给国家卫生研究院的代理院长拉蒙-哈弗斯打了电话，说他放弃应聘国家老化研究所的所长职位。[53]海弗利克知道自己遇上了麻烦，但是还不知道麻烦有多大。

根据施赖弗的记录，海弗利克在1975年第一次与他面谈时说，他希望那次调查能够在不与斯坦福大学工作人员讨论的情况下解决。施赖弗说这应该能做到。[54]但是，在咨询过国家卫生研究院的高层后，他改变了主意。[55]

1974年6月17日，施赖弗与克莱顿·里奇见面，后者是斯坦福大学负责医学事务的副校长、斯坦福大学医学院的院长。在场的还有约翰·J. 施瓦茨，他毕业于哈佛大学法学院，是副校长助理和医学事务顾问。施赖弗向两人介绍了他所知的海弗利克有关WI-38细胞的活动，随后他们把海弗利克叫到里奇的办公室。施赖弗的会议记录表明，海弗利克就是在这个时候说出了细胞联合公司与默克公司的那份合同。[56]

但是，海弗利克对这次见面的回忆却是：他走进门，里奇坐在办公桌后面，施瓦茨坐在旁边。施瓦茨先开口，他对海弗利克说："你最好找个律师。"[57]

施赖弗、杜加斯和柯廷在接下来的几个月出差了几次，追踪、访谈海弗利克的商业客户，以及WI-38细胞的其他主要接收者。柯廷和杜加斯造访了多伦多的康诺特公司和辉瑞公司在纽约的总部。施赖弗去了萨格勒布的免疫学研究院，还去伦敦访问了医学研究委员会的工作人员。他还访问了医学研究委员会的前疫苗监管人、当时在世卫组织工作的珀金斯。他到威斯塔研究所与科普罗夫斯基面谈过。此外，他还给默克公司的律师唐纳德·布鲁克斯打了电话；据海弗利克说，布鲁克斯确认过海弗利克拥有WI-38细胞。布鲁克斯告诉施赖弗，默克公司是在海弗利克证实自己拥有那些细胞，证实国家卫生研究院认同他的说法之后，才与他签订那份大额合同的。[58] 284

不出差的时候施赖弗就在国家卫生研究院，专注研究海弗利克的案子。在国家卫生研究院一号楼，他花好几个小时与高层谈话，其中最重要的是国家卫生研究院负责合作研究的副院长——60岁的利昂·雅各布斯。

雅各布斯生于布鲁克林，是一个容易发脾气的人，以弓形虫致盲方面的研究而知名。过去四十年，他大部分时间都在国家卫生研究院工作。1960年代，雅各布斯担任生物制品标准部的科学主任，这或许是海弗利克的不幸。雅各布斯很可能对海弗利克1972年在美国参议院谴责生物制品标准部一事耿耿于怀——尤其是海弗利克说生物制品标准部的科学研究"处于领导不力的次要地位"，认为这种领导不力的状态限制了部门里有能力的生物学家的潜力，还建议允许部门里的科学家跳槽到更好的地方，"让他们的能力得到充分发挥"。[59]

无论雅各布斯最初对海弗利克的态度有没有受到海弗利克在参议院发表的羞辱性证词的影响，随着施赖弗的调查继续进行，他都对海弗利克产生了敌意。

1975年夏，雅各布斯负责国家卫生研究院内部的一个委员会，调查并监督WI-38细胞当时的使用情况。默克公司称，一年前正是雅各布斯告诉默克公司海弗利克拥有那批年轻的WI-38细胞。[60]

雅各布斯对施赖弗坚称他没有说过那样的话，他仅仅在1974年7月默克公司一位名为弗里茨·米勒的工作人员打来电话时，证实过美国政府和威斯塔研究所之间没有相关合同能够让威斯塔拥有那些细胞的专利权——如果确实存在专利的话。专利并不存在，他也向默克公司说明了这点。[61]后来，雅各布斯打电话给默克公司的布鲁克斯，还写了一份通话备忘录："布鲁克斯先生告知我，默克公司与海弗利克博士的交易严格基于海弗利克博士的陈述，而非基于与我或其他人电话交谈所得的信息。"[62]

布鲁克斯没有向雅各布斯提供全部信息。1974年7月，弗里茨·米勒与雅各布斯进行了一次重要谈话，之后写了一份题为"WI-38人二倍体细胞"的备忘录，并且复印给了莫里斯、布鲁克斯和默克公司的其他管理人员。其中一部分写道：

"有一个问题，海弗利克博士是否有权出售那些细胞。国家卫生
285 研究院的利昂·雅各布斯博士检索了法律顾问的记录后，在1974年7月11日通过电话告诉我，国家卫生研究院不知道有相关的专利……因此，雅各布斯博士认为海弗利克博士可以出售那些细胞。我们现在应该可以继续推进，向海弗利克博士报价。"[63]

1975年夏，施赖弗还咨询了国家卫生研究院的法律顾问——37岁的理查德·J. 赖斯伯格。赖斯伯格也毕业于哈佛大学法学院，后来在卫生、教育和福利部逐渐升职。赖斯伯格查阅了国家卫生

研究院1962年与海弗利克签订的合同，海弗利克就是依据它研发WI－38细胞的。合同规定，合同终止时，承包方同意将其根据合同研发的所有材料转让给政府。他查看了1968年1月那场确定细胞处置安排的会议的纪要。他还读了会后国家卫生研究院寄给威斯塔研究所的那封信——信中确认了细胞将于1968年3月1日移交给美国典型培养物保藏中心，并重申了国家卫生研究院拥有细胞。因此，他推断海弗利克带去斯坦福的WI－38细胞安瓿属于国家卫生研究院。[64]

1975年7月，在施赖弗和两名副手首次造访海弗利克在斯坦福的实验室后不到两个月，赖斯伯格联系了司法部的刑事部门。该部的律师花了一个月时间审查事实，最后拒绝开启刑事调查。[65]他们告诉国家卫生研究院，通过民事诉讼，研究院更有可能得到想要的结果——收回年轻的WI－38细胞和海弗利克收取的钱；国家卫生研究院在1968到1975年消极地默许海弗利克拥有那些细胞，所以刑事诉讼很难获胜。[66]

1975年8月，接受施赖弗调查两个多月后，海弗利克、露丝和长女、次女去了以色列；海弗利克在那里参加一场学术会议。途中他很痛苦。回到家，他接到了施赖弗的副手杜加斯打来的电话。杜加斯告知他，从8月19日开始，国家卫生研究院的工作人员将从他的实验室取走WI－38细胞安瓿。[67]

在接下来的八天，那些工作人员——他们此前打了一圈电话，要寻找一家航空公司，愿意让他们带着那些形似炸弹的液氮罐登机（美联航不愿意，环球航空答应了他们）——带走了海弗利克剩下的全部低传代WI－38细胞安瓿，交给附近位于马里兰州罗克维尔的美国典 286
型培养物保藏中心。[68]细胞最终抵达了七年前海弗利克离开威斯塔研究所时，国家卫生研究院就想将它们送去的地方。

移交后不久，保藏中心细胞培养部门的负责人约翰·香农写了一份备忘录给保藏中心的主任迪克·多诺维克。香农报告说，联邦科学家已经将103瓶年轻的WI-38细胞送到保藏中心。这103支安瓿中，46支是第9代细胞，57支是最年轻的第8代细胞。海弗利克1968年从威斯塔研究所带去斯坦福的375瓶第8代WI-38细胞，现在只剩下这57瓶了。香农补充道，送到保藏中心后，有2支第8代安瓿炸裂了。他写道，其他细胞“都恰当地清点过，插入冻存杆，保存在一个单独的液氮冷柜里（品牌MVE，型号VPS 3500）”。他补充道，它们保管在“日
287 常监视下”。[69]

第二十二章

崎岖道路

加利福尼亚州斯坦福与奥克兰，1976—1978年

政府在过去十年里对WI-38细胞毫不关心，现在却说它们是自己的珍贵资产，这很难让人不对海弗利克感受到的讽刺和愤怒感同身受。“我过去觉得，现在也认为，我感觉这些细胞就像自己的孩子是合乎情理的。”海弗利克说出这番话，毫不奇怪。

——尼古拉斯·韦德，《科学》，1976年4月9日[1]

1976年3月28日，周日，《纽约时报》头版出现了这样的标题——“调查人员称，美国政府拥有的细胞样本遭科学家出售”。[2]

《纽约时报》和其他几家报刊的记者援引《信息自由法》，获得了詹姆斯·施赖弗及其副手在1976年1月末完成的那篇长达14页、以单倍行距打字的报告。[3]

海弗利克本可以在4月1日前反驳《施赖弗报告》及其结论，但是3月中旬记者们援引《信息自由法》获得这份文件时，国家卫生研究院不经他反驳就公开了报告——海弗利克向法院提出反对也未能阻止研究院这样做。[4]

报告的内容，以及媒体的报道都充满了谴责。

施赖弗在报告中说，海弗利克“出售了属于美国政府资产的人二倍体培养细胞”。他将大部分销售成本归给了国家卫生研究院的研究合同，却将大部分销售收入存入私人账户，后来又存入细胞联合公司

的账户——这家公司的股东只有他和他的妻子。1968年以来，总计累积了67 482.33美元（约相当于2016年的286 000美元），其中1%出头是利息收入。

报告建议美国政府收回这笔钱，并考虑禁止海弗利克获得国家卫生研究院的资助与合同。

《施赖弗报告》中还有很多其他信息。它以相当大的篇幅记载了288 调查人员尝试将海弗利克解冻、增殖并寄送WI-38细胞的记录，与实验室中实有的WI-38细胞安瓿数量匹配起来，但是未能成功。海弗利克核算出他带了375支第8代安瓿到斯坦福；施赖弗推算出来的数字也差不多：379支安瓿。他们的一致看法到此为止。施赖弗认为，海弗利克无法说明其中至少207支安瓿的去向。海弗利克声称，这些安瓿要么寄给了英国的医学研究委员会，要么在威斯塔研究所丢失或炸裂了，要么在从威斯塔转移到斯坦福的过程中损坏或炸裂了，再要么在1968到1969年被发现受到污染或死亡了。

施赖弗不相信，他在报告中流露出沮丧之情。

“关乎这些细胞去向的每个环节几乎都存在无法解释的出入，”他写道，“我们得不到能够充分解释第8代细胞去向的记录。”

施赖弗写道，海弗利克也没有尽责保管细胞。他毫无必要地送出低传代细胞，如果将细胞再多传代几次，把超出当前需求的部分冷冻起来，则可以更长久地供应低传代安瓿。（海弗利克后来的辩解令人信服，他称，科学家和企业都不想要中年细胞；它们存活的时间不够长，用处不大。）[5]

这份报告还警告，WI-38细胞安瓿受到了“很高程度的污染”。报告说，海弗利克自1968年以来使用抗生素处理过20多支在解冻时发现受到细菌污染的第8代安瓿。这些安瓿在接受抗生素处理后，被寄送给研究细胞老化的科学家和付费购买细胞的客户，而海弗利克并未告知这些科学家、客户或国家卫生研究院，说细胞受到了污染，并且经过抗生素"净化"。(海弗利克后来力辩，他从未在知情的情况下将这种细胞寄送给公司。)[6]

鉴于这些安瓿在1962年盛夏的制备环境，细胞培养中出现污染通常并不罕见，也不令人惊讶。而且，污染和抗生素处理也不会影响细胞在研究中的使用。然而，对疫苗生产商和监管者而言，"净化过的"细胞是否能用于疫苗生产存在争议。几乎所有公司都会在疫苗制备过程的某个节点使用抗生素处理细胞，但是许多或所有公司一开始使用的都是未经抗生素处理的无菌细胞。他们的理念是使用抗生素防止细菌污染细胞，而非处理已经受到污染的细胞。尽管如此，在一 289
年后国家卫生研究院的一场会议上，至少一名发言者认为，在疫苗制备中可以无风险地使用净化过的细胞。[7]

施赖弗在报告中深表痛惜，海弗利克没有将"一种正在被研究是否可用于制备人用疫苗的细胞系"受到污染的情况告知生物制品标准部(后来的食品药品监督管理局)。在海弗利克看来，这是无稽之谈。在他对外寄送细胞那几年的大多数时间里，生物制品标准部都坚决反对使用这种细胞制备疫苗，他告知污染一事又有什么意义？后来，他这样评论生物制品标准部的前主管罗德里克·默里以及在1972年接替默里的哈利·迈耶："两人都不在意我们的工作，都阻挠我们将[WI-38]细胞用于疫苗制备。"[8]

这份报告中或许最有杀伤力的部分详细记录了，海弗利克在1974年3月至1975年6月蒙特利尔那场会议之间将细胞出售给多家企业的做法，包括他与默克公司签订的那份百万美元合同。

在《施赖弗报告》公之于众后，海弗利克向记者发布了一份一页长的声明，部分内容如下：

> 我很惊讶和悲痛，国家卫生研究院发布了一份错误百出、并不完整的报告，而且没有给我机会完成他们要求在1976年4月1日前提交的书面反驳声明。国家卫生研究院向我承诺过，我可以提交反驳声明，之后他们再确定事实是什么样的，以及这些事实造成了什么后果……我坚决否认有任何过错……我希望全世界长久以来信赖我个人和我工作正直性的科学界同行能够格外谨慎地看待报告中的陈述。
>
> 鉴于国家卫生研究院未能按合法程序接受我的反驳，我诉诸法院。我已经于1976年3月25日向美国旧金山联邦地区法院提起了诉讼，起诉卫生、教育和福利部及国家卫生研究院……我有信心通过司法程序证明我的清白。[9]

《纽约时报》在头版登出了施赖弗的调查结果，这让十分在意形象、经常带着光环出现在报纸上的海弗利克特别难受。但是，真正带来毁灭性打击的是《科学》期刊上的文章《海弗利克的悲剧：人细胞系的兴与衰》，因为它的受众是业内人士，海弗利克在四十年后提起它
290 时仍然感到痛苦。[10]

这篇文章的作者是华盛顿的本社记者尼古拉斯·韦德。他之前赶到加利福尼亚州，采访了斯坦福大学的工作人员和海弗利克（他的律师当时在场），然后花了五天时间辛苦地撰写了一篇3 500字的文章。[11]这篇文章探究了《施赖弗报告》的每个方面。

韦德指出，国家卫生研究院的工作人员当初并未真正专心地追踪那些现在他们在《纽约时报》上称为“国家资源”的细胞。[12]韦德报道

说，1968年冬、海弗利克离开威斯塔研究所之前几个月，国家卫生研究院的项目专员布恩去费城取细胞未果，他后来又在1968年秋给已经到了斯坦福大学的海弗利克打电话，要求他将细胞移交给美国典型培养物保藏中心。施赖弗报道，海弗利克答应了布恩，但是并没有履行承诺。（海弗利克告诉施赖弗，他不记得与布恩有过这样的对话。）[13]

后来，“事情有些搞砸了，”国家卫生研究院的副院长利昂·雅各布斯向韦德承认道，“我们在这件事上也并非毫无过错”。

韦德写道，海弗利克的那份还未公开的反驳声明或许可以完全证明他没有过错，他还引述了海弗利克那份希望“科学界同行能够格外谨慎地看待［施赖弗的］报告中的陈述”的媒体声明。

但是，韦德在文章中说得很清楚，海弗利克的反驳声明需要克服一些较大的障碍。

《科学》期刊这篇文章中列出的事实，被海弗利克的解释越描越黑了。海弗利克称，他此前向多家公司供应WI-38细胞时使用的，以及未来在能够继续供应时仍将使用的，只是他获许带离威斯塔研究所的那10支第8代安瓿。

韦德描述了海弗利克的解释：他履行默克公司合同所需的WI-38细胞安瓿数量远少于施赖弗所认为的数量，方法是以尺寸大于常规的实验瓶培养细胞。海弗利克的意思是，他实际上可以将一支安瓿中约200万个细胞移入一个表面积足够大的瓶子中，让群体倍增几次后才汇合，比如说倍增到2 500万个细胞，他告诉施赖弗。[14]之后，可以将这些细胞移入15支安瓿——按照海弗利克的估算，再交给默克公司。海弗利克称，按照科学惯例，这些细胞的群体倍增数仍然是9，因为它们“传代”到新瓶中仅仅9次。

“很难有人同意海弗利克的算法，”韦德写道，并引述了几位匿名专家的话。他们说海弗利克的推理“完全站不住脚”，说它“会贻笑大 291 方”。默克公司的希勒曼也接受了韦德的采访，他虽然没有这样强烈指责，但也表达了同样的意思。他只是说，50支第8代安瓿只能产生100支第9代安瓿。

韦德还报道说，那些低传代的原代WI–38细胞供应似乎少得令人担忧。国家卫生研究院从海弗利克的实验室收回了总共约100支第8代与第9代安瓿。但是，现在的保管单位美国典型培养物保藏中心打开了其中9支安瓿，发现6支受到细菌污染。如果全部安瓿的污染比例都这么高，那么适合疫苗制备的安瓿其实就远少于人们的估计。

“海弗利克的真正悲剧并不在于国家卫生研究院的调查，也不在于斯坦福大学对他的处理，而在于他对WI–38细胞未来的明显影响。”韦德总结道，“现在看来，WI–38细胞只够再使用几年了。”

文章最后引用了国家卫生研究院雅各布斯的话。他说得很圆滑，称他不认为国家卫生研究院会按照施赖弗的建议不给海弗利克拨款，并且“长远看……这家伙的处境会好转的”。

但是，最有影响力的引言无疑来自海弗利克在威斯塔研究所的老同事斯坦利·普洛特金。韦德写道：“据普洛特金说，许多人都就出售细胞一事警告过［海弗利克］，但是他不接受任何反对意见。‘我想，从真正古典的希腊视角来看，它是一出悲剧，因为一个处于权力巅峰的人造成了自己的陨落。’普洛特金说。”[15]

在《纽约时报》和《科学》登出文章时，《施赖弗报告》在海弗利克家里已经不是新闻了。那年冬天，海弗利克的儿子乔尔在斯坦福大学位于英国克莱夫登乡下的校区学习。1976年3月3日，他拿起当天的《斯坦福日报》，看到了通栏大字标题“教授受控滥用资金”。文章报道海弗利克已于前一周辞职，还说“海弗利克被指用斯坦福大学的实验室为自己的公司生产、保存和销售培养细胞”。[16]

“斯坦福大学担心，学校的实验室被不当地用于履行一份保存、生产和分发人细胞株的合同，其中部分细胞株还被海弗利克私自出售。”斯坦福大学在2月27日发布的新闻稿中宣布。海弗利克辞职的 292
消息在这天公开了。

根据一份由斯坦福大学撰写、被《斯坦福日报》引用的新闻稿，海弗利克认为自己遵守了斯坦福大学关于合同的规定。他告诉《斯坦福日报》，“对所做的一切都问心无愧”，还表示他是基于原则自愿辞职的，因为“斯坦福大学质疑我的动机”。

斯坦福大学医学院顾问施瓦茨在《斯坦福日报》上回应道：“我们对动机的态度是，他将款项不当地存入了个人账户。”这位施瓦茨在初次见到海弗利克时曾说“你最好找个律师”。

施瓦茨征得国家卫生研究院同意后，还将《施赖弗报告》转给了地方检察官，即圣克拉拉县当地的刑事检察官。[17]地方检察官最终决定不立案，不过在此之前他打电话告知了海弗利克前一年夏天聘请的律师法德洛·穆萨拉姆，这让海弗利克很担心。[18]

海弗利克自愿辞职，就等于不给斯坦福大学的教职工咨询委员会（基本上由他的同事组成）机会来裁定自己这个案子。[19]几周后，他聘请了能力颇强、后来成为硅谷顶尖大律师的新律师威廉·芬威克，芬威克对这个决定感到特别遗憾。[20]

在斯坦福大学的教职工中间，许多群体都采取了一种显眼的沉默态度，也有一些人发声支持。海弗利克记得，斯坦福大学医学院很有影响力的放射学家亨利·卡普兰为他去游说医学院的院长里奇和斯坦福大学的校长理查德·莱曼，但是没有效果。有一次，卡普兰看到他时担心他心脏出问题，请他去一位专攻心脏病的同事那里做检查，结果显示他身体很健康。

在美国的另一边，哈利·施瓦茨和诺埃尔·布特博——两人都是实验室材料供应商微生物学联合公司的高管，也是老朋友——聘请海弗利克当顾问，开始定期请他飞往马里兰州，为他们提供细胞培养技术的建议。

苏联的异见人士和科学家若列斯·梅德韦杰夫写信谴责《科学》期刊。（1972年，海弗利克组织了一个团体给苏联当局施压，迫使他们释放了在基辅参加老化会议时被捕的梅德韦杰夫。）梅德韦杰夫写道，《科学》期刊上那篇文章标题中所提的"悲剧"，其实"在于《科学》期刊以极为偏心的态度"报道海弗利克事件，也在于"一位杰出的科学家竟可以在案子未经同事讨论的情况下，就被迫辞去大学教授职位"
293 这一事实。[21]

还有些人并未公开表示愤怒。默克公司的希勒曼在数十年后回忆："有人叫我去当主要证人，指证海弗利克。我说如果有人打算给海弗利克定罪，我会采取自己的行动，让两位政府高官也跟着海弗利克进监狱。"他补充道："他应该作为科学界的英雄受到赞颂，而不是遭受迫害。"[22]

就像在许多争议中那样，总有一方会比另外一方态度更激烈；尽管希勒曼比较谨慎，但海弗利克的许多支持者都很坦率，而他的批评者，即海弗利克在威斯塔研究所的同事克里斯托法洛在几年后所说的那些"感到震惊的"人们，则大都保持沉默。无论人们多么不赞同他的做法，一位同行倒下毕竟并不是好事，所以很多人可能并不想落井下石，加重他所受的羞辱。

然而，阿尔伯特·萨宾写的这封信则表明了他们的感受。萨宾是脊髓灰质炎疫苗的发明人，曾经推荐海弗利克去斯坦福大学任职。若干年后，有人请他在一封寄给《科学》期刊、支持海弗利克的信上签字，萨宾给这项活动的组织者写了一封信：

> 我自认为是伦纳德·海弗利克的朋友，但是我不赞同他的那种行为，尤其是他为细胞联合公司谋利因而与国家卫生研究院起了争端。我特别希望，在那封打算在《科学》期刊或其他地方发表的信上，你们没有使用，也不会使用我的名字。
>
> 阿尔伯特·B. 萨宾医学博士　谨启[23]

辞职几周后，海弗利克聘请了帕洛阿尔托的知识产权法律师芬威克。芬威克年轻又精明，他在立法者面前发表的证词推动了一项新法律，即于1974年通过的《隐私法案》的制定。芬威克当时在帕洛阿尔托的戴维斯、斯塔福德、凯尔曼和芬威克律所工作。现在，他是泛伟律所的荣誉合伙人，这家律所位于硅谷，影响力很强，拥有300多名律师。脸书、苹果、谷歌等都是其客户。史蒂夫·乔布斯在19岁创建苹果计算机公司时，就是由芬威克亲自代理的。

2012年接受采访时，芬威克回忆说，他当时相信海弗利克真的认为自己没有过错。[24]他说，如果不相信海弗利克，他就不会在几乎无望 294
得到75美元时薪的情况下接手海弗利克的案子。他当时已准备对国家卫生研究院声称拥有WI-38细胞的说法提出质疑。他还认为，他能够充分证明国家卫生研究院公布《施赖弗报告》的行为违反了新的《隐私法案》。

一场持久的法律战争随后打响。在这场战争中，海弗利克在芬威克的代理下起诉了美国政府，要争取对国家卫生研究院从海弗利克实验室拿走的每一支WI-38细胞安瓿，以及对它们可能产出的任何成果的所有权。他还要争取对出售细胞所得的6.7万美元的所有权，并要求政府支付名誉损害赔偿金。[25]政府则提起反诉，要收回这笔钱。[26]

这场诉讼将持续五年。与此同时，1976年3月，海弗利克突然失去了工作，失去了实验室，惹上了一大堆耗人精力的法律麻烦。他没有被诊断为抑郁症，但是确实情绪很低落。他本来就不壮硕，现在又瘦了10到15磅。出于某种原因，不想吃东西的时候他就去吃巨无霸汉堡。他成了皇家大道——紧挨着斯坦福大学校园东边的商业街上那家麦当劳的常客。

他还要维持家庭开支。他开始领取失业补助，每周104美元。家里有两个孩子在上大学，一个孩子在读高中毕业班，两个女儿才10岁和15岁，一家人只能靠存款和海弗利克以前担任顾问获得的少量收入生活。

他经常出差去马里兰州，给实验室材料供应商微生物学联合公司提供咨询服务，他从中获得了些许平静。这家公司位于沃克斯维尔，周围是玉米地和农场。宁静的环境抚慰了他，"在这之前，每次电话响起都像炸弹爆炸一样，因为许多电话都带来了坏消息"。[27]

在痛苦和怨愤中，海弗利克一度给普洛特金写了一封单倍行距、将近两页半的信，并附上了他长达11页的法庭申诉，以及一份媒体声明。

普洛特金的回复只有一段。

亲爱的伦纳德：

很高兴收到你的来信。我希望你在法律方面的事情能够进展顺利。然而，我最希望的是，你有机会再次开始做你特别擅长的科研。拥有一份职业的主要好处是，你可以沉浸在工作中，忘

记其他问题。我自己的经历就是这样。 295

谨此致意。

斯坦利·A. 普洛特金医学博士[28]

在《施赖弗报告》发布五个月后，到了夏末，国家卫生研究院才公开了海弗利克那份65页长的反驳声明，人们支付11美元复印费即可获得。[29] 9月1日，施赖弗针对海弗利克的反驳声明，写了一篇逐条驳斥的文章。其长度几乎是海弗利克反驳声明的两倍，因为它重印了海弗利克的论点，并逐条回应。[30]

海弗利克的长文反驳声明很少有媒体报道，只有韦德在《科学》期刊上的一篇文章里提及了它。韦德说海弗利克的反驳声明现在可以获得，并说声明称《施赖弗报告》“不完整、不准确，指责毫无根据”。[31]

海弗利克在反驳声明中说了很多点。他声称，最先让国家卫生研究院调查WI-38细胞法律状况的人是他。他还坚持说，在施赖弗展开调查之初，自己就决定不再竞聘国家老化研究所所长，这是出于多方面的考虑，比如新工作会占用他的研究时间，降低薪水。(施赖弗在报告中称，海弗利克作为细胞联合公司总裁的各种活动，与国家老化研究所所长应该承担的责任之间，存在明显冲突。“在我们最初与海弗利克博士讨论时，他显然意识到了这点，所以决定退出竞聘。”施赖弗写道。[32])

海弗利克还批评《施赖弗报告》没有提及他起诉政府声称拥有WI-38细胞一事。[33]《施赖弗报告》是在1月完成的，但是海弗利克辩称，国家卫生研究院本可以在3月25日遭他起诉后修订报告。正是在3月25日，在法庭拒绝介入以阻止施赖弗发布报告后，国家卫生研究院根据《信息自由法》发布了报告。

海弗利克抱怨，报告轻率地宣布细胞是“美国政府的资产”。他提起的“诉讼让这个问题存在异议”。不过，他没有提到如何辩称细
296 胞属于他。

施赖弗驳斥了海弗利克在反驳声明中提出的每个问题，并且直白地写道：“报告中没有提到那项诉讼，因为它是在报告完成后才提起的。”

海弗利克辩称，在1968年1月那场有他参加、要确定如何处置WI-38细胞的关键会议上，大家并没有就细胞归属权得出定论。施赖弗反驳说，这不需要定论，那场会议上作出的决定——除20支安瓿以外，所有的细胞都应交给美国典型培养物保藏中心，由该保藏中心为国家卫生研究院保管——已经间接表明国家卫生研究院拥有细胞。

海弗利克写道，他“从未收到国家卫生研究院或其他人的要求，让他将细胞交还给美国典型培养物保藏中心”。施赖弗反驳了这一点，说1968年秋布恩——国家卫生研究院的合同专员，一位四肢瘦长的病理学家——就曾要求海弗利克这样做。

海弗利克指责《施赖弗报告》将他在WI-38细胞库存记录上的瑕疵归于动机邪恶。施赖弗反击说，国家卫生研究院有权期待最低标准，并且指出，当国家卫生研究院的科学家与食品药品监督管理局的同事霍普·霍普斯在带走WI-38细胞前清点它们时，“对记录的混乱和安瓿存储的马虎表现出了震惊”。

至于细胞的保管工作，海弗利克争辩道，他在满足“合同外”科学家和机构的细胞需求时，使用的是已经为细胞老化研究人员解冻的细胞，这些细胞“如果不用就会被浪费或销毁”。

施赖弗反驳说这些说法“毫无根据，只能视为自说自话”。施赖

弗写道，海弗利克自己的记录显示，他在斯坦福大学时寄送出了1 700份低传代细胞，其中近1 200份寄送给了付费客户。并且，付费客户还受到了优待，他们收到的细胞常常比细胞老化研究人员根据合同收到的细胞更年轻。“政府的利益明显没有得到保护。”

在解释他如何以为数不多的第8代安瓿满足默克公司的合同条款，为该公司提供100支或更多倍增过9次的安瓿时，海弗利克再次辩称可以通过将细胞移入尺寸大于常规的瓶中，给它们更多空间来增
殖，等到产出相当于十几支安瓿的细胞后，再在第9次传代时收获它 297
们。他还写道，对群体倍增数的估计是十分不精确的，所以过于关注低于10的群体倍增数没有意义。

施赖弗在反驳时请了食品药品监督管理局的霍普斯来回应。对于海弗利克就如何产出足够的细胞来履行默克公司的合同所给的解释，她这样写道：“我们无法同意海弗利克博士的说法。实际上，基于已知的［第8代］安瓿数量，不可能产出如此大量的倍增9次的安瓿。通过操作，可能得到传代9次的细胞，但是得不到倍增9次的细胞。”

只有在质疑国家卫生研究院对他的做法没有采取主动措施，而是心照不宣地默许时，海弗利克才在反驳声明中占上风。

他指出，在向国家卫生研究院提交的进度报告中，他多次汇报自己在向合同外的科学家提供细胞。他提醒读者，在这种情况下，国家卫生研究院多次赞扬他为那份向老化研究人员提供细胞的合同所做的管理工作。“从未有任何人质疑海弗利克博士在这方面的决定或策略。”他坚称。他说，《施赖弗报告》未能让读者知道这一点，因而存在“不可辩解的失真”。

海弗利克还抱怨报告缺乏语境：

> 报告没有说明，海弗利克博士是人二倍体细胞冷冻和保存技术的开创者，在技术还特别原始的时候制备了人二倍体细胞。他发现
>
> 1. 冷冻的安瓿特别脆，容易破裂；
> 2. 出于令人费解的原因，许多安瓿的底部会脱落；
> 3. 部分安瓿在从液氮中取出时会炸裂；
> 4. 安瓿在从支架上取下后，有时会掉落，无法寻回。

此外，他争辩道，威斯塔研究所的冷柜经常不锁，六年间有许多人都可以打开它。

但是，施赖弗在回应中表示不相信海弗利克的说法，即无法说明去向的只有139支安瓿，而非207支，而这139支安瓿全都丢失、炸裂、破裂、污染，或者死亡了。施赖弗认为“无法接受”这种说法。他和团
298 队发现，在威斯塔研究所和斯坦福大学的记录中，安瓿破裂、炸裂、污染或死亡的情况非常多。鉴于此，他写道：“139支去向不明的安瓿的相关情况没有记录下来的说法，很难让人接受。”

在他们的互相反驳中，有几个问题两人都可以算是自说自话，比如海弗利克否认曾经对施赖弗说过自己行为“不当”，而施赖弗则坚持称海弗利克说过。但是，涉及向企业出售细胞的那些事实，海弗利克要么反驳无力，要么沉默不语。关于他在蒙特利尔以商定好的价格，即5 000美元将两瓶年轻细胞交给康诺特公司人员一事，他在反驳声明中说这条信息“导向许多负面结论，即海弗利克博士有不正当目的”。他写道，因此调查报告中不应该提到这件事。对于以3 000美元的价格向萨格勒布免疫学研究院出售细胞的事情，他没有异议。至于与默克公司的合同，海弗利克在反驳声明中只说是默克公司来联系

他，而不是他去找默克公司的。

“谁先找谁并不重要。”施赖弗回应道。

在反驳声明结尾，海弗利克以第三人称生硬地写了一段话，它只能视为一种哀痛。

> 报告总结说，海弗利克博士的行为侵犯了政府对那些细胞的产权。这种结论是错误的……但是报告中特别不公平、对海弗利克博士造成极大伤害的，不在于这个错误结论本身，而在于报告认定细胞的归属权问题从未存在争议，认为海弗利克博士在明知自己没有貌似合理权利的情况下，故意不诚实地侵占了政府资产……极为讽刺的是，报告竟然没有提及[细胞的]归属权存在明显的问题……报告对海弗利克博士的声誉和职业生涯造成的伤害无法弥补。他可能永远也无法完全恢复。

施赖弗的结论更简短。

> 海弗利克博士的反驳没有给国家卫生研究院提供任何修改[报告的]理由。实际上，他的许多材料要么无法证实，要么完全背离事实。

在七年的时间里，海弗利克固执地制造出了让自己生活崩溃的境遇。但是，一旦他这样做了，尤其是在他起诉国家卫生研究院之后，国
家卫生研究院就不会在处理他的方式上有丝毫让步。在贝塞斯达，有 299
人——施赖弗、雅各布斯，或许还有其他高层官员——对他怀有敌意，它超出了案子的事实，染上了浓重的个人色彩；在未来几年，这会变得

显而易见。

这种敌意还延伸到了华盛顿特区的市中心，延伸到了国家卫生研究院的上级机构卫生、教育和福利部，那里的高层官员现在要确保普洛特金给海弗利克的建议——“再次做科研”不容易实现。

1977年1月，海弗利克已经在儿童医院医学中心的一间研究实验室找到了工作，这家机构位于旧金山湾对面的奥克兰。他去奥克兰可以继续工作，但那里肯定不是斯坦福。而且，他不能将他在斯坦福获得的为期数年的国家卫生研究院资助项目转去奥克兰，比如一个研究正常人细胞癌变原理的五年期资助项目，这个项目相当慷慨，是在《施赖弗报告》发布之前两周刚获得的。[34]奥克兰的这家医院没有钱，无法给他付工资；海弗利克需要寻找新的资助来支持他的科研，他得赶快行动了。

就在1977年3月1日申请截止前，他表现出一贯的顽强，去找了国家卫生研究院下属的国家老化研究所。研究所的首任所长罗伯特·巴特勒此时已经上任。海弗利克申请了一项为期三年、总额56.2万美元的资助，研究实验室中细胞的老化。在申请中，他请求国家卫生研究院提供一些最年轻的WI-38细胞，也就是从他实验室拿走的那些细胞。

1977年10月，老化研究所的顾问委员会就海弗利克的申请进行了投票。通常，这种顾问委员会要针对多项申请投票，每项申请事先都经过一个由科学界同行组成的较小评议组的仔细审查。海弗利克的申请也经过了这样的审查。[35]但是，极为不寻常的是，老化研究所的顾问们单独就海弗利克的申请进行了投票。[36]他们非常清楚地向国家卫生研究院的管理者传达了一条信息：不要纠缠海弗利克，让他继续做科研。但是，后来什么都没有发生。

十二个月后，海弗利克根据《信息自由法》获得了国家卫生研究院与其上级部门的机密通信，他要求国家卫生研究院作出解释，国家卫生研究院这才告知海弗利克，在卫生、教育和福利部部长进行特别检查之前，他不会得到任何资助。[37]

1977年，在国家卫生研究院收到海弗利克的资助项目申请后，其法律顾问赖斯伯格告诉研究院，明确将海弗利克排除在资助之外的做法“没有可靠的法律依据”。[38]国家卫生研究院的院长弗雷 300
德里克森也这样认为，老化研究所的首任所长巴特勒也同意这种观点。[39,40]

但是，国家卫生研究院的副院长利昂·雅各布斯不同意，并且向弗雷德里克森表达了自己的意见。《科学》期刊曾经引述雅各布斯的话，说国家卫生研究院不会再给海弗利克任何资助项目。雅各布斯对于默克公司说他曾经告诉后者海弗利克拥有细胞一事，一直耿耿于怀。在海弗利克申请资助之后几个月，雅各布斯写信给弗雷德里克森，说国家卫生研究院“可以在行政上决定不资助［海弗利克］，因为海弗利克博士存在学术不端问题”。[41]

在华盛顿市中心，还有更大的角色在支持雅各布斯。1978年初，卫生、教育和福利部的监察长托马斯·D. 莫里斯写了一份备忘录，收进他的“海弗利克文件夹”。他在备忘录中指示赖斯伯格等人“写一份文件……说明［约瑟夫·］卡利法诺部长有权不批准资助”。他还想让人另写一份文件，说明国家卫生研究院的审核者有必要“从管理和伦理角度”考察任何一名资助申请人。总而言之，赖斯伯格及其同事要“改进淘汰程序”。[42]

几个月后，托马斯·D. 莫里斯又口述了一份备忘录，也收进“海弗利克文件夹”。在这份备忘录中，他指示一名助手向赖斯伯格施压，让他确保“[卫生与公众服务部的部长助理朱利叶斯·]里士满博士不批准那个以海弗利克博士为主要研究者的资助项目”。[43]

1979年8月，在提交申请两年半后，海弗利克最终获得了这个资助项目。我们并不清楚是卫生、教育和福利部的哪一位最终放弃了阻拦。这个项目将在三年的时间里拨款56.2万美元。但是，海弗利克几乎没用上这笔钱，原因之一是他坚称其研究需要年轻的WI-38细胞，而国家卫生研究院拒绝提供。[44]（国家卫生研究院说，他可以像其他科学家那样，从美国典型培养物保藏中心获得较老的WI-38细胞。）[45]海弗利克的科研工作差不多停滞了，因为他要花时间打官司、寻找一份长期的工作，并通过做顾问来养家糊口。他后来很少再发表基于实验
301 室工作的新论文了。

第二十三章

疫苗竞赛

伊朗与美国，1975—1981年

一头发了疯、吐着沫、怒气冲冲的畜生突然发起攻击……这种情况几乎总是大白天发生在村子里，村民们抄起棍棒和十字镐拼命搏斗，才把狼打死了。

——巴斯德研究所狂犬病部部长马塞尔·巴尔塔扎、主任迈赫迪·戈德西

伊朗德黑兰，1954年[1]

1975年10月20日，当詹姆斯·施赖弗正在辛苦撰写那篇将彻底毁掉海弗利克生活的报告时，伊朗西北部的村庄阿格布拉格（Aghbulagh）有7人遭到了一匹患狂犬病的狼的攻击。受害者包括一名55岁的男子，其脸、头、手上共有20处撕裂伤；还包括一名7岁男孩，其头、颈、脸、耳上共有超过25处很深的刺伤。最终，疯狼被吓坏了的村民围住杀死了。村庄有大约60位村民，住在土墙房屋里，对他们而言，这场攻击无异于一场灾难。

路况很糟糕，受害者在咬伤后32小时才终于到达250多英里以外的伊朗巴斯德研究所，同时带去的还有那匹死狼。伊朗的巴斯德研究所独立于狂犬病疫苗发明人路易·巴斯德在法国创立的著名的巴斯德研究所，是世卫组织指定的狂犬病研究中心之一。在伊朗，狂犬病广泛存在于狗和狼之中。德黑兰这家研究所的科学家使用的仍然是

以动物脑制备的疫苗，他们最近接到通知，要开展一项重要的临床试验。[2]

7位村民首先注射了骡子血清，其中含有由伊朗的著名机构拉齐研究所生产的狂犬病毒抗体。这是效应快、维持时间短的被动免疫，在当时直到现在都十分重要，它能够控制住病毒，等待受害者可以接种疫苗，自身的免疫系统开始产生抗体。在首次注射后不到1小时，7位村民又注射了一种实验性疫苗。这种疫苗由费城的威斯塔研究所
302 发明、法国里昂的梅里厄研究所制备，使用的是海弗利克的WI–38人二倍体细胞。它已经以健康的志愿者进行过安全性测试，他们产生了很高水平的抗体。对被狂犬病病畜咬伤的人来说，它是否有效？

接受首次、“零日”注射后，受伤的村民留在研究所，在第3天又接受了注射。之后，他们返回了阿格布拉格，研究所的工作人员在第7、第14、第30和第90天去阿格布拉格，给他们再注射4次——如果那时他们仍然活着的话。

与此同时，研究所的一位兽医解剖了那匹狼，检测脑和唾液中是否含有狂犬病毒。两次检测结果都呈阳性。

1962年11月，X太太堕胎后才几个月，威斯塔研究所的科普罗夫斯基和他的波兰同乡泰德·维克多已经开始使用WI–38细胞制备狂犬病疫苗。他们走过了漫漫长路，才在狂犬病逐渐减少的1975年抵达了这个关键时刻。[3]

1960年代中期，在经过努力成功让狂犬病毒在WI–38细胞中生长后，他们需要从各种已用于制备狂犬病疫苗的病毒株中选择一种。他们最终选择了皮特曼–穆尔病毒株；它是从国家卫生研究院获得的，来自1880年代路易·巴斯德最初研发的疫苗病毒。

1965年，他们研发出一种“种子”疫苗，其病毒以WI－38细胞传代培养了52次。他们开始向多家公司分发这种疫苗：1966年给里昂的梅里厄研究所；1969年给西德马尔堡的贝林工厂；1971年4月给费城的惠氏公司。这些公司研发疫苗时，科普罗夫斯基、维克多和其他科学家改良了疫苗的浓缩和纯化工艺，提高了疫苗激发抗体的能力。[4]

迟至1966年，科普罗夫斯基才主张，使用减毒活病毒制备狂犬病疫苗比使用灭活病毒更有优势。他相信，对被咬伤的患者，时间极其重要，而活病毒可以让疫苗以更少的注射次数、更快的速度激发更多的抗体。[5]但是，活疫苗中即使出于某种原因只存在少量致病病毒，也会造成极严重的后果，所以企业都难以接受这种方法。他们反而都集中精力寻找不同方法来杀死纯化过的疫苗病毒。惠氏公司使用的是无色无味的磷酸三丁酯，它能够将病毒分解成碎片。当时企业里的科学家还会使用β－丙内酯再灭活一次，这种液体化学品也用于在疫苗制备初期杀死病毒。[6]梅里厄研究所和德国的贝林工厂只使用β－丙 303
内酯，杀死的病毒是完整的。[7]后来人们发现，两种处理方法的差异至关重要。

对科普罗夫斯基的目的而言，1960年代末还发生了其他极为重要的事情。1968年8月，科普罗夫斯基及其同事就狂犬病疫苗制备新方法提交专利申请后不到三年，便获得了美国专利商标局的批准。[8]科普罗夫斯基、维克多、费尔南德斯以及威斯塔研究所现在正期待能源源不断地收到专利使用费，他们相信相关的公司都能从各自国家的监管者那里获得上市许可。

最终，在1971年11月烟雨蒙蒙的一天，在他们首次向一瓶WI－38细胞植入狂犬病毒九年后，一件期待已久的事情在威斯塔研究所发生了。

科普罗夫斯基、维克多和普洛特金等16名工作人员成为首批注射新狂犬病疫苗的人。惠氏公司提供疫苗，威斯塔研究所提供摄影师。这些志愿者接受了上臂注射，他们中间有半数从未接种过任何狂犬病疫苗。几天后，他们的抗体水平大幅升高。一个多月后，他们又接受了一次注射。其中从未接种过狂犬病疫苗的志愿者，除一人以外，抗体水平都超过了在其他研究项目中注射过14剂旧有鸭胚疫苗的志愿者。几年前，这种鸭胚疫苗未能拯救南达科他州、明尼苏达州和摩洛哥的几名男孩。对接种过狂犬病疫苗、已经拥有抗体的志愿者，新疫苗有明显的强化效果，他们的抗体水平甚至高于从未接种过狂犬病疫苗的志愿者。至于不良反应，几人除了手臂酸痛以外，没有其他症状。[9]

在将试验结果整理成文以发表在《美国医学会杂志》上时，科普罗夫斯基和维克多有充分的理由乐观。[10]但是，又过了四年，研究人员才觉得可以在被病畜咬伤的人身上测试这种疫苗，而测试地点就是德黑兰的巴斯德研究所。在这四年里，研究人员在美国和其他六国对所有三家公司的疫苗开展人体测试，确认这种人细胞疫苗的安全性，确认它激发的抗体水平远高于现有疫苗，之后还要确定注射剂量、间隔时间，以便让抗体水平最大化。[11]

1976年1月底，在詹姆斯·施赖弗即将完成关于海弗利克的报告
304 时，德黑兰巴斯德研究所的工作人员最后一次前往阿格布拉格村，给被狼咬伤的村民注射最后一剂疫苗。3个月已经过去了，7位村民仍然活着且健康。[12]

1975年到1976年初，巴斯德研究所的团队给在伊朗被患狂犬病

的狼和狗咬伤的45人接种了疫苗，这是首次在真实情景中测试新的WI-38狂犬病疫苗。接种者全部来自伊朗西北部乡村。除阿格布拉格村民外，被咬伤者还包括一名90岁男子和一名3岁男孩，男孩在腿与臀部被病犬深深咬伤6天后才注射了第一剂疫苗。其中有7名被咬伤者——大多是十几岁的男孩，生活在特别偏远的村庄，他们在被咬伤七八天后才注射了第一剂疫苗。咬伤这45人的动物，即6条狗和2匹狼，都被抓住并处死了，实验室检测确认它们都患有狂犬病。

科普罗夫斯基和伊朗科学家将试验结果写成论文时，距离45名疫苗接种者被咬伤已经过去6至12个月了，其中有44人仍然活着且健康。只有那名90岁男子死亡。不过，所有迹象都表明他死于心脏病。他接受完最后一次注射已经2个月了，那天，他干完一整天活儿后感到胸口剧痛，痛感辐射到双臂。他没有出现狂犬病的症状。[13]

这项试验得出的惊人结果于1976年12月发表在《美国医学会杂志》上。“我们相信，我们在狂犬病毒暴露后治疗方面取得了重大突破，”作者写道，“不仅注射次数……可以从14至21次减少到6次或更少，而且与过去和现在使用的疫苗明显不同的是，这种［人二倍体细胞疫苗］几乎没有负作用，免疫效果好。”也就是说，这种疫苗能够迅速、高效地激发人体产生抗体。[14]

法国政府批准了梅里厄研究所的疫苗，它便于1978年开始在法国销售Imovax疫苗。经过多次收购，如今这家公司属于疫苗巨头赛诺菲巴斯德公司。1980年，美国食品药品监督管理局批准了Imovax疫苗，也批准了惠氏公司的竞品Wyvac疫苗。同年，疾病控制中心宣布这两种基于人细胞的新疫苗优于现有的鸭胚疫苗，并且指出新疫苗激发的抗体水平比鸭胚疫苗平均高10倍。[15]鸭胚疫苗后来很快从市场上消失了。

疫苗生意有风险，在最糟糕的案例中，生产者完全无法得到原谅。1985年初，惠氏不得不停止销售其WI–38狂犬病疫苗，那时它已经就
305 该疫苗进行了十四年的研发，但上市销售却仅仅几年。疾病控制中心的《发病率与死亡率周报》上有一篇文章解释说，对梅里厄研究所和惠氏公司的疫苗进行的常规研究——在产品获许上市后进行的所谓许可后研究——发现，惠氏公司的Wyvac疫苗产生的抗体水平不达标。17人在被可能患有狂犬病的动物咬伤后接种了疫苗，其中3人抗体水平未能达到疾病控制中心制定的最低保护标准。实际上，这3人中有1人根本没有产生抗体。[16]而接种梅里厄研究所Imovax疫苗的22人全都产生了达到保护标准的抗体。

疾病控制中心的几位作者不知道为什么惠氏公司的疫苗未能在这3人体内起效——过去，这种疫苗总是能激起保护性的免疫应答。这种失效无法归咎于某一批次疫苗质量差，它涉及了若干批次。作者提出一个设想，这种失效或许与年龄有关：人体的免疫应答随年龄增长而减弱，而测试中免疫应答较差的几个人比其他受试者大20岁左右。此外，在那名完全未产生抗体的32岁肥胖男子的病例中，疫苗注射到了臀部肥厚的脂肪中，这可能影响了疫苗发挥作用。这一注射部位违反了疾病控制中心的推荐，即肩部注射。或许问题在于两种疫苗本身的差异——也就是说，在于惠氏公司的生产工艺，即在灭活病毒时将其分解成碎片。或者，问题是由这些因素综合造成的。[17]

无论出于什么原因，疾病控制中心强烈建议，在过去四个月里被咬伤并接种了惠氏公司疫苗的人都立即补种惠氏的竞争者梅里厄研究所生产的疫苗。

“我们不希望任何人用了我们的药却患上狂犬病，”惠氏公司的发言人詹姆斯·皮尔斯表示，“这种情况还未发生，我们预计它也不会

发生，但是我们想采取预防措施。”[18]

惠氏公司的决策者没有再生产Wyvac疫苗。他们过了很久才宣布召回它，在这期间梅里厄研究所的疫苗成了美国市场上唯一一种人用狂犬病疫苗。

1970年代中期，科学家对研发预防多种传染疾病的新疫苗热情很高。他们完全有理由干劲十足。1963年麻疹疫苗获批，1967年腮腺炎 306
疫苗获批，从此这两种疾病的发病率大幅降低，与麻疹相关的死亡病例大幅减少。①[19]

在希勒曼的带领下，默克公司成为麻疹疫苗和腮腺炎疫苗的开拓者。1969年HPV-77鸭风疹疫苗获批后，默克公司迅速打包三种疫苗，在1971年推出了第一种麻腮风三联疫苗MMR。（1979年，普洛特金的风疹疫苗取代了HPV-77鸭风疹疫苗，默克公司将这种联合疫苗更名为MMR II。）

1970年代中期，默克公司也力求在水痘疫苗和甲肝疫苗竞争中击败对手。两种疫苗病毒都是以人二倍体细胞株培养的，培养机构却相隔遥远。1974年，日本大阪大学微生物疾病研究所的医生和病毒学家高桥理明发布消息，他成功地为住院儿童接种了水痘疫苗。[20]水痘是由水痘带状疱疹病毒引发的疾病，这种病毒极具传染性，能够也经常在住院儿童中间传播，因此高桥理明以病房作为临床试验的场所。对于普通儿童，水痘尽管会痒得令人烦躁，但通常症状轻微。然而，对于健康儿童，以及因患白血病等疾病免疫系统弱的儿童，水痘有时会造

① 与麻疹不同，腮腺炎致命的可能性极低，但是对于部分儿童，它会造成永久性失聪或脑炎。对于青春期后的男孩和成年的男性，腮腺炎会引发令人难以忍受的睾丸炎，也罕见永久性不育。

成极大损害，甚至导致死亡。它还可能给免疫受抑制的成年人，如艾滋病患者或必须服用免疫抑制药物的器官移植受者，带来危险。水痘带状疱疹病毒在人体内肆虐时，会损伤肺、侵入脑、造成多器官衰竭，或者同时造成以上损伤。对于老年人，水痘病毒还会引发带状疱疹，这种难以忍受、流脓的皮肤病也可能致命。

为了制备疫苗，高桥理明从一名冈姓的3岁男性患儿皮肤上充满病毒的水痘中捕获了水痘带状疱疹病毒，再将病毒减毒。这种减毒并不容易实现。水痘病毒对其入侵细胞的种类特别挑剔。但是，高桥理明设法做到了。他首先以一个人胎的成纤维细胞培养病毒，再以豚鼠胚胎的成纤维细胞（带状疱疹病毒会入侵的仅有的另一种细胞）培养，最后以WI-38细胞培养。[21]1970年代中期，高桥理明在日本对大有前
307 景的“冈氏”疫苗继续开展更多临床试验，默克公司也在努力研发自己的水痘疫苗。默克使用的是另一种水痘带状疱疹病毒株，也是以WI-38细胞培养的。[22]然而，它并未取得多少成果。[23]受试儿童产生了抗体，但是抗体水平很快就会大幅下降。[24]

与此同时，在费城附近默克公司的同一园区，性情温和的疫苗科学家菲利普·普罗沃斯特正在使用WI-38细胞减毒甲肝病毒。当时和现在一样，甲肝往往是一种“穷病”，在缺乏洁净水源和基本卫生条件的地方十分常见。感染者的粪便中含有病毒，人们因摄入被粪便污染的食物和水而染病。儿童感染甲肝后无症状或症状轻微，包括发热、恶心、食欲不振，而老年人的症状严重得多，甚至会致命。甲肝在全球范围内造成危害；在美国，它在有同性性行为的男性中尤其严重。疫苗可以大幅降低甲肝的损害，普罗沃斯特正在竭尽所能要先于竞争者研发出一种甲肝疫苗。

国家卫生研究院调查海弗利克及其WI-38细胞的消息，像炸弹

一样落进了这样的环境中。

1976年4月《科学》期刊登出了尼古拉斯·韦德的长文《海弗利克的悲剧：人细胞系的兴与衰》。即便疫苗生产者读到标题时没有警觉，当他们读到第二段时也肯定大吃一惊。

> 这种细胞在疫苗生产与研究方面的应用越来越广泛……但是现在看来，WI-38细胞的存量只够再使用几年了。而且，国家卫生研究院去年8月决定从海弗利克实验室收回的那些现存的安瓿中，有许多已经受到细菌污染，这个事实或许会让它们不适合制备疫苗，进而使短缺问题更加严峻。[25]

无论这篇文章对供应危机的预测是否准确，它都让疫苗生产者受到了惊吓。所以，他们转而使用英国科学家按照海弗利克的方法制备的MRC-5细胞，它是1966年由伦敦的医学研究委员会以一个流产胎儿的肺组织培养的。

在西点，默克的疫苗主管希勒曼要求普罗沃斯特停止使用WI-38细胞研发公司的甲肝疫苗；普罗沃斯特需要重新开始，用MRC-5细
胞研发。[26]在法国，梅里厄研究所停止使用WI-38细胞研制新狂犬 308
病疫苗，转而使用MRC-5细胞。几年后，1981年，默克公司在放弃研制自己的水痘疫苗，从大阪大学微生物疾病研究所获得冈氏疫苗的授权后，并没有以WI-38细胞培养这种新获得的疫苗，而是使用了MRC-5细胞。[27]又过了几年，默克公司在改进冈氏疫苗来研制带状疱疹疫苗时，使用的也是MRC-5细胞。

在1976年发表于《科学》期刊上的那篇文章中，韦德最后的总结

似乎一语成谶:“海弗利克的真正悲剧并不在于国家卫生研究院的调查,也不在于斯坦福大学对他的处理,而在于他对WI-38细胞未来的明显影响。”[28]

故事的结局并不非常明确。在美国,WI-38细胞仍然用于生产三种重要的疫苗。惠氏自1960年代初从海弗利克那里获得WI-38细胞后,一直用它为美国军方生产腺病毒疫苗,以取代五角大楼1958至1963年间使用的被猿猴病毒污染的疫苗。[29]到1960年代末,超过25万名美军新兵在临床试验中接种了这种以WI-38细胞生产的新腺病毒疫苗。试验证明,这种疫苗可以非常有效地帮助在军营近距离共同生活的士兵预防恼人的呼吸系统感染。1971年,五角大楼开始让每年的数十万新兵口服这种疫苗。1976年3月,WI-38细胞大败的新闻爆出后,惠氏并没有改变路线。惠氏也没有停止使用WI-38细胞制备其结局悲惨的狂犬病疫苗。

然而,与默克公司在1970年代中期毅然决定研发普洛特金的风疹疫苗时所面对的客户群相比,腺病毒疫苗和狂犬病疫苗的市场很小——美国每年约有2万至3万人在被咬伤后接种狂犬病疫苗。除数千万较大儿童要补种以外,美国的每名学步儿童都要接种风疹疫苗——1970年代中期每年都有超过300万学步儿童。(1990年,疾病控制中心在儿童免疫计划中增加了一剂风疹疫苗,在入学前接种,这立刻让默克公司的客户群翻了一番。)[30]

尽管韦德在《科学》期刊上的文章引起了警觉,但是坚持抓好细节和流程的希勒曼似乎很满意自己拥有足够的WI-38细胞,可以让
309 几代美国儿童接种上风疹疫苗。即便他还没有获得足够的细胞,在《施赖弗报告》发布后,他也很快就能获得了。

在《纽约时报》和《科学》期刊的两篇文章引爆媒体后，默克公司表示，与海弗利克签订的那份确保公司有权以最高100万美元的价格购买最多250瓶年轻细胞的大合同从未履行过。相反，默克的一位工作人员表示，公司只从海弗利克那里购买了“较少量”的细胞。[31]因此，可能的情况是，在施赖弗等人开始调查海弗利克后不久，希勒曼就能够找到一个便宜得多的细胞来源了。

1975年底，政府的工作人员乘坐环球航空公司的班机，从加利福尼亚州海弗利克的实验室将细胞带回来，移交给美国典型培养物保藏中心，保藏中心的专家将细胞解冻，检测它们是否遭到污染。他们检测了最年轻的第8代安瓿，发现55支安瓿中只有7支没有被细菌污染。但是，细胞的指数级增殖能力意味着这7支安瓿能够发挥很大作用。美国典型培养物保藏中心的细胞培养专家让这7支安瓿中的无菌细胞又倍增了几次，得到120多支安瓿，每瓶里都有足够多的年轻细胞——倍增过十二三次的细胞，可以生产数亿剂疫苗。不久，食品药品监督管理局证实这些细胞是洁净的，可以用于疫苗生产。[32]疫苗生产企业能够以每瓶30美元的价格购买它们。[33]但是，《科学》上那篇文章给疫苗生产者造成了很大的恐慌，以至于似乎只有默克公司利用了这项优惠。

1996年，海弗利克依据《信息自由法》获得了美国典型培养物保藏中心当时拥有的可用于制备疫苗的WI-38细胞的清单。清单显示，保藏中心仍然拥有101瓶年轻、无菌的细胞，另外还有20瓶保存在新泽西州卡姆登的一家细胞存储机构——科里尔医学研究所。（细胞库通常会在其他地点保存备份细胞，以防自然灾难等不幸事件导致损失掉全部细胞。）这121瓶传代过十二三次的细胞，来自从海弗利克实验室收回的那7瓶原代无菌细胞中的6瓶。清单显示，用其中第7瓶细胞（编号52B）增殖得到的细胞已经完全没有了。有可能默克公司在
310 1970年代购买去制备普洛特金风疹疫苗的就是这些细胞。

2016年6月，另一些依据《信息自由法》公开的信息显示，1996至2016年间，美国典型培养物保藏中心里可用的WI-38细胞只减少了18瓶。（这18支安瓿中，至少一部分或者全部是默克公司用掉的。）也就是说，撇开安全保存在科里尔医学研究所的那20瓶细胞，还有83瓶可用于制备疫苗的WI-38细胞保存在美国典型培养物保藏中心，由
311 监控摄像头、警报系统和锁24小时保护着，等待有人来使用。

第二十四章

生物公司

华盛顿特区，1980年

山里有金子，你刚好碰到一块，如果有人要花钱买它，你没有理由把它留在地里。生物学就是这样；它是让知识和商业发酵的巨大温床，生物学家可能发现生命的众多奥秘之一，同时迅速获得财富。

——威廉·J. 拉特，加利福尼亚大学旧金山分校生物化学系前主任，生物科技企业凯龙公司1981年成立时的联合创始人，1992年[1]

海弗利克经常用一些大词形容他在1976年起诉美国政府带来的影响。他称赞这次起诉“扭转了几乎整个生物学界的观念模式”，让人们对学术界科学家是否能够通过其发明获利这个问题有了不同的看法。[2]他说，看到政府因为他声称拥有那些以X太太的胎儿制备的WI-38细胞而为难他时，许多同行开始相信，他们都应该有权通过自己的发明获利。

实际上，在整个1970年代，许多生物学家仍然坚定地反对商业的铜臭和动机玷污他们纯洁的事业。一位风投资本家将1970年代末斯坦福大学的全体教职工描述为“反对企业活动的堡垒”，尽管大学的行政部门努力为科恩和博耶的基因剪接技术申请了专利。[3]1980年，斯坦福大学生物学科班出身的新校长唐纳德·肯尼迪声称，他担忧斯坦福大学在专利申请方面的新兴趣可能危害重视自由和开放探究的学术传统。[4]另一位风投资本家布鲁克·拜尔斯回忆了1978年一件事情引发的反应。当时，加利福尼亚大学圣地亚哥分校的医学教授艾弗·罗伊斯顿创立了一家名为“杂交科技”的生物技术公司，生产治疗癌症的特定抗体。“有些像鲍勃·迪伦在1960年代开始插电表演，”
312 拜尔斯说，“我们把［艾弗］视为先驱，他的同行则把他看作叛徒。”[5]

但是，变革到来了，而且来得很迅速：对于想成为企业家的生物学家，对于他们所在的大学，1980年是法律许可的剧变之年。汇聚起来造成这场剧变的力量远比海弗利克及其诉讼要强大得多。

1970年代末，美国经济陷入困境，失业率高企，通货膨胀触目惊心，生产效率不断降低，国际竞争压力越来越大。政治家们四处寻找解决办法。政府资助的研究成果归于政府，这些成果获得专利后，政府会进行非独家授权，企业因而没有商业动力来开发它们，这种过时的做法导致大量科学发明滞留在大学里。这一观点渐渐得到政治家认同。数据不言而喻：1980年以前，在美国政府拥有的专利中，只有微不足道的5%在私人领域得到应用。[6]

正如伊丽莎白·波普·博曼在其杰作《创建市场大学》中所说，大学里的大多数发明人都至少在一定程度上接受了政府的资助，所以发明成果归政府所有造成的影响很广泛。在吉米·卡特总统治下，想看到变革的人——一群由政府和大学中的专利律师和专利经理构成的激进人士——撞上了南墙。卡特政府的官员相信，将所有权交给接受政府资助者无异于放弃纳税人已经付过钱、本该随意使用的发明。[7]1977年，新上任的卫生、教育和福利部部长约瑟夫·卡利法诺甚至停止作出弃权声明，这种弃权让诸如普洛特金的风疹疫苗和科普罗夫斯基的狂犬病疫苗之类的发明能够为其发明机构所有。[8]

经济恶化与卡特政府的固执反对之间的冲突——大学因弃权审批停止而焦虑地给其在国会的代表打电话——让两位重要的参议员

接受了这样的观点，即“山姆大叔”近乎无处不在的所有权正在损害美国的创新。来自堪萨斯州的共和党参议员罗伯特·多尔与来自印第安纳州的民主党参议员伯奇·贝赫开始相信，把发明的所有权交给大学会加速商业化，增强美国的竞争力，创造就业岗位，并带来亟须的经济增长。[9]

1978年9月，贝赫与多尔提议立法，允许大学、非营利性机构及小企业有权拥有靠美国资助取得的发明，前提是它们尝试为发明申 313
请专利，并且大学和非营利性机构要与发明人共享所得的专利使用费。[10]这项法案未包括大企业，这是为了弱化那种“政府免费赠送”的说法。①[11]

关于这项法案的最初几场国会听证会于1979年5月举行。

与此同时，离两位参议员推动新法案之地一百码远的地方有一栋有列柱的宏伟大楼，美国最高法院正在里面准备听审一件案子，这件案子对于我们今天称为生物科技，但在1980年还几乎不存在的行业，具有里程碑式的重要意义。[12] 1980年3月，最高法院的九位法官听取了微生物学家阿南丹·查克拉博蒂的论辩。查克拉博蒂是通用电气的员工，1972年为其发明的一种基因工程嗜油菌（假单胞菌）提交了专利申请。这种细菌与自然界细菌不同，它能够在多种环境中迅速、有效地将溢出的原油分解成无害成分，实际上这些成分还能为水生生物提供食物。美国专利商标局在1977年拒绝了他的申请，理由是不能为生物申请专利。最高法院以5比4作出裁决，不支持专利商标局，并

① 1983年，罗纳德·里根总统颁布行政命令使《贝赫－多尔法案》也覆盖了大企业。行政命令可以被后来的任何一位总统取消，所以并不像由国会通过、由总统签署生效的法案那样不可改变。1986年，新法律《联邦技术转移法》让与政府运营的实验室签订了特殊合同的大企业能够获得专利权。

且发表了著名的观点，即国会意在使专利法律涵盖“太阳之下任何人造事物”。[13]一种生物只要真是人造的，是人类操控的产物，就可以取得专利。

1980年6月，戴蒙德诉查克拉博蒂案的裁决最终宣布。它打开了生物科技产业蓬勃发展的大门。从调节人生长激素产生的基因，到被修饰过基因而易患癌症的小鼠，再到在世纪之交被分离出来的有争议的人胚干细胞，几乎所有事物都成功申请了专利。衡量1980年这次裁决的影响，只需要对比前后的数据。1979年，在最高法院对潜在投资人明确表示生物制品完全可以取得专利前，美国只有十来家成立不久的生物科技公司，它们几乎没有营业额。2015年，美国有394家上市生物科技公司，总营业额高达1 170亿美元，这还不算那些被大型制药
314 公司收购的成功的生物科技企业。[14]1970年代末的其他发展也刺激了从1980年开始繁荣的生物科技。其中一项发展是风投资本得到了释放，原因是美国的资本收益税降低，以及美国劳工部放松管制，让巨额养老资金可以用于风险投资。另一项发展是国会决定不以法律控制新的基因剪接技术。[15]

在一定程度上受到戴蒙德诉查克拉博蒂案裁决的鼓舞，基因泰克公司上市了。这家公司由加利福尼亚大学旧金山分校富有创新精神的科学家赫伯特·博耶在1976年顶着同行的批评创立。这家成立四年的公司还没有任何产品——他们的第一种生物科技产品，基因工程胰岛素要在1982年才上市销售——但是在1980年10月公司上市的首日，其价值就飙升到了5.32亿美元，相当于2016年的15亿美元。到1980年底，博耶的身价高达6 500万美元。[16]基因泰克公司是众多生物科技公司中的第一家，博耶是众多跻身商界的新创业生物学家中最引人瞩目、最成功的一位。

但是，即使是最高法院的裁决，其本身也并不能造就学术企业家。基因泰克公司以及其他由富有创业精神的生物学家迅速创立、得到风投资本家支持的企业，如果不是因为1980年最后几周发生的两件大事，仍会遇到严重的阻碍。

第一件事是，美国专利商标局在1980年12月2日批准了科恩和博耶就其革命性基因剪接技术申请的几项专利中的第一项——这些技术让科学家能够使用分子“剪刀”瞄准目标基因，将它们剪接到细菌中，从而大量生产相应的蛋白质。博耶的基因泰克公司和其他数十家新企业立即联系斯坦福大学和加利福尼亚大学，寻求这项技术的授权；两所大学都已在卡特政府上台前与美国政府协商好自己拥有专利权。到1981年底，有72家公司分别支付了2万美元，从这两所大学获得了这项技术的授权。[①][17]

最终，有468家公司得到了这项技术授权。[18] 315

第二件事发生在十天后，12月12日。在任期即将结束时，吉米·卡特总统不情愿地签了字，使《贝赫-多尔法案》成了法律。这项法案已经在国会换届前的会议上获得通过，如果总统再不签字，或许要流产。总统签字后，各大学能够获得任何它们想要商业化的、由美国资助的发明的所有权。它们唯一的义务是将部分专利使用费分给学术界里的发明人，将其余的专利使用费投入发明人所在的机构。发现和发明不会再滞留在学术界里——得益于分子生物学的新工具，几乎每天都有许多发现和发明成为可能。学术界的科学家不会再因为

---

① 通常，独家授权才能吸引商业投资人。但是，科恩和博耶的专利应用范围很广，并且这些专利支持的技术十分重要，需求很大，所以斯坦福大学的专利大师尼尔斯·赖默斯——他代表斯坦福大学和加利福尼亚大学成功申请了专利——拒绝了基因泰克公司获得独家授权的要求。

通过自己的研究成果获利而受到质疑。

各大学纷纷设立技术转化办公室，招聘精明的专业人士来搜罗校内科学家最有前景的发明，为它们申请专利。每个人都想得到这个看似利润丰厚的收益来源。

有些发明确实挣了大钱。科恩和博耶的专利在到期前，为斯坦福大学和加利福尼亚大学赚了超过2.5亿美元。[19]哥伦比亚大学拥有一种将外源DNA插入宿主细胞的技术，可以用于生产治疗贫血、中风和多发性硬化等疾病的药物，他们利用该技术的多项专利赚了7.9亿美元。[20]

在《贝赫-多尔法案》颁布后的最初34年里，美国大学每年获批的专利数量增加了16倍，在2014年达到历史最高点，获批6 400项。[21]（这是能获取的最新数据。）获批专利的大多是大型机构。[22]其中许多是医学研究机构，这在美国专利获得机构中占比非常高，并且所获专利远多于1980年以前各大学的专利记录。例如，在2012年，生物科技专利占美国全部专利的1%，但是这部分专利中就有25%是授予美国大学的。1980年，美国大学通过授权获得的收益可以说是微不足道，到2014年却超过了27亿美元。

1980年发生的这些变革标志着学术界开始接受生物学家创业。尤其是风投资本家纷纷露面，在唯一一个可以找到微生物学专家的地方——学术界争取他们，更促进了学术界的态度转变。

绝非人人都能得到机会。1985年一项对重要大学生物科技领域
316 教职工的调查显示，只有8%的人在以其成果为基础创立的公司中拥有股本。[23]肯定有一些在大学工作的科学家会讽刺抱怨：他们被要求在仅仅够做一两项实验的时间内作出彻底改变，他们对此十分不理解。大学期待他们不再仅仅以对科学的热爱、对更高尚利益的追求为

动力；他们还要成为先行者，有一双能够为他们的机构，为他们自己寻找商机的眼睛。不过，他们还是适应了，调整了。今天，学术界的生物学家因创立、运营公司，或者为企业提供顾问、咨询服务而变得富有时，并不会被视为背叛使命的叛徒，而是被视为成功的典范。

海弗利克目睹了1980年发生的事以及它们的后续影响，感到特别讽刺。在此期间，他先是努力养家糊口，找到了比奥克兰那份不稳定工作更好的职位，接着又于1982年去了位于盖恩斯维尔的佛罗里达大学老年学研究中心担任主任。

海弗利克对政府的诉讼似乎准备好进入审理阶段了，1981年9月，双方在经过多次失败的尝试后，最终同意在庭外和解。此时，海弗利克和他的律师已经与国家卫生研究院纠缠了近五年。政府愿意和解，或许在一定程度上是因为里根的人接手了国家卫生研究院的上级机构、最近更名的卫生与公众服务部，在卡特政府治下，这家机构对海弗利克的敌意上达最高层。那些敌视海弗利克的人现在离开了。对政府而言，与海弗利克对簿公堂在政治上会很棘手，因为全新的《贝赫-多尔法案》已经生效，它强调大学可以将其发明商业化，并将部分现金收益给科学家本人。

政府愿意在1981年夏与海弗利克和解，还有一个尽管普通，但是很重要的原因：国家卫生研究院那位热衷于纠缠海弗利克的调查人员——施赖弗已经在1980年3月退休了。因他即将离开，负责这个案子的司法部律师文森特·特尔勒普很灰心。特尔勒普写信给国家卫生研究院的副院长托马斯·马龙，说施赖弗“在这个案子的进展中给了我极其宝贵的帮助，我认为要想最终成功，他的参与必不可少”。[24] 特尔勒普劝国家卫生研究院聘请退休的施赖弗担任顾问。但是，施赖

317 弗的薪资很高，而且这件诉讼进展缓慢，结果也不确定，在这种情况下聘请他的代价似乎太高。[25]

1981年9月15日，海弗利克、其细胞联合公司，以及国家卫生研究院签订了庭外和解协议。这份协议自称是一种“妥协”。根据协议条款，各方承认，关于国家卫生研究院发布《施赖弗报告》是否违反《隐私法案》的问题，以及谁拥有WI-38细胞的问题，都“存在合理的争议”。在“没有任何一方承认承担责任”的情况下，各方在协议上签了字。[26]

根据这份和解协议，海弗利克获得了对6瓶第8代原代WI-38细胞及其增殖细胞的所有权。协议规定，这些细胞将用于他目前开展的细胞老化研究资助项目。国家卫生研究院则获得了其持有的其他第8代细胞的所有权。

海弗利克宣布对其他任何人持有的任何年龄的WI-38细胞放弃所有权，包括对政府持有的部分，但政府在1975年夏清理他在斯坦福大学的冷柜后留下的几瓶较老细胞除外。他获得了这几瓶细胞的所有权，而且“没有使用限制”。

由于利率极高，海弗利克出售细胞获得的那6.7万美元已经增长到9万美元。[27]政府将这笔钱全部让与了海弗利克，而他立即签字将这笔钱转给了威廉·芬威克，以支付近六年来的法律服务费。

几个月后，一群海弗利克的支持者在《科学》上发表来信，呼吁人们关注和解。这封信意义重大，因为它激烈谴责了国家卫生研究院对待海弗利克的方式，还因为它签名者众多：总共85位科学家，包括一些不太知名的生物学家，也包括一些生物学界的泰斗，如纪念斯隆-凯特琳癌症中心才卸任的院长刘易斯·托马斯，以及受人尊敬的病毒学家约瑟夫·梅尔尼克。[28]

这封信的作者们认为，和解协议宣布了海弗利克“无罪”。他们还写道，他们许多人都希望海弗利克没有接受和解，坚持在法庭上起诉政府。不过无论如何，“海弗利克经历的磨难需要勇气，有时要孤身面对，不仅伤害了他的感情，也摧毁了他的事业，从这方面看，和解是个好结果”。

签名的科学家表达了生物学界一部分人的强烈意见，他们认为海弗利克遭到了国家卫生研究院极其不公的对待，而且显而易见的是，那些推动政府进行调查的人显然对海弗利克使用了下流的、针
对个人的、赶尽杀绝的手段。（国家卫生研究院的主要调查人施赖弗 318
甚至在退休后还进行过私人干预，想干扰佛罗里达大学聘用海弗利克。）但是，就像几年前海弗利克写信给《科学》期刊为自己辩护并且严厉谴责政府一样，这些写信给《科学》期刊的愤怒的生物学家并没有承认或提及海弗利克出售WI-38细胞而获利数万元的事情。[29]就算是专利相关法律经历了剧变，在1981年还有今天，它们也不允许大学里的生物学家带着由美国政府资助研发、未申请专利的细胞离开
大学并出售它们。 319

第二十五章

解释海弗利克极限

加利福尼亚州斯坦福，1973年—1974年夏

伯克利、波士顿等地，1978—2009年

我们仍然需要探讨年轻与年老，探讨生与死。对它们有了确切了解，我们对动物的研究就完成了。

——亚里士多德，《论生命的长短》，公元前350年

在他与穆尔黑德合著的那篇论文中，海弗利克对半个世纪以来的既成观点——如果处理得当，培养细胞可以月复一月、年复一年地不断分裂——提出了巨大的挑战。[1]他在1965年的一篇论文中进一步指出，实验室培养皿中的细胞会死亡，这或许与包括人类在内的所有生物体的老化有关。[2]

一开始，他遇到了不少阻力。颇有影响力的细胞培养专家西奥多·普克公开挑战他的发现；1961年，年轻的海弗利克曾经在大西洋城那场拥挤的讲座上站起来向普克提问。《科学》期刊在报道1965年的一场会议时说，关于培养细胞是否会老化，普克和海弗利克之间"分歧明显"，普克在这场会议上称，他培养出了分裂500次而没有死亡的正常细胞。[3]像其他许多知名生物学家一样，普克认为海弗利克培养的细胞之所死亡，是因为他的细胞培养方法存在技术缺陷。[4]只有时间能够明确证明，普克尽管声名显赫，他的观点毫无疑问是错误的。1974年，广受尊敬的诺贝尔奖得主弗兰克·麦克法兰·伯内特

爵士承认，“很可能大多数人认为”海弗利克观察到的培养细胞死亡“表明了细胞的一种重要的生物学特性，这种特性对于解释老化具有重要意义”。[5]

伯内特创造出了“海弗利克极限”这个术语，描述正常、非癌细胞在停止分裂前能够达到的最大复制次数。它不仅在科学界，也在流行
文化中深入人心。如今，你可以买到印有“海弗利克极限”的T恤；它 320
在2004年的恐怖电影《狂蟒之灾2：搜寻血兰》中扮演了重要角色；它还给至少一个车库乐队带来了命名灵感。

海弗利克的发现打开了一个全新的领域——针对细胞老化的实验研究。1970年代初，它吸引着许多生物学家。1974年，美国国会在国家卫生研究院的众多研究机构中，新设立了国家老化研究所。(国会设立这家研究所，部分原因在于乔治城一位富有的寡妇弗洛伦丝·马奥尼坚持不懈地带头游说。理查德·尼克松总统曾两次否决设立该研究所的议案。1974年8月，在他被迫辞职之前几周，这项议案第三次送到他桌上，他最终签了字。)

和其他人一样，海弗利克也关注细胞老化研究，关注那些由他的发现而提出的众多问题。培养皿中的细胞老化是否仅仅是人类老化的微观对应物？细胞老化的原因是什么？随着时间的推移，细胞的复制能力会耗尽，这其中是否存在某种必不可少的因素？细胞的老化是步伐一致的，抑或在不同细胞之间存在区别？是否与基因有关？在他最初的几次实验中，冷冻的胎儿细胞如何在解冻时“记得”自己的年龄？不同物种的细胞是否有不同的海弗利克极限？它与动物的自然寿命一致吗？问题无穷无尽。

1965年，海弗利克在《实验细胞研究》上发表论文，探讨了其中最明显、最吸引人的一个问题，1961年他就是在这份期刊上发表了那篇

开创性论文的。与胎儿的细胞相比，成人的细胞在到达海弗利克极限之前分裂次数是否更少？从位于明尼苏达州罗切斯特的梅奥诊所的一位同行那里，海弗利克从8具遗体获取了肺细胞；这8人中最小的26岁，死于车祸，最年长的87岁，死于心脏衰竭。他发现，与他从人胎获得的13个肺细胞株相比，成人肺细胞在变老并停止分裂前复制的次数要少得多。胎儿肺细胞在停止分裂前平均复制49次；8个成人细胞株平均分裂20次便凋亡了。[6]

这在直觉上讲得通，但是他的数据显示，在老化过程中，我们的细胞并不是简单地沿着一条可预测的路径逐渐接近海弗利克极限。年轻车祸遇害者的肺细胞在培养皿中只倍增了20次，而87岁的心
321 脏衰竭者的肺细胞则复制了29次才到达海弗利克极限。[7]最年长者的肺细胞的倍增次数实际上多于另外7人的肺细胞，而那7人大多是五六十岁。

“[成年] 遗体捐献者的年龄和所得细胞株的可倍增次数之间，似乎不存在确切的联系。”海弗利克写道。或者，即使确实存在联系，“也无法用当前的简陋方法检测出来”。他写道，明确的是，在通常的观察中，在培养皿中最终停止分裂前，成人肺细胞的倍增次数远少于胎儿肺细胞。此后十五年，其他科学家的论文将明确证实，细胞的倍增潜力确实与捐献者的年龄成反比，对于多种差异很大的细胞都是如此，比如皮肤、肝脏和动脉内壁平滑肌的细胞。[8]

让情况更复杂的是，1980年《科学》期刊上的一篇文章表明，甚至从8位死者肺上随机切下的是哪些细胞，都无疑影响了海弗利克的发现。这篇论文的两位作者是生物学家詹姆斯・R. 史密斯和罗纳德・G. 惠特尼，他们在位于纽约州普莱西德湖的W. 奥尔顿・琼斯细胞科学中心工作。论文祛除了人们的一种观念，即单一组织中的细胞

是完全相同、预先编排的实体，都在严格地朝着一条预先设置的终点线前进。[9]史密斯和惠特尼从流产胎儿取得一个肺细胞进行培养，在其增殖的过程中不时提取出一两百个细胞。他们再测试提取出来的每个细胞，看它们还能分裂多少次。他们发现，这些细胞的剩余倍增次数差别巨大。

他们深入研究，取来由一个胎儿肺细胞分裂得到的两个子细胞，分别统计这两个子细胞产生的细胞群能够倍增多少次。他们用不同的单个细胞，多次重复这个实验。他们惊讶地发现，同一个细胞的两个子细胞的增殖能力并不相同，相差多达8次。[10]在谈及关于为何存在海弗利克极限的各种理论时，他们总结道："显然，应该按照我们的数据重新检验目前的所有假设。"

对于这个困惑，至少有一件事清楚了，这得益于海弗利克的研究生伍迪·赖特的努力。伍迪·赖特长着红胡子，是一名年轻的生物学家，曾在斯坦福大学医学院修读医学博士学位。在海弗利克的指导下，赖特做了一系列简洁的实验。他对培养的WI-38细胞使用一种化学品，细胞松弛素B。高剂量下，细胞松弛素B将WI-38细胞的细胞 322
核排出，得到仅含细胞质、没有细胞核的胞质体。[11]赖特再使用另一组化学品处理正常的WI-38细胞，对细胞质中的多种成分灭活。接下来，他将无细胞核，但细胞质完好的胞质体与剩有细胞核的WI-38细胞混合。

赖特能够以此进行一系列混合搭配实验，造出细胞核年轻但细胞质年老的细胞、细胞核和细胞质都年轻的细胞、细胞核年老但细胞质年轻的细胞，以及细胞核和细胞质都年老的细胞。他分别观察每一种混合细胞，看它们在达到海弗利克极限之前还会分裂多少次。如果决定细胞老化的关键在细胞质，那么无论细胞核年龄如何，拥有"年轻"

细胞质的混合WI-38细胞存活时间都比拥有“年老”细胞核的长得多。但是，如果决定细胞老化的关键在细胞核，那么无论细胞质年龄如何，拥有较年轻细胞核的细胞都应该存活得更久。赖特发现，结果是后者。

1975年，在赖特完成了博士研究，踏上了探寻老化奥秘的漫长职业之路之际，他与海弗利克合作发表了实验的结果。[①][12]

他已经恰当地证明，控制WI-38这种正常二倍体细胞倍增次数的因素存在于细胞核，而非细胞质中。几年后，海弗利克会将这种因素命名为“复制计”。[13]与计量时间的钟表不同，复制计衡量的是细胞的复制次数。细胞不进行复制，比如冷冻起来时，复制计会停止记录次数。

记录复制次数的机制存在于细胞核中，并不令人惊讶。我们知道，细胞核控制着细胞生命的无数重要机能。但是，发现这种机制与理解它差距巨大。对它的梳理是20世纪末生物学界的精彩故事之一，因为它表明，对人类健康影响巨大的重大发现可以存在于有机体中最意想不到的地方，存在于基础生物学的深处，可以出自强大的科学好
323 奇心，出自科学家们的观点分享和相互启发。它还将1960年代海弗利克那种打破传统观念的观察结果，与在近五十年后使其他科学家获得诺贝尔奖的多项发现联系起来。

1938年，诺贝尔奖得主、美国遗传学家赫尔曼·穆勒描述了染色体末端类似于DNA保护帽的东西，它们就像鞋带头上防止磨损的小塑料套。他将它们命名为“端粒”(telomeres)，由希腊语中的“*telos*”

---

① 赖特会继续提出，正常细胞停止分裂是为了阻止肿瘤的形成。肿瘤细胞要经过许多突变才会恶化，而正常细胞如果停止分裂，就不会积累这些突变。

和“*meros*”构成，意为“末端部分”。[14]三年后，美国另一位诺贝尔奖得主、伟大的遗传学家芭芭拉·麦克林托克描述了端粒在保持染色体完整方面的关键作用。[15]

两位生物学家都研究了断裂的染色体，并注意到自然状态下染色体的末端都受到了某种保护，不会像在由辐射或碎裂诱发的非自然染色体断裂中那样出现异常。他们的观察结果非常吸引人，但在接下来四十年的大多数时间里都未能得到解释。当时只是没有可用的方法来做进一步探究。

1953年，詹姆斯·沃森和弗朗西斯·克里克揭示了DNA的分子结构，开启了逐步研发这类方法的进程。不久，阿瑟·科恩伯格发现了一种重要的酶——他是吸引海弗利克去斯坦福大学的三位著名“伯格”之一。科恩伯格描述了DNA聚合酶——它会帮助细胞复制DNA，为细胞分裂做好准备——并且深入研究了这种酶的工作原理，即将自己连接到一条长长的DNA上，沿着DNA链移动，转录这份DNA字母表上的字母。1959年，科恩伯格因这项发现获得了诺贝尔奖。

1966年秋的一个夜晚，一名年轻的俄罗斯生物学家顿悟，将科恩伯格发现的这种极其重要的酶与海弗利克极限联系起来。阿列克谢·奥洛夫尼科夫在苏联科学院加梅拉亚研究所（Gamelaya Institute）做博士后研究。他在莫斯科大学听完了一场关于美国科学家伦纳德·海弗利克的全新发现的讲座，当时正在回家的路上。“海弗利克极限的新颖和美妙让我极其震惊。”他后来写道。[16]

奥洛夫尼科夫一边琢磨讲座的内容，一边走进地铁站。在站台上听着列车进站的轰鸣，他突然想到可以把轨道巧妙地比作DNA，将轨道上奔驰的列车比作DNA聚合酶——聚合酶沿着DNA链移动，复制

324 DNA，为细胞分裂做好准备。但是，正如列车前部与第一扇车厢门之间的铁轨是一个“死区”——列车的全部用途是载客，因此这一部分是“死区”——或许染色体的末端也有一个无法被DNA聚合酶复制的死区，尽管DNA聚合酶的全部目的是复制DNA。果真如此的话，一个细胞的基因组——其一生的说明书——会在终生的多次细胞分裂中逐渐缩短，因为染色体末端的DNA在每次复制时都会损失一点。不停损失轨道的铁路是难以维持的。

在接下来的四年里，奥洛夫尼科夫都坐莫斯科地铁上下班，在他曾顿悟的那座地铁站里等车时，他思考海弗利克极限，发展自己的理论。他最终在1971年用俄语发表了他的理论。[17]他提出，DNA聚合酶无法复制每条染色体末端的DNA，所以染色体不可避免地在每次细胞分裂时都会缩短一点。但是，他补充道，染色体末端，即端粒上的DNA或许无足轻重，不包含任何对细胞生命至关重要的信息。如果是这样，就可以牺牲端粒DNA，在复制过程中将其逐渐砍掉，而完整保留那些影响细胞生命的重要DNA。[18]也就是说，端粒起着缓冲作用。不过，它们是有限的缓冲物，会逐渐缩短，直至端粒DNA耗尽，这就是海弗利克极限。此时，细胞要继续复制就会消耗影响其生命的DNA，所以细胞停止分裂了。奥洛夫尼科夫还预见性地推测，癌细胞或许有某种机制，让端粒不缩短，进而让它们不死。[19]

在由西方主导的科学界，奥洛夫尼科夫的理论长时间未得到关注，即使在1973年其论文的英译文发表之后也是如此。[20]1972年，曾在二十年前与弗朗西斯·克里克共同发现DNA结构的詹姆斯·沃森，独立提出了DNA聚合酶无法复制染色体端粒DNA的理论。[21]尽管沃森没有像奥洛夫尼科夫那样将自己的理论与海弗利克极限和癌症联系起来，但是他的论文让后来被大家称为“末端复制问题”的现象受到了重视。

无论如何，奥洛夫尼科夫的观点在发表时都是假设性的，没有任何实验证据支持。提供这种证据的探索由三位美国科学家引领，这一探索也在近四十年后带来了一项诺贝尔奖。这三位科学家是：一位来 325
自加利福尼亚的雄心勃勃、有阅读障碍的研究生，一位父母都是澳大利亚医生的理智而精力充沛的女性，以及一位不喜欢竞争、移民来波士顿的加拿大人。

伊丽莎白·布莱克本的父母都是澳大利亚塔斯马尼亚州的医生，她从小就对自然界很着迷，经常捧起被海浪冲上沙滩的海蜇，甚至还给它们唱歌。[22]1970年代中期，她在耶鲁大学做博士后，开始研究嗜热四膜虫。这是一种生活在水塘中的单细胞微生物，表面覆盖着头发一样的细小突起，叫作纤毛。科学家热衷于研究四膜虫，因为它们价格便宜，生长迅速，同时又拥有更复杂有机体，比如人类体内常见的细胞进程。对布莱克本而言，非常重要的是，四膜虫有大量的微型染色体。这为她提供了研究端粒的充足材料；端粒的机能已经使科学家困惑了数十年，也吸引着布莱克本。

她开始测定嗜热四膜虫的详细DNA序列。尽管基因测序在当时还是新技术，但布莱克是使用它的理想人员——她师从基因测序先驱、诺贝尔奖得主弗雷德里克·桑格，由他指导在剑桥大学完成了博士研究。布莱克本的论文是与她在耶鲁大学时的导师约瑟夫·加尔合著的，不过论文发表于1978年，当时她已经成为加利福尼亚大学伯克利分校的分子生物学副教授。论文表明，四膜虫染色体的末端有一小段含有六个碱基的DNA序列，即CCCCAA，这段序列重复了20至70次。[23]她的发现具有开创性。此前，从未有人描述过任何物种染色体末端的分子结构。很快，科学家们对其他简单生物体的端粒进行了测序，发现它们的染色体端粒也有一小段重复多次的DNA序列。

在美国另一边的波士顿，哈佛大学医学院的年轻教授杰克·绍斯塔克正在他位于西德尼·法伯癌症研究所的实验室里，努力理解一种特别不同的单细胞微生物——面包师和酿酒师的酵母菌——是如何应对DNA碎片的。绍斯塔克将线性的、无端粒保护的人工合成DNA链植入酵母菌中，结果这段DNA要么嵌入了一条染色体，要么完全毁掉了。在少数情况下，这条DNA链的两端会连起来，形成一个DNA
326 环。绍斯塔克植入的DNA从未作为线性链幸存下来，因为它们与天然染色体不同，链的两端没有保护性的端粒。后来，在1980年夏的一场会议上，绍斯塔克听到布莱克本讨论她的研究工作，便与她接洽。在激烈的讨论中，两人想到一个主意。绍斯塔克后来回忆说这是个“异想天开的主意”。[24]他们要将四膜虫的端粒嫁接到绍斯塔克在实验室中合成的微型染色体的末端，再将染色体植入酵母菌。或许，嫁接的端粒可以保护绍斯塔克的染色体。

布莱克本和绍斯塔克发现，他们的大胆设想得到了证实。嫁接了端粒的微型染色体没有降解。出于某种原因，四膜虫端粒中那段由六个碱基组成的重复DNA序列保护了染色体的末端，即使在极其不同的微生物中，也是如此。(现在我们已经知道，对于人类和其他哺乳动物，端粒的特殊DNA序列会吸引一组蛋白质——贴切地称为“端粒结合蛋白”，在脆弱的染色体末端形成一个保护帽，阻止细胞“认为”这个染色体末端是开放、断裂的，进而尝试修复它；如果修复工作失败，这个过程可能最终导致细胞自杀。)

1982年，布莱克本和绍斯塔克将他们的发现发表在知名期刊《细胞》上。[25]现在，一个新问题出现了。按照末端复制问题的说法，酵母菌的染色体端粒应该在每次分裂时都缩短一点，直到端粒耗尽，重要DNA开始被损耗。对单细胞微生物，这与存活不相容。酵母菌这样的单细胞微生物，要么能够无限复制，要么死亡。这类微生物必须拥有某种机制，可以对抗末端复制问题。不久，布莱克本和绍斯塔克同前者的研究生贾妮斯·香佩合作，证明了在酵母菌复制时，其染色体端粒会被额外的小段DNA延长。[26]实际上，酵母菌似乎在“努力”地让自己的端粒长度保持大致恒定。

三位科学家提出，或许有一种酶能够通过添加小段重复的DNA，在端粒部分延长染色体。这种酶的工作机制应该与强效的DNA聚合酶极为不同；聚合酶在细胞分裂时复制细胞的全部DNA——棘手的末端除外——但是它需要可供复制的模板DNA。

1984年圣诞节当天，在布莱克本位于伯克利的实验室里，23岁的博士生卡罗尔·格雷德在观察一张才冲洗出来的X光照片，她发现了一件完美得令人难以置信的事情。[27]它首次确切证明了端粒延长酶的存在。在这张X光照片上，可以看到一连串整齐的、梯子状的端粒带。 327
端粒带整齐规律，表明在格雷德制备的、包含合成端粒和四膜虫细胞提取物的试管混合物中，那种假定存在的酶在端粒上添加了六碱基DNA片段——端粒重复序列。[28]（格雷德又通过进一步的实验确认自己这些似乎过于完美的发现确实真实。这之后，格雷德回到家里，伴着布鲁斯·斯普林斯廷的《出生在美国》跳了一整支舞。）

等到1990年，布莱克本及其在伯克利的几位同事才确切证实了这种酶在活体微生物中的活动。[29]那时，它已经有了名字：端粒酶。它是一种复杂的、不同寻常的酶，格雷德和布莱克本之前已经说明，它拥有自己的基因编码模板，因此可以附在染色体末端，即DNA聚合酶无法复制的部分，开始往上面添加物种所特有的端粒重复序列。[30]

这些发现如何绕回半个世纪以前，与海弗利克发现的培养瓶中成纤维细胞的老化联系起来呢？格雷德和加拿大安大略省汉密尔顿市麦克马斯特大学的年轻科学家卡尔文·哈利交谈后，这两个时代的发现才联系起来。格雷德经常从伯克利去麦克马斯特大学看望男朋友布鲁斯·富彻。富彻与哈利在同一间实验室工作；他是加拿大人，长着小胡子，彬彬有礼，从小就对老化问题很着迷。[31]

哈利给格雷德讲了一个她从未听过的复杂理论。这个理论是1971年由一名在莫斯科地铁站顿悟的俄罗斯年轻人提出的。格雷德了解了阿列克谢·奥洛夫尼科夫的理论：细胞会达到海弗利克极限是因为末端复制问题，即细胞以某种方式感知到继续复制会损耗关乎生命的重要DNA时，就会停止分裂。二十年前，奥洛夫尼科夫没有技术验证他的理论。但是，科学家已于1988年发现了人类端粒序列TTAGGG。[32]格雷德已经博士毕业、在纽约长岛冷泉港实验室工作，她在一场会议上听说了早些时候的这项发现，便打电话将这个消息告诉了哈利。现在，她、哈利和富彻有现成的方法可以验证奥洛夫尼科夫的理论。他们可以提出并回答这个问题：人类端粒的长度会随着时间发生什么变化？

他们培养了几种人体组织的成纤维细胞，包括胎儿肺组织，新生儿皮肤，以及24岁、71岁和91岁成人的皮肤。在细胞复制的过程中，他们定期测量染色体的长度。无论最初的长度是多少，所有细胞的染色体末端都会随时间推移而逐渐变短；而胎儿和新生儿的端粒的起始
328 长度要长得多。平均来看，细胞在死亡前，端粒最终会失掉2 000个碱基，或者说在每次细胞分裂时会失掉约50个碱基。这些发现十分契合末端复制问题。细胞在最终停止分裂时，端粒中平均还剩约2 000个碱基。三位科学家推测，这些碱基可能只是没有功能的残余。1990

年，《自然》期刊登出了他们的论文。三人抱持典型的学术谨慎态度写道，他们的发现“可能具有重要的生物学意义”。[33]

在这项实验中，为什么端粒酶没有“拯救”细胞，没有通过添加重复序列来保护端粒呢？答案只能是，端粒酶并非在所有的人细胞中都活跃。实际上，其他科学家很快就证明，大多数类型的人细胞中都不存在端粒酶。

哈利、富彻和格雷德的论文发表后，公众想到了一个简洁明了的概念：端粒逐渐耗尽，细胞停止分裂并最终死亡，这就像蜡烛一样，越烧越短，最终熄灭。这种观念很有吸引力，对于寻找不老泉的人来说尤其诱人。不难想象，试管中的变化或许也发生在人体内：老化造成的各种问题，从皮肤松弛到头发渐疏，再到各种老年病，都源于染色体端粒的损耗，而端粒酶或许可以使人免于衰老。布莱克本后来告诉作家斯蒂芬·霍尔，这种观念“很迷人，简单到只有傻子会相信”。[34]

这并未抑制人们的热情。1990年，一家名为杰龙的公司在加利福尼亚州门罗帕克成立，公司看好端粒酶在抗老化方面的前景。杰龙的科学家敏锐地意识到，哈利、富彻和格雷德证明了端粒缩短和细胞老化之间的联系，但是正如三位科学家指出的那样，他们的发现并未证明端粒缩短导致了细胞老化。几年后，杰龙的科学家与海弗利克从前的研究生伍迪·赖特及其在达拉斯得克萨斯大学西南医学中心的团队合作，开展了一项旨在揭示端粒缩短是否导致了细胞老化的实验。他们将端粒酶加入两类细胞：人包皮成纤维细胞与视网膜成纤维细胞。他们还为两类细胞分别设置了控制组，不加入端粒酶。

控制组细胞分裂达到海弗利克极限，表现为老年细胞，并停止分 329
裂。加入端粒酶的两组则没有出现这种现象。相反，它们生长得很
好，端粒依旧很长，在海弗利克极限之后继续旺盛分裂，并且染色体完

全正常；它们不是以某种方式绕过了细胞分裂极限的癌细胞。在实验论文发表时，富含端粒酶的细胞复制次数已经超过正常次数至少20次。这些科学家无疑证明了实验室中端粒缩短与细胞老化之间存在因果关系。新论文于1998年发表于《科学》期刊，它的标题相当吸引眼球："加入端粒酶可为正常的人细胞延长寿命"。[35]

媒体随后疯狂报道。《纽约时报》在头版突出报道了这条新闻，六天里刊载了两篇相关文章。[36]"我以前觉得，在有生之年我都看不到这个。"海弗利克在《旧金山纪事报》的另一篇头版文章中说。[37]杰龙的股价在1997年最后一天是每股7.8美元，到1998年1月16日，也就是《科学》期刊发表那篇论文当天，已涨到了每股12.7美元。二十个月后，杰龙的股价仍然是11美元左右，《财富》杂志评论说："这家敢于冒险的小公司实现了生物科技史上最高的收益比。"[38]但是，故事的结果在商业上很令人失望。2016年夏，成立已经二十六年的杰龙公司还未从美国食品药品监督管理局那里获得任何产品许可，于是放弃研究抗老化，转而研究癌症。其股价跌到了每股不足3美元。

端粒和老化之间的关系显得极其复杂。实验室细胞的端粒损耗，并不能视为包括人类在内的完整生物体老化的单一原因。首先，不同于生长到海弗利克极限，随后停止分裂的培养细胞，我们身体里的大部分细胞很少分裂。在我们一生中，细胞或许并不会耗尽端粒——1965年海弗利克研究了不同年龄死者的细胞，结果十分清楚地说明了这一点。(记得那位87岁死者的肺细胞吗？它们在培养基中又分裂了29次。)此外，我们现在知道，细胞老化还可能是受到了某些能够完全绕开端粒的机制的影响，如慢性炎症与氧化应激；在氧化应激中，细胞代谢的有毒副产物会直接破坏蛋白质等细胞成分。

然而，一群罕见遗传疾病的患者提供了重要的证据，证明端粒长度对人类老化的直接影响。统称为“短端粒综合征”的疾病的患者，他们的端粒长度特别短，会患一系列与年龄相关的典型退行性疾病。[39]通常，这些疾病会表现在分裂频繁的细胞中，如在器官受损时起修复和维持作用的干细胞，或每天生产数十亿血细胞的骨髓干细胞。例如，短端粒综合征患者会患上再生不良性贫血——骨髓中的造血细胞不能正常工作，循环系统中各种血细胞的数量降到危险水平。[40] 330

反之也成立吗？端粒较长说明人更健康吗？一些吸引人的发现表明这种说法有道理。科学家对数十位健康的百岁老人展开一项研究，结果显示，与普通寿命的受试者相比，健康的百岁老人及其子女尽管年龄增长，但都保持着较长的端粒。结果还显示，较长的端粒与更高的心理功能、更健康的血脂水平和更少的老年疾病相关。[41]不过，这项研究并未证实两者之间存在因果关系。它只表明存在相关性。

重要的是，端粒酶与癌症有关。杰龙公司的科学家——以及其他地方的团队——证明，与大多数正常细胞形成对比的是，癌细胞中的端粒酶具有活性。他们与得克萨斯大学西南医学中心的赖特及其同事杰里・谢伊合作，对101份人肿瘤组织和50份人正常组织进行活组织检查，检测其中端粒酶的活性。90份肿瘤样本中端粒酶具有活性，而正常组织样本中则全都没有活性。[42]1994年，他们的论文在《科学》期刊发表后，对端粒酶在癌症中的作用的研究急速增加。[43]最近的研究成果包括几篇论文，它们显示在因遗传性变异导致端粒酶活性增强的家族中，恶性黑色素瘤（一种皮肤癌）和神经胶质瘤（一种脑瘤）的发病风险更高。[44]生物学家还发现有证据表明，细胞停止自身分裂，即抄短路以达到在海夫利克极限之后所呈现的停止分裂状态，这一能力或许可以发展为一种极其重要的抵抗癌症的机制。

如同端粒酶在癌症中所扮演的复杂角色一样，现今，端粒缩短和老化之间的联系仍然是研究热点。我们现在知道，影响端粒长度的因素多种多样，有内部的，也有外部的。它们清楚地表明，端粒并不像上紧发条的钟表，不是在我们处于子宫内就开始计时，一成不变地
331 朝着可预测的预定终点前进。遗传扮演着一定的角色：我们当中有些人运气好，遗传到了比普通人更长的端粒。此外，环境因素也有一定的影响。

今天，生物学家正在探究这样的基本问题：到底是什么让端粒从短得危险发展到不起作用？细胞达到海弗利克极限时，分子层面上到底发生了什么？在达到海弗利克极限时，细胞信号奏出了什么样的复杂交响乐，导致细胞停止了分裂？他们每找到一个新答案，就会引发一系列更深刻的问题。

2009 年 12 月，瑞典国王卡尔十六世 · 古斯塔夫在斯德哥尔摩为布莱克本、格雷德和绍斯塔克颁发了诺贝尔生理学或医学奖，奖励他们发现端粒和端粒酶对染色体的保护机制。

332 海弗利克描述了一个现象。三位诺贝尔奖得主解释了它。

第二十六章

新兵传染病与梵蒂冈请愿

佛罗里达州拉戈

伊利诺伊州大湖海军基地

俄亥俄州克利夫兰、代顿、森特维尔

1999—2012年

我喜欢说，风疹疫苗防止的堕胎要比天主教狂热分子阻止的多好几千例。

——斯坦利·普洛特金，2013年6月27日[1]

1999年，生活在佛罗里达州克利尔沃特的44岁祖母黛比·文内奇成立了一个叫作神儿女爱生命组织的非营利性组织，反对人胚胎干细胞研究。一年前，科学家宣布分离出了这种多能性细胞，得到媒体广泛报道。它们可以培养成几乎所有类型的细胞，因此科学家希望用它们培养新的细胞和器官，来替代患病的细胞和器官。胚胎干细胞提取自生育诊所废弃的数天大的胚胎，而提取过程会使它们遭到破坏。这些细胞的来源让文内奇很烦恼。她自幼就是虔诚的天主教徒，痛恨在受精后的任何时刻毁灭人的生命。[2]

然而，在创立神儿女爱生命组织后不久，文内奇偶然在当地教区报纸上读到一篇文章，从此她的关注点从人胚干细胞转移开了。文章称，美国的几种儿童疫苗是以数十年前两个流产胎儿的细胞生产的。她开始阅读她能找到的所有关于这些疫苗的文章。她了解得越多，就越难受。

文内奇是两个孩子的祖母。她很快就发现她的孩子和孙子都接种过默克公司的MMR II疫苗，美国市场上仅有的一种三联疫苗，而其中的风疹疫苗成分是使用WI-38细胞生产的。（她的孩子生于1975和1977年，在1980年代都加强注射了MMR II疫苗。）她当时并不知
333 道这种疫苗是用胎儿细胞生产的，因此很生气。她还得知默克公司将MMR疫苗的成分制备成单独的疫苗；这意味着，反对使用胎儿细胞制备风疹疫苗的人，仍然可以在抵制它的同时为自己的孩子接种麻疹疫苗和腮腺炎疫苗。

这种做法可取，但是在文内奇看来并不是长久之计。它让孩子们面对风疹时得不到保护。她得知日本的北里研究所研制了一种她所谓“合乎道德的”风疹疫苗，其病毒是以兔肾细胞培养的。[3]同样，另一家日本企业生产的甲肝疫苗使用的不是胎儿细胞，而默克公司使用的则是MRC-5细胞。[4]她写信给默克，表达了她的担忧，并要求默克停止使用胎儿细胞，转而使用动物细胞生产疫苗。公司没有理睬她的前两封来信，但是回应了第三封来信。在回信中，默克公司的公共事务主管伊莎贝尔·克拉克斯顿指出，WI-38细胞和MRC-5细胞来自1960年代的两次合法堕胎，堕胎的目的并不是制备疫苗。她补充道，默克公司现在和未来都不需要新的流产胎儿来继续生产疫苗。“我们使用这两个细胞系，是因为在制备预防特定疾病的安全、有效的疫苗方面，它们是科学上的最佳选择。”[5]

文内奇对答复并不满意，她在天主教医学会和反堕胎团体人类生命国际组织的支持下，购买了必需的默克公司股份——价值2 000美元——然后撰写了一份股东决议书。这份决议书提出，鉴于默克“从毁灭人类生命的活动中获利”，公司的董事会应该设立特别委员会，将

高管的薪酬与公司的“道德和社会表现”联系起来。

默克公司向美国证券交易委员会申诉，试图阻止这份决议书出现在股票委托书上，但是没有成功；在2003年的公司年度大会上，股东将就这份股票委托书进行表决。[6]证券交易委员会同意删除那段声称默克公司从毁灭人类生命的活动中获利的话。股东们看到的决议书上是这样表述的：“默克公司使用以堕胎的人类培养的细胞系，这违反了它的基本价值声明。”这份决议书得到了4.96%的投票，超过了3%的门槛，文内奇因此可以在第二年再次提交这份决议书。[7]（这种决议书对企业没有约束力，只是提出要求而已。）

文内奇参加了2003年在新泽西州罗威召开的会议。会间休息时，
她走上讲台，递给默克公司当时的执行总裁雷·吉尔马丁一个本子， 334
上面有她收集的37.5万个签名、姓名和地址。她要求默克公司满足签名人的诉求，以合乎道德的疫苗代替用胎儿细胞生产的风疹疫苗、甲肝疫苗和水痘疫苗。

默克公司没有满足签名人的要求，也没有就股东决议书作出回应。在2004年的公司年度大会上，这份决议书没有获得必需的票数——第二次需要获得5%的投票，因而不能在2005年再次呈交给股东们。

2003年6月，在参加默克公司年度大会后不久，文内奇将她的活动介绍到了一个更有可能热情接待她的地方：梵蒂冈。有一群枢机主教和主教负责宣扬和维护天主教的教义；他们所在的机构是神圣信仰教理部，俗称宗教法庭。文内奇去信的时候，他们的负责人或者说部长是若瑟·拉辛各枢机；这位保守的德国教士在两年后成了教宗本笃十六世。文内奇要求信理部重述天主教的教义，即不应强迫天主教徒

做违反自己良心的事情。[8]她指出，有些反对胎儿细胞疫苗的父母，在寻求宗教豁免时，受到了州法院、卫生部门工作人员和学校管理者的质疑。“要允许天主教徒不接受基于流产胎儿细胞系的治疗和疫苗。”她写道。信理部将这个问题呈送至梵蒂冈的另一个机构，宗座科学院。宗座科学院由教宗若望·保禄二世在十年前创立，旨在“宣扬和捍卫人的生命”。它大约有七十名成员，包括多位医学科学家。它的使命是研究生物伦理学问题，并就其表态。(它还帮助教会起草对性侵指控的回应。) 宗座科学院开始了一项将持续两年的研究。文内奇在佛罗里达州耐心地等待回复。

2000年初夏，文内奇在专注于创立神儿女爱生命组织，伊利诺伊州大湖海军基地新兵训练营的21岁新兵亚当·伍德来到基地的医务室，说自己患了感冒，而此前他一直很健康。他第二天和第三天又去了医务室。医生给他开了抗生素，但是病情似乎没有好转。第四天早上，他病得起不了床。他失明了，随后又昏迷不醒。他被救护车送去
335 了医院。医生给他做了胸部X光检查，发现他一侧的肺已经感染。CT扫描显示，他的鼻窦(前额和面颊后面的骨质腔)也感染了。他在科罗拉多州度假的父母急忙赶来。在伍德出现症状后两周，他父母让医护人员撤掉了维持儿子生命的呼吸机。[9,10]

尸检后，病理学家发现伍德的大脑严重发炎——这种情况叫脑炎。来自疾病控制与预防中心以及军方的研究人员检测了他的肺组织和脑组织，发现了一种呼吸系统病毒的DNA，而造成脑炎的极有可能就是这种病毒。它是腺病毒。

腺病毒感染很少造成死亡。腺病毒是一种常见的病毒，容易在拥挤的环境中感染心力交瘁的人，想一想军营中接受训练的新兵吧。

感染者会出现发热、流涕、打喷嚏、咳嗽和眼红等症状。那年夏末，它又感染了大湖海军基地一名此前健康的新兵。19岁的杰斯·杜登出现了普通的鼻、喉症状，最初接受治疗时使用了乙酰氨基酚和减充血药，但是一个月后死于呼吸衰竭。科学家在他遭到破坏的肺里发现了腺病毒的DNA，推断他的死亡或许与腺病毒有关。[11]

在一定程度上，杜登和伍德都是腺病毒疫苗所取得成功的受害者。六年前，1994年，为军方生产腺病毒疫苗的惠氏公司向五角大楼报告，称公司将停止生产腺病毒疫苗。自1971年以来，惠氏已经使用WI-38细胞生产了大量疫苗，足以为约750万新兵接种。新兵到达训练营后两小时内就会口服两枚包衣片，包衣可以防止胃酸破坏病毒。（两枚药片分别针对两种常见的腺病毒株：4型和7型。）但是到1994年，惠氏已经连续十年请求五角大楼拨款建新工厂；1984年，美国食品药品监督管理局的检查员提醒，惠氏在宾夕法尼亚州玛丽埃塔的老厂需要升级。军方答应拨给惠氏300万至500万美元，但是没有兑现。1995年，惠氏向五角大楼报告，说公司停止了生产，现有的疫苗储备将在几年内耗尽。1999年，疫苗用完了。然而，军方没有采取任何措施。军方高层变得自满了。

短时间内，新兵训练营里的腺病毒感染率就回到了还没有开始大规模接种的1950年代的水平。医生预测10%的新兵受到感染，军营医务室里接诊的肺炎病例90%是由腺病毒引起的。[12] 336

“在接种疫苗的时期，一个繁忙的［基础训练］营地中每周有200例呼吸系统感染，其中不足10%是由腺病毒引起的。”《华尔街日报》在2001年报道，“不接种疫苗后，同一训练营中每周有多达800例呼吸系统感染，其中90%是由腺病毒引起的。”[13]

五角大楼花了十年时间和大约一亿美元，在以色列的梯瓦制药公司同意为军方生产腺病毒疫苗后，才重启了腺病毒接种项目。[14]（梯瓦制药公司下属的巴尔实验室在弗吉尼亚州福里斯特将经过冷冻干燥的减毒病毒制成药片。）自2011年10月起，每名新兵到达新兵训练营后都会服用以WI-38细胞生产的腺病毒疫苗，截至2016年末累计有100多万。接种项目重启后不到两个月，军方各基础训练中心新发腺病毒感染的比例就降低了七成，之后一直维持在这个水平。[15]

2000年8月，杰斯·杜登病亡时，另一个生命诞生了。

在俄亥俄州的克利夫兰，31岁的伊丽莎白·格雷厄姆在克利夫兰歌剧院上演的《费加罗的婚礼》中扮演伯爵夫人。她赢得了当地报纸的称赞，说她在台上光彩四射，演唱激情迸发，红色的唇彩与浑圆的口型相得益彰。

在演出后的接待会上，格雷厄姆——大家都叫她贝琪——见了许多崇拜者，与许多人握了手，还亲吻了许多人的脸颊。她感觉良好，只是有几天鼻子和嗓子不太舒服，像是过敏了。等到她身为助理医生的丈夫奇普·麦康奈尔从他们在代顿的家中过来看表演时，她已经完全好了。连续演出结束后，两人去了田纳西州的大烟山度假。大约一个月后，格雷厄姆很确定自己怀孕了。她很激动。她和丈夫已经准备好迎接他们的第一个孩子了。[16]

2000年10月初，贝琪·麦康奈尔（她只在职场上使用格雷厄姆这个名字）去看了家庭医生。医生进行了常规的孕期血检，其中包括风疹抗体水平检测。报告显示她已有免疫力。这在意料之中；她在3岁时，即1972年，接种了当时儿科医生使用的两种风疹疫苗之一：默克公司的HPV-77鸭胚疫苗或Cendehill疫苗。

2001年5月7日，在位于代顿的迈阿密河谷医院，贝琪经过漫长的
分娩，产下了一个面颊红润、一头黑发的女婴。女婴哭声洪亮，体重5 337
磅12盎司，约为新生女婴第5体重百分位数。他们给她取名安娜·加布里埃尔。

当天，麦康奈尔夫妇就得知安娜的心脏有四处缺陷，这种病叫法乐氏四联症。在接下来几周里，他们发现安娜严重失聪，并因白内障而失明。出生后不久，医生给她做了血检，发现她拥有一种不能通过胎盘屏障的风疹抗体，这意味着抗体是她自己在宫内接触风疹病毒后产生的。后来，医生为安娜移除了白内障，疾病控制与预防中心的病毒学家在其中分离出了风疹病毒。

安娜在11周大时接受了心脏手术。几年后，她还要接受一次手术，替换一片心脏瓣膜。第一次手术后，她患上了并发症，因此又接受了气管切开术，而生命的头三年里她都依靠脖子前面的这个开孔呼吸。她在3个月和5个月大时接受了白内障手术，后来又做了多次眼部手术，取出眼内的瘢痕组织，将脱落的视网膜复位。她接受过几次麻醉，以便医生进行眼压测试，检测她是否患有青光眼。她的两只眼睛都患了青光眼，这和斯蒂芬·文茨勒的情况一样：文茨勒就是1964年新泽西州汤姆斯里弗患先天性风疹的那名男孩。

比斯蒂芬·文茨勒幸运的是，安娜享受到了一项医学进步带来的好处。2岁大时，她安装了人工耳蜗，有了一定程度的听力。她父亲记得，看到她第一次在受到训斥时伸手关掉“耳朵”时，自己多么喜出望外。这意味着她听得见父亲说话了。

接受完白内障手术，安娜有了所谓的导航视觉——按照奇普·麦康奈尔的定义，她可以在快要撞上墙时看到它了。她慢慢长大，2004年，她有了一个健康的妹妹丹妮尔。她家搬到了俄亥俄州的森特维

尔，她去了当地一所小学读书。在学校里，她成了摇滚明星一样的人物；全校师生都学会了用手语唱校歌。

安娜十分享受生活。她会开心地在后院玩溜索，还喜欢躺在厨房的窗户下面，冲着太阳举起透明玩具，看着光线闪烁。她会与身旁的导盲犬玩足球；这是一条金德利犬，名叫卡迪。她有时还会与妹妹打架，互相掐捏，互扯头发。她通过摸大拇指辨认熟人。她笑容灿烂，对
338 别人的胡话很敏感。

2011年秋，她10岁，开始对足球场失去兴趣，也很难在学校里保持清醒。走路时，她会重重地倚在卡迪身上，而她以前从不这样。很明显，她的心脏在逐渐衰竭。医生拒绝给她做心脏移植手术，部分原因是没有把握给先天性风疹患者做心脏移植手术，以前从未做过，此外还要考虑安娜体内潜藏的风疹是否会感染和损害植入的心脏。

2012年9月，满11岁后几个月，安娜去世了。她生命的最后几小时是在病床上度过的，但是她很平静。卡迪蜷缩着躺在病房的一角。家人守在她身边，嘟嘟作响的机器已经关掉了。她不停转动双手，让手掌朝向外面，朝向里面，再朝向外面，再朝向里面。她在用手语说“结束了”。

贝琪·麦康奈尔在2000年10月检测到的风疹抗体，可能源于她在两个月前刚怀孕时感染了病毒，而非源于她在1972年接种了疫苗。要么是那次久远的疫苗注射没有在她体内激发抗体，要么是抗体随时间推移减弱或者完全消失了。这一结果正是耶鲁大学的儿科医生多萝西·霍斯特曼在数十年前所担心的，她当时竭力劝说默克公司的莫里斯·希勒曼转而生产普洛特金的风疹疫苗。

2005年6月，神儿女爱生命组织的黛比·文内奇收到了梵蒂冈的回复。宗座科学院开展了一项研究，调查了疫苗生产中使用流产胎儿细胞的情况，并回应了天主教徒让自己的孩子接种这类疫苗是否有罪的问题。[17]权力强大的信理部签字同意研究完成，随后报告从意大利语译成英语，送给文内奇。

这份报告的论证很谨慎，使用了道德哲学中的许多晦涩概念。但是，报告在开头指出，在许多种使用人胎细胞制备的疫苗中，风疹疫苗“或许最为重要，因为它使用广泛，几乎全世界都在使用它”，还因为风疹病毒对胎儿威胁尤大。

这份报告的底线是：只要没有出现替代疫苗，信仰天主教的父母“为了让自己的孩子免于巨大风险，并且不使全部人口，尤其是孕妇的健康受到威胁”，而让孩子接种以人胎细胞制备的疫苗，这种做法就是“合法的”。 339

宗座科学院谴责了一些公司，认为它们生产的疫苗迫使父母作出两难抉择——一种选择违背良心，另一种选择让孩子以及其他人的健康受到威胁。宗座科学院鼓励天主教徒争取替代疫苗，尽全力“让那些不择手段、不道德的制药公司日子不好过”。但是，它没有呼吁天主教徒拒绝使用以胎儿细胞生产的疫苗。

2009年，默克公司宣布不再分别生产麻疹、腮腺炎和风疹疫苗，这打击了文内奇及其委托人。默克公司称，这三种疫苗的销量只有MMR疫苗的2%，分开生产它们不符合公众健康的最佳利益。[18]它指出，疾病控制与预防中心下属的免疫实践咨询委员会，以及美国儿科学会都推荐使用MMR疫苗，理由是使用这种疫苗意味着注射次数更少，疫苗覆盖范围更广。[19]让父母为了两三种不同的疫苗去两三趟医院，会增加漏打的风险，而且分别接种所需时间较长，没来得及接种相应疫苗的儿童有被感染的风险。(疾病控制与预防中心的顾问还支持四联疫苗ProQuad,它是默克公司在MMR疫苗的基础上增加了水痘疫苗得来的。)[20]

默克公司最初向神儿女爱生命组织的一名父亲或母亲暗示过,他们将继续生产单抗原疫苗。[21]在他们停止生产这类疫苗时,文内奇和她的组织感觉遭到了背叛。2015年,美国爆发了一场始于迪士尼乐园的麻疹疫情,神儿女爱生命组织发布了一篇新闻稿《责怪默克,不要责怪父母!》。这个组织写道,默克公司的"轻率"决定"让许多家庭出于良心无法使用以流产胎儿生产的MMR疫苗,从而得不到
340 保护"。[22]

第二十七章

细胞的来生

费城,2014年

贝塞斯达,2016年

研制疫苗或许是你能做的最有成就的一件事情,原因很简单:成功研制出一种疫苗,你可以看到一种疾病消失。

——阿兰·肖,默克公司疫苗研究部门前主管[1]

不久前的一个春天,在威斯塔研究所张如刚的实验室里,组织培养箱里放着一些细胞,它看上去像是一台塞得满满的冰箱。张如刚对这些细胞充满了热情。他是一名华裔科学家,研究细胞老化和正常细胞的癌变,组织培养箱里的细胞对他而言是一种重要的、熟悉的工具。"癌细胞发生了许多变化,很难追踪,而WI-38细胞本质上是正常的。正是出于这个原因,它至今仍然是一个非常重要的生态系统。"张如刚解释道。

在那个4月末的白天看到张如刚那些WI-38细胞的照片,你或许会无动于衷。一张照片上杂乱地分布着许多染成紫色的细长细胞体;它们是典型的成纤维细胞,分泌出了细胞外基质,就是细胞周围将组织联结起来的物质。另一张照片上,刚才那些细长的细胞几乎辨认不出来了。它们原本是流线型的,现在却鼓胀起来,呈明亮的青绿色。它们的形状不再一致,变得多种多样。它们好像不受控制了。确实如此。它们是年老的细胞,能量在减弱,内部也越来越老旧、无序。

老化细胞一直不容易识别。青绿色是张如刚添加的一种染色剂；细胞达到海弗利克极限，停止分裂时，会积累一种酶，而这种染色剂可以给这种酶着色。科学家怎么知道这种酶能够可靠地标记出细胞的老化呢？在一定程度上，他们是通过研究WI－38细胞知道这一点的。[2]WI－38细胞以许多方式推进了老化研究，这是其中之一；它们在
341 实验室中的老化十分可靠，科学家可以据此研究老化的过程。这项工作对人类健康具有重大意义；它既令人着迷，又令人心碎。在位于伊利诺伊州芝加哥的西北大学费恩伯格医学院，分子和细胞生物学系主任罗伯特·戈德曼正在使用WI－38细胞做研究，试图揭示为什么早衰症患者的细胞会过早老化；早衰症是一种绝症，10岁的患儿时看上去像是80岁一样。[3]

有时候，WI－38细胞被用于基础生物学研究，产出许多看上去很深奥的成果，但最终这些成果的意义也能为非科学家轻松理解，很有价值。几年前，在位于以色列雷霍沃特的魏茨曼科学研究所，研究人员使用WI－38细胞发现了QSOX1酶有一种重要的功能；人们认为QSOX1酶在一定程度上可以帮助前列腺癌、乳腺癌和胰腺癌入侵正常组织。研究人员发现，WI－38细胞分泌的这种酶会催化层黏连蛋白的形成；层黏连蛋白是基底膜的重要成分之一，而基底膜是将多种细胞固定在细胞下方结缔组织上的网状纤维薄膜。癌细胞依赖层黏连蛋白扩散和侵入组织。这些以色列科学家使用抗体屏蔽QSOX1酶，阻止了癌细胞迁移：通常可移动的肺癌细胞却无法穿过一层WI－38细胞。这种意义深远的基础性成果通常会发表在《科学》期刊上，而这些以色列科学家也确实将论文发表在了《科学》上。[4]

以色列雷霍沃特的研究人员取得的这种基础性成果，其影响

很难量化。生物学是基于自身，依靠一个接一个的成果发展起来的。恰如其分地赞誉每项发现，这种做法并无多大用处，也常常难以实现。此外，在当时看上去或许用处不大的发现——比如伊丽莎白·布莱克本首次对单细胞水生微生物四膜虫的端粒的复杂描述——能够开创全新的领域，带来许多重大发现，不断深化人们的认识。最初被斥为“草率”或错误的一些发现也是如此，比如海弗利克观察到多种胎儿器官的正常细胞在实验室培养皿中生长几个月后会停止分裂，并大胆推测这种现象或许与人类老化有关。数十年后，他这些观察和思考的重要性才被充分理解。并且，这些发现是基于实验室的，远离病床，因此它们的影响无法以产出药品或拯救生命的数量来简单衡量。

那些因海弗利克而得以问世的疫苗则极其不同；它们的问世不仅仅是因为海弗利克建立了WI-38细胞，随后把自己的实验室变成疫苗科学家和疫苗研发公司的一站式商店，还因为他坚持不懈地对抗美 342
国那些固执、极其保守、只想着保护自己的疫苗监管者，努力让WI-38细胞为人接受。当时很少有人感谢他的努力，等到他的努力最终广受关注时，关注方式却又糟糕至极——《纽约时报》在头版报道了政府对他的调查，令他笼罩在身败名裂的阴云下。当然，海弗利克的落败是他自找的；他固执地与政府对抗，并且一旦认定自己正确便分毫不让，不过他确实经常是正确的。但是，这些都无法削弱他给公众健康带来的巨大影响，而这影响正源于他为自己挚爱的WI-38细胞及其带来的多种疫苗付出的努力和坚持。

1990年代中期，默克公司的水痘疫苗获得美国食品药品监督管理局批准，默克成为世界上唯一一家水痘疫苗生产商。默克在北卡罗来纳州的新工厂生产这种疫苗，使用的是MRC－5细胞；这种细胞是英国人按照海弗利克的方法，模仿WI－38细胞制备的。追根溯源，这种水痘疫苗中的减毒病毒很久以前曾以WI－38细胞传代培养过。大阪大学的儿科医生高桥理明在实验室中使用WI－38细胞培养出这种病毒，后来默克公司从高桥理明所在的机构获得了授权。默克的带状疱疹疫苗情况也一样；该疫苗于2006年获批用于60岁以上的美国人，它只是水痘疫苗的高剂量版本。这两种疾病是由同一种病毒引起的，即水痘带状疱疹病毒。60岁以上的人需要更高的剂量，因为他们的免疫系统对疫苗的应答不像年轻人那样强。

1995年，美国12至18月龄婴儿开始接种水痘疫苗。此后十年，水痘带状疱疹病毒相关疾病，即水痘和带状疱疹的发病率，以及相关的入院和死亡人数降低了约90%。[5]2006年，疾病控制与预防中心建议，儿童在4至6岁时，即入学前，再接种一次水痘疫苗。截至2013年，水痘带状疱疹病毒相关疾病的发病率又降低了81%。[6]自2010年以来，美国20岁以下人群无人死于水痘感染。[7]

1996年，美国食品药品监督管理局终于批准了默克公司的甲肝疫苗，而此时距离希勒曼要求菲利普·普罗沃斯特停止使用WI－38细胞，转而使用MRC－5细胞来研制甲肝疫苗，已经过去了二十年。默克公司终于从美国食品药品监督管理局获得了甲肝疫苗的批准。默克与葛兰素史克共享美国市场；两家公司的疫苗都是以MRC－5细胞生产的。甲肝是通过受到感染者排泄物污染的食物和饮水传播
343 的。1996年，甲肝高发地区的婴儿开始接种疫苗。2006年，甲肝疫苗列入婴儿常规接种目录。[8]2000至2013年，上报至疾病控制与预防中

心的甲肝病例减少了86.7%，从2000年的13 397例减少到2013年的1 781例。[9]

1970年代以来，美国狂犬病致死病例稳步减少，原因在于动物控制与免疫方面的努力在一定程度上使家养猫狗不再是狂犬病毒的储存宿主，也在于基于人细胞的改良狂犬病疫苗于1980年上市，这要感谢希拉里·科普罗夫斯基及其同事，还有海弗利克的WI-38细胞。1980年代中期，在惠氏被迫召回其狂犬病疫苗后若干年，法国里昂的梅里厄研究所（现属疫苗生产巨头赛诺菲巴斯德公司）的Imovax疫苗主导着美国市场；这种疫苗是使用MRC-5细胞生产的，但是五十年前科普罗夫斯基和维克多使用WI-38细胞对其病毒进行了改良，它才得以研制出来。如今，Imovax疫苗正面对着新疫苗引发的激烈竞争，这些新疫苗同样有效，但是生产成本更低。这些新疫苗和Imovax疫苗一样，也是大幅改良的产物，其基础是20世纪初的动物神经组织疫苗。然而遗憾的是，未经改良的疫苗生产成本更低，因此仍在少数发展中国家使用。

在美国，每年有3万至6万名狂犬病毒可疑暴露者接种疫苗，他们注射的要么是赛诺菲的人二倍体细胞疫苗，要么是诺华公司以鸭胚细胞生产的竞品疫苗。[10]还有数千人，包括兽医学生、驯兽师、狂犬病研究人员，接受预防性接种。

在美国，野生动物，尤其是浣熊、蝙蝠和臭鼬，仍然是狂犬病的储存宿主。每年上报至疾病控制与预防中心的狂犬病病畜约为6 000例，其中92%是野生动物。[11]每年，数百只家养猫狗因未接种疫苗而从野生动物那里感染狂犬病。[12]

在大多数年份，美国每年有一至三人死于狂犬病——这种疾病太罕见，可能会被误诊。对人而言，蝙蝠是尤其危险的储存宿主，因为它们可以携带病毒却无症状，而且它们的牙齿很细小，人们或许意识不到自己被咬伤了——咬伤通常发生在人们睡着时。

2015年9月，怀俄明州一位77岁女性在身体愈发虚弱、丧失平衡
344 能力五天后到当地医院就诊。她言语不清，无法吞咽。八天后，她的家人告诉医生，一个月前有只蝙蝠在她睡觉时落到了她的脖子上，将她惊醒。他们提到蝙蝠时，她已经瘫痪、昏迷，用上了呼吸机。三天后，她去世了。疾病控制与预防中心的专家检测了她的唾液和颈部皮肤，发现了狂犬病毒。

老妇人被落到脖子上的蝙蝠惊醒后，她丈夫曾帮她查看，但没有发现伤口，所以她就没去医院。她丈夫向当地管理物种入侵的部门报告了这件事，但是他们没有提及狂犬病的潜在危险。[13]

2014年，住在密苏里州密林里的一名男子在他的活动房屋中发现了一只蝙蝠，后来他因为脖子剧痛、左臂刺痛来到医院的急救室。他感到恐惧，开始出现幻觉，也出现了恐水症状。不到三天他就用上了呼吸器，九天后便去世了。过了六天，他的医生们才考虑到他或许患了狂犬病，又等了六天才得到确切的检测结果。此时用疫苗拯救他已经完全来不及了。[14]

2004年，威斯康星州的15岁女孩珍娜·吉斯成为已知未接种疫苗的首位狂犬病幸存者。[15]在被蝙蝠咬伤三十七天后，她出现了神经系统症状。医生用药物诱导她进入昏迷状态，并给予抗病毒药物治疗。现在，她已经大学毕业，结婚了。

2007年，德黑兰巴斯德研究所的研究人员回到了伊朗西北部的村庄。他们设法找到了三十一年前被狂犬病病畜咬伤、接种过科普罗夫斯基的WI-38细胞疫苗的45人之中的26人。他们全都仍然拥有狂犬

病毒抗体，而且按照世卫组织的标准，许多人的抗体仍能达到保护性水平。[16]

人们在1970年代初认为可能爆发的那场风疹疫情，最终并未在美国出现。到1979年，也就是美国首次批准风疹疫苗十年后，在约2.25亿美国人口中，有7 500万至8 000万儿童接种了疫苗。1969年没有爆发疫情，上报至传染疾病中心的风疹有55 549例。[17]到1979年，数字降至最低纪录——11 795例。[18, 19]（1969和1979年的数据都可能严重低估了，因为许多风疹感染者并没有明显症状。）[20] 345

1969至1980年，美国患先天性风疹的婴儿数量减少了36%，减少至50名婴儿。[21]至20世纪与21世纪之交，美国的学步儿童接种普洛特金的RA 27/3疫苗已有二十年，那一年，据通报，美国患风疹的儿童和成人有176例，患先天性风疹的婴儿有9例。[22]当时，在美国患先天性风疹的婴儿中，超过90%其母亲来自无风疹接种计划或接种计划才开始不久的国家和地区。[23]

2005年，疾病控制与预防中心宣布，地方性风疹，即在本地出现、而非由移民携带入境的风疹，在美国已经根除。

2015年4月，泛美卫生组织称，西半球已经消灭了地方性风疹。截至此时，默克公司总共发出了超过6.6亿剂由普洛特金研发、基于WI-38细胞的风疹疫苗。[24]

从全球来看，风疹问题仍然很严重。2013年，28%的国家没有风疹疫苗接种计划。[25]最初，有些国家只给女孩接种，因为只有女孩长大后才会怀孕。日本在1995年才开始给男孩接种风疹疫苗，2012至2014年日本爆发了严重的疫情，大多数感染者是成年男性。[26, 27]患先天性风疹的婴儿有45例。[28]

美国仍然存在零星的输入性先天性风疹病例。例如，2012年美国有三名婴儿确诊患有先天性风疹综合征。他们的母亲都来自没有风疹疫苗接种计划的非洲国家，并且孕早期都身在非洲。[29]

专家估计，每年有1万名婴儿患先天性风疹，其中大多数都在发展中国家。[30]

2014年11月，在晴朗、干冷的一天，我参观了默克公司位于西点的园区。这里离费城不远，占地400公顷，建筑低矮，有自己的垃圾运送、消防和急救服务。1979年以来，默克公司一直在这里生产风疹疫苗，至今已经有约1.4亿美国学龄前儿童接种了该疫苗。在29号楼的超净车间里，默克公司正在进行业内所谓的“连续生产”，在几个月的
346 时间里生产出接下来一年要用的疫苗。(要与风疹疫苗组合成MMR疫苗的麻疹疫苗和腮腺炎疫苗，会在当年的不同时间以同一套设备生产出来，以避免交叉污染。)

默克从9月开始生产疫苗，生产班次为每天上午8：00至中午12：30。在一连串的更衣室和确保外面空气不会进入的阻隔室的后面，技术人员戴着头罩，穿着白色连衫裤和钢头鞋——绿色的鞋带表明鞋是无菌室专用的——正在监视数十只半加仑容量的塑料圆桶。这些桶缓慢地旋转着，桶壁上生长着WI-38细胞，像是蒙上了一层薄雾，桶内的培养基里充满了风疹病毒。细胞培养的温度设定为86 ℉；很久以前，斯坦利·普洛特金就发现在86 ℉时RA 27/3疫苗病毒的减毒程度刚刚好。几天后，技术人员会采集这些含有病毒的培养基，对其进行多次过滤以除去里面较大的WI-38细胞碎片，制成疫苗。每批疫苗差不多可以装满一只66加仑的不锈钢罐；每批疫苗都要经过安全性测试，必须满足许多参数，而且测试结果须由美国食品药品监督

管理局签字确认。之后，疫苗会被冻干保存，同麻疹疫苗和腮腺炎疫苗包装在一起，贴上标签，与无菌稀释液一起发出去，最终送到五大洲四十二个国家和地区的无数医生和卫生工作者手里。

我在一间会议室里见到了参与风疹疫苗生产的几位关键人士，其中包括迈克尔·林恩，一位养育着四个孩子的生物技术员。林恩剃着光头，二头肌强壮，戴着护目镜、头罩和面具。在谈及长时间工作时，他说："这是在帮助孩子。对我来说，没有比这更好的事情了。"还包括工程师与分子生物学家维克·约翰斯顿；他是风疹疫苗方面的专家，看上去40多岁。他告诉我，默克公司上一次从保存在美国典型培养物保藏中心的那几十瓶可用于生产疫苗的WI-38细胞中取得一瓶，还是在2008年。从1995年直到那时，默克都不需要去取细胞。

约翰斯顿说，当一支几十年前制备的小安瓿从保藏中心送达默克公司时，其中含有约300万个细胞。默克会让它们增殖，产出一批可用的、倍增20次出头的细胞，然后将这数十支安瓿冷冻起来。它们够用8年、10年或13年。在每年连续生产时，默克公司都会从这个细胞库中取出一部分。连续生产开始时的1.2亿个细胞到结束时会增殖到370亿个，然后再用这些感染了病毒的WI-38细胞生产疫苗。此时， 347
这些细胞群的倍增数大概是30出头。约翰斯顿说，这些细胞尽管没有被病毒杀死，但是在分裂出大量细胞后，便"有些耗尽了"。至此，这些附着在旋转的塑料桶内壁上细胞，将结束它们的漫长旅程。在这段旅途中，它们大部分时间都处于深度冷冻状态，它们的祖先从X太太的子宫深处出发，经过瑞典的一家医院，经过卡罗林斯卡学院，经过威斯塔研究所，经过斯坦福大学，经过美国典型培养物保藏中心，最终到达宾夕法尼亚州的西点。

“你会因担心WI-38细胞耗尽而失眠吗?”我问约翰斯顿。

他犹豫了片刻,说如果默克公司能够使用再年老一些的WI-38细胞开始连续生产——这种改变须经美国食品药品监督管理局批准,“WI-38细胞的供应基本上就能够无穷无尽了”。①

所有的病毒疫苗,无论是否使用胎儿细胞生产,其中都含有纳米级的细胞碎片。这些蛋白质和DNA碎片极其微小,而过滤器只能筛除较大的细胞残余物。至于用来生产风疹疫苗的WI-38细胞,一剂疫苗中含有的细胞DNA小碎片重量约为180毫微克,也就是1盎司的千万分之六。(一个体重22磅的学步儿童,其血管中循环的血液重量约为180毫微克的50亿倍。)人们认为这些WI-38细胞碎片十分安全,因为它们从未癌变过,并且几十年来使用它们制备的疫苗都很安全;因此美国食品药品监督管理局和世卫组织都没有为风疹疫苗中可以存在多少WI-38细胞DNA设上限。②[31,32]

数亿人受益于使用WI-38细胞生产的风疹疫苗和腺病毒疫苗,我为WI-38细胞与这些受益者之间密切的相互作用感动。接种疫
348 苗后,他们的身体就真正地与X太太的胎儿联系起来。往深处想,从WI-38细胞的极微小层面来看,我们还可以说这种身体联系扩展到每一个接种了默克公司以WI-38细胞传代培养过的带状疱疹疫苗和水痘疫苗的儿童与成人,扩展到每一个接种了由赛诺菲巴斯德公司生产、半个世纪前由威斯塔研究所的科普罗夫斯基及其同事以WI-38细胞研制出来的狂犬病疫苗,从而保住性命的人。诚然,经过

① 世卫组织规定,距离分裂停止还有约10代以上的WI-38细胞能够用于疫苗生产。

② 出于同样的原因,世卫组织和美国食品药品监督管理局也没有对使用MRC-5细胞——1996年提取自一名英国胎儿——生产的疫苗设定DNA残留量上限。

这么多次传代后，疫苗接种者和WI-38胎儿之间的身体联系几乎完全是象征性的——或许就像太平洋中的一滴水。但是，为默克公司研发带状疱疹疫苗和水痘疫苗的阿兰·肖说，这种联系“在哲学上”是真实的。[33]

X太太从未得到使用胎儿的补偿。但是，将WI-38细胞作为研究工具销售的机构，以及用它们生产疫苗的企业都挣了许多钱。2016年春，科学家要支付高达467美元才能从细胞库购买一小瓶WI-38细胞。1980年代中期，在基于WI-38细胞的狂犬病疫苗和风疹疫苗仍受专利保护时，威斯塔研究所每年能收到超过300万美元的专利使用费；其中15%由疫苗的几位发明人共享，他们是普洛特金、科普罗夫斯基、费尔南德斯，以及在1986年去世的维克多。[34]今天疫苗生产带来的收益要高几个数量级。2012年，使用WI-38细胞为五角大楼生产腺病毒疫苗的梯瓦公司，从该疫苗中盈利3 000万美元。[35]（该公司拒绝提供更新近的数据。）2015年，默克公司的风疹疫苗和水痘疫苗销售额增长了10%，达到15亿美元。

即使迟至今天，X太太应该得到使用胎儿的补偿吗？有些伦理学者认为，给X太太这类人付钱没有正当依据，因为使用胎儿这件事没有给她带来任何麻烦——她反正都要堕胎，并且她与海弗利克、普洛特金、科普罗夫斯基等人不同，她没有参与任何将胎儿转化成可改善人类健康的持久工具的工作。[36]其他人，如威斯康星大学的律师、生物伦理学者阿尔塔·沙罗，认为堕胎时间久远，而且是在遥远的瑞典，即使X太太想取得补偿，也几乎没有法律上的途径。沙罗补充道，这并不意味着不应该出于道德而补偿X太太。[37]

进一步说，如果人们捐献的组织不是常规医疗的副产品，而是征得他们同意后为了研究而特意取得，并且后来成了利润丰厚的研究工具或疗法，那么组织捐献者是否应该得到补偿？关于这个问题，仍然
349 存在激烈的争论。一些专家认为，要理清谁应该得到多少钱将是法律上的噩梦，科学会因此停滞不前。[38]还有一些专家认为，获利的可能性会激励人们捐献组织，加速科学研究的进展。[39]

美国多家生物样本库保存着数亿份组织样本，这些样本包括外科手术废弃的从胰腺到胎盘的各种器官，[40]我们又该怎么对待基于它们研发出来的研究工具或药物？它们永远也不会带给捐献者经济上的好处；研究人员可以自由使用这些样本，不需要捐献者同意或知情——只要隐去它们的个人信息，让科学家无法追溯到捐献者即可。2016年春，美国政府在制定相关规则，以改变这种情况。规则将通常要求患者出具一次性的知情同意，准许将他们的手术废弃组织用于未来的研究。[41]在本书完稿之时，许多医学研究人员正在反对这项改革提议，他们以美国国家科学院的一份新报告为据，称对知情同意的这一新要求会造成昂贵的官僚困境，并不会造福它本意要保护的人。[42]讽刺的是，这一规则变革即使真的通过，也不会应用于与本书所讨论问题有关的胎儿组织。胎儿组织的相关事宜由美国另一家机构管理。这家机构认为，研究人员可以不经允许使用胎儿组织，前提是它没有身份信息，不能追溯到相关在世者，并且未经允许使用它的行为不违反州或地方法律。[①][43]实际上，在大多数地方，这种做法都违反州法律：至少在三十七个州和哥伦比亚特区，法律都规定，在研究中使用胎儿组织，必须获得胎儿母亲的知情同意。[44]

① 有一个例外。根据1993年的一项法律，在没有得到堕胎女性的知情同意前，即使流产胎儿的组织没有个人信息，也不得将其植入人体，以实现治疗上的目的——例如，人们曾尝试以胎儿组织治疗帕金森病。

本书中多见以孤儿、囚犯、新生儿和智障儿童进行的无人监管的剥削性实验，这些在美国已经被禁止。1966年，亨利·比彻在《新英格兰医学期刊》上发表文章，指出了二十年来受试者遭受的惊人虐待。此后，美国公共卫生局局长告诉接受政府资助的医学研究人员，在进 350
行人体试验前，他们要获得参与者的知情同意，并且经过他们所在医院或大学的独立“同行委员会”批准。这些委员会将按照要求仔细审查参与者承担的风险和享受的福利，审查研究人员要如何取得参与者的知情同意。他们的职责是保护受试者的权利和福利。[45]

1972年，美联社记者琼·海勒揭露了塔斯基吉梅毒实验的细节。[46]她在多家全国性报纸上发表文章，称美国政府的研究人员自1932年以来故意不为399名不识字的贫困非洲裔美国男性治疗梅毒，以研究梅毒的影响。1940年代，青霉素已经问世，并广泛、成功地用于治疗这种危害严重的缓进型性病，即便如此，研究人员仍欺骗这些患者，声称正在为他们治疗，但其实并没有给他们使用青霉素。[47]

1974年，为在一定程度上回应塔斯基吉事件报道引发的强烈抗议，美国国会将1966年提出的、至此仍只是一项政策的两项要求写进了法律。[48]卫生、教育和福利部颁布了阐释这条法律的新规。新规要求，提前审批人体试验的委员会要包括外行人士——律师、生物伦理学者、宗教人士、社区成员。(1968年的一项研究显示，73%的医学研究机构的委员会完全由科学家和医生组成。)[49]新规还明确了知情同意的形式。[50]1974年的规定增加了对孕妇、新生儿、胎儿、囚犯和儿童，包括收容机构中的儿童的额外保护。①

① 因为智障人士及其支持者在二十五年前多次强烈抗议——这实际上是一次争取研究参与权的运动，美国的规定没有向这个群体提供特殊保护。这个问题并不简单。支持者当时尤其担心，如果研究人员受到太多制约，针对精神疾病的临床研究就会遭到忽视。

今天，独立的伦理委员会通常会面数小时，仔细审查人体试验提议——例如，2015年，委员会就评估了国家卫生研究院的科学家提出的新埃博拉疫苗研究。（疫苗中不含埃博拉病毒，只含有一个能致病的病毒DNA片段。）委员会就安全事项严厉询问试验的负责人，让他们
351 缩短、简化知情同意表。一名委员坚持，知情同意表必须让八年级的学生也能读懂。

知情同意表修改后，试验参与者——140名健康的志愿者，他们将是首批注射这种疫苗的人——有几天时间仔细查看研究计划和知情同意表。他们可以随意向研究人员提问，还能得到针对试验的专门辅导。研究团队的不同成员反复告知，他们可以在任何时间以任何理由退出试验。注射疫苗后，他们在现场接受了数小时的密切观察，并被告知，如果出现任何严重症状，须拨打全天候热线联系研究人员。他们于次日返回接受随访，并在随后几周，后来延长至几个月定期返回做血检，以测量体内的埃博拉病毒抗体水平。他们因花费时间、经历不便而得到了适当补偿。

志愿者格兰特是一位26岁的公寓管理员。他说，他最初参与疫苗试验是为了挣点外快，后来逐渐认为这是一种公民义务。“现在流程不再像以前那样奇怪、冰冷和陈旧，”采访者请他对比五六十年前以囚犯和孤儿进行的试验时，他说，“为什么不献出我的身体和时间呢？”

有些人仍然厌恶使用X太太胎儿的细胞，尽管那次堕胎十分久远，尽管它反正都会发生。反堕胎活动家最近将战火扩大了，不仅反对以胎儿细胞生产疫苗，还延伸到反对以胎儿组织进行科学研究。2015年夏，反堕胎活动家、所谓“医学进步中心”的创始人戴维·达莱登发布了几段暗中拍摄、经过深度加工的视频。在视频

中，他和一名同事假扮生物科技公司的主管，展示了美国计划生育联合会的资深医生们如何做堕胎手术，并将胎儿组织提供给医学研究人员。

胎儿组织研究在美国是合法的。2015年，国家卫生研究院拨款8 000万美元资助了数十个使用胎儿组织的研究项目。胎儿组织研究深化了科学家对艾滋病、肝炎、失明，以及胎儿发育异常等的认识。[51]多家公司已经独立使用胎儿细胞研制了多种药物，如治疗关节炎的恩利（以海弗利克在WI-38细胞之前建立的WI-26细胞研发）、帮助囊
肿性纤维化患儿清除阻塞肺部的浓稠黏液的百慕时，以及改良的血友 352
病治疗药物努维克（Nuwiq）（血友病是一种危及生命的出血性疾病，大部分患者为男性）。

法律规定，堕胎医院在提供用于研究的胎儿组织时，只能收取成本费用。达莱登的视频声称揭露了美国计划生育联合会为牟利从事非法胎儿器官交易。国会和各州愤怒的保守派议员发起了十多项调查。这些调查都没有发现可以证明计划生育联合会通过提供用于研究的胎儿组织获利的证据；然而，达莱登却因为伪造驾照来掩饰真实身份，而被得克萨斯州的一个大陪审团指控犯下篡改政府记录的重罪。不过，2016年春，美国众议院的一个特别委员会——众议院婴儿生命委员会传唤了全国多位使用胎儿组织做研究的科学家，要求他们提供大量信息。[52]这件事给美国的胎儿组织研究浇了一盆冷水。一家机构请了保安来守卫实验室。[53]科学家更不容易获得胎儿组织了。[54]

在其他国家，胎儿组织研究发展迅速。几位中国科学家在最近一篇论文中称，他们建立了一个新的细胞株，中国人有了属于自己的可用于疫苗生产的类WI-38正常细胞。这一新的人胎细胞株叫

walvax－2，得名于生产该细胞株的云南沃森生物技术股份有限公司。细胞培养自一名女性胎儿的肺组织，其母亲27岁，身体健康，前次剖宫产造成瘢痕子宫，因此在孕3月接受了这次堕胎。几位科学家报告称，他们在获得九名女性同意后，解剖了她们堕下的胎儿，最终选择了用于建立walvax－2细胞株的胎儿肺组织。[55]神儿女爱生命组织的黛比·文内奇在得知这篇论文后，在LifeNews.com网站上发表了文章《中国科学家使用九名堕胎婴儿的器官生产新疫苗》。[56]

在参观默克公司那天的傍晚，我在美国哲学会的本杰明·富兰克林厅参加了一场特别的活动；这幢意大利风格的宏伟建筑位于费城的老城区，正面由白色大理石建成。海弗利克和他的前同事穆尔黑德获颁约翰·斯科特奖——两人在1961年合作了一篇论文，称实验室培养皿中的正常细胞会老化。该奖由苏格兰药商约翰·斯科特
353 设立；据称他崇拜本杰明·富兰克林，所以选择在费城颁奖。它意在表彰“取得有益发明创造的天才”，感谢他们为人类“舒适、福利和幸福”所作的贡献。自1822年以来，获奖者中有发明门锁、独轮车，以及拔牙工具的人。不过，他们也包括科学界和工程界的巨星：托马斯·爱迪生、玛丽·居里、莱特兄弟、胰岛素发现者之一弗雷德里克·班廷，以及2011年诺贝尔物理学奖得住之一索尔·珀尔马特。截至本书完稿之时，海弗利克已经88岁高龄，约翰·斯科特奖是他荣获的众多奖项中最新的一个。

许多来宾都已头发花白，这场活动对海弗利克仍然在世的前同事们来说算是一次重聚。普洛特金没有到场；他人在德国，正在写一篇关于巨细胞病毒疫苗研发的论文——今天在美国，巨细胞病毒是胎儿损伤的最常见原因。威斯塔研究所的前科学管理员罗伯特·鲁萨在

场；当初，科普罗夫斯基一发现WI-38细胞不见了，就打电话将身在多伦多的鲁萨叫了回去。他坐着轮椅，显然很高兴能够与许多老友相聚；他在几个月后去世了。在场的还有安东尼·吉拉尔迪；他曾在默克工作，以仓鼠测试了海弗利克的第一个胎儿细胞株，看仓鼠的颊囊里是否会长出肿瘤。埃罗·萨克塞拉也从赫尔辛基到费城来参加这场活动；这位芬兰科学家曾在威斯塔研究所做访问研究，1962和1963年他与穆尔黑德合作研究衰老的WI-38细胞是否会癌变。穆尔黑德尽管身体状况不佳，也到了现场。对许多与会者来说，这无疑是最后一次相见。

海弗利克上台发言了。他列出了自己的众多成就，从发现海弗利克极限，到识别出引起游走性肺炎的微生物，再到建立WI-38细胞系并促进它在疫苗生产中得到广泛应用。他夸张地对上了年纪的来宾说，他们接种过的任何病毒疫苗，“几乎一定都是用WI-38细胞生产的”。他称，有超过20亿人接种过以WI-38细胞生产的疫苗。(默克的风疹疫苗是以WI-38细胞生产的数量最多的疫苗，公司称截至2016年3月共有6.77亿剂风疹疫苗上市。)[57]在发言结束时他表示，他觉得自己的最大成就是“扭转了那种认为生物学家没有知识产权的普遍观念，改变了相关的法律”。

海弗利克并不需要夸张。他的成就即使不加修饰，也足够卓越。 354

正如海弗利克那晚所言，八年前他就不再拥有任何WI-38细胞了。根据1981年他与国家卫生研究院达成的和解协议，他获得了六瓶第8代原代WI-38细胞。一开始，他将这些细胞保存于他在奥克兰儿童医院的实验室里。在搬去位于盖恩斯维尔的佛罗里达大学时，他用便携式液氮罐将细胞也随车带去了。1988年，他搬回加利福尼亚州，细胞再次随他穿过了整个国家。回到湾区，它们保存在他位于圣卡洛斯，后来又位于希尔斯伯勒家中的便携冷柜里。最终，1991年，他将它们保存在他位于“海洋农场”(Sea Ranch)的美丽峭壁上、俯瞰太平洋的车库里。[58]

在接下来的十六年里，每隔一个月左右，海弗利克都要驾车往返一百三十英里，到距离最近的城市圣罗莎购买液氮来加满冷柜。2006年，他最终受够了。他将细胞捐献给了新泽西州卡姆登的科里尔医学研究所；它们至今还保存在那里。

“是时候了，”他在2013年告诉《自然》期刊，“我的‘孩子’现在
355 已经成年，应该离家了。”[59]

后记

他们如今在何方?

我的朋友,研究历史不是开玩笑,也不是玩不负责任的游戏。

——赫尔曼·黑塞,《玻璃球游戏》[1]

玛加丽塔·伯蒂格。在1962年被上司斯文·加德派去调查X太太病史的年轻医生和科学家,她对瑞典成功根除脊髓灰质炎发挥了重要作用,她还对接种人群进行了四十年的随访研究。1976年,她成为瑞典政府的顶级流行病学家。在该职位上,她在艾滋病流行初期即深度参与对其应对,并努力提高其他几种传染病的疫苗接种率。现在,她已经89岁高龄,每年都会到斯德哥尔摩附近海边一栋历史悠久的老宅生活一段时间,那里曾经是伯蒂格家的好友——瑞典的玛格丽特王储妃与古斯塔夫·阿道夫王储,即后来的古斯塔夫六世·阿道夫国王最爱的度假地。

伯尼斯·埃迪。因在用于生产脊髓灰质炎疫苗的猴肾细胞中发现致癌"物质"而遭降级的国家卫生研究院的微生物学家,她在国家卫生研究院下属的生物制品标准部工作,直到1973年在70岁时退休。退休前,她一直在发表关于肿瘤病毒的论文。她在1989年去世。

伯尼斯·埃迪发现的"物质",即潜藏的SV40,是否使在1955至1963年接种腺病毒疫苗或脊髓灰质炎疫苗的美国人患上癌症,已经成为并将继续是一个有争议的问题；不过，1963年疫苗生产商就被迫转而使用一种不天然携带SV40的猴子。

至今，关于这个问题最权威的说法来自美国国家科学院下属的医学研究所。2002年，该机构总结说，尽管多项对疫苗接种者长达数十年的随访研究并未证明患癌风险增加，但这些研究“缺陷很多”，无法
356 回答遭到污染的脊髓灰质炎疫苗是否会致癌的问题。他们建议继续对该问题进行分析和研究。[2]

2013年，美国疾病控制与预防中心在其网站上发布了一份情况说明书：“1955至1963年，部分脊髓灰质炎疫苗遭到SV40污染。在此期间，有超过9 800万美国人接种了一剂或多剂脊髓灰质炎疫苗；据估计，有1 000万至3 000万美国人可能接种了遭到SV40污染的疫苗。”

情况说明书中还认为：“大多数科学证据显示，遭到SV40污染的疫苗不会致癌；然而，有些研究结果则与此相反，因此需要进行更多研究。”[3]

2015年7月，疾病控制与预防中心称从其网站上删去这份情况说明书，以便更新，但至今未发布新版。

伊娃·厄恩霍尔姆。WI-38堕胎手术的操作者，她直到1992年都在瑞典做妇科医生。她还在多所高中开展性教育，并且建议女性不要轻易选择堕胎。她最初在克里斯蒂娜港开私人诊所，后来又搬到法尔肯贝里，在那里执业。她离开克里斯蒂娜港后，那里的患者还会驾车四个小时去法尔肯贝里找她看病。她于2011年去世，终年86岁。

1988年离开佛罗里达大学后，伦纳德·海弗利克成为加利福尼亚大学旧金山分校的一名解剖学教授，没有报酬。他不再拥有实验室，

但是会花一些时间为附近的基因泰克公司——第一家大型生物科技公司——提供咨询服务，为该公司的实验室提供细胞培养技术指导。“我基本上不用亲自动手研究，但是我仍然得到了做研究的乐趣。”他在2013年接受采访时说。[4]1986年，他被选为美国科学促进会成员，并且在《实验老年学》期刊担任了十三年主编，直到1998年才卸任。他是多家企业的科学顾问，其中包括1990年成立，旨在开发端粒和端粒酶的杰龙公司。他获了许多奖。他在1994年出版的《我们如何、为何老去》(*How and Why We Age*)已经翻译成了九种语言。今天，他已88岁高龄，生活在加利福尼亚州的“海洋农场”。他的妻子露丝于2016年3月去世。

伊娃·赫斯特伦。她负责解剖胎儿器官，再将它们寄送给威斯塔研究所，她一直在卡罗林斯卡学院斯文·加德的实验室里担任首席技术员，直到斯文·加德于1972年退休。随后，她又在瑞典国家细菌学实验 357
室为玛加丽塔·伯蒂格工作了二十年。现在，赫斯特伦已经91岁，生活在斯德哥尔摩，在斯德哥尔摩群岛上一栋家族所有的房子里享受生活。

瑞典国家细菌学实验室院子里的“猴屋”现在还在，那是赫斯特伦工作的地方，也是解剖胎儿的地方。2013年，曾经是斯文·加德实验室的二楼改造成了一排办公室，供克鲁赛尔公司的质控员工使用。克鲁赛尔是一家荷兰疫苗生产商，是杨森制药公司的一个分公司。公司的旗舰技术正用于研发抵抗埃博拉病毒和马尔堡病毒的候选疫苗，它是以1985年荷兰一个流产胎儿的视网膜细胞研发的。

希拉里·科普罗夫斯基。他于1980年代创立森托科公司，使用其他科学家研发出来但没有申请专利的抗体技术赚到了1 500万美元的个人财富。科普罗夫斯基从这项技术的发明人之一那里免费获得了它，然后申请了两项影响深远的专利。[5]

科普罗夫斯基在威斯塔研究所担任了三十四年院长，直至1991年由于财务问题严重而被董事会罢免。财务问题的起因是风疹疫苗和狂犬病疫苗的专利在1980年代到期，进而导致每年收入减少300余万美元。[6]科普罗夫斯基起诉威斯塔研究所有年龄歧视，诉讼双方于1993年庭外和解。[7]他后来去了位于费城的托马斯·杰斐逊大学，在那里担任神经病毒学中心的主任。他一生共发表了822篇科研论文，最后一篇发表于2013年——就在这一年，96岁的他与世长辞。这篇论文探究了蝙蝠蜱能否传播狂犬病，结论是它们不太可能是传病媒介。[8]

奇普·麦康奈尔和贝琪·麦康奈尔。两人的女儿安娜·麦康奈尔于2012年因先天性风疹去世，他们创立了慈善组织“天使爱安娜”(www.angelsforanna.com) 以纪念女儿。这个组织为孩子意外住院的父母提供包括睡衣和洗漱用品的“父母包”。他们的长远目标是在代顿地区成立一家综合性的儿科康复机构。

斯坦利·普洛特金。其风疹疫苗几乎在所有国家得到使用，他在费城儿童医院担任传染病科主任，后来又在如今称为赛诺菲巴斯德的
358 疫苗生产商担任科学主管。他现在已经84岁，是多家疫苗生产商和非营利组织的独立顾问。他花了多年时间研发一种巨细胞病毒疫苗；这种病毒是现今美国胎儿损伤的最常见原因。在一定程度上由于他的努力，多家大型疫苗生产商如今正在研发巨细胞病毒疫苗。普洛特金和他的妻子苏珊生活在费城郊区。他在74岁时取得了飞行执照，在81岁时开始学习弹钢琴。

圣文森特儿童之家。普洛特金在1960年代中期曾在此开展首批风疹疫苗试验，它于1981年被费城大主教区关闭。现在，它是费城学区的旷课法庭。街对面的大主教住宅和未婚产妇院现在是一家名为“幼儿发展中心”的日托中心——1962年，海弗利克曾以未婚产妇院里的新生儿测试脊髓灰质炎疫苗。

汉堡州立学校与医院。在普洛特金测试风疹疫苗时，那里有约950名寄宿者，它现在仍然是一家州立机构。如今，它更名为汉堡中心，为那里的122名智障和残障人士提供服务。

费城综合医院。科普罗夫斯基和海弗利克的脊髓灰质炎疫苗都曾以那里的早产儿进行测试，它于1977年关闭。今天，它所在的地方成了宾大的医学校区和费城儿童医院。

新泽西州的女子监狱克林顿州立农场。科普罗夫斯基和海弗利克的脊髓灰质炎疫苗都曾以那里的新生儿进行测试，它至今仍然是州立监狱。现在，它更名为埃德娜·马汉女子监狱，以纪念在那里做了四十年监狱长的埃德娜·马汉。

吉姆·普帕尔。1962年，这位19岁的厌学青年在威斯塔工作、负责给婴儿接种海弗利克脊髓灰质炎疫苗，他在仅仅半年后就被吸引去了一家待遇更好的制药公司。他后来在宾大获得博士学位，成了宾大医院临床微生物学部门的负责人。后来，他在葛兰素史克公司担任全球战略微生物学部门的主管。他于2003年退休，现在是美国微生物学会下属微生物学历史中心的主席。

罗德里克·默里。他于1973年退休，1980年因心脏病去世，终年
70岁。 359

詹姆斯·施赖弗。他于1999年去世。

2015年，国家卫生研究院测试的埃博拉疫苗被证明对所有140名志愿者都是安全的。在本书完稿之时，研究人员正在等待结果，看它是否可以产生有效的抗体水平。如果可以，试验还将继续，研究人员会招募一组人数更多的志愿者，之后在多个地点招募一组由数百人组成的志愿者。就算一切顺利，这个过程也需要好几年。

斯蒂芬·文茨勒。1964年出生于新泽西州汤姆斯里弗，因先天性风疹而失聪失明，他于1985年从珀金斯盲人学校毕业。他入读过华盛顿哥伦比亚特区的加拉德特大学，遭到几名失聪学生骚扰后很快就退学了；该校录取的都是听力障碍学生，文茨勒是为数不多的同时还失明的学生之一。他后来在新泽西州的卡姆登县学院读书，获得了计算机操作的文凭。他非常擅长电子学和计算机，在毕业之前两年为学院省下了约2万美元的计算机维修费用。但是，他缺乏社交技巧，雇主不愿意用他，所以最终只能在罗伊·罗杰斯、麦当劳、丹尼斯等快餐店拖地和打扫卫生间。

2004年，海伦·凯勒全国盲聋青年与成人中心(Helen Keller National Center for Deaf-Blind Youths and Adults)在一张海报上放了文茨勒的照片，并写道："请尽一份力，减轻1964年风疹流行的影响……数千美国人因此失聪失明，请聘用他们当中的一位。比如斯蒂芬·文茨勒。"

2006年11月，在42岁生日当晚，文茨勒正走在新泽西郊区自己公寓门口的人行道上，一辆超速失控的汽车撞上了他。他当场殒命。

凯茜·厄普在卡姆登县学院盲聋人士支持项目工作，很了解文茨勒。她在文茨勒的葬礼作了发言。“斯蒂芬一生中经历了普通人难以想象的种种困难，但是他仍然幽默、耐心、自尊。”她说，“他的人生让我明白了什么是真正的勇气。”

2013年，X太太生活在瑞典。

我给她写过两封信，但是没有得到回复。那年去瑞典出差做研究时，我尝试联系她。她与我的瑞典研究助理和翻译进行了简短对话，表示没有兴趣接受采访。她还说：“他们是在我不知情的情况下做的。 360
现在不允许了。”

在这次对话后不久，我给她写了信，由我的助手翻译并打印出来。我把这封信寄给了她。我在信中向她保证，我绝不会公开她的姓名，也不会再联系她。 361

致谢

本书得以出版，受益于许多人的帮助，我向每一位致以感谢。下文无疑会遗漏一些人，我在此请他们包涵。

若没有新美国基金会，本书便无法问世。埃里克·施密特和温蒂·施密特夫妇，以及伯纳德·施瓦茨资助了我在新美国基金会的研究员职位，我因此得以有两年宝贵的时间可以全职工作。我深表谢意。新美国基金会的作家和学者团体是很棒的灵感来源，也调剂了我艰辛、孤独的写作过程。我尤其要感谢贝姬·谢弗和柯尔斯滕·伯格，他们为我提供了一流的研究协助，为伙伴项目提供了支持；感谢富齐·霍根与安德烈斯·马丁内斯，他们与贝姬从一开始就相信这本书能问世；感谢我的同事，他们的热情和友谊鼓励了我，带给我快乐；感谢多位伙伴和实习生，他们以毅力和能力帮助我开展研究，他们是：戴维·阿伦、雅各布·格伦、马杜·拉曼库迪、考特尼·舒斯特，以及安德鲁·斯莫尔。

我的经纪人盖尔·罗斯和维京出版社的编辑温迪·沃尔夫是两位令人尊敬的女性，我很幸运能够得到她们的支持。盖尔和她的搭档霍华德·允将我活跃但零散的想法变成了一份条理清晰、有行动力的写作计划。他们的助理珍妮弗·曼格拉在我几次遇到稿件整理问题时，都给了我很大的帮助。温迪·沃尔夫以明智、精准的编辑工作将我粗糙的书稿变成了一部连贯、有意义的作品。维京出版社的职员，包括弗朗西丝卡·贝朗格、乔治亚·博德纳尔、维多利亚·克洛斯、李敏（音译）、埃里克·韦克特和希拉里·罗伯茨，满有能力地做了海量工作，让本书最终得以出版。

伦纳德·海弗利克毫无保留地奉献出自己的时间、好记性、清晰表达的天赋，还有令人着迷的叙述能力，他讲起五十年前的事来就像发生在昨天一样。除接受了三十六次采访以外，他还回复了非常多的电子邮件，其中的一些邮件换作其他人都会忽略掉。没有伦纳德·海弗利克，就没有故事；我感激不尽。我还要感谢他已故的妻子露丝·海弗利克，以及他的儿子乔尔·海弗利克，他们都乐于详细而深入地回忆往事。乔尔还主动带我看了海弗利克家曾经生活的社区，以及伦纳德·海弗利克在斯坦福大学工作时的实验室所在地。他还慷慨地分享了他对海弗利克家谱的研究。 363

伯顿·凯恩和舒拉米斯·凯恩夫妇、诺曼·科恩，以及莫赛里奥·谢策特都好心地讲述了伦纳德·海弗利克青少年时期的故事。

斯坦利·普洛特金花了很多时间接受采访，准确地回忆了1960年代他在威斯塔研究所内外，以及在费城儿童医院的经历。他甚至在3月一个寒冷的下午，冒雨步行去寻找圣文森特儿童之家，只是没有找到。（几个月后，我在6月一个温暖的傍晚找到了那栋仍然矗立的建筑。）他还回答了我的无数后续问题，耐心地解释了许多细节。至关重要的是，他允许我查考他那些迄今未被人翻阅过的文件。对于讲述斯坦利的重要故事，这些文件必不可少。在我翻阅这些文件时，斯坦利·普洛特金与他的妻子苏珊·普洛特金慷慨地允许我将他们的日光室当作临时的档案室。我对此深表感谢。

史蒂夫·文茨勒和玛丽·文茨勒夫妇对我敞开心扉，让我走进他们的家，给我讲述了他们的爱子史蒂夫的故事。玛丽还奉献出自己的时间和回忆，尽管我关于斯蒂芬一生的许多问题让她再次心痛。奇普·麦康奈尔和贝琪·麦康奈尔夫妇也同样好心和慷慨，他们向我讲述了爱女安娜的短暂一生，给我提供了许多病历、照片和往事。我特别感激这两对夫妇。丹妮尔·麦康奈尔也分享了她对姐姐的回忆，我也非常受益。珍妮特·吉尔斯多夫还跑了几英里，帮我找安娜的病历。帕梅拉·瑞安、南希·奥唐奈和凯茜·厄普还好心地花时间帮助我了解青少年时期和成年后的斯蒂芬·文茨勒。

弗兰·斯卡利塞、迪伊·克鲁森，以及一位匿名的女士慷慨地给我讲述了她们在圣文森特妇幼医院怀孕和分娩期间的故事。耶稣宝血女修会的罗莎·霍夫拉赫尔嬷嬷和玛丽·泰蕾兹·汉森好心地回忆了她们在圣文森特儿童之家工作时的情况；位于宾夕法尼亚州雷丁的母亲之家慷慨地为我提供了床位。在宾夕法尼亚州的汉堡，帕特·皮特金为我做向导，珍妮特·巴尔和弗朗西斯·马勒不顾麻烦地帮了我很多忙。

伦纳德·沃伦很好心给我分享了他对威斯塔研究所历史的详尽研究。多亏了爱德华·胡珀，我得以翻阅世卫组织的一份重要文件，以及克林顿州立农场新生儿脊髓灰质炎疫苗测试的相关资料。保罗·奥菲特允许我使用他对莫里斯·希勒曼的无可替代的访谈。他还作为图书作家同行，与我分享了他的疫苗知识，并给予我支持。丹尼尔·威尔森好心地提供了他1990年对多萝西·霍斯特曼的采访的转录文件。美国典型培养物保藏中心的弗兰克·西苗内主动帮我查找了一些关键的历史文件和信息；科里尔医学研究所的克里斯汀·贝
364 斯万格、美国实验生物学联合会的霍华德·加里森也都提供了重要的

帮助。在加利福尼亚大学戴维斯分校，斯科特·西蒙发挥了他的统计专长。戴维·西格尔、埃米·斯威夫特与纳里苏·纳里苏不顾麻烦地探究了WI-38细胞的遗传学基础。

多位科学家给我提供了专业帮助，还不吝惜时间审阅本书书稿的不同部分，我对他们感激不尽，他们是：玛格丽特·伯吉斯、弗朗西斯·科林斯、艾哈迈德·法亚兹、卡罗尔·格雷德、朱莉·莱杰伍德、伦纳德·诺尔金、加里·斯坦、斯坦利·普洛特金、沃纳·斯伦奇卡、杰克·绍斯塔克、哈罗德·瓦默斯、伍德林·赖特，以及比尔·文纳。斯坦利·加特勒慷慨地阅读了全部书稿，作出了及时、深刻的评论。此外，闫午丹（音译）是一流的校对员。本书中出现任何舛误都由我本人负责。

约翰·F. 奥尼尔帮助我理解了1960年代小儿眼科手术面临的严峻挑战，以及风疹病毒对胎儿和新生儿眼睛的严重影响。玛吉·布特博的孩子患有先天性风疹，她温和地给我讲述了作为这样一名母亲的经历。张如刚向我解释了WI-38细胞对当今研究的重要性；他在威斯塔研究所的同事希尔德贡德·埃特尔和门哈德·赫林亲切地接待了我，给我提供了许多信息。弗吉尼亚·贝里克、理查德·卡普、芭芭拉·科恩、维托里奥·德芬迪、威廉·埃尔金斯、安东尼·吉拉尔迪、弗雷德·杰克斯、安妮·卡姆林、贝琪·梅雷迪丝、保罗·穆尔黑德、吉姆·普帕尔、已故的罗伯特·鲁萨、埃罗·萨克塞拉，以及凯格赫恩·史密斯都与我分享了他们1950和1960年代在威斯塔研究所与宾大的科研、生活经历。吉姆·普帕尔回忆完，还带我步行游览了费城综合医院的原址。以上人士都慷慨地献出了自己的时间，我感激不尽。

南希·普雷贝尔很好心地分享了她的时间、专业知识，以及她对威斯塔研究所和斯坦福大学海弗利克实验室的回忆。罗伯特·史蒂文森给我介绍了细胞培养的历史、1960年代国家卫生研究院的情况，以及国家卫生研究院那份资助WI-38细胞制备的合同。保罗·帕克曼也给予我帮助，他回忆了HPV-77风疹疫苗的研发过程，以及在生物制品标准部与罗德里克·默里共事的情形；约翰·芬利森也回忆了1960年代生物制品标准部的情况。理查德·杜加斯和尼古拉斯·韦德回忆了詹姆斯·施赖弗及其对伦纳德·海弗利克的调查。

印度血清研究所的苏雷什·贾达夫给我了持续不断的帮助。在
默克公司负责活病毒疫苗生产十五年的阿兰·肖，耐心地回答了许多
关于疫苗生产的具体问题。菲利普·普罗沃斯特回忆了默克公司甲
365 肝疫苗的研发经过。默克公司媒体关系部门的帕梅拉·艾西尔给予
了我持续可靠的帮助；科琳·兰格、迈克尔·林恩、维克·约翰斯顿，
以及其他在默克公司西点工厂从事疫苗生产的专家，都给了我几小时
的时间。我对他们深表谢意。我也很感谢葛兰素史克的格温·奥斯
特邦，他坚持不懈地查到了Cendehill疫苗历史上许多似乎早被遗忘的
事实。此外，我还要感谢赛诺菲巴斯德公司的肖恩·克莱门茨。

我也很感谢黛比·文内奇与我分享她的故事、她广博的知识、她与梵蒂冈的通信，以及她的观点。她自始至终都很友好，回应很迅速，还特别细致。

瑞典的丽莎·塔尔罗特为我提供了出色的研究协助和翻译。她和她的丈夫埃里克·托尔罗特尽管要忙工作，还要照顾三个小孩，仍然热心地在家里招待我。埃尔林·诺尔体贴而有吸引力地介绍了瑞典科学；因为他坚持不懈，我才得以进入从前的“猴屋”。在那里，克鲁赛尔公司的昂内塔·斯特伦贝里热心地接待了我，并给予我帮助。

埃尔林的见解，以及玛加丽塔·伯蒂格的细致回忆，帮助我了解

了斯文·加德，认识了1960年代其实验室中的情形。伊娃·赫斯特伦的回忆也帮了大忙；她还慷慨地分享了她的日记和她在斯文·加德实验室里的照片。伊丽莎白、霍坎与拉尔斯·厄恩霍尔姆好心地为我提供了住宿和交通，还讲述了姑妈伊娃·赫斯特伦的精彩故事。奥斯本·卡尔森也是如此。伊丽莎白·厄恩霍尔姆帮忙翻出了伊娃的照片、工作记录和剪报。佐尔法伊格·于利希、莱娜·伦纳雷德、尼尔斯·林恩奥尔，以及简·雷赫尔都与我分享了他们在20世纪中叶瑞典堕胎法律、政治和政策方面的知识。耶奥里·克莱因和伊娃·克莱因夫妇回忆了他们的同事及朋友希拉里·科普罗夫斯基。他们在卡罗林斯卡学院的同事汉斯-古斯塔夫·永格伦和萨比娜·博西热心地招待了我。彼得·比斯特伦给我提供了额外的翻译帮助。

我十分感激许多档案管理员和图书管理员。我要特别感谢：宾大档案与记录中心和美国国家医学图书馆的专心致志的专家们；费城档案馆的戴维·鲍；费城大主教区历史研究中心的肖恩·韦尔登；国家卫生研究院执行秘书处的档案员理查德·曼德尔；国家卫生研究院历史办公室的芭芭拉·费伊·哈金；卡罗林斯卡学院的迈克尔·霍瓦特；斯坦福大学的丹尼尔·哈特维希；以及曾经在威斯塔研究所工作的格雷格·莱斯特、尼娜·朗和阿普里尔·米勒，还有现在在那里工作的珍妮弗·埃文斯·斯泰西。《柳叶刀》的卡罗琳·布罗根好心地帮我翻找出许多几十年前的资料。克里斯托弗·科普罗夫斯基乐意并热心地回忆了父亲希拉里·科普罗夫斯基，还回忆了家庭的故事。
他一直在寻找父亲的学术通信，不过至今还没有找到。苏·琼斯在这 366
方面也尽力帮助我。

有时，我的数学知识会不够用，我那聪明的妹夫戴维·魏帮我完成了重要的计算工作。莱斯利·史密斯在书稿排版方面提供了宝贵的帮助。杰出的平面设计师林恩·斯迈尔斯慷慨地奉献出自己的时间和才华，准备了书稿中的图片。莎拉·凯洛格好心地花费几十个小时帮我汇编和排列这些图片。莎拉、莱斯利·史密斯，以及我的挚友露丝·巴泽尔和凯蒂·史密斯·米尔维都阅读了书稿。此外，给予我特别支持的妹妹安德烈亚·瓦德曼也读过书稿。我特别感谢他们细心、深刻的反馈，感谢他们始终对我和我的写作计划有信心。海伦·皮尔森是我当时在《自然》期刊的编辑，她立刻明白了我对WI-38细胞的故事感兴趣，便巧妙地引导我在《自然》上发表了专题文章，它最终扩充成了本书。她已经成了我的一位忠实作家同行、一位智慧博学的朋友。亚历克斯·维茨、克里斯·伦纳德，还有莎拉·凯洛格都从作家的战壕里给了我力量和智慧。在我写作本书期间，还有许多远方的朋友和亲人热心地询问本书的情况，此处无法一一列出他们的姓名；他们的关注和支持也推动我不停前进。

我的母亲芭芭拉·格林菲尔德·瓦德曼与我已故的父亲汉密尔顿·瓦德曼，给了我信任和爱，教了我许多医学知识和人生经验。他们对医学造福社会之力量的信念，他们对贫苦、不幸与被遗忘者的同情，促使我走上写作本书的道路。对于父母与妹妹安德烈亚·瓦德曼给予我的爱与支持，我的感激无以言表。

我多次在饭桌上谈论细胞和疫苗，我的两个儿子博比·韦尔斯和克里斯托弗·韦尔斯对此毫无怨言，并且就本书中的几点贡献了青少年细致思考的智慧成果。感谢他们容忍甚至鼓励我专注写作本书，感谢他们在我未能尽到母亲的责任时原谅我。我的爱人、引导者与朋友蒂姆·韦尔斯默默给予我支持，他是我所知的最严肃、自律和专注的
367 作家，他是我的榜样。

注释

在以下注释中，部分依据《信息自由法》获得的文件在引用时简称为：《事实记录》《海弗利克对〈施赖弗报告〉的反驳》《赖斯伯格备忘录》《施赖弗报告》《施赖弗对海弗利克反驳声明的反驳》。这些文件的完整引用信息见参考文献。

格言

Helen Keller, *The Open Door* (Garden City, New York: Doubleday & Company, Inc., 1957), 31.

前言

1. 引自 William A. Clark and Dorothy H. Geary, "The Story of the American Type Culture Collection: Its History and Development (1899–1973)," *Advances in Applied Microbiology* 17 (1974): 295。
2. Pathological Laboratory Autopsy Report, Philadelphia General Hospital, autopsy no.74681, February 21, 1966, Post Mortem Records, vol. 465 (January 18–April 8, 1966), Collection 80-101. 24, City Archives, City of Philadelphia Department of Records.
3. Leonard B. Seeff et al., "A Serologic Follow-up of the 1942 Epidemic of Post-vaccination Hepatitis in the United States Army," *New England Journal of Medicine* 316 (1987): 965–70.
4. Neal Nathanson and Alexander Langmuir, "The Cutter Incident: Poliomyelitis Following Formaldehyde-Inactivated Poliovirus Vaccination in the United States During the Spring of 1955 II: The Relationship of Poliomyelitis to Cutter Vaccine," *American Journal of Hygiene* 78 (1963): 39; Paul A. Offit, "The Cutter Incident, 50 Years Later," *New England Journal of Medicine* 352 (2005): 1411.
5. David M. Oshinsky, *Polio: An American Story* (New York: Oxford University Press, Inc., 2005), 238.
6. 对WI–38细胞研发的描述，来自对伦纳德·海弗利克的个人采访，这些采访列在参考文献中，包括2013年7月1日的一次电话访谈。
7. 2011年10月至2015年的美国新兵接种人数 (826 371) 由国防部副部长办公室

的国防新闻办公室提供。关于1971至1999年的接种人数（约为850万），见CNA Analysis and Solutions, *Population Representation in the Military Services: Fiscal Year 2014 Summary Report*, Appendix D, Table D-4 (Washington, DC: Office of the Undersecretary of Defense for Personnel and Readiness, 2014), https://www.cna.org/pop-rep/2014/ appendixd/d_04. html；1960年代中、后期，数十万美国新兵还接种了使用WI-38细胞制备的、处于测试阶段的腺病毒疫苗，见"Conference on Cell Cultures for Virus Vaccine Production Nov. 6-8 1967, National Institutes of Health, Bethesda, Maryland," *NCI Monographs*, no. 29 (1968), 499。

8. Nicholas Wade, "Hayflick's Tragedy: The Rise and Fall of a Human Cell Line," *Science* 194, no. 4235 (1976): 125.
9. 对该年代的独到分析，见David J. Rothman, *Strangers at the Bedside: A History of How Law and Bioethics Transformed Medical Decision Making* (New York: Aldine de Gruyter, 1991, 2003), 30-50。
10. 例如，见Marcia Angell, "Medical Research: The Dangers to the Human Subjects," *New York Review of Books* 62, no. 18 (November 19, 2015): 50。
11. Henry K. Beecher, "Ethics and Clinical Research," *New England Journal of Medicine* 274, no. 24 (1966): 1354-60.
12. William H. Stewart, "Surgeon General's Directives on Human Experimentation," PPO#129 (Bethesda, MD: US Public Health Service, revised July 1, 1966), https://history.nih.gov/research/downloads/Surgeongeneraldirective1966. pdf.
13. 例如，见Angell, "Medical Research," 48-51；以及 Marcia Angell, "Medical Research on Humans: Making It Ethical," *New York Review of Books* 62, no. 19 (December 3, 2015): 30-32。
14. World Health Organization, "Situation Report: Zika Virus Microcephaly Guillain-Barré Syndrome, July 7, 2016," 7.

第一章　开　端

1. Nicole Krauss, *The History of Love* (New York: W. W. Norton, 2006), 11.
2. Maxwell Whiteman, "Philadelphia's Jewish Neighborhoods," in *The Peoples of Philadelphia: A History of Ethnic Groups and Lower-Class Life, 1790-1940*, Allen F. Davis and Mark H. Haller, eds. (Philadelphia: Temple University Press, 1973), 250; Richard A. Varbero, "Philadelphia's South Italians in the 1920s," in *Peoples of Philadelphia*, Davis and Haller, eds., 260-61.
3. "13th US Federal Census (1910) ED 71, Sh. 3B, line 4: Res. 411 Lombard St., Phila. PA," 引自http://freepages.genealogy.rootsweb.ancestry.com/～jhayflick/ps08/ps08_281. htm；Mark H. Haller, "Recurring Themes," in *Peoples of Philadelphia*, Davis and Haller, eds.,

283－84。

4. John F. Sutherland, “Housing the Poor,” in *Peoples of Philadelphia*, Davis and Haller, eds., 184－85.
5. Dennis J. Clark, “The Philadelphia Irish: Persistent Presence,” in *Peoples of Philadelphia*, Davis and Haller, eds.; Whiteman “Jewish Neighborhoods,” in ibid. 242.
6. John M. Barry, *The Great Influenza: The Story of the Deadliest Pandemic in History* (New York: Viking Penguin, 2004), 326.
7. Roger D. Simon, “Great Depression,” *The Encyclopedia of Greater Philadelphia*, http://philadelphiaencyclopedia.org/archive/great-depression/（重印和改编自 Roger D. Simon, “Philadelphia During the Great Depression, 1929－1941,” Historical Society of Pennsylvania, “Closed for Business: The Story of Bankers Trust During the Great Depression” http://www.hsp.org/bankers-trust）.
8. Philadelphia County Relief Board, *Office Manual of the Philadelphia County Relief Board, August 1934*, section V, page 1, Temple University Urban Archive, Jewish Family Service, series 4, box 7, volume 16.
9. Simon, “Great Depression.”
10. 伦纳德·海弗利克，2014年3月23日与作者的电话访谈。
11. Vincent J. Cristofalo, “Profile in Gerontology: Leonard Hayflick, PhD,” *Contemporary Gerontology* 9, no. 3 (2003): 86.
12. 伦纳德·海弗利克，2012年10月3日与作者的访谈。
13. 伦纳德·海弗利克，2014年3月31日与作者的电话访谈。
14. 出处同上。

第二章　发　现

1. D. Ivanovsky, 1892. “Concerning the Mosaic Disease of the Tobacco Plant,” *St. Petsb. Acad. Imp. Sci. Bul.* 35 (1892): 67－70. 引自 Alice Lustig and Arnold J. Levine, “One Hundred Years of Virology,” *Journal of Virology* 66, no. 8 (August 1992): 4629－31。
2. M. W. Beijerinck, “Concerning a Contagium Vivum Fluidum as a Cause of the Spot-Disease of Tobacco Leaves,” *Verh. Akad. Wet. Amsterdam* 2, no. 6 (1898): 3－21. Lustig and Levine, “One Hundred Years of Virology” 第三条参考书目。
3. F. Loeffler and P. Frosch, *Zentralbl. Bakteriol. Parasitenkd. Infektionskr. Hyg. Abt. 1 Orig*. 28 (1898): 371. Lustig and Levine, “One Hundred Years of Virology” 第十三条参考书目。
4. Edward Rybicki, *A Short History of the Discovery of Viruses* (Buglet Press e-book, 2015), 6. 可在线购买本书，购买地址为：https://itunes.apple.com/us/book/short-history-discovery-viruses/id1001627125?mt=13。本书第一部分可免费在线获取，地址为：

https://rybicki.wordpress.com/2012/02/06/a-short-history-of-the-discovery-of-viruses-part-1/。第二部分地址为：https://rybicki.wordpress.com/2012/02/07/a-short-history-of-the-discovery-of-viruses-part-2/。

5. F. Loeffler and P. Frosch, "Summarischer Bericht über die Ergebnisse der Untersuchungen der Kommission zur Erforschung der Maulund Klauenseuche bei dem Institut für Infektionskrankheiten in Berlin," *Centralblatt für Bakteriologie, Parasitenkunde und Infektionskrankheiten, Abt. I* 22 (1897): 257–59. 如下文献也描述了勒夫勒和弗罗施的成就：Rudolf Rott and Stuart Siddell, "One Hundred Years of Animal Virology," *Journal of General Virology* 79 (1998): 2871–72, http://jgv.microbiologyresearch.org/con tent/journal/jg v/10. 1099/0022-1317-79-11-2871?crawle r=true& mimetype=applica tion/pdf。
6. Thomas M. Rivers, "Filterable Viruses: A Critical Review," *Journal of Bacteriology* xiv, no. 4 (1927): 228.
7. Thomas M. Rivers, ed., *Filterable Viruses* (Baltimore: Williams and Wilkins, 1928), 1–418.
8. Albert B. Sabin and Peter K. Olitsky, "Cultivation of Poliomyelitis Virus *in Vitro* in Human Embryonic Nervous Tissue," *Proceedings of the Society for Experimental Biology and Medicine* 34 (1936): 357–59.
9. Rachel Benson Gold, "Lessons from Before Roe: Will Past Be Prologue?" *Guttmacher Report on Public Policy* 6 (2003): 8–11, www.guttmacher.org/about/gpr/2003/03/lessons-roe-will-past-be-prologue; Rosemary Nossif, *Before Roe: Abortion Policy in the States* (Philadelphia: Temple University Press, 2001), 33–35.
10. Carole R. McCann, "Abortion," in *The Oxford Companion to United States History*, ed. Paul S. Boyer (New York: Oxford University Press, 2001), 3; Henry J. Sangmeister, "A Survey of Abortion Deaths in Philadelphia from 1931 to 1940 Inclusive," *American Journal of Obstetrics and Gynecology* 46 (1943): 757–58.
11. John F. Enders, Thomas H. Weller, and Frederick C. Robbins, "Cultivation of the Lansing Strain of Poliomyelitis Virus in Cultures of Various Human Embryonic Tissues," *Science* 109 (1949): 85–87.
12. Saul Benison, *Tom Rivers: Reflections on a Life in Medicine and Science: An Oral History Memoir Prepared by Saul Benison* (Cambridge, MA, and London: MIT Press, 1967), 446.
13. 伦纳德·海弗利克，2012年10月3日与作者的访谈。
14. Leonard Hayflick, "Early Days at Merck," *Web of Stories*, July, 2011, www.webofstories.com/play/leonard.hayflick/13.
15. 露丝·海弗利克，2014年9月29日与作者的电话访谈。
16. Wistar Institute, "Our History," www.wistar.org/the-institute/our-history (2016年6月7

日访问7, 2016).

17. Leonard Warren, "A History of the Wistar Institute of Anatomy and Biology" (unpublished manuscript, March 25, 2014), 25, 40, 60; Erik Larson, *The Devil in the White City: Murder, Magic, and Madness at the Fair That Changed America* (New York: Random House, 2003).
18. Warren, "A History of the Wistar Institute" 2, 47, 61, 78, 79; Paul Offit, *Vaccinated: One Man's Quest to Defeat the World's Deadliest Diseases* (New York: HarperCollins, 2007), 79–80.
19. Warren, "History of the Wistar Institute," 106–12.
20. 出处同上，111。
21. 出处同上，101。
22. 伦纳德·海弗利克，访谈。
23. Leonard Hayflick, "The Growth of Human and Poultry Pleuropneumonia-like Organisms in Tissue Cultures and in Ovo and the Characterization of an Infectious Agent Causing Tendovaginitis with Arthritis in Chickens" (PhD diss., University of Pennsylvania, 1956).
24. 伦纳德·海弗利克，2013年3月3日与作者的访谈。

第三章　威斯塔重生

1. 莫里斯·希勒曼，2004年11月30日与保罗·奥菲特的访谈。音频文件由保罗·奥菲特提供。
2. 芭芭拉·科恩，2014年11月20日与作者的访谈。
3. John Rowan Wilson, *Margin of Safety* (Garden City, NY: Doubleday, 1963), 140.
4. 厄休拉·罗斯，2001年庆祝希拉里·科普罗夫斯基85岁生日的祝词。由苏·琼斯提供。
5. 在2001年为庆祝希拉里·科普罗夫斯基85岁生日而编撰的回忆文集中，比利时病毒学家利斯·蒂里在其撰写的祝词中讲述了这个故事。蒂里的回忆文章由科普罗夫斯基的前助理苏·琼斯提供。
6. 威斯塔研究所董事会1967年2月24日会议纪要，page 4, UPT 50 R252, box 68, file folder 12 (Wistar Institute 1966–67), Isidor Schwaner Ravdin Papers, University Archives and Records Center, University of Pennsylvania；Trustee Minutes, vol. 26, page 313, collection no. UPA 1. 1, University Archives and Records Center, University of Pennsylvania；维托里奥·德芬迪，2014年3月18日与作者的访谈。
7. 彼得·多尔蒂，2015年1月20日与作者的电话访谈。
8. Michael Katz, "A Devotion to 'Real Science,' " in "Symposium in Honor of Hilary Koprowski's Achievements," *Journal of Infectious Diseases* 212, Supplement 1 (2015): S6.

9. Stacey Burling, "Hilary Koprowski, Polio Vaccine Pioneer, Dead at 96," *Philadelphia Inquirer*, April 14, 2013, http://articles.philly.com/2013-04-15/news/38559037_1_polio-vaccine-hilary-koprowski-rabies-vaccine.
10. Roger Vaughan, *Listen to the Music: The Life of Hilary Koprowski* (New York: Springer-Verlag, 2000), 5.
11. Bob Gallo, "Lessons from a World Trip," in "Symposium in Honor of Hilary Koprowski's Achievements," S6.
12. Vaughan, *Listen to the Music*, 111.
13. I. S. 拉夫丁1960年1月27日致乔纳森·罗兹的信, UPT 50 R252, box 65, file folder 56 (Wistar Institute, 1959–1961), Isidor Schwaner Ravdin Papers, University Archives and Records Center, University of Pennsylvania。
14. 威斯塔研究所董事会1960年9月21日会议纪要草稿，以及I. S. 拉夫丁在1960年12月15日的备忘录，两份文献都位于：UPC 1. 4 , box 6, file folder "Wistar Institute Board of Managers," Vice President for Medical Affairs Correspondence and Records, University Archives and Records Center, University of Pennsylvania；I. S.拉夫丁1960年7月1日致弗朗西斯·博耶的信, UPT 50 R252, box 65, file folder 56 (Wistar Institute, 1959 –1961), Isidor Schwaner Ravdin Papers, University Archives and Records Center, University of Pennsylvania；负责威斯塔研究所的委员会在1959年11月17日致盖洛德·P. 哈恩韦尔校长的信, p. 3, UPA4, box 114, file folder 24 (Goddard Report: Committee on the Wistar Institute 1955–1960), Office of the President, Gaylord Probasco Harnwell Administration, University Archives and Records Center, University of Pennsylvania；威斯塔研究所执行委员会1959年11月18日会议暂定纪要, pp. 2–3, UPA4, box 114, file folder 17 (Wistar Institute IV: 1955–1960), Office of the President, Gaylord Probasco Harnwell Administration, University Archives and Records Center, University of Pennsylvania；小约瑟夫·斯托克斯、希拉里·科普罗夫斯基、乔纳森·罗兹、阿尔伯特·林顿及I. S. 拉夫丁1960年1月20日至2月22日的通信, call no. B.St65p, file folder "Koprowski, Hilary #2," Joseph Stokes Papers Series I, American Philosophical Society Archives。
15. "Resolution by the Senior Members of the Scientific Staff of the Wistar Institute of Anatomy and Biology, to Be Forwarded to the President and Board of Managers," December 30, 1959, UPA4, box 114, file folder 17 (Wistar Institute IV: 1955–1960), Office of the President, Gaylord Probasco Harnwell Administration, University Archives and Records Center, University of Pennsylvania.
16. 本部分大量传记信息详见Vaughan, *Listen to the Music*, 17–40；本部分还参考了希拉里·科普罗夫斯基妻子的精彩回忆录：Irena Koprowska, *A Woman Wanders Through Life and Science* (Albany: State University of New York Press, 1997), 38–122；克里斯托弗·科普罗夫斯基，2013年10月15日写给作者的电子邮件。

17. Vaughan, *Listen to the Music*, 42, 67.
18. 出处同上，44。
19. David M. Oshinsky, *Polio: An American Story* (New York: Oxford University Press, 2005), 138–42.
20. Vaughan, *Listen to the Music*, 1–2.
21. Hilary Koprowski, Thomas W. Norton, and Walsh McDermott, "Isolation of Poliomyelitis Virus from Human Serum by Direct Inoculation into a Laboratory Mouse," *Public Health Reports* 62, no. 41 (1947): 1467–76.
22. Hilary Koprowski, George A. Jervis, and Thomas W. Norton, "Immune Responses in Human Volunteers upon Oral Administration of a Rodent-Adapted Strain of Poliomyelitis Virus," *American Journal of Hygiene* 55 (1952): 109.
23. Oshinsky, *Polio*, 135.
24. Hilary Koprowski, "A Condensed Version of an Unpublished Lecture, 'Frontiers of Virology: Development of Vaccines Against Polio Virus,' at the Medical School of the Hershey Medical Center, June 18, 1980," in Koprowska, *A Woman Wanders*, 298.
25. James W. Trent Jr., *Inventing the Feeble Mind: A History of Mental Retardation in the United States* (Berkeley, Los Angeles, and London: University of California Press, 1994), Kindle e-book, location 3312 of 5061.
26. Records of the Office of Scientific Research and Development, Committee on Medical Research, Contractor Records, C 450, R L2, Bimonthly Progress Report, PI Alf S. Alving (University of Chicago), August 1, 1944, cited in David J. Rothman, *Strangers at the Bedside: A History of How Law and Bioethics Transformed Medical Decision Making* (New York: Aldine de Gruyter, 1991, 2003), 36.
27. 出处同上，38；Werner Henle et al., "Experiments on Vaccination of Human Beings Against Epidemic Influenza," *Journal of Immunology* 53 (1946): 75–93。
28. Thomas Francis Jr. et al., "Protective Effect of Vaccination Against Induced Influenza A," Journal of Clinical Investigation 24, no. 4 (1945): 536–46; Jonas E. Salk et al., "Protective Effect of Vaccination Against Induced Influenza B," *Journal of Clinical Investigation* 24, no. 4 (1945): 547–53.
29. Koprowski, "Condensed Version of an Unpublished Lecture," 298.
30. Koprowski, Jervis, and Norton, "Immune Responses in Human Volunteers," 109.
31. Oshinsky, *Polio*, 136.
32. Koprowski, "Condensed Version of an Unpublished Lecture," 299.
33. Vaughan, *Listen to the Music*, 15–16.
34. Koprowski, Jervis and Norton, "Immune Responses in Human Volunteers," 125.
35. Norman Topping (with Gordon Cohn), *Recollections* (Los Angeles: University of California Press, 1990), 139–41.

36. Leonard Warren, "A History of the Wistar Institute of Anatomy and Biology" (unpublished manuscript, March 25, 2014), 121–22.
37. Vaughan, *Listen to the Music*, 77–78; Warren, "History of the Wistar Institute," 122.
38. 威斯塔董事会主席威廉·迪巴里1957年1月24日致希拉里·科普罗夫斯基的信, UPA4 (Office of the President Records), box 114, folder 19 (Wistar Institute: Administrative Appointments, 1955–1960), University Archives and Records Center, University of Pennsylvania.
39. Vaughan, *Listen to the Music*, 77。
40. 出处同上,81。
41. 出处同上,63–64。
42. 出处同上,79。
43. Warren, "History of the Wistar Institute," 127.
44. Wistar Institute of Anatomy and Biology, *Biennial Report, 1958–1959*, 9–11, Wistar Institute Archives, Philadelphia, PA.
45. 出处同上,24。
46. Elsa M. Zitcer, Jørgen Fogh, and Thelma H. Dunnebacke, "Human Amnion Cells for LargeScale Production of Poliovirus," *Science* 122, no. 3157 (1955): 30; Jørgen Fogh and R. O. Lund, "Continuous Cultivation of Epithelial Cell Strain (FL) from Human Amniotic Membrane," *Proceedings of the Society for Experimental Biology and Medicine* 94, no. 3 (1957): 532 –37; Thelma H. Dunnebacke and Elsa M. Zitcer, "Transformation of Cells from the Normal Human Amnion into Established Strains," *Cancer Research* 17 (1957): 1047–53.
47. Leonard Hayflick, "The Establishment of a Line (WISH) of Human Amnion Cells in Continuous Cultivation," *Experimental Cell Research* 23, no. 1 (1961): 14–20.
48. Stanley M. Gartler, *National Cancer Institute Monograph* 26, no. 167 (1967); Stanley M. Gartler, "Apparent HeLa Cell Contamination of Human Heteroploid Cell Lines," *Nature* 217 (1968): 750–51.
49. Wistar Institute of Anatomy and Biology, *Biennial Report, 1958–1959*, 24; 伦纳德·海弗利克,2014年6月9日与作者的电话访谈。

第四章　染色体异常与堕胎

1. Robert E. Hall, "Abortion in American Hospitals," *American Journal of Public Health* 57, no. 11 (1967): 1933.
2. Wistar Institute of Anatomy and Biology, *Biennial Report: 1958–1959*, 25, Wistar Institute Archives, Philadelphia, PA.
3. D. A. Rigoni-Stern, "Fatti Statistici Relativi alle Malattie Cancerose Che Servirono di

Base Alle Poche Cose Dette dal Dott.," *G Servire Progr Path Tera* 2 (1842): 507–17；Daniel DiMaio, "Nuns, Warts, Viruses and Cancer," *Yale Journal of Biology and Medicine* 88, no. 2 (2015): 127.

4. V. Ellerman and O. Bang, "Experimentelle Leukämie bei Hühnern," *Zentralbl Bakteriol Parasitenkd Infectionskr Hyg Abt I* 46 (1908): 595–609. 对埃勒曼和邦这篇论文的英语描述，见 Robin A. Weiss and Peter K. Vogt, "One Hundred Years of Rous Sarcoma Virus," *Journal of Experimental Medicine* 208, no. 12 (2011): 2352, www.ncbi.nlm.nih.gov/pmc/articles/PMC3256973/#bib12。
5. Peyton Rous, "A Sarcoma of the Fowl Transmissible by an Agent Separable from the Tumor Cells," *Journal of Experimental Medicine* 13, no. 4 (1911): 397–411, www.ncbi.nlm.nih.gov/pmc/articles/PMC2124874/pdf/397. pdf.
6. George Klein, "The Strange Road to the Tumor-Specific Transplantation Antigens," *Cancer Immunity* 1 (2001): 6, http://cancerimmunolres.aacrjournals.org/content/canimmarch/1/1/6. full.
7. "Medicine: Cornering the Killer," *Time*, July 27, 1959, http://content.time.com/time/magazine/article/0,9171,864777,00.html.
8. Hilary Koprowski, "The Viral Concept of the Etiology of Cancer," undated article from unidentified journal, c. 1960, p. 57, UPT 50 R252, box 22, file folder 24, "Professional Correspondence, Kop-Kos," Isidor Schwaner Ravdin Papers, University Archives and Records Center, University of Pennsylvania; Wistar Institute of Anatomy and Biology, *Biennial Report: 1958–1959*, 25, Wistar Institute Archives, Philadelphia, PA.
9. Joe Hin Tjio and Albert Levan, "The Chromosome Number of Man," *Hereditas* 42 (1956): 1–6, http://onlinelibrary.wiley.com/doi/10. 1111/j.1601-5223. 1956. tb03010. x/epdf.
10. T. C. Tsu, Charles S. Pomerat, and Paul S. Moorhead, "Mammalian Chromosomes in Vitro VIII: Heteroploid Transformation in the Human Cell Strain Mayes," *Journal of the National Cancer Institute* 19 (1957): 867–73; R. S. Chang, "Continuous Subcultivation of Epithelial-like Cells from Normal Human Tissues," *Proceedings of the Society for Experimental Biology and Medicine* 87, no. 2 (1954): 440–43; J. Leighton et al., "Transformation of Normal Human Fibroblasts into Histologically Malignant Tissue in Vitro," *Science* 123, no. 3195 (1956): 502–3; L. Hayflick and P. S. Moorhead, "Cell Lines from Non-neoplastic Tissue," in P. L. Altman and D. S. Dittmer, eds., *Growth* (Bethesda, MD: Federation of American Societies for Experimental Biology and Medicine, 1962), 156–60.
11. D. von Hansemann, "Ueber asymmetrische Zellteilung in Epithelkrebsen und deren biologische Bedeutung," *Virchows Arch Path Anat Physiol Klin Med* 119 (1890): 299–326.

12. Henry Harris, trans. and ann., "'Concerning the Origin of Malignant Tumours' by Theodor Boveri," *Journal of Cell Science* 121 (2008): S1–S84.此为博韦里原文的译文。
13. Peter C. Nowell and David A. Hungerford, "A Minute Chromosome in Human Chronic Granulocytic Leukemia," *Science* 132 (1960): 1497.
14. J. H. Tjio and Theodore T. Puck, "Genetics of Somatic Mammalian Cells II: Chromosomal Constitution of Cells in Tissue Culture," *Journal of Experimental Medicine* 108 (1958): 261.
15. Rachel Benson Gold, "Lessons from Before Roe: Will Past Be Prologue?" *Guttmacher Report on Public Policy* 6, no. 1 (2003): 9.
16. *Purdon's Pennsylvania Statutes and Consolidated Statutes*, Title 18, Crimes and Offenses, Chapter 2: The Penal Code of 1939, Article VII: Offenses Against the Person, Section 718: Abortion.
17. 出处同上,Section 719: Abortion Causing Death。
18. *Commonwealth v. Zimmerman*, 214 Pa. Super. 61, 251 A.2d 819 (1969); *Commonwealth v. King*, no. 37, March Term 1968, Pa. Court of Common Pleas (Allegheny County, Criminal Division); Janet M. LaRue, "Is Kate Michelman Telling the Truth About Her Own Abortion Story," *Human Events*, January 24, 2006, http://humanevents.com/2006/01/24/is-kate-michelman-telling-the-truth-about-her-own-abortion-story/.
19. Leslie J. Reagan, *When Abortion Was a Crime: Women, Medicine and Law in the United States, 1867–1973*(Berkeley and Los Angeles: University of California Press, 1997): 13, 61–70.
20. 出处同上,15, 132, 135。
21. Henry J. Sangmeister, "A Survey of Abortion Deaths in Philadelphia from 1931 to 1940 Inclusive," *American Journal of Obstetrics and Gynecology* 46 (1943): 756–57.
22. Reagan, *When Abortion Was a Crime*, 15.
23. R. K. 登沃斯 (Drinker, Biddle & Reath律师事务所) 1962年9月28日致I. S. 拉夫丁的信, page 1, series UPC 1. 4, box 14, file folder "Dept. of Ob/Gyn," University Archives and Records Center, University of Pennsylvania。
24. 匿名人士,2014年6月30日与作者的电话访谈。
25. Department of Obstetrics and Gynecology, "Rules Governing Requests for Therapeutic Abortion and/or Sterilization," January 21, 1963, series UPC 1. 4, box 14, file folder "Dept. of Ob/Gyn," University Archives and Records Center, University of Pennsylvania.
26. Reagan, *When Abortion Was a Crime*, 204–7.
27. Hall, "Abortion in American Hospitals," 1933.
28. 贝琪・梅雷迪丝,2014年7月16日与作者的电话访谈。
29. I. S. 拉夫丁与德怀特・艾森豪威尔的合影, UPT 50 R252, box 182, file folder 13,

Isidor Schwaner Ravdin Papers, University Archives and Records Center, University of Pennsylvania。

30. 约翰·M.米切尔1952年10月29日致I.S.拉夫丁的信, series UPC 1. 4, box 1, file folder "1952–Marriage Council of Philadelphia, Contract with University of Pennsylvania," University Archives and Records Center, University of Pennsylvania。

31. "The Roman Catholic Church and the Hospital of the University of Pennsylvania," undated, series UPC 1. 4, box 2, file folder "Department of Ob-Gyn," University Archives and Records Center, University of Pennsylvania.

32. I. S. 拉夫丁1960年7月15日致富兰克林·佩恩的信, series UPC 1. 4, box 2, file folder "Department of Ob-Gyn," University Archives and Records Center, University of Pennsylvania。

33. I. S. 拉夫丁与教宗庇护十二世的合影, UPT 50 R252, box 182, file folder 56, Isidor Schwaner Ravdin Papers, University Archives and Records Center, University of Pennsylvania。

34. I. S. 拉夫丁1964年12月24日致罗兰·T. 阿迪斯夫人的信, series UPC 1. 4, box 15, file folder "VPMA," University Archives and Records Center, University of Pennsylvania。

35. I. S. 拉夫丁对希拉里·科普罗夫斯基日渐不信任,这从他那个时期的信函中可以看出。"科普罗夫斯基博士或许是一位名人,但是我以前质疑过他的道德,现在要再次质疑。"拉夫丁在1960年4月8日写信给宾大校长盖洛德·P. 哈恩韦尔说。在这之前,科普罗夫斯基违背了他对威斯塔研究所董事会的诺言,并未资助一位他从英格兰招聘来的科学家。(见I. S. 拉夫丁1960年致盖洛德·哈恩韦尔的信, UPA 4, box 114, file folder 17, "Wistar Institute IV 1955–1960," Office of the President Records, Gaylord Probasco Harnwell Administration, University Archives and Records Center, University of Pennsylvania。)

36. I. S. 拉夫丁1947年1月11日致玛格丽特·里德·刘易斯的信, UPT 50 R252, box 68, file folder 15, Isidor Schwaner Ravdin Papers, University Archives and Records Center, University of Pennsylvania。

37. I. S. 拉夫丁1956年3月21日致威廉·F.麦克利曼斯的信, UPT 50 R252, box 68, file folder 15, Isidor Schwaner Ravdin Papers, University Archives and Records Center, University of Pennsylvania。

38. Hilary Koprowski, "The Viral Concept of the Etiology of Cancer" (publication title unknown), page 57, UPT 50 R252, box 22, file folder 24, Isidor Schwaner Ravdin Papers, University Archives and Records Center, University of Pennsylvania; Betsy Meredith, telephone interview.

39. 伦纳德·海弗利克,2014年7月8日写给作者的电子邮件。

40. Hugo Lagercrantz and Jean-Pierre Changeux, "The Emergence of Human Consciousness: From Fetal to Neonatal Life," *Pediatric Research* 65 (2009): 255–60, www.nature.com/

pr/journal/v65/n3/full/pr200950a.html.

41. 伦纳德·海弗利克,2012年10月3日与作者的访谈。

42. Leonard Hayflick and Paul S. Moorhead, “The Serial Cultivation of Human Diploid Cell Strains,” *Experimental Cell Research* 25, no. 3 (1961): 587.

43. 出处同上,588。

44. 出处同上。

45. Wistar Institute of Anatomy and Biology, *Biennial Report: 1958–1959*, cover and “Contents” page.

46. 出处同上,26。

第五章 凋亡的细胞与教条

1. Jules Verne, *Journey to the Centre of the Earth* (1864; New York: Bantam/Dell, Bantam Classic Reissue, May 2006), 143.

2. Alexis Carrel, “On the Permanent Life of Cells Outside the Organism,” *Journal of Experimental Medicine* 15 (1912): 516–30, www.ncbi.nlm.nih.gov/pmc/articles/PMC2124948/pdf/516. pdf.

3. “Dr. Carrel’s Miracles in Surgery Win the Nobel Prize,” *New York Times*, October 13, 1912, pp. 78–79. http://timesmachine.nytimes.com/timesmachine/1912/10/13/100594519.html?pageNumber=78.

4. “Isolated Tissue Holds Life 12 Years in Test,” *New York Tribune*, January 6, 1924.

5. “Medicine: Carrel’s Man,” *Time*, September 16, 1935; Alexis Carrel, *Man, the Unknown* (New York: Harper & Brothers, 1935).

6. Wilton R. Earle et al., “Production of Malignancy in Vitro IV: The Mouse Fibroblast Cultures and Changes Seen in the Living Cells,” *Journal of the National Cancer Institute* 4 (1943): 165–69.

7. Leonard Hayflick and Paul S. Moorhead, “The Serial Cultivation of Human Diploid Cell Strains,” *Experimental Cell Research* 25, no. 3 (1961): 591.

8. 伦纳德·海弗利克,2014年11月19日与作者的访谈。

9. John F. Kennedy to American Association of Newspaper Editors, Washington, DC, April 21, 1960, Papers of John F. Kennedy. Prepresidential Papers. Senate Files. Series 12. 1. Speech Files, 1953–1960. Box 908, Folder “American Society of Newspaper Editors,” Washington, DC, http://www.jfklibrary.org/Research/Research-Aids/JFK-Speeches/American-Society-of-Newspaper-Editors_19600421. aspx.

10. 保罗·穆尔黑德,2012年11月14日与作者的访谈。

11. Hayflick and Moorhead, “Serial Cultivation,” 601.

12. 出处同上;Leonard Hayflick, “Citation Classics,” *Current Contents* 26 (1978): 144。

13. 伦纳德·海弗利克,2012年10月4日与作者的访谈。

14. Leonard Hayflick, *How and Why We Age* (New York: Ballantine Books, 1994), 127–29.

15. Associated Press, "Pneumonia Study Points to Vaccine: U.S. Scientists Isolate Agent That Causes a Prevalent Form of the Disease," *New York Times*, January 23, 1962, p. 1.

16. Hayflick and Moorhead, "Serial Cultivation," 619.

17. 出处同上,616–19。

18. 出处同上,605。

19. 出处同上,600–601。

20. 出处同上,589。

21. 出处同上,607–8。

22. Chester M. Southam, Alice E. Moore, and Cornelius P. Rhoads, "Homotransplantation of Human Cell Lines," *Science* 125 (1957): 158.

23. Elinor Langer, "Human Experimentation: Cancer Studies at Sloan-Kettering Stir Public Debate on Medical Ethics," *Science* 143 (1964): 552; Robert D. Mulford, "Experimentation on Human Beings," *Stanford Law Review* 20 (1967): 110.

24. Mulford, "Experimentation on Human Beings," 100; Rebecca Skloot, *The Immortal Life of Henrietta Lacks* (New York: Crown, 2010), 135.

25. Southam, Moore, and Rhoads, "Homotransplantation of Human Cell Lines," 158.

26. Hayflick and Moorhead, "Serial Cultivation," 608–9.

27. Steve Hale, "Noted Cancer Researcher Urges 'Imaginative' Tests on Human," *Deseret News and Salt Lake Telegram*, March 23, 1964, p. B1.

28. 威廉·埃尔金斯,2014年6月25日与作者的访谈。

29. Leonard Hayflick et al., "Preparation of Poliovirus Vaccines in a Human Fetal Diploid Cell Strain," *American Journal of Hygiene* 75 (1962): 250.

30. 出处同上。

31. Hayflick and Moorhead, "Serial Cultivation," 609.

32. World Health Organization Scientific Working Group on the Human Diploid Cell, "Report to the Director-General," Geneva, July 16–18, 1962, 14.

33. Leonard Hayflick, "The Limited *in Vitro* Lifetime of Human Diploid Cell Strains," *Experimental Cell Research* 37 (1965): 628–29.

34. 出处同上,631。

35. Peyton Rous, "A Sarcoma of the Fowl Transmissible by an Agent Separable from the Tumor Cells," *Journal of Experimental Medicine* 13, no. 4 (1911): 397–411.

36. 保罗·穆尔黑德,采访。

37. 伦纳德·海弗利克,2014年11月19日与作者的访谈。

38. J. H. Tjio and Theodore T. Puck, "Genetics of Somatic Mammalian Cells II: Chromosomal Constitution of Cells in Tissue Culture," *Journal of Experimental*

Medicine 108 (1958): 260–62.

39. 伦纳德·海弗利克，2012年10月4日与作者的访谈。
40. 佩顿·劳斯1961年4月24日致希拉里·科普罗夫斯基的信。由海弗利克提供。

第六章　瑞典的资源

1. David Maraniss, *Barack Obama: The Story* (New York: Simon & Schuster, 2012), xxiii.
2. Leonard Hayflick and Paul S. Moorhead, "The Serial Cultivation of Human Diploid Cell Strains," *Experimental Cell Research* 25, no. 3 (1961): 585–621.
3. A. M. Rosenthal, "Red Tape Tangles India's Monkeys: Policy Shift Strands 5,000 Animals at Airport on Way Abroad for Medical Use," *New York Times*, March 2, 1958, p. 26.
4. 伦纳德·海弗利克，2012年10月3日与作者的访谈。
5. Erling Norrby, *Nobel Prizes and Life Sciences* (Singapore: World Scientific, 2010), 70, and 123.
6. Per Axelsson, "The Cutter Incident and the Development of a Swedish Polio Vaccine, 1952–1957," *Dynamis* 32, no. 2 (2012): 312.
7. 埃里克·吕克，2013年10月24日与作者的电话访谈；艾尔林·诺比，2013年9月20日与作者的访谈。
8. World Health Organization, "Report to the Director-General," July 24, 1962, MHO/PA/140.62 (World Health Organization Scientific Group on the Human Diploid Cell, Geneva, July 16–18, 1962)；埃里克·吕克，电话访谈。
9. 埃里克·吕克，电话访谈。
10. Hayflick and Moorhead, "Serial Cultivation," 588.
11. 伊娃·赫斯特伦，2013年9月26日与作者的访谈。
12. 伊娃·赫斯特伦，1961年4月24日的日记。由伊娃·赫斯特伦提供。
13. 出处同上，1961年5月2日。
14. Leonard Hayflick et al., "Preparation of Poliovirus Vaccines in a Human Fetal Diploid Cell Strain," *American Journal of Hygiene* 75 (1962): 245.
15. Wistar Institute of Anatomy and Biology, *Biennial Research Report 1962–1963*, 22, Wistar Institute Archives, Philadelphia, PA.
16. Department of Health Education, and Welfare, Public Health Service, NIH, Contract No: PH43–62–157, Feb. 6, 1962, 1. 由伦纳德·海弗利克提供。
17. 出处同上，1；"Wistar Institute Comparative Balance Sheets as of 4/30/66," p. 4, UPT 50 R252, box 68, file folder 14, "Wistar Institute, 1966," Isidor Schwaner Ravdin Papers, University Archives and Records Center, University of Pennsylvania；"Wistar Institute Comparative Balance Sheets as of 10/31/67," pages 2 and 4, UPT 50 R252, box 68, file

folder 12, "Wistar Institute, 1966–1967," Isidor Schwaner Ravdin Papers, University Archives and Records Center, University of Pennsylvania。

18. "The Wistar Institute Board of Managers Meeting, June 19, 1962," page 1, series UPC 4. 1 VPMA, box 14, file folder "Wistar Institute," University Archives and Records Center, University of Pennsylvania.
19. National Institutes of Health, Contract no: PH43–62–157, Section 30: "Termination for the Convenience of Government," part (g), p. HEW-315-6.
20. 这部分和其他关于伊娃·厄恩霍尔姆的个人信息来自作者在2013年9月21日、22日与伊丽莎白·厄恩霍尔姆、霍坎·厄恩霍尔姆和拉尔斯·厄恩霍尔姆的访谈，以及与奥斯本·卡尔森的访谈，也参考了伊丽莎白·厄恩霍尔姆提供的文件。
21. "Eva Ernholm: Bättre Upplysning—Färre Aborter Hävdar Ung Kristinehamnsgynekolog" ("Eva Ernholm: Better Education—Fewer Abortions, Claims Young Kristinehamn Gynecologist"), *Nya Wermlandstidningens* (Karlstad, Sweden), October 5, 1963. 原文为瑞典语；译者Lisa Tallroth。
22. Per Gunnar Cassel, "Induced Legal Abortion in Sweden During 1939–1974: Change in Practice and Legal Reform," Working Paper 2009:1 (Stockholm: Stockholm University Demography Unit Department of Sociology, 2009), 4–5.
23. "Swedish Medical Association: Rules for Physicians (Codex Ethicus Medicorum Svecorum)," *Swedish Medical Journal* 49, no. 1 (1951): 1–3.
24. Lena Lennerhed, *Historier om ett brott* (Stockholm: Bokförlaget Atlas, 2008), 引自英文版本：Cassel, "Induced Legal Abortion in Sweden," 5。
25. Hayflick and Moorhead, "Serial Cultivation," 604.
26. 估算基于默克公司每年制备风疹疫苗的WI–38细胞使用量。默克公司在最初制备风疹疫苗时，拥有大约1.2亿个倍增数低于20的WI–38细胞。
27. Hayflick and Moorhead, "Serial Cultivation," 604.
28. "Phoenix Abortion Ruling Delayed," *New York Times*, July 28, 1962.
29. Eero Saksela and Paul S. Moorhead, "Aneuploidy in the Degenerative Phase of Serial Cultivation of Human Cell Strains," *Proceedings of the National Academy of Sciences* 50 (1963): 390.
30. J. P. Jacobs, C. M. Jones, and J. P. Baille, "Characteristics of a Human Diploid Cell Designated MRC-5," *Nature* 227 (1970): 169.
31. 《赖斯伯格备忘录》;《事实记录》, 5–6。
32. 《事实记录》, 5–6；希拉里·科普罗夫斯基1962年10月6日致世卫组织W. C. 科伯恩的信, 1, investigations 9, folder 4, Directors' Files, Office of the Director, National Institutes of Health。
33. 《事实记录》, 5–6。
34. D. G. 埃文斯1975年8月20日致罗纳德·拉蒙–哈弗斯的信, attachment, 1–2,

investigations 9, folder 1, Directors' Files, Office of the Director, National Institutes of Health。

35. 《施赖弗报告》,3。

36. 伦纳德·海弗利克2015年10月27日写给作者的信。

第七章 脊髓灰质炎疫苗里的"乘客"

1. Edward Shorter, "The Health Century Oral History Collection," interviewee:Dr. Bernice Eddy, December 4, 1986, page 1, transcript at the National Library of Medicine, National Institutes of Health.
2. 出处同上,12–15。
3. J. A.莫里斯等1971年9月27日致罗伯特·Q. 马斯顿(国家卫生研究院院长)的备忘录。该备忘录重印于Senate Subcommittee on Executive Reorganization and Government Research of the Committee on Government Operations, *Consumer Safety Act of 1972: Hearings on Titles I and II of S. 3419*, 92nd Cong., 2nd sess., April 20 and 21 and May 3 and 4, 1972, 519, 779。
4. Shorter, "Health Century," Bernice Eddy interview, 3–4.
5. Neal Nathanson and Alexander Langmuir, "The Cutter Incident: Poliomyelitis Following Formaldehyde-Inactivated Poliovirus Vaccination in the United States During the Spring of 1955 II: The Relationship of Poliomyelitis to Cutter Vaccine," *American Journal of Hygiene* 78 (1963): 39.
6. Paul A. Offit, "The Cutter Incident, 50 Years Later," *New England Journal of Medicine* 352 (2005): 1411.
7. David M. Oshinsky, *Polio: An American Story* (New York: Oxford University Press, 2005), 237–238.
8. 出处同上,519。
9. Bernice E. Eddy and Sarah E. Stewart, "Characteristics of the SE Polyoma Virus," *American Journal of Public Health* 49, no. 11 (1959): 1492.
10. Hilary Koprowski, "Live Poliomyelitis Virus Vaccines: Present Status and Problems for the Future," *Journal of the American Medical Association* 178, no. 12 (1961): 1153–54.
11. Robert N. Hull, James R. Minner, and Carmine C. Mascoli, "New Viral Agents Recovered from Tissue Cultures of Monkey Kidney Cells III: Recovery of Additional Agents Both from Cultures of Monkey Tissues and Directly from Tissues and Excreta," *American Journal of Hygiene* 68 (1958): 40.
12. Bernice E. Eddy et al., "Tumors Induced in Hamsters by Injection of Rhesus Monkey Kidney Cell Extracts," *Proceedings of the Society for Experimental Biology and Medicine* 107, no. 1 (1961): 191–97.

13. 出处同上，193。

14. Leo Morris et al., "Surveillance of Poliomyelitis in the United States, 1962–65," *Public Health Reports* 82, no. 5 (1967): 418.

15. Debbie Bookchin and Jim Schumacher, *The Virus and the Vaccine: Contaminated Vaccine, Deadly Cancers and Government Neglect* (New York: St. Martin's, 2004), 71–73. 该书详细得多地讲述了SV40的故事，建议有兴趣的读者读一读。

16. B. H. Sweet and M. R. Hilleman, "The Vacuolating Virus SV40," *Proceedings of the Society for Experimental Biology and Medicine* 105 (1960): 420 –27, www.ncbi.nlm.nih.gov/ pubmed/13774265. 这篇论文第561至568页可从此处获得：Senate Subcommittee on Executive Reorganization and Government Research of the Committee on Government Operations, *Consumer Safety Act of 1972: Hearings*。

17. 伯尼斯·埃迪致约瑟夫·斯马德尔的备忘录，"The Presence of an Oncogenic Substance or Virus in Monkey Kidney Cell Cultures," July 6, 1960, Senate Subcommittee on Executive Reorganization and Government Research of the Committee on Government Operations, *Consumer Safety Act of 1972: Hearings*, 551。

18. 约瑟夫·斯马德尔致伯尼斯·埃迪的备忘录，"Requirements for Outside Lectures," October 24, 1960, Senate Subcommittee on Executive Reorganization and Government Research of the Committee on Government Operations, *Consumer Safety Act of 1972: Hearings*, 549–50。

19. Shorter, "Health Century," Bernice Eddy interview, 9.

20. Sweet and Hilleman, "Vacuolating Virus SV40," 425–26.

21. 出处同上。

22. H. Koprowski, "Tin Anniversary of the Development of Live Virus Vaccine," *Journal of the American Medical Association* 174 (1960): 975.

23. Hilary Koprowski and Stanley A. Plotkin, "Notes on Acceptance Criteria and Requirements for Live Poliovirus Vaccines" (World Health Organization Study Group on Requirements for Poliomyelitis Vaccine [Live, Attenuated Poliovirus] , Geneva, November 7–12, 1960), 8–9. WHO/BS/IR/85/1 November 1960.

24. 出处同上，10。

25. Leonard Hayflick et al., "Preparation of Poliovirus Vaccines in a Human Fetal Diploid Cell Strain," *American Journal of Hygiene* 75 (1962): 240–58.

26. Alan P. Goffe, James Hale, and P. S. Gardner, "Letter to the Editor," *Lancet* 277, no. 7177 (1961): 612.

27. D. I. Magrath, Kate Russell, and J. O. Tobin, "Preliminary Communications: Vacuolating Agent," *British Medical Journal* 2, no. 5247 (1961): 287, http://www.ncbi.nlm.nih.gov/pmc/articles/PMC1969653/.

28. 希拉里·科普罗夫斯基1961年4月14日致议员肯尼斯·罗伯茨（众议院州际和对

外商务委员会卫生与安全小组委员会主席）的信，见*Polio Vaccines: Hearings Before a Subcommittee of the Committee on Interstate and Foreign Commerce of the House of Representatives, Eighty-Seventh Congress, First Session, on Developments with Respect to the Manufacture of Live Virus Polio Vaccine and Results of Utilization of Killed Virus Polio Vaccine, March 16–17, 1961*, 311–12。

29. S. A. Plotkin, H. Koprowski, and J. Stokes Jr., "Clinical Trials in Infants of Orally Administered Attenuated Poliomyelitis Viruses," *Pediatrics* 23, no. 6 (1959): 1060.
30. Keerti Shah and Neal Nathanson, "Human Exposure to SV40: Review and Comment," *American Journal of Epidemiology* 103, no. 1 (1976): 5.
31. Eleanor Roosevelt, "My Day," June 25, 1956. 重印于The Eleanor Roosevelt Papers Project, papers.columbian.gwu.edu。
32. Roger Vaughan, *Listen to the Music: The Life of Hilary Koprowski* (New York: SpringerVerlag, 2000), 52; Edward Hooper, *The River: A Journey to the Source of HIV and AIDS* (Boston, New York, and London: Little, Brown, 1999), 406.
33. 克林顿州立劳改场1960年出生记录。由爱德华·胡珀提供。
34. Mary Q. Hawkes, *Excellent Effect: The Edna Mahan Story* (Arlington, VA: American Correctional Association, 1994), 109–10.
35. Plotkin, Koprowski, and Stokes, "Clinical Trials in Infants," 1061.
36. 出处同上，1041。
37. Hooper, *The River*, 424.
38. Hayflick et al., "Preparation of Poliovirus Vaccines," 251, 257.
39. 出处同上，253。
40. 伦纳德·海弗利克，2014年11月19日与作者的访谈。
41. Koprowski, "Live Poliomyelitis Virus Vaccines," 1154–55.
42. Associated Press, "2 Companies Halt Salk-Shot Output, Seek to Eliminate a Monkey Virus, Believed Harmless, Found in Some Vaccine," *New York Times*, July 26, 1961.
43. Bookchin and Schumacher, *Virus and the Vaccine*, 103–4.
44. "The Great Polio Vaccine Cancer Cover-up: Polio Shots May Kill You," *National Enquirer*, August 20, 1961, 1, 14–15, 25.
45. Hayflick et al., "Preparation of Poliovirus Vaccines," 253.
46. 出处同上，240–58。
47. June 19, 1961, draft of Hayflick et al., "Preparation of Poliovirus Vaccines," page 24, file folder "CHAT-WIHL," Stanley Plotkin private papers, Doylestown, PA.
48. Hayflick et al., "Preparation of Poliovirus Vaccines," 256.
49. Shorter, "Health Century," Bernice Eddy interview, 10.
50. 罗德里克·默里（生物制品标准部主管）1961年1月16日通过约瑟夫·斯马德尔致伯尼斯·埃迪博士的备忘录，见Senate Subcommittee on Executive Reorganization

and Government Research of the Committee on Government Operations, *Consumer Safety Act of 1972: Hearings*, 592。

51. 斯马德尔致埃迪的备忘录,"Requirements for Outside Lectures," 549。
52. Shorter, "Health Century," Bernice Eddy interview, 7.
53. Ruth Kirschstein, oral history, part 2, interview by Victoria Harden and Caroline Hannaway, October 29, 1998, page 31, Office of NIH History, National Institutes of Health, Bethesda, Maryland.
54. Edward Shorter, "The Health Century Oral History Collection," interviewee: Maurice Hilleman, February 6, 1987, page 8, transcript available at the National Library of Medicine, National Institutes of Health.
55. Bernice Eddy et al., "Identification of the Oncogenic Substance in Rhesus Monkey Kidney Cell Cultures as Simian Virus 40," *Virology* 17 (1962): 65–75.
56. Hilary Koprowski et al., "Transformation of Cultures of Human Tissue Infected with Simian Virus SV40," *Journal of Cellular and Comparative Physiology* 59, no. 3 (1962): 281–92, http://onlinelibrary.wiley.com/doi/10. 1002/jcp.1030590308/abstract.
57. Harvey M. Shein and John F. Enders, "Transformation Induced by Simian Virus 40 in Human Renal Cell Cultures I: Morphology and Growth Characteristics," *Proceedings of the National Academy of Sciences* 48 (1962): 1164–72; Harvey M. Shein, John F. Enders, and Jeana D. Levinthal, "Transformation Induced by Simian Virus 40 in Human Renal Cell Cultures II: Cell-Virus Relationships," *Proceedings of the National Academy of Sciences* 48 (1962): 1350–57.
58. Shah and Nathanson, "Human Exposure to SV40," 3.

第八章　试　验

1. 枢机主教约翰·奥哈拉(费城大主教)1959年6月26日致玛丽·雅各布嬷嬷的信, Accession R1990.004, Chancery Files, Philadelphia Archdiocesan Historical Research Center。
2. 詹姆斯·A.普帕尔,2014年3月20日和11月19日与作者的访谈。
3. Lisa Levenstein, *A Movement Without Marches: African American Women and the Politics of Poverty in Postwar Philadelphia* (Chapel Hill: University of North Carolina Press, 2009), 157–80.
4. 出处同上, 167; Donna Gentile O'Donnell, *Provider of Last Resort: The Story of the Closure of the Philadelphia General Hospital* (Philadelphia: Camino Books, 2005): 96。
5. Levenstein, *A Movement Without Marches*, 166, 169, 175–76.
6. 出处同上, 165; "Ten Year Report: Philadelphia General Hospital," October 1961, pages 1–10, collection 80–101. 2 ("Philadelphia General Hospital, Ten Year Report,

1952–1962”), Philadelphia City Archive。

7. 出处同上,1。
8. 出处同上,4。
9. Joseph S. Pagano et al., “The Response of Premature Infants to Infection with Attenuated Poliovirus,” *Journal of Pediatrics* 29, no. 5 (1962): 794–807; Joseph S. Pagano, Stanley A. Plotkin, and Donald Cornely, “The Response of Premature Infants to Infection with Type 3 Attenuated Poliovirus,” *Journal of Pediatrics* 65, no. 2 (1964): 165–75.
10. 斯坦利·普洛特金,2016年7月20日写给作者的电子邮件。
11. Pagano, Plotkin, and Cornely, “Response of Premature Infants,” 174.
12. 出处同上,807。
13. 出处同上,806。
14. 斯坦利·普洛特金,2015年5月25日与作者的访谈。
15. Pagano, Plotkin, and Cornely, “Response of Premature Infants,” 794.
16. Leo Morris et al., “Surveillance of Poliomyelitis in the United States, 1962–65,” *Public Health Reports* 82, no. 5 (1967): 419.
17. 詹姆斯·A.普帕尔,2014年3月20日与作者的访谈。
18. Katherine Auchy, St. Vincent’s Hospital for Women and Children: Report of Inspection and Evaluation, Department of Public Welfare of the Commonwealth of Pennsylvania, March 1963, p. 2, Cardinal Krol Papers, Philadelphia Archdiocesan Historical Research Center; Ruth McClain, St. Vincent’s Hospital for Women and Children: Report of Inspection and Evaluation, Department of Public Welfare of the Commonwealth of Pennsylvania, April 1966, p. 3, Cardinal Krol Papers, Philadelphia Archdiocesan Historical Research Center.
19. Auchy, St. Vincent’s Hospital for Women and Children: Report of Inspection and Evaluation.
20. 关于圣文森特妇幼医院这些少女和妇女生活的材料来自:迪伊·克鲁森,2014年5月5日与作者的电话访谈;匿名人士,2014年4月12日与作者的电话访谈;弗兰·斯卡利塞,2014年4月14、15日与作者的电话访谈。
21. McClain, Report of Inspection and Evaluation, Department of Public Welfare of the Commonwealth of Pennsylvania, April 1966, p. 5.
22. 玛丽·雅各布嬷嬷(管理人员)1959年6月18日致约瑟夫·斯托克斯的信, accession R1990.004, Chancery Files, Philadelphia Archdiocesan Historical Research Center。
23. 玛丽·雅各布嬷嬷1959年7月1日致枢机主教约翰·奥哈拉的信, accession R1990.004, Chancery Files, Philadelphia Archdiocesan Historical Research Center。
24. “Milestones, Sep. 5, 1960,” *Time*, September 5, 1960, http://content.time.com/time/subscriber/article/0,33009,826583,00.html.
25. 奥哈拉1959年6月26日致雅各布的信。

26. 希拉里·科普罗夫斯基1960年3月7日致枢机主教约翰·奥哈拉的信，accession R1990.004, Chancery Files, Philadelphia Archdiocesan Historical Research Center。
27. 玛丽·雅各布嬷嬷1960年3月17日致枢机主教约翰·奥哈拉的信，accession R1990.004, Chancery Files, Philadelphia Archdiocesan Historical Research Center。
28. 枢机主教约翰·奥哈拉1960年3月22日致玛丽·雅各布嬷嬷的信，accession R1990.004, Chancery Files, Philadelphia Archdiocesan Historical Research Center。
29. 詹姆斯·普帕尔，2014年3月20日与作者的访谈。
30. T. W. Norton, Richard Carp, and Stanley A. Plotkin, "Summary of Feeding Results with Attenuated Polioviruses Grown in Human Diploid Cell Strains," Virus Diseases/WP/6, July 5, 1962, 1–2 (World Health Organization Scientific Group on the Human Diploid Cell, Geneva, July 16–18, 1962).
31. "Ruth L. Kirschstein oral history interview, part 2," Victoria Harden and Caroline Hannaway, October 29, 1998, p. 5, Office of NIH History, Oral History Archive, Bethesda, MD, https://history.nih.gov/archives/oral_histories.html; Nicholas Wade, "Division of Biologics Standards: The Boat That Never Rocked," *Science* 175 (1972): 1226.
32. Leonard B. Seeff et al., "A Serologic Follow-up of the 1942 Epidemic of Post-vaccination Hepatitis in the United States Army," *New England Journal of Medicine* 316 (1987): 966.
33. John Farley, *To Cast Out Disease: A History of the International Health Division of the Rockefeller Foundation (1913–1951)* (New York: Oxford University Press USA, 2004), 173, 176.
34. Roderick Murray et al., "Hepatitis Carrier State II: Confirmation of Carrier State by Transmission Experiments in Volunteers," *Journal of the American Medical Association* 154, no. 13 (1954): 1072–74.
35. David J. Rothman, *Strangers at the Bedside: A History of How Law and Bioethics Transformed Medical Decision Making* (New York: Aldine de Gruyter, 1991, 2003), 30–69.
36. William L. Laurence, "Drugs to Combat Malaria Are Tested in Prisons for Army," *New York Times*, March 5, 1945, 1, 30.
37. Rothman, *Strangers at the Bedside*, 33–34.
38. 出处同上，38。
39. 出处同上，51–60。
40. Murray et al., "Hepatitis Carrier State II," 1072.
41. "Kirschstein oral history interview, part 2," October 29, 1998, p. 4.
42. 约翰·芬利森，2016年6月24日与作者的电话访谈。
43. "Kirschstein oral history interview, part 2," p. 4.

44. "Continuously Cultured Tissue Cells and Viral Vaccines: Potential Advantages May Be Realized and Potential Hazards Obviated by Careful Planning and Monitoring: Report of a Committee on Tissue Culture Viruses and Vaccines," *Science* 139 (1963): 15-20.
45. 出处同上,17。
46. L. Hayflick et al., "Choice of a Cell System for Vaccine Production," *Science* 140 (1963): 766-68.
47. World Health Organization, "Report to the Director-General," MOH/PA/140.62, July 24, 1962, p. 5 (World Health Organization Scientific Group on the Human Diploid Cell, Geneva, July 16-18 1962).
48. 出处同上,18, 24。
49. Hayflick et al., "Choice of a Cell System," 768.
50. World Health Organization, "Report to the Director-General," 19, 24.
51. 出处同上,24。
52. Joseph S. Pagano et al., "The Response and the Lack of Spread in Swedish School Children Given an Attenuated Poliovirus Vaccine Prepared in a Human Diploid Cell Strain," *American Journal of Hygiene* 79 (1964): 83.
53. F. Buser et al., "Immunization with Live Attenuated Polio Virus Prepared in Human Diploid Cell Strains, with Special Reference to the WM-3 Strain," in *Proceedings, Symposium on the Characterization and Uses of Human Diploid Cell Strains* (Opatija: International Association of Microbiological Societies, 1963), 386.
54. Drago Ikć et al., "Postvaccinal Reactions After Application of Poliovaccine Live, Oral Prepared in Human Diploid Cell Strains WI-38," *Proceedings, Symposium on the Characterization and Uses of Human Diploid Cell Strains* (Opatija: International Association of Microbiological Societies, 1963), 405, 406, 413.
55. 希拉里·科普罗夫斯基致弗雷·C. 马科维亚克的信,December 11, 1963, folder "Outgoing Correspondence," Stanley Plotkin private papers, Doylestown, PA。

第九章　敌人显现

1. Norman McAlister Gregg, "Congenital Cataract Following German Measles in the Mother," *Transactions of the Ophthalmological Society of Australia* 3 (1941): 40.
2. P. M. Dunn, "Perinatal Lessons from the Past: Sir Norman Gregg, ChM, MC, of Sydney (1892-1966) and Rubella Embryopathy," *Archives of Disease in Childhood, Fetal and Neonatal Edition* 92, no. 6 (2007): F513-14, www.ncbi.nlm.nih.gov/pmc/articles/PMC2675410/.
3. 玛格丽特·伯吉斯,2015年2月23日写给作者的电子邮件;Margaret Burgess,

"Gregg's Rubella Legacy 1941–1991," *Medical Journal of Australia* 155 (1991): 355。

4. Erwin Heinz Ackerknecht, *A Short History of Medicine,* rev. ed. (Baltimore and London: The Johns Hopkins University Press, 1982), 129. 本书英文首版的出版信息为：Ronald Press Company, New York, 1955。
5. William George Maton, "Some Account of a Rash Liable to Be Mistaken for Scarlatina," *Medical Transactions Published by the College of Physicians of London* 5 (1815): 149–65.
6. Henry Veale, "History of an Epidemic of Rötheln, with Observations on Its Pathology," *Edinburgh Medical Journal* 12 (1866): 404–14.
7. Dorothy Horstmann, "Maxwell Finland Lecture: Viral Vaccines and Their Ways," *Reviews of Infectious Diseases* 1, no. 3 (1979): 510.
8. Alfred D. Heggie and Frederick C. Robbins, "Natural Rubella Acquired After Birth: Clinical Features and Complications," *American Journal of Diseases of Children* 118 (1969): 15.
9. Gregg, "Congenital Cataract," 42.
10. Burgess, "Gregg's Rubella Legacy," 355.
11. Gregg, "Congenital Cataract," 42.
12. 出处同上，35–46。
13. C. Swan et al., "Congenital Defects in Infants Following Infectious Diseases During Pregnancy: With Special Attention to the Relationship Between German Measles and Cataract, Deaf-Mutism, Heart Disease and Microcephaly, and to the Period of Pregnancy in Which Occurrence of Rubella Is Followed by Congenital Abnormalities," *Medical Journal of Australia* 2 (1943): 201–10.
14. "Rubella and Congenital Malformations," *Lancet* 1 (1944): 316.
15. "Congenital Defects Following Maternal Rubella," *Journal of the American Medical Association* 130 (1946): 574–75.
16. Morris Greenberg, Ottavio Pellitteri, and Jerome Barton, "Frequency of Defects in Infants Whose Mothers Had Rubella During Pregnancy," *Journal of the American Medical Association* 165, no. 6 (1957): 675–76.
17. Stella Chess, "Autism in Children with Congenital Rubella," *Journal of Autism and Childhood Schizophrenia* 1, no. 1 (1971): 33–47; Brynn E. Berger, Ann Marie NavarBoggan, and Saad B. Omer, "Congenital Rubella Syndrome and Autism Spectrum Disorder Prevented by Rubella Vaccination: United States, 2001–2010," *BMC Public Health* 11 (2011): 340, www.ncbi.nlm.nih.gov/pmc/articles/PMC3123590/#B7.
18. John Fry, J. B. Dillane, and Lionel Fry, "Rubella, 1962," *British Medical Journal* 2, no. 5308 (1962): 833–34.
19. Elizabeth Miller, "Rubella in the United Kingdom," *Epidemiology and Infection* 107

(1991): 34; C. S. Peckham, “Congenital Rubella in the United Kingdom Before 1970: The Prevaccine Era,” *Reviews of Infectious Diseases* 7 (supp. 1) (1985): S11–21.

20. “News in Brief,” *Times* (London), Thursday, March 15, 1962, 6.
21. “German Measles at Eton,” *Times* (London), Tuesday, March 27, 1962, 16.
22. Eric Todd, “Shackleton’s Old Tricks Serve Him Well Against Yorkshire: Wilson Consoles the Partisans,” *Guardian*, June 28, 1962, 10.
23. A Mother, “Difficult Duty,” *Guardian*, August 9, 1963, 6.
24. Thomas H. Weller and Franklin A. Neva, “Propagation in Tissue Culture of Cytopathic Agents from Patients with Rubella-Like Illness,” *Proceedings of the Society for Experimental Biology and Medicine* 111 (October 1962): 216–25.
25. Paul D. Parkman, Edward L. Buescher, and Malcolm S. Artenstein, “Recovery of Rubella Virus from Army Recruits,” *Proceedings of the Society for Experimental Biology and Medicine* 111 (1962): 225–30.
26. Lee Plotkin, *Anecdotes of My Life*, a self-published memoir (Lee Plotkin, Stanley Plotkin, and Brenda Magalaner, 1986), 1986, 38–45, 57–61, 66–71.
27. 斯坦利·普洛特金的传记信息来自作者在2013和2015年对普洛特金的采访，采访的具体日期见参考文献；来自*Anecdotes of My Life*, a 1986 memoir by Stanley Plotkin’s mother, Lee Plotkin； 还来自 Stanley A. Plotkin, “The Late Sequelae of Arrowsmith,” *Pediatric Infectious Disease Journal* 21 (2002): 807–8。
28. 出处同上，808。
29. “Memorandum to Editors Concerning Press, Radio and Television Conference,” June 15, 1959, UPA 4, box 114, file folder “Lederle Laboratories National Drug Company (1955–1960),” Office of the President Records, Gaylord P. Harnwell Admin. 1955–1960, University Archives and Records Center, University of Pennsylvania.
30. Stanley A. Plotkin, John A. Dudgeon, and A. Melvin Ramsay, “Laboratory Studies on Rubella and the Rubella Syndrome,” *British Medical Journal* 2, no. 5368 (1963): 1299.
31. 出处同上。
32. J. A. Dudgeon, N. R. Butler, and Stanley A. Plotkin, “Further Serological Studies on the Rubella Syndrome,” *British Medical Journal* 2, no. 5402 (1964): 159–60.
33. L. S. Oshiro, N. J. Schmidt, and E. H. Lennette, “Electron Microscopic Studies of Rubella Virus,” *Journal of General Virology* 5 (1969): 205.
34. Robert S. Duszak, “Congenital Rubella Syndrome—Major Review,” *Optometry* 80 (2009): 38–39; Van Hung Pham et al., “Rubella Epidemic in Vietnam: Characteristic of Rubella Virus Genes from Pregnant Women and Their Fetuses/Newborns with Congenital Rubella Syndrome,” *Journal of Clinical Virology* 57 (2013): 152.
35. William S. Webster, “Teratogen Update: Congenital Rubella,” *Teratology* 58 (1998): 16, http://teratology.org/updates/58pg13. pdf; J. E. Banatvala and D.W.G. Brown, “Seminar:

Rubella," *Lancet* 363 (2004): 1129.

36. Joseph A. Bellanti et al., "Congenital Rubella: Clinicopathologic, Virologic, and Immunologic Studies," *American Journal of Diseases of Children* 110 (1965): 465, 470; Thong Van Nguyen, Van Hung Pham, and Kenji Abe, "Pathogenesis of Congenital Rubella Infection in Human Fetuses: Viral Infection in the Ciliary Body Could Play an Important Role in Cataractogenesis," *EBioMedicine* 2 (2015): 59–60.
37. Webster, "Teratogen Update," 17–20.
38. Stanley A. Plotkin and Antti Vaheri, "Human Fibroblasts Infected with Rubella Produce a Growth Inhibitor," *Science* 156 (1967): 659–61.
39. W. E. Rawls, J. Desmyter, and J. L. Melnick, "Virus Carrier Cells and Virus Free Cells in Fetal Rubella," *Proceedings of the Society for Experimental Biology and Medicine* 129 (1968): 477–83; Webster, "Teratogen Update," 21.
40. W. Dimech et al., "Evaluation of Three Immunoassays Used for Detection of Anti-Rubella Virus Immunoglobulin M Antibodies," *Clinical and Diagnostic Laboratory Immunology* 12, no. 9 (September 2005): 1104–8, www.ncbi.nlm.nih.gov/pmc/articles/PMC1235794/.
41. Gisella Enders et al., "Outcome of Confirmed Periconceptual Maternal Rubella," *Lancet* 331, no. 8600 (1988): 1445–47 (首版为vol. 1, no. 8600).
42. M. M. Desmond, "Congenital Rubella Encephalitis, Course and Early Sequelae," *Journal of Pediatrics* 71, no. 3 (1967): 311–31.
43. Jill M. Forrest, Margaret A. Menser, and J. A. Burgess, "High Frequency of Diabetes Mellitus in Young Adults with Congenital Rubella," *Lancet* 297, no. 7720 (1971): 332–34.
44. John F. O'Neill, "The Ocular Manifestations of Congenital Infection: A Study of the Early Effect and Long-Term Outcome of Maternally Transmitted Rubella and Toxoplasmosis," *Transactions of the American Ophthalmological Society* 96 (1998): 858–68.
45. Stephen A. Winchester et al., "Persistent Intraocular Rubella Infection in a Patient with Fuchs' Uveitis and Congenital Rubella Syndrome," *Journal of Clinical Microbiology* 51, no. 5 (2013): 1622–24, www.ncbi.nlm.nih.gov/pmc/articles/PMC3647901/.
46. Margaret A. Menser, Lorimer Dods, and J. D. Harley, "A Twenty-five-Year Follow-up of Congenital Rubella," *Lancet* 290, no. 7530 (1967): 1347–50.
47. Miller, "Rubella in the United Kingdom," 32; John J. Witte et al., "Epidemiology of Rubella," *American Journal of Diseases of Children* 118 (1969): 107.
48. 斯坦利·普洛特金1963年11月4日致阿拉斯泰尔·达吉恩的信, folder "Correspondence-out, October 1963–December 1964," Stanley Plotkin private papers, Doylestown, PA。

第十章　孕妇的灾祸

1. William S. Webster, "Teratogen Update: Congenital Rubella," *Teratology* 58 (1998): 13, http://teratology.org/updates/58pg13. pdf.
2. 斯坦利·A. 普洛特金致希拉里·科普罗夫斯基的备忘录, "Reference: Christmas Party," December 11, 1963, folder "Correspondence-out, October 1963 –December 1964," Stanley Plotkin private papers, Doylestown, PA。
3. Vincent Cristofalo, "Profile in Gerontology: Leonard Hayflick, PhD," *Contemporary Gerontology* 9, no. 3(2003): 83.
4. Eugene B. Buynak et al., "Live Attenuated Rubella Virus Vaccines Prepared in Duck Embryo Cell Culture, I: Development and Clinical Testing," *Journal of the American Medical Association* 204, no. 3 (1968): 195.
5. David J. Rothman, *Strangers at the Bedside: A History of How Law and Bioethics Transformed Medical Decision Making* (New York: Aldine de Gruyter, 1991, 2003), 40, 51–59.
6. "Wistar Institute Comparative Balance Sheets as of 4/30/66," p. 4, UPT 50 R252, box 68, file folder 14, "Wistar Institute, 1966," Isidor Schwaner Ravdin Papers, University Archives and Records Center, University of Pennsylvania; "Wistar Institute Comparative Balance Sheets as of 10/31/67," p. 4, UPT 50 R252, box 68, file folder 12, "Wistar Institute, 1966–1967," Isidor Schwaner Ravdin Papers, University Archives and Records Center, University of Pennsylvania; Robert Dechert, "Memorandum of RD's Discussion with Dr. Thomas Norton and Dr. Stanley Plotkin About the Work of the Latter," p. 2, January 12, 1968, folder "DBS," Stanley Plotkin private papers.
7. Alan D. Lourie to Thomas Norton, "Discoveries or Inventions Developed Under Public Health Service Research Grants and Awards," March 13, 1968, p. 3, folder "SKF Correspondence 1968," Stanley Plotkin Private papers, Doylestown, PA.
8. 斯坦利·普洛特金1963年11月4日致阿拉斯泰尔·达吉恩的信, folder "Correspondence-out," Stanley Plotkin private papers。
9. Wolfgang Saxon, "Harry Martin Meyer Jr., 72; Helped Create Rubella Vaccine," *New York Times*, August 25, 2001, www.nytimes.com/2001/08/25/us/harry-martin-meyer-jr-72-helped-create-rubella-vaccine.html.
10. Paul D. Parkman et al., "Attenuated Rubella Virus I.: Development and Laboratory Characterization," *New England Journal of Medicine* 275 (1966): 569–74; Harry M. Meyer Jr. Paul D. Parkman, and Theodore C. Panos, "Attenuated Rubella Virus II: Production of an Experimental Live-Virus Vaccine and Clinical Trial," *New England Journal of Medicine* 275, no. 11 (1966): 575.

11. Stanley A. Plotkin, Andre Boué and Joelle G. Boué, "The In Vitro Growth of Rubella Virus in Human Embryo Cells," *American Journal of Epidemiology* 81, no. 1 (1965): 71–85; Stanley A. Plotkin and Antti Vaheri, "Human Fibroblasts Infected with Rubella Produce a Growth Inhibitor," *Science* 156 (1967): 659–61.
12. 威斯塔研究所董事会1964年6月22日会议纪要。这些会议纪要在宾夕法尼亚州费城威斯塔研究所一部会议纪要装订集的第195页。
13. Communicable Disease Center, "Rubella," *Morbidity and Mortality Weekly Report* 13, no. 12 (1964): 93–101.
14. "Surveillance Summary: Rubella—United States," *Morbidity and Mortality Weekly Report* 19, no. 34 (1970): 335; J. J. Witte et al., "Epidemiology of Rubella," *American Journal of Diseases of Children* 118, no. 1 (July 1969): 107–11.
15. Stanley Plotkin, index cards cataloging infants born with congenital rubella syndrome, Stanley Plotkin private papers.
16. Stanley Plotkin, "List of Patients," file folder "Rubella Patients," Stanley Plotkin private papers.
17. J. M. Lindquist et al., "Congenital Rubella Syndrome as a Systemic Infection: Studies of Affected Infants Born in Philadelphia, USA," *British Medical Journal* 2 (1965): 1402.
18. Stanley A. Plotkin, "Virologic Assistance in the Management of German Measles in Pregnancy," *Journal of the American Medical Association* 190 (1964): 268.
19. 匿名人士1964年4月2日致斯坦利·普洛特金的信，folder "Correspondence-in," Stanley Plotkin private papers。
20. Plotkin, "Virologic Assistance," 266–67.
21. 出处同上，267。
22. R.比弗致编辑的信，及J. D. 普赖斯致编辑的信（标题皆是"Rubella and Termination of Pregnancy"），*British Medical Journal* 2, no. 5416 (October 24, 1964): 1075–76。
23. 普赖斯致编辑的信，1076。
24. Stanley A. Plotkin, "Rubella and Termination of Pregnancy" (unpublished letter to the editor of the *British Medical Journal*), November 20, 1964, folder "Correspondence-out," Stanley Plotkin private papers.
25. 斯坦利·普洛特金，2012年12月18日与作者的访谈。
26. 会议纪要，"Meeting of the Committee on Congenital Malformations, American Academy of Pediatrics," May 8, 1965, Philadelphia, file folder "Correspondence-in," Stanley Plotkin private papers。
27. Robert E. Hall, "Abortion in American Hospitals," *American Journal of Public Health* 57, no. 11 (1967): 1934.
28. Robert E. Hall, "Therapeutic Abortion, Sterilization, and Contraception," *American Journal of Obstetrics and Gynecology* 91, no. 4 (1965): 523.

29. Leslie J. Reagan, *Dangerous Pregnancies: Mothers, Disabilities, and Abortion in Modern America* (Berkeley and Los Angeles: University of California Press, 2010), 73–74.
30. 出处同上,74–75。
31. 出处同上,73。
32. 斯坦利·普洛特金1965年2月5日致亨利·菲特曼博士的信,folder "Correspondence-out," Stanley Plotkin private papers。
33. 斯坦利·普洛特金1964年10月13日致伦纳德·M.波波维奇博士的信,folder "Correspondence-out," Stanley Plotkin private papers。
34. Alfred D. Heggie and Frederick C. Robbins, "Natural Rubella Acquired After Birth: Clinical Features and Complications," *American Journal of Diseases of Children* 118 (1969): 15.
35. National Communicable Disease Center, "Estimated Morbidity Associated with the 1964–1965 U.S. Rubella Epidemic," in *Rubella Surveillance Report No. 1* (Washington, DC: U.S. Department of Health, Education and Welfare, Public Health Service, June 1969), 12.
36. 出处同上,"Preface," 1。
37. 斯坦利·普洛特金1964年1月23日致富兰克林·佩恩(宾夕法尼亚大学医院妇产科主任)的信,folder "Correspondence-out," Stanley Plotkin private papers。
38. 斯坦利·普洛特金1964年11月24日致莱斯特·艾森伯格医生(切里希尔医院妇产科)的信,folder "Correspondence-out," Stanley Plotkin private papers。
39. 出处同上。
40. Stanley A. Plotkin, David Cornfeld, and Theodore H. Ingalls, "Studies of Immunization with Living Rubella Virus: Trials in Children of a Strain Cultured from an Aborted Fetus," *American Journal of Diseases of Children* 110 (1965): 382.

第十一章　狂犬病

1. H. Koprowski, "Vaccines Against Rabies: Present and Future," *First International Conference on Vaccines Against Viral and Rickettsial Diseases of Man: Papers Presented and Discussions Held in Washington, D.C., November 7–11, 1966* (Washington, DC: Pan American Health Organization Scientific Publication No. 147, May 1967), 488.
2. Roger Vaughan, *Listen to the Music: The Life of Hilary Koprowski* (New York: Springer-Verlag, 2000), 67.
3. Deborah J. Briggs, "Human Rabies Vaccines," in *Rabies*, 2nd ed., ed. Alan C. Jackson and William H. Wunner (London: Academic Press, 2007), 506.
4. World Health Organization, WHO Expert Consultation on Rabies: Second Report,

WHO Technical Report Series, No. 982 (Geneva: World Health Organization 2013), 8.

5. W. Suraweera et al., "Deaths from Symptomatically Identifiable Furious Rabies in India: A Nationally Representative Mortality Survey," *PLoS Neglected Tropical Diseases* 6, no. 10 (2012): e1847; M. K. Sudarshan, "Assessing Burden of Rabies in India: WHO-Sponsored National Multi-Centric Rabies Survey," *Association for the Prevention and Control of Rabies in India Journal* 6 (May 2004): 44−45.
6. George M. Baer, ed., *The Natural History of Rabies*, 2nd ed. (Boca Raton, FL: CRC, 1991): 523.
7. 出处同上，524。
8. 出处同上。
9. Elisabeth Emerson, *Public Health Is People: A History of the Minnesota Department of Health from 1949 to 1999* (St. Paul: Minnesota Department of Health, 2002), 35, and 61− 62, www.health.state.mn.us/library/publichealthispeople19491999. html.
10. Communicable Disease Center, "Annual Supplement: Summary 1965," *Morbidity and Mortality Weekly Report* 14, no. 53 (1966): 48.
11. U.S. Department of Health, Education and Welfare, National Office of Vital Statistics, "Annual Supplement: Reported Incidence of Notifiable Diseases in the United States, 1952," *Morbidity and Mortality Weekly Report* 1, no. 54 (1953): 7.
12. Louis Pasteur, "Méthode pour Prévenir la Rage Après Morsure," *Comptes Rendus de l'Academie des Sciences* 101: 765−74. For a concise English rendition of Pasteur's advance, see Hervé Bazin, "Pasteur and the Birth of Vaccines Made in the Laboratory," in *History of Vaccine Development*, ed. Stanley A. Plotkin (New York: Springer Science + Business Media, 2011), 39−41.
13. Madureira Pará, "An Outbreak of Post-vaccinal Rabies (Rage de Laboratoire) in Fortaleza, Brazil, in 1960: Residual Fixed Virus as the Etiological Agent," *Bulletin of the World Health Organization* 33 (1965): 177−82, www.ncbi.nlm.nih.gov/pubmed/5294589.
14. 出处同上，181。
15. Franklin B. Peck Jr., Horace M. Powell, and Clyde G. Culbertson, "Duck Embryo Rabies Vaccine: Study of Fixed Virus Vaccine Grown in Embryonated Duck Eggs and Killed with Beta-Propiolactone (BPL)," *Journal of the American Medical Association* 162, no. 15 (1956): 1373; Hervé Bourhy, Annick Perrot, and Jean-Marc Cavaillon, "Rabies," in: Andrew W. Artenstein, ed., *Vaccines: A Biography (*New York: Springer Science + Business Media, 2010), 84.
16. Franklin B. Peck Jr., Horace M. Powell, and Clyde G. Culbertson, "New Antirabies Vaccine for Human Use," *Journal of Laboratory and Clinical Medicine* 45, no. 5 (1955): 679−83.
17. Peck, Powell, and Culbertson, "Duck Embryo Rabies Vaccine," 1373.

18. Koprowski, "Vaccines Against Rabies," 489.
19. Baer, *Natural History of Rabies*, 418.
20 Communicable Disease Center, "Annual Supplement: Summary 1965," *Morbidity and Mortality Weekly Report* 14, no. 53 (1966): 5.
21. 出处同上,49。
22. R. E. Kissling, "Growth of Rabies Virus in Non-nervous Tissue Culture," *Proceedings of the Society for Experimental Biology and Medicine* 98, no. 2 (June 1958): 223–25.
23. Tadeusz J. Wiktor, Stanley A. Plotkin, and Hilary Koprowski, "Development and Clinical Trials of the New Human Rabies Vaccine of Tissue Culture (Human Diploid Cell) Origin," *Developments in Biological Standardization* 40 (1978): 4.
24. Vaughan, *Listen to the Music*, 121.
25. T. J. Wiktor, M. V. Fernandes, and H. Koprowski, "Cultivation of Rabies Virus in Human Diploid Cell Strain WI-38," *Journal of Immunology* 93 (September 1964): 354–55.
26. T. J. Wiktor, M. V. Fernandes, and H. Koprowski, "Potential Use of Human Diploid Cell Strains for Rabies Vaccine," *Proceedings: Symposium on the Characterization and Uses of Human Diploid Cell Strains: Opatija 1963* (no location given: Permanent Section on Microbiological Standardization, International Association of Microbiological Societies, 1963): 354–56.
27. John A. Anderson, Frank T. Daly Jr., and Jack C. Kidd, "Human Rabies After Antiserum and Vaccine Postexposure Treatment: Case Report and Review," *Annals of Internal Medicine* 64, no. 6 (1966): 1297–1302.
28. Basil Rice, "Rabies Threat Worsens," *Kingsport* (TN) *Times-News*, May 9, 1964, 2.
29. 出处同上。
30. Richard R. Leger, "Alarm over Rabies: Disease Infects Wildlife in More Areas, Posing Threat to Vacationers; Rabid Foxes Terrorize County in Tennessee; Convicts May Test New Type of Vaccine; Skunks and Bats Are Carriers," *Wall Street Journal*, May 19, 1965, 1.
31. Communicable Disease Center, "Rabies in Animals and Man—1964: Annual Surveillance Summary," *Morbidity and Mortality Weekly Report* 14, no. 31 (1965): 266.
32. Leger, "Alarm over Rabies."
33. 出处同上。
34. 出处同上。
35. Anderson, Daly, and Kidd, "Human Rabies After Antiserum," 1300–1301.
36. Communicable Disease Center, "Human Rabies: Minnesota," *Morbidity and Mortality Weekly Report* 13, no. 38 (1964): 330; Gary Sprick obituary, *Rochester* (MN) *Post-Bulletin*, September 2, 1964, www.findagrave.com/cgi-bin/fg.cgi?page=gr&GRid=114649224.
37. Communicable Disease Center, "Rabies in Animals and Man," 269.

38. Communicable Disease Center, "Epidemiologic Notes and Reports: Human Rabies Death—South Dakota," *Morbidity and Mortality Weekly Report* 15, no. 38 (1966): 3225–26.
39. Leger, "Alarm over Rabies"; Centers for Disease Control, "Recommendation of the Immunization Practices Advisory Committee (ACIP): Rabies Prevention," *Morbidity and Mortality Weekly Report* 29, no. 3 (1980): 267.
40. Communicable Disease Center, "Human Rabies Death: West Virginia," *Morbidity and Mortality Weekly Report* 14, no. 23 (1965): 195.
41. Wiktor, Fernandes, and Koprowski, "Cultivation of Rabies Virus," 353–60.
42. Wiktor, Plotkin, and Koprowski, "Development and Clinical Trials," 5.
43. T. J. Wiktor and H. Koprowski, "Successful Immunization of Primates with Rabies Vaccine Prepared in Human Diploid Cell Strain WI-38," *Proceedings of the Society for Experimental Biology and Medicine* 118 (1965): 1069–73.
44. Mario V. Fernandes, Hilary Koprowski, and Tadeusz J. Wiktor, "Method of Producing Rabies Vaccine," U.S. Patent 3,397,267, filed September 21, 1964, and issued August 13, 1968, http://www.google.com/patents/US3397267.
45. 史克法公司产品采购与授权主管戴维・兰辛1966年5月3日致托马斯・W.诺顿的信，folder "SKF Correspondence 1968," Stanley Plotkin private papers, Doylestown, PA。

第十二章　孤儿与普通人

1. Claude Bernard, *An Introduction to the Study of Experimental Medicine*, trans. Henry Copley Greene (New York: Dover, 1957), 101 (首版于1865年出版).
2. Stanley Plotkin, "Protocol for Rubella Study," November 1, 1963, folder "St. Vincent's," Stanley Plotkin private papers, Doylestown, PA. 罗莎・霍夫拉赫尔，2014年10月21日与作者的访谈；Jim Butler, "For Dependent Children, a 'Home' Is Not a Home," *Catholic Standard and Times* (Philadelphia), January 19, 1968, 8。
3. 玛丽・泰蕾兹・汉森，2014年10月24日与作者的电话访谈；霍夫拉赫尔，与作者的访谈；Butler, "For Dependent Children," 8。
4. Ruth McClain, "St. Vincent's Hospital for Women and Children: Report of Inspection and Evaluation," Department of Public Welfare of the Commonwealth of Pennsylvania, April 1966, p. 5, Cardinal Krol Papers, Philadelphia Archdiocesan Historical Research Center.
5. Butler, "For Dependent Children," 8.
6. 霍夫拉赫尔，2014年10月21日与作者的访谈。
7. 玛丽・泰蕾兹・汉森，2014年10月24日与作者的电话访谈。
8. 斯坦利・普洛特金，2012年12月18日与作者的访谈。

9. “Court’s Abortion Rulings Termed ‘Tragic’ by Cardinal, Bishops, Pro-life Spokesmen,” *Catholic Standard and Times* (Philadelphia), January 25, 1973, 1. 另见 John Cardinal Krol, “Statement on Abortion: A Statement Issued by the President of the National Conference of Catholic Bishops,” January 22, 1973, www.priestsforlife.org/magisterium/bishops/73-01-22statementonabortionnccb.htm (accessed February 1, 2016)。
10. Stanley A. Plotkin, David Cornfeld, and Theodore H. Ingalls, “Studies of Immunization with Living Rubella Virus: Trials in Children of a Strain Cultured from an Aborted Fetus,” *American Journal of Diseases of Children* 110 (1965): 382.
11. 斯坦利·普洛特金1964年5月15日致泰珀博士(国家卫生研究院生物制品标准部)的信,folder “DBS,” Stanley Plotkin private papers。
12. 罗德里克·默里(生物制品标准部主管)1964年5月21日致斯坦利·普洛特金的信,p. 1, folder “DBS,” Stanley Plotkin private papers。
13. 出处同上,p. 2;“Continuously Cultured Tissue Cells and Viral Vaccines: Potential Advantages May Be Realized and Potential Hazards Obviated by Careful Planning and Monitoring: Report of a Committee on Tissue Culture Viruses and Vaccines,” *Science* 139 (1963): 15–20。
14. 默里1964年5月21日致普洛特金的信。
15. 斯坦利·普洛特金,2016年2月24日写给作者的电子邮件。
16. 斯坦利·普洛特金,2015年5月25日与作者的访谈。
17. 斯坦利·普洛特金1964年5月8日致西奥多·英戈尔斯的信,file folder “St. Vincent’s,” Stanley Plotkin private papers。
18. Y. Hiro and S. Tasaka, “Die röetheln sind eine Viruskrankheit,” *Mschr Kinderheilk* 76 (1938): 328–32. (该论文标题英译为“Rubella Is a Viral Disease”。)
19. S. Krugman et al., “Studies on Rubella Immunization I: Demonstration of Rubella Without Rash,” *Journal of the American Medical Association* 151, no. 4 (1953): 285–88.
20. John L. Sever et al., “Rubella Virus,” *Journal of the American Medical Association* 162, no. 6 (1962): 663–71.
21. 斯坦利·普洛特金,2015年5月25日与作者的访谈。
22. Plotkin, Cornfeld, and Ingalls, “Studies of Immunization,” 382.
23. 出处同上。
24. 出处同上。
25. 出处同上;斯坦利·普洛特金1964年10月6日致乔治·A. 杰维斯的信, file folder “Correspondenceout,” Stanley Plotkin private papers。
26. Plotkin, Cornfeld, and Ingalls, “Studies of Immunization,” 383–84.
27. 出处同上,387–88。
28. 所有关于文茨勒一家的信息,以及他们的故事,都来自作者在2015年3月19日、3月23日、4月16日、4月18日和5月25日对玛丽·文茨勒与史蒂夫·文茨勒的面对面访谈和电话访谈,以及后续与他们的电子邮件。

29. J. C. McDonald, "Gamma-Globulin for Prevention of Rubella in Pregnancy," *British Medical Journal* 2, no. 5354 (1963): 416.
30. 出处同上,418。
31. 玛丽·文茨勒,2015年3月23日与作者的访谈。
32. Harold G. Scheie et al., "Congenital Rubella Cataracts: Surgical Results and Virus Recovery from Intraocular Tissue," *Archives of Ophthalmology* 77 (1967): 444.
33. 约翰·F. 奥尼尔,2015年6月1日与作者的访谈。
34. John F. O'Neill, "The Ocular Manifestations of Congenital Infection: A Study of the Early Effect and Long-Term Outcome of Maternally Transmitted Rubella and Toxoplasmosis," *Transactions of the American Ophthalmological Society* 96 (1998): 839, 867.
35. 出处同上,867。
36. 约翰·F.奥尼尔,2015年6月1日与作者的访谈。
37. O'Neill, "Ocular Manifestations," 834; Scheie et al., "Congenital Rubella Cataracts," 442.
38. Norman McAlister Gregg, "Congenital Cataract Following German Measles in the Mother," *Transactions of the Ophthalmological Society of Australia* 3 (1941): 39.
39. M. E. Oster, T. Riehle-Colarusso, and A. Correa, "An Update on Cardiovascular Malformations in Congenital Rubella Syndrome," *Birth Defects Research Part A: Clinical and Molecular Teratology* 88, no. 1 (2010): 1–8.
40. S. Chess, P. Fernandez, and S. Korn, "Behavioral Consequences of Congenital Rubella," *Journal of Pediatrics* 93, no. 4 (1978): 699–703; William S. Webster, "Teratogen Update: Congenital Rubella," *Teratology* 58 (1998): 20; Stella Chess, "Autism in Children with Congenital Rubella," *Journal of Autism and Childhood Schizophrenia* 1, no. 1 (1971): 33.
41. C. J. Priebe Jr., J. A. Holahan, and P. R. Ziring, "Abnormalities of the Vas Deferens and Epididymis in Cryptorchid Boys with Congenital Rubella," *Journal of Pediatric Surgery* 14, no. 6 (1979): 834–38.

第十三章　我们已知的魔鬼

1. Stanley A. Plotkin, "History of Rubella Vaccines and the Recent History of Cell Culture," in *Vaccinia, Vaccination and Vaccinology: Jenner, Pasteur and Their Successors*, S. Plotkin and B. Fantini, eds. (Paris: Elsevier, 1996), 275.
2. Eugene Buynak et al., "Live Attenuated Rubella Virus Vaccines Prepared in Duck Embryo Cell Culture," *Journal of the American Medical Association* 204, no. 3 (1968): 196.
3. David J. Rothman, *Strangers at the Bedside: A History of How Law and Bioethics*

Transformed Medical Decision Making (New York: de Gruyter, 1991, 2003), 64.

4. Leslie J. Reagan, *Dangerous Pregnancies: Mothers, Disabilities, and Abortion in Modern America* (Berkeley and Los Angeles: University of California Press, 2010), 63–64.
5. 保罗·帕克曼,2015年4月7日与作者的访谈。
6. 出处同上。
7. 出处同上;Reagan, *Dangerous Pregnancies*, 181。
8. 帕克曼,与作者的访谈。
9. Sarah Leavitt, "Dr. Paul Parkman Interview," June 7, 2005, p. 20, Office of NIH Oral History Program, National Institutes of Health.
10. Harry M. Meyer Jr., Paul D. Parkman, and Theodore C. Panos, "Attenuated Rubella Virus II: Production of an Experimental Live-Virus Vaccine and Clinical Trial," *New England Journal of Medicine* 275, no. 11 (1966): 575.
11. Leavitt, "Dr. Paul Parkman Interview," 19.
12. Rothman, *Strangers at the Bedside*, 56.
13. Leavitt, "Dr. Paul Parkman Interview," 21–22.
14. Meyer, Parkman, and Panos, "Attenuated Rubella Virus II," 575–80.
15. 玛丽·泰蕾兹·汉森,2014年10月24日与作者的电话访谈。
16. "New Patients Arrive Monday," *Hamburg Item*, January 7, 1960; "Local T-B Hospital Changed by Law to Child Welfare," *Hamburg Item*, December 3, 1959, p. 1.
17. 弗朗西斯·穆勒,2015年5月21日与作者的访谈。
18. 贾斯珀·G. 陈·西伊1967年2月1日致本杰明·克拉克的信, folder "Hamburg-I," Stanley Plotkin private papers, Doylestown, PA。
19. 贾斯珀·G.陈·西伊1967年10月30日致本杰明·克拉克的信, folder "Hamburg-I," Stanley Plotkin private papers, Doylestown, PA。
20. "Patients Move Around Like Robots: Retarded at Hamburg State School Are Kept Heavily Drugged According to Superintendent," *Observer-Reporter* (Washington, PA), April 20, 1973, p. A13.
21. 斯坦利·普洛特金1968年3月25日致本杰明·克拉克的信, folder "Hamburg IX," Stanley Plotkin private papers;弗朗西斯·穆勒2015年5月21日与作者的访谈。
22. Stanley A. Plotkin et al., "A New Attenuated Rubella Virus Grown In Human Fibroblasts: Evidence For Reduced Nasopharyngeal Excretion," *American Journal of Epidemiology* 86 (1967): 469.
23. Henry K. Beecher, "Ethics and Clinical Research," *New England Journal of Medicine* 274, no. 24 (1966): 1354–60, www.nejm.org/doi/pdf/10. 1056/NEJM196606162742405.
24. 出处同上,1355。
25. Rothman, *Strangers at the Bedside*, 273.

26. Captain Robert Chamovitz et al., "Prevention of Rheumatic Fever by Treatment of Previous Streptococcal Infections I: Evaluation of Benzathine Penicillin G," *New England Journal of Medicine* 251, no. 12 (1954): 466–71.
27. Saul Krugman et al., "Infectious Hepatitis: Detection of Virus During the Incubation Period and in Clinically Inapparent Infection," *New England Journal of Medicine* 261 (1959): 729–34.
28. Elinor Langer, "Human Experimentation: Cancer Studies at Sloan-Kettering Stir Public Debate on Medical Ethics," *Science* 143 (1964): 552.
29. Rothman, *Strangers at the Bedside*, 87–90.
30. William H. Stewart, "Surgeon General's Directives on Human Experimentation," PPO #129 (Bethesda, MD: U.S. Public Health Service Division of Research Grants, revised July l, 1966).
31. Rothman, *Strangers at the Bedside*, 38; 罗斯博士1967年10月6日致泽尔尼克的备忘录, file folder "Vaccine Development Board," Stanley Plotkin private papers, Doylestown, PA。
32. 斯坦利·普洛特金1966年7月25日致本杰明·克拉克的信, folder "Hamburg-I," Stanley Plotkin private papers。
33. 本杰明·克拉克1966年7月27日致斯坦利·普洛特金的信, folder "Hamburg-I;" single sheet titled "1st group: 8–1 to 9–13," folder "Hamburg-I," Stanley Plotkin private papers。
34. 斯坦利·普洛特金2016年2月24日写给作者的电子邮件。
35. 本杰明·克拉克1968年5月29日致斯坦利·普洛特金的信, folder "Hamburg-I," Stanley Plotkin private papers。
36. Stanley A. Plotkin et al., "A New Attenuated Rubella Virus," 468–77.
37. James L. Bittle et al., "Results of Testing Production Lots of Oral Poliovirus Vaccine," *Journal of Infectious Diseases* 116, no. 2 (1966): 215–20.
38. Plotkin et al., "New Attenuated Rubella Virus," 473.
39. Werner Slenczka and Hans Dieter Klenk, "Forty Years of Marburg Virus," *Journal of Infectious Diseases* 196, supp. 2 (2007): S133.
40. 出处同上。
41. 出处同上,S131。
42. 出处同上。
43. 出处同上。
44. K. Todorovitch, M. Mocitch, and R. Klašnja, "Clinical Picture of Two Patients Infected by the Marburg Vervet Virus," in *Marburg Virus Disease*, Gustav Adolf Martini and Rudolf Siegert, eds. (Berlin and Heidelberg: Springer-Verlag, 1971), 19.
45. G. A. Martini, "Marburg Virus Disease: Clinical Syndrome," in Martini and Siegert, *Marburg Virus Disease*, 1.

46. 出处同上，2。
47. 出处同上。
48. P. Gedigk, H. Bechtelsheimer, and G. Korb, "Pathologic Anatomy of Marburg Virus Disease," in Martini and Siegert, *Marburg Virus Disease*, 50.
49. Richard Preston, *The Hot Zone* (New York: Anchor Books, 1994), 38.
50. Slenczka and Klenk, "Forty Years of Marburg Virus," S131–32; Lawrence Corey, "Marburg Virus Disease," in chapter 207, "Rabies and Other Rhabdoviruses," in *Harrison's Principles of Internal Medicine Tenth Edition* (New York: McGraw-Hill, 1983), 1139.
51. C. E. Gordon Smith et al., "Fatal Human Disease from Vervet Monkeys," *Lancet* 290, no. 7526 (1967): 1119.
52. Richard Lyons, "Diseases Carried by Pets Increase," *New York Times*, October 26, 1967, p. 24; U.S. Department of Health, Education and Welfare Public Health Service, *National Cancer Institute Monograph December 29, 1968, Cell Cultures for Virus Vaccine Production*, 474; Leonard Hayflick, "Human Virus Vaccines: Why Monkey Cells?," *Science* 176 (1972): 813.
53. Preston, *Hot Zone*, 40–42.
54. Slenczka and Klenk, "Forty Years of Marburg Virus," S134.
55. Conference on Cell Cultures for Virus Vaccine Production, 474.
56. 出处同上，474–75。

第十四章　政治和信念

1. Jacob Bronowski, "The Disestablishment of Science," *Encounter*, July 1971, 15.
2. "Wistar Institute Comparative Balance Sheets as of October 31, 1967," p. 4, UPT 50 R252, box 68, file folder 12, Isidor Schwaner Ravdin Collection, University Archives and Records Center, University of Pennsylvania.
3. 斯坦利·普洛特金1966年12月5日致本杰明·克拉克的信，folder "Hamburg-I," Stanley Plotkin private papers, Doylestown, PA。
4. 厄尔·贝克（国家过敏与传染病研究所疫苗研发部科学家兼管理人员）1967年11月21日致斯坦利·普洛特金的信，folder "DBS," Stanley Plotkin private papers。
5. 丹尼尔·马拉利1967年致希拉里·科普罗夫斯基的信，folder "Vaccine Development Board," Stanley Plotkin private papers。
6. 罗伯特·J. 费洛托（史克法公司微生物学研究部门主管）1967年12月1日致斯坦利·普洛特金的信，folder "SKF-Rubella," Stanley Plotkin private papers。
7. 普洛特金致克拉克的信。
8. 本杰明·克拉克1966年11月13日致斯坦利·普洛特金的信，folder "Hamburg-I," Stanley Plotkin private papers。

9. 注册护士洛伊丝・科利（护士长）致克拉克博士（汉堡州立学校与医院负责人）的备忘录，"Dr. Plotkin's Letter of June 15, 1967, Received Yesterday," June 16, 1967, folder "Rubella," Stanley Plotkin private papers。
10. 本杰明・克拉克1967年6月21日致斯坦利・普洛特金的信，folder "Hamburg-VI," Stanley Plotkin private papers。
11. 斯坦利・普洛特金1967年7月10日致洛伊丝・科利小姐的信，folder "Hamburg-VI," Stanley Plotkin private papers。
12. 伯纳德・弗兰克尔1968年致罗德里克・默里的信，folder "DBS," Stanley Plotkin private papers。
13. 斯坦利・普洛特金1968年1月10日致西奥多・英戈尔斯（马萨诸塞州弗雷明翰的流行病研究中心）的信，folder "DBS," Stanley Plotkin private papers。
14. 斯坦利・普洛特金1968年1月17日致罗伯特・德克特（德克特、普赖斯与罗兹律师事务所）的信，folder "DBS," Stanley Plotkin private papers。
15. Paul D. Parkman et al., "Attenuated Rubella Virus I: Development and Laboratory Characterization," *New England Journal of Medicine* 275, no. 11 (1966): 569–74; Harry M. Meyer Jr., Paul D. Parkman, and Theodore C. Panos, "Attenuated Rubella Virus II: Production of an Experimental Live-Virus Vaccine and Clinical Trial," *New England Journal of Medicine* 275, no. 11 (1966): 575–80.
16. Harry M. Meyer Jr. et al., "Clinical Studies with Experimental Live Rubella Virus Vaccine (Strain HPV-77): Evaluation of Vaccine-Induced Immunity," *American Journal of Diseases of Children* 117 (1968): 648–54.
17. "Drs. Meyer, Parkman Win Joint Recognition for Rubella Research," *NIH Record* XIX, no. 22 (November 14, 1967): 3.
18. George L. Stewart et al., "Rubella-Virus Hemagglutination-Inhibition Test," *New England Journal of Medicine* 276, no. 10 (1967): 554–57; Sarah Leavitt, "Dr. Paul Parkman Interview," June 7, 2005, pp. 26–28, Office of NIH History Oral History Program, National Institutes of Health.
19. "Dr. Paul D. Parkman Named One of Ten Outstanding Young Men of the Year," *NIH Record* XX, no. 2 (January 23, 1968): 1 and 7.
20. 林登・约翰逊1966年5月5日致保罗・帕克曼的信，Name File P, file folder "Parkman, I–P," box 56, White House Central File, LBJ Presidential Library, Austin, TX。
21. Samuel J. Musser and Larry J. Hilsabeck, "Production of Rubella Virus Vaccine: Live, Attenuated, in Canine Renal Cell Cultures," *American Journal of Diseases of Children* 118 (1969): 356–57, 361.
22. Paul Offit, *Vaccinated: One Man's Quest to Defeat the World's Deadliest Diseases* (New York: HarperCollins, 2007), 76–78; Maurice Hilleman interview with Paul Offit, November 30, 2004. 音频文件由保罗・奥菲特提供。

23. 希勒曼，与奥菲特的访谈。
24. 出处同上。
25. Maurice R. Hilleman et al., "Live Attenuated Rubella Virus Vaccines: Experiences with Duck Embryo Cell Preparations," *American Journal of Diseases of Children* 118, no. 2 (1969): 166.
26. Eugene Buynak et al., "Live Attenuated Rubella Virus, Vaccines prepared in Duck Embryo Cell Culture," *Journal of the American Medical Association* 204, no. 3 (1968): 197 (table 2).
27. 希勒曼，2004年与奥菲特的访谈。
28. Robert E. Weibel et al., "Live Attenuated Rubella Virus Vaccines Prepared in Duck Embryo Cell Culture II: Clinical Tests in Families and in an Institution," *Journal of the American Medical Association* 205, no. 8 (1969): 558.
29. 出处同上。
30. 希勒曼，与奥菲特的访谈。
31. 出处同上。

第十五章　大逃离

1. John F. Morrison and William T. Keough, "Ex-Phila. Scientist Battles U.S. over Frozen Cells," *Philadelphia Evening Bulletin*, April 4, 1976.
2. International Association of Microbiological Societies, Permanent Section of Microbiological Standardization, "Minutes of the Fifth Meeting of the Committee on Cell Cultures," November 27, 1968, 21.
3. J. P. Jacobs and F. T. Perkins, "Supplying Cell Cultures Regularly to Distant Laboratories," *Bulletin of the World Health Organization* 40 (1969): 476–78.
4. J. P. Jacobs, C. M. Jones, and J. P. Baille, "Characteristics of a Human Diploid Cell Designated MRC-5," *Nature* 227 (1970): 168–70.
5. Harold M. Schmeck Jr., "Human Cells Given Role in Vaccines," *New York Times*, November 12, 1966, 36.
6. Jane Brody, "Cell Bank Is Suggested for Every Person at Birth," *New York Times*, April 3, 1967, 25.
7. "Wistar Institute Comparative Balance Sheet as of 4/30/66," fourth page: "Percentage Report as of 4/30/66—Grants," account number 60188, UPT 50 R252, box 68, folder 13 "Wistar Institute 1966", Isidor Schwaner Ravdin Papers, University Archives and Records Center, University of Pennsylvania; "Wistar Institute Comparative Balance Sheets as of 10/ 31/67," fourth page: "Percentage Report as of 10/31/67—Grants," account number 188, UPT 50 R252, box 68, folder 12 ("Wistar Institute 1966–67"),

Isidor Schwaner Ravdin Papers, University Archives and Records Center, University of Pennsylvania.

8. 阿尔伯特·萨宾1967年8月4日致西德尼·拉费尔的信, Correspondence, Individual (Graetz-Hayflick), series 1, box 11, folder "Hayflick, Leonard, 1964 –81," Albert B. Sabin Collection, Henry R. Winkler Center for the History of the Health Professions, University of Cincinnati Libraries, Cincinnati, Ohio。
9. 南希·普雷贝尔,2013年3月6日与作者的访谈。
10. 威斯塔研究所董事会在1962年6月19日、1964年6月22日和1965年6月15日的会议纪要。这些会议纪要分别获取于威斯塔研究所一部会议纪要装订集的第193页、152页及213页。由宾夕法尼亚州费城威斯塔解剖学与生物学研究所提供。
11. 威斯塔研究所董事会在1965年12月14日的会议纪要,获取于威斯塔研究所一部会议纪要装订集的第222页。由宾夕法尼亚州费城威斯塔解剖学与生物学研究所提供。
12. "Wistar Institute Comparative Balance Sheets as of 10/31/67," fourth page: "Percentage Report as of 10/31/67 – Grants," box 68, file folder 12 ("Wistar Institute 1966 – 67"), Isidor Schwaner Ravdin Papers, UPT 50 R252, University Archives and Records Center, University of Pennsylvania, "Wistar Institute Comparative Balance Sheet as of 4/30/66," fourth page, Isidor Schwaner Ravdin Papers, UPT 50 R252, box 68, file folder 13 ("Wistar Institute 1966"); "Wistar Institute Comparative Balance Sheet as of 12/31/65," fourth page, University Archives and Records Center, University of Pennsylvania, Isidor Schwaner Ravdin Papers, UPT 50 R252, box 68, file folder 14 ("Wistar Institute 1966").
13. 《事实记录》,7。
14. "Minutes of the Wistar Institute Board of Managers Meeting," December 16, 1966, p. 1, UPT 50 R252, box 68, folder 12 ("Wistar Institute 1966"), Isidor Schwaner Ravdin Papers, University Archives and Records Center, University of Pennsylvania.
15. 出处同上, exhibit A;"Minutes of the Wistar Institute Board of Managers Meeting," February 24, 1967, p. 2, UPT 50 R252, box 68, folder 12 ("Wistar Institute, 1966–1967"), Isidor Schwaner Ravdin Papers, University Archives and Records Center, University of Pennsylvania。
16. 《事实记录》,7。
17. John D. Ross, "Memorandum on Diploid Contract Conference, Minutes of Meeting," January 18, 1968,《施赖弗报告》的附件B, p. 1。
18. 出处同上。
19. 查尔斯·布恩1968年2月16日致科普罗夫斯基的信,《施赖弗报告》的附件C, 2。
20. 伦纳德·海弗利克,2013年3月3日与作者的访谈。
21. Department of Health, Education, and Welfare, Public Health Service, National Institutes of Health, "Contract Number: PH43–62–157," February 6, 1962, Section 30: "Termination

for the Convenience of the Government," part (g), p. HEW-315-6. 由伦纳德·海弗利克提供。

22. "Chronicle Burroughs Wellcome Proposed Agreement," folder "SKF Correspondence 1968," Stanley Plotkin private papers, Doylestown, PA.
23. 罗杰·C. 埃格伯格（卫生和科学事务部助理部长）1970年8月13日致希拉里·科普罗夫斯基的信，Stanley Plotkin private papers。
24. A. C. C. 纽曼1968年10月16日致希拉里·科普罗夫斯基的信，file folder "Smith Kline French," Stanley Plotkin private papers。
25. 伦纳德·海弗利克，与作者的访谈。
26. 《海弗利克对〈施赖弗报告〉的反驳》，19；约翰·香农1976年5月7日致利昂·雅各布斯的信，investigations 9, file folder 1, Directors' Files, Office of the Director, National Institutes of Health。
27. 《施赖弗报告》，4。

第十六章　掉进熊坑

1. 埃米尔·鲁的话引自Stanley A. Plotkin, "Sang Froid in a Time of Trouble: Is a Vaccine Against HIV Possible?" *Journal of the International AIDS Society* 12, no. 2 (2009), http://www.ncbi.nlm.nih.gov/pmc/articles/PMC2647531/ doi:10. 1186/1758-2652-12-2。
2. Maurice R. Hilleman et al., "Live Attenuated Rubella Virus Vaccines: Experiences with Duck Embryo Cell Preparations," *American Journal of Diseases of Children* 118 (1969): 171.
3. Samuel J. Musser and Larry J. Hilsabeck, "Production of Rubella Virus Vaccine: Live, Attenuated, in Canine Renal Cell Cultures," *American Journal of Diseases of Children* 118 (1969): 361.
4. George R. Thompson et al., "Intermittent Arthritis Following Rubella Vaccination," *American Journal of Diseases of Children* 125 (1973): 526.
5. Stanley A. Plotkin et al., "An Attenuated Rubella Virus Strain Adapted to Primary Rabbit Kidney," *American Journal of Epidemiology* 88 (1968): 97.
6. "Rubella: Vaccines May Be Licensed by Fall," *Science News* 95 (March 1, 1969): 209.
7. 斯坦利·普洛特金1968年4月4日致阿加佩嬷嬷的信，folder "St. Vincent's," Stanley Plotkin private papers, Doylestown, PA。
8. 斯坦利·普洛特金1968年4月5日致约翰·约瑟夫·克罗尔（费城大主教）的信，folder "St. Vincent's," Stanley Plotkin private papers。
9. 费城大主教1968年4月11日致斯坦利·普洛特金的信，Cardinal Krol papers, Philadelphia Archdiocesan Historical Research Center。
10. S. A. Plotkin et al., "Further Studies of an Attenuated Rubella Strain Grown in WI-38 Cells," *American Journal of Epidemiology* 39, no. 2 (1969): 236.

11. 斯坦利・普洛特金,2015年6月1日与作者的访谈。
12. Plotkin et al., "Further Studies," 232.
13. 出处同上,237。
14. Stanley Plotkin, "Status of Negotiations with SKF, Merieux and Wellcome," undated, file folder "SKF Correspondence 1968," Plotkin private papers. This paper is physically placed among papers dated autumn 1968.
15. 康斯坦特・于热朗1968年4月9日致罗伯特・费洛托的电报, folder "SKF Correspondence 1968," Stanley Plotkin private papers。
16. 阿兰・D. 劳里1968年1月8日致埃德・克莱的备忘录, file folder "SKF-Rubella," Stanley Plotkin private papers。
17. Stanley A. Plotkin et al., "A New Attenuated Rubella Virus Grown in Human Fibroblasts: Evidence for Reduced Nasopharyngeal Excretion," *American Journal of Epidemiology* 86, no. 2 (1967): 468–77.
18. 罗伯特・费洛托1968年8月28日致斯坦利・普洛特金的信, folder "SKF Correspondence 1968," Stanley Plotkin private papers。
19. 罗伯特・费洛托1968年8月12日致希拉里・科普罗夫斯基的信, folder "SKF Correspondence 1968," Stanley Plotkin private papers。
20. R. Palmer Beasley et al., "Prevention of Rubella During an Epidemic on Taiwan," *American Journal of Diseases of Children* 118 (1969): 304.
21. Harold M. Schmeck Jr., "Test Finds Rubella Vaccine Effective," *New York Times*, October 17, 1968, 1, 27.
22. "Tests on Vaccines to Prevent Rubella Highly Effective," *NIH Record* 20, no. 22 (October 29, 1968): 1, 8, https://nihrecord.nih.gov/PDF_Archive/1968%20PDFs/19681029. pdf (accessed February 8, 2016).
23. Beasley et al., "Prevention of Rubella," 304.
24. 罗德里克・默里和多兰・J. 戴维斯1968年9月30日致斯坦利・普洛特金的信, folder "Washington, D.C.-1968," Stanley Plotkin private papers。
25. Plotkin et al., "Attenuated Rubella Virus Strain," 97–102.
26. Howard A. Rusk, "Rubella Vaccine Near: Likely to Be Available in 2 Months, After Production Guides Take Effect," *New York Times*, April 13, 1969.
27. Stanley A. Plotkin et al., "Attenuation of RA 27/3 Rubella Virus in WI-38 Human Diploid Cells," *American Journal of Diseases of Children* 118 (1969): 184.
28. Hilleman et al., "Live Attenuated Rubella Virus Vaccines," 167.
29. R. E. Weibel et al., "Live Rubella Vaccines in Adults and Children," *American Journal of Diseases of Children* 118, no. 2 (1969): 226–29.
30. 出处同上。
31. Louis Z. Cooper et al., "Transient Arthritis After Rubella Vaccination," *American*

Journal of Diseases of Children 118, no. 2 (1969): 218–25.

32. Weibel et al., "Live Rubella Vaccines," 229.
33. "Recommendation of the Public Health Service Advisory Committee on Immunization Practices: Prelicensing Statement on Rubella Virus Vaccine," *Morbidity and Mortality Weekly Report* 18, no. 15 (1969): 124–25.
34. "Leads from the MMWR: Rubella Vaccination During Pregnancy—United States, 1971–1988," *Journal of the American Medical Association* 261, no. 23 (1989): 3375.
35. Centers for Disease Control and Prevention, "Control and Prevention of Rubella: Evaluation and Management of Suspected Outbreaks, Rubella in Pregnant Women, and Surveillance for Congenital Rubella Syndrome," *Morbidity and Mortality Weekly Report* 50, no. RR–12 (2001): 16.
36. 出处同上,33。
37. J. E. Banatvala and D. W. G. Brown, "Seminar: Rubella," *Lancet* 363 (2004): 1128.
38. Plotkin et al., "Attenuation of RA 27/3 Rubella Virus," 184.
39. Roderick Murray, "Biologics Control of Virus Vaccines," *American Journal of Diseases of Children* 118 (1969): 336.
40. "Gamma Globulin Prophylaxis; Inactivated Rubella Virus; Production and Biologics Control of Live Attenuated Rubella Virus Vaccines: Discussion on Session V," *American Journal of Diseases of Children* 118 (1969): 377.
41. 出处同上,378。
42. Roger Vaughan, *Listen to the Music: The Life of Hilary Koprowski* (New York: Springer-Verlag, 2000), 54.
43. Edward Shorter, "The Health Century Oral History Collection," Bernice Eddy interview, December 4, 1986, p. 25, transcript at the National Library of Medicine, NIH.
44. "Gamma Globulin Prophylaxis," 378.
45. 出处同上,379。
46. 出处同上,379–80。
47. Stanley A. Plotkin, ed., *History of Vaccine Development* (New York: Springer Science + Business Media, 2011), 226.
48. Robert Q. Marston, director, National Institutes of Health, "Additional Standards; Rubella Virus Vaccine, Live," *Federal Register* 34, no. 109 (1969): 9072–75.
49. Louis Galambos with Jane Eliot Sewell, *Networks of Innovation: Vaccine Development at Merck, Sharp & Dohme, and Mulford, 1985–1995* (Cambridge: Cambridge University Press, 1995), 112.
50. Stanley A. Plotkin, "Rubella Vaccination," *Journal of the American Medical Association* 215, no. 9 (1971): 1492–93.
51. Thompson et al., "Intermittent Arthritis," 526.

52. William Schaffner et al., "Polyneuropathy Following Rubella Immunization: A Follow-up Study and Review of the Problem," *American Journal of Diseases of Children* 127 (1974): 684–88.
53. General Accounting Office, "Bid Protest-Negotiation-Specification Compliance Denial of Protest Against Rejection of Offer for Furnishing Live Rubella Vaccine to Veterans Administration on Basis That Vaccine Did Not Comply with the Requirements of the Amended Specifications," B-170817, September 25, 1970, www.gao.gov/products/429478#mt=e-report (accessed February 15, 2016).
54. Harold M. Schmeck Jr., "One of 3 Rubella Vaccine Producers Barred from Bidding for US Contract," *New York Times*, September 15, 1970, 13.
55. 托马斯·诺顿1970年1月15日致希拉里·科普罗夫斯基的备忘录，folder "SKF-Rubella," Stanley Plotkin private papers。
56. 史克法公司1970年9月22日一次会议的备忘录，folder "SKF-Rubella," Stanley Plotkin private papers。
57. 斯坦利·普洛特金1970年10月2日致伦纳德·海弗利克的信，folder "Correspondence-H," Stanley Plotkin private papers。

第十七章　细胞战争

1. Leonard Hayflick, "The Coming of Age of WI-38," *Advances in Cell Culture* 3 (1984): 303.
2. 罗伯特·鲁萨，2013年12月19日与作者的访谈。
3. 伦纳德·海弗利克，2012年10月17日与作者的电话访谈。
4. Roger Vaughan, *Listen to the Music: The Life of Hilary Koprowski* (New York: SpringerVerlag, 2000), 112.
5. 斯坦利·普洛特金，2014年8月29日与作者的访谈。
6. 斯坦利·普洛特金1968年7月9日致伦纳德·海弗利克的信，file folder "Correspondence-H," Stanley Plotkin Rubella Papers。
7. International Association of Microbiological Societies, Permanent Section of Microbiological Standardization, "Minutes of the Fourth Meeting of the Committee on Cell Cultures," September 16, 1967, p. 63.
8. 《事实记录》，7。
9. 《施赖弗报告》，8–9。
10. 出处同上，9。
11. 《海弗利克对〈施赖弗报告〉的反驳》，40–41。
12. International Association of Microbiological Societies, Permanent Section of Microbiological Standardization, "Minutes of the Fifth Meeting of the Committee on Cell Cultures," November 27, 1968, p. 20；《施赖弗报告》，8。

13.《施赖弗报告》,8。

14.《事实记录》,20。

15. 出处同上。

16. 斯坦利·普洛特金1969年12月8日致伦纳德·海弗利克的信,file folder "Correspondence-H," Stanley Plotkin private papers, Doylestown, PA。

17.《事实记录》,32–33。

18. 斯坦利·普洛特金1969年3月17日致伦纳德·海弗利克的信,file folder "Correspondence-H," Stanley Plotkin private papers。

19. 斯坦利·普洛特金1969年8月1日致伦纳德·海弗利克的信,file folder "Correspondence-H," Stanley Plotkin private papers。

20. 伦纳德·海弗利克1969年8月11日致斯坦利·普洛特金的信,file folder "Correspondence-H," Stanley Plotkin private papers。

第十八章　生物制品标准部失职

1. 伦纳德·海弗利克博士的证词, Senate Subcommittee on Executive Reorganization and Government Research of the Committee on Government Operations, *Consumer Safety Act of 1972: Hearings on Titles I and II of S. 3419*, 92nd Cong., 2nd sess., April 20 and 21 and May 3 and 4, 1972, p. 34。

2. Debbie Bookchin and Jim Schumacher, *The Virus and the Vaccine: Contaminated Vaccine, Deadly Cancers and Government Neglect* (New York: St. Martin's, 2004), 127.

3. Jane E. Brody, "Vaccine Produced in Human Cells," *New York Times*, March 8, 1972, 18.

4. Nicholas Wade, "Division of Biologics Standards: The Boat That Never Rocked," *Science* 175 (1972): 1228.

5. Abraham Ribicoff, "Exhibit 55: Vaccine Safety," Senate Subcommittee on Executive Reorganization and Government Research, *Consumer Safety Act of 1972: Hearings*, 512–32.

6. Nicholas Wade, "DBS: Agency Contravenes Its Own Regulations," *Science* 175 (1972): 34.

7. Ribicoff, "Exhibit 55: Vaccine Safety," 527.

8. 伦纳德·海弗利克博士的证词,29–38。

9. Wade, "DBS: Agency Contravenes," 35.

10. *Consumer Safety Act of 1972: Hearings*, 36.

11. P. 斯特塞尔1972年4月26日致莱德利实验室R. A. 舍勒霍恩、H. 珀尔马特、J. 罗斯、小G. J. 塞拉、R. J. 瓦兰古、P. J. 瓦辛顿的备忘录,引自Bookchin and Schumacher, *Virus and the Vaccine*, 127, 306。

12. Leonard Hayflick, "Human Virus Vaccines: Why Monkey Cells?" *Science* 176 (1972): 813–14.

13. 斯坦利·普洛特金致参议员亚伯拉罕·里比科夫的信,*Consumer Safety Act of 1972: Hearings*, 419−20。
14. "Dr. Roderick Murray Named Special Assistant to the Director of NIAID," *NIH Record*, June 7, 1972, 5.
15. Bookchin and Schumacher, *Virus and the Vaccine*, 127.
16. S. Kops, "Oral Polio Vaccine and Human Cancer: A Reassessment of SV40 as a Contaminant, Based upon Legal Documents," *Anticancer Research* 20 (2000): 4746.
17. Bookchin and Schumacher, *Virus and the Vaccine*, 124.
18. David Oshinksy, "Polio," in: Andrew W. Artenstein, ed., *Vaccines: A Biography* (New York: Springer Science + Business Media, 2010), 219.
19. Nicoletta Previsani et al., "World Health Organization Guidelines for Containment of Poliovirus Following Type-Specific Polio Eradication: Worldwide, 2015," *Morbidity and Mortality Weekly Report* 64, no. 33 (2015): 913, www.cdc.gov/mmwr/preview/mmwrhtml/mm6433a5. htm?s_cid=mm6433a5_w (accessed February 18, 2016).
20. World Health Organization Media Centre: "Government of Nigeria Reports 2 Wild Polio Cases, First Since July 2014: New Cases Come on the Two-Year Anniversary Since the Last Confirmed Case of Polio Was Reported in Africa" (news release), August 11, 2016, http://www.who.int/mediacentre/news/releases/2016/nigeria-polio/en/ (accessed September 8, 2016); Leslie Roberts, "Nigeria Outbreak Forces Rethink of Polio Strategies," Science Insider (online), September 6, 2016, http://www.sciencemag.org/news/2016/09/nigeria-outbreak-forces-rethink-polio-strategies (accessed September 8, 2016).

第十九章　突　破

1. Rebecca Sheir, "Ebola Researcher Says Vaccinology Isn't Rocket Science—It's Harder," Metro Connection, WAMU Radio, October 23, 2014. Transcript available here: http:// wamu.org/programs/metro_connection/14/10/23/ebola_researcher_says_vaccinology_isnt_rocket_science_its_harder_transcript (accessed September 1, 2016).
2. "Dr. Dorothy Horstmann dies—key in development of polio vaccine," *Yale Bulletin & Calendar* 29, no. 16 (2001), http://www.yale.edu/opa/arc-ybc/v29. n16/story18. html; David M. Oshinsky, "Breaking the Back of Polio," *Yale Medicine* 40, no. 1 (2005), http://yalemedicine.yale.edu/autumn2005/features/feature/52012/; Daniel Wilson, unpublished interview with Dorothy Horstmann, 1990, Dorothy M. Horstmann Papers (MS 1700), box 12, Folder 257, Manuscripts and Archives, Yale University Library.
3. Jane E. Brody, "New Research on Rubella Challenges Effectiveness of Vaccination Program," *New York Times*, September 29, 1970, 8.

4. Dorothy M. Horstmann et al., "Rubella: Reinfection of Vaccinated and Naturally Immune Persons Exposed in an Epidemic," *New England Journal of Medicine* 283, no. 15 (1970): 771–78.
5. Scott B. Halstead et al., "Susceptibility to Rubella Among Adolescents and Adults in Hawaii," *Journal of the American Medical Association* 210 (10): 1881–83.
6. Te-Wen Chang, Suzanne DesRosiers, and Louis Weinstein, "Clinical and Serological Studies of an Outbreak of Rubella in a Vaccinated Population," *New England Journal of Medicine* 283, no. 5 (1970): 246–48; J. M. Forrest, M. A. Menser, and M. C. Honeyman, "Clinical Rubella Eleven Months After Vaccination," *Lancet* 300, no. 7774 (1972): 399–400.
7. Dorothy M. Horstmann et al., "Rubella: Reinfection of Vaccinated and Naturally Immune Persons Exposed in an Epidemic," *New England Journal of Medicine* 283, no. 15 (1970): 771–78.
8. 出处同上，775。
9. Chang, DesRosiers, and Weinstein, "Clinical and Serological Studies of an Outbreak of Rubella in a Vaccinated Population," *New England Journal of Medicine* 283, no. 5 (1970): 246–48.
10. Elias Abrutyn et al., "Rubella Vaccine Comparative Study: Nine-Month Follow-Up and Serologic Response to Natural Challenge," *American Journal of Diseases of Children* 120 (1970): 129–33; William J. Davis et al., "A Study of Rubella Immunity and Resistance to Infection," *Journal of the American Medical Association* 215, no. 4 (1971): 600–608; Jeanette Wilkins et al., "Reinfection with Rubella Virus Despite Live Vaccine-Induced Immunity," *American Journal of Diseases of Children* 118: (1969): 275–94; Harvey Liebhaber et al., "Vaccination with RA27/3 Rubella Vaccine: Persistence of Immunity and Resistance to Challenge After Two Years," *American Journal of Diseases of Children* 123 (1972): 134.
11. Horstmann et al., "Rubella: Reinfection," 777.
12. 多萝西・霍斯特曼1970年1月30日致斯坦利・普洛特金的信。
13. 斯坦利・普洛特金1970年11月30日和1971年4月16日致多萝西・霍斯特曼的信，folder "Horstmann," Stanley Plotkin private papers。
14. 多萝西・霍斯特曼1970年3月12日致斯坦利・普洛特金的信，file folder "Horstmann," Stanley Plotkin private papers。
15. Ann Schluederberg et al., "Neutralizing and Hemagglutination-Inhibiting Antibodies to Rubella Virus as Indicators of Protective Immunity in Vaccinees and Naturally Immune Individuals," *Journal of Infectious Diseases* 138, no. 6 (1978): 877–83.
16. Liebhaber et al., "Vaccination with RA 27/3," 133–36.
17. Chang, DesRosiers, and Weinstein, "Clinical and Serological Studies," 247; Wilkins

et al., "Reinfection with Rubella Virus," 291; Horstmann et al., "Rubella: Reinfection," 775; Stanley A. Plotkin, John D. Farquhar, and Ogra L. Pearay, "Immunologic Properties of RA27/3 Rubella Virus Vaccine: A Comparison with Strains Presently Licensed in the United States," *Journal of the American Medical Association* 225, no. 6 (1973): 588.

18. Liebhaber et al., "Vaccination with RA 27/3," 134–35.
19. 出处同上,136。
20. 莫里斯·希勒曼,2004年11月30日接受保罗·奥菲特的采访。音频文件由保罗·奥菲特提供。
21. Plotkin, Farquhar, and Pearay, "Immunologic Properties of RA 27/3," 585 and 589.
22. 斯坦利·普洛特金1973年10月3日致伦纳德·海弗利克的信,file folder "Correspondence-H," Stanley Plotkin private papers。
23. 希勒曼,接受保罗·奥菲特的采访。
24. Robert E. Weibel et al., "Clinical and Laboratory Studies of Live Attenuated RA 27/3 and HPV 77-DE Rubella Virus Vaccines," *Proceedings of the Society of Experimental Biology and Medicine* 165, no. 1 (1980): 44–49.
25. 出处同上,44。
26. Schluederberg et al., "Neutralizing and Hemagglutination-Inhibiting Antibodies," 877–83.
27. Pamela Eisele (Merck spokesperson), e-mail to the author, August 31, 2015.

第二十章　被残杀的婴儿与天空实验室

1. 伦纳德·海弗利克,2012年10月3日与作者的访谈。
2. Forrest Stevenson Jr., "Women, the Bible and Abortion" (Brighton, MI: Forrest Stevenson, 1972). 由伦纳德·海弗利克提供。
3. State of Michigan, Department of State, "Initiatives and Referendums Under the Constitution of the State of Michigan, 1963," December 5, 2008, 14.
4. 詹姆斯·西恩纳1972年11月30日致福里斯特·史蒂文森的信。由伦纳德·海弗利克提供。
5. 亚瑟·F.巴基1972年12月7日致詹姆斯·西恩纳的信。由伦纳德·海弗利克提供。
6. 福里斯特·史蒂文森致海弗利克博士的信,见"Letters to the Editor," *Gazette Times* (Heppner, OR), July 4, 1974。
7. 伦纳德·海弗利克1973年致《生命线》(帕塞伊克县生命权组织内部通讯)的信。由伦纳德·海弗利克提供。
8. United Press International, "Human Cells to Be Orbited in Outer Space," *Los Angeles Times*, May 2, 1973.

9. 詹姆斯·安布罗斯1973年5月2日致约瑟夫·T. 麦吉肯的信。由伦纳德·海弗利克提供。
10. 伦纳德·海弗利克,2012年10月17日与作者的电话访谈。
11. P. O. Montgomery et al., "The Response of Single Human Cells to Zero Gravity," in Richard S. Johnston and Lawrence F. Dietlein, *Biomedical Results from Skylab, NASA SP-377* (Washington, DC: Scientific and Technical Information Office, National Aeronautical and Space Administration, 1977), 221−33.
12. 雷蒙德·萨默维尔太太1973年6月14日致伦纳德·海弗利克的信。

第二十一章　细胞公司

1. 伦纳德·海弗利克,2012年10月16日与作者的电话访谈。
2. 《海弗利克对〈施赖弗报告〉的反驳》,34。
3. Department of Health, Education, and Welfare, Public Health Service, National Institutes of Health, "Contract Number: PH43-62-157," February 6, 1962, Section 30: "Termination for the Convenience of the Government," part (g), p. HEW-315-6. 由伦纳德·海弗利克提供。
4. 《施赖弗报告》,附件B。
5. 《施赖弗报告》,9。
6. 伦纳德·海弗利克,2012年10月11日与作者的电话访谈。
7. 《施赖弗报告》, 9; John E. Shannon and Marvin L. Macy, eds., *The American Type Culture Collection Registry of Animal Cell Lines*, 2nd ed. (Rockville, MD: American Type Culture Collection, 1972), 17; Robert Hay et al., eds., *The American Type Culture Collection: Catalogue of Strains II*, 2nd ed. (Rockville, MD: American Type Culture Collection, 1979), viii。
8. 《施赖弗报告》,10。
9. Louis Rosenfeld, "Insulin: Discovery and Controversy," *Clinical Chemistry* 48, no. 12 (2002): 2280.
10. Jonas Salk, interview with Edward R. Murrow on *See It Now*, CBS, April 12, 1955. 引自 Elizabeth Popp Berman, *Creating the Market University: How Academic Science Became an Economic Engine* (Princeton, NJ: Princeton University Press, 2012), 5; 以及引自 Jane S. Smith, *Patenting the Sun: Polio and the Salk Vaccine* (New York: Morrow, 1990), 13。
11. Frederick J. Hammett, "Uncommitted Researchers," *Science* 117 (1953): 64.
12. 伦纳德·海弗利克,2012年10月17日与作者的电话访谈。
13. 《施赖弗报告》,9。
14. 出处同上,11;《施赖弗对海弗利克反驳声明的反驳》,106。
15. 《施赖弗报告》,附件A。

16. 出处同上，12。

17. 出处同上，6-7。

18. 出处同上；《施赖弗对海弗利克反驳声明的反驳》，58-59。

19. 《施赖弗报告》，12；《施赖弗对海弗利克反驳声明的反驳》，106。

20. 《事实记录》，38-39。

21. 出处同上，38。

22. 伦纳德·海弗利克，2013年3月4日与作者的访谈。

23. 《施赖弗报告》，12。

24. 《海弗利克对〈施赖弗报告〉的反驳》，14。

25. Stanley N. Cohen et al., "Construction of Biologically Functional Bacterial Plasmids *in Vitro*," *Proceedings of the National Academy of Sciences* 70, no. 11 (1973): 3240-44.

26. Niels Reimers, "Stanford's Office of Technology Licensing and the Cohen/Boyer Cloning Patents," oral history conducted in 1997 by Sally Smith Hughes, p. 3, Regional Oral History Office, Bancroft Library, University of California at Berkeley, 1998.

27. Sally Smith Hughes, "Making Dollars Out of DNA: The First Major Patent in Biotechnology and the Commercialization of Molecular Biology, 1974-1980," *Isis* 92 (2001): 549; Berman, *Creating the Market University*, 64.

28. Rajendra K. Bera, "Commentary: The Story of the Cohen-Boyer Patents," *Current Science* 96, no. 6 (2009): 760.

29. Herbert W. Boyer, "Recombinant DNA Research at UCSF and Commercial Application at Genentech," oral history conducted in 1994 by Sally Smith Hughes, p. 98, Regional Oral History Office, Bancroft Library, University of California at Berkeley, www.oac. cdlib.org/view?docId=kt5d5nb0zs&brand=oac4&doc.view=entire_text (accessed February 26, 2016). 同样引自 Berman, *Creating the Market University*, 66。

30. Stephen S. Hall, *Merchants of Immortality: Chasing the Dream of Human Life Extension* (Boston, New York: Houghton Mifflin Company, 2003), 37.

31. 罗纳德·拉蒙-哈弗斯1974年10月10日致伦纳德·海弗利克的信。由伦纳德·海弗利克提供。

32. 《海弗利克对〈施赖弗报告〉的反驳》，3-4；Leonard Hayflick, "Hayflick's Reply," *Science* 202 (1978): 129。

33. 《施赖弗对海弗利克反驳声明的反驳》，4-6。

34. 出处同上，6-7；《施赖弗报告》，1；《事实记录》，21。

35. 唐纳德·墨菲1975年1月31日致伦纳德·海弗利克的信。由伦纳德·海弗利克提供。

36. 《事实记录》，21。

37. 《施赖弗对海弗利克反驳声明的反驳》，6-7。

38. 伦纳德·海弗利克，2012年10月16日与作者的电话访谈。

39. 《施赖弗对海弗利克反驳声明的反驳》,6。

40. "James Schriver Named Head of Newly Created OAM Audit Branch," *NIH Record* 25, no. 3 (February 12, 1963): 5; "James Schriver Retires After 17 Years at NIH," *NIH Record* 32, no. 7 (April 1, 1980): 4.

41. "James Schriver Named Head," 5.

42. Nicholas Wade, "Division of Biologics Standards: Scientific Management Questioned," *Science* 175 (1972): 966.

43. Philip M. Boffey, "The Fall and Rise of Leonard Hayflick, Biologist Whose Fight with US Seems Over," *New York Times*, January 19, 1982.

44. 理查德·杜加斯,2013年4月27日与作者的电话访谈。

45. 尼古拉斯·韦德,2013年4月30日与作者的电话访谈。

46. 南希·普雷贝尔的所有个人回忆都来自作者与她在2013年3月6日和7日的访谈。

47. 理查德·杜加斯,2015年7月25日与作者的电话访谈。

48. 《事实记录》,25, 28–29;《施赖弗报告》,5。

49. 南希·普雷贝尔,2013年3月6日与作者的访谈。

50. Wistar Institute of Anatomy and Biology and Connaught Laboratories, License Agreement, January 1, 1973, folder "Connaught Correspondence," Stanley Plotkin private papers, Doylestown, PA.

51. 《施赖弗报告》,7。

52. 出处同上。

53. 《事实记录》,26–27。

54. 出处同上,26。

55. 出处同上,27。

56. 出处同上,28。

57. 伦纳德·海弗利克,2012年10月16日与作者的电话访谈。

58. 《事实记录》,38。

59. Senate Subcommittee on Executive Reorganization and Government Research of the Committee on Government Operations, *Consumer Safety Act of 1972: Hearings on Titles I and II of S. 3419*, 92nd Cong., 2nd sess., April 20 and 21 and May 3 and 4, 1972, p. 35.

60. 《事实记录》,38–39。

61. 出处同上。

62. 利昂·雅各布斯的存档备忘录,"Re: Telephone Conversation with Mr. Don Brooks (Attorney), Merck and Company," March 31, 1976, investigations 9, file folder 1, Directors' Files, Office of the Director, National Institutes of Health。

63. M. F. Miller (Merck) "Memo for File: WI-38 Human Diploid Cells," July 11, 1974. 由伦纳德·海弗利克提供。

64. 《赖斯伯格备忘录》,3。

65. 出处同上。

66. 理查德·索恩伯勒1975年8月6日致理查德·J.赖斯伯格的信，investigations 9, file folder 1, Directors' Files, Office of the Director, National Institutes of Health。

67. 《事实记录》，33。

68. 唐纳德·墨菲的存档备忘录，"PHS Working Group on WI-38," July 21 and 25, 1975, investigations 9, folder 1, Directors' Files, Office of the Director, National Institutes of Health。

69. 詹姆斯·香农1975年10月9日致R.唐维克的备忘录，"Reference: Inventory of WI-38 Cells Delivered by NIH"。由弗吉尼亚州马纳萨斯市美国典型培养物保藏中心的弗兰克·西苗内提供。

第二十二章　崎岖道路

1. Nicholas Wade, "Hayflick's Tragedy: The Rise and Fall of a Human Cell Line," *Science* 192, no. 4235 (1976): 125.
2. Harold M. Schmeck Jr., "Investigator Says Scientist Sold Cell Specimens Owned by U.S.," *New York Times*, March 28, 1976, 1, 26.
3. 《施赖弗报告》，1–14 及附件A至C。
4. 《事实记录》，51。
5. 《海弗利克对〈施赖弗报告〉的反驳》，41, 45。
6. 出处同上，53；Nicholas Wade, "Vaccine Cells Found Mostly Contaminated," *Science* 194, no. 4260 (1976): 41。
7. Wade, "Vaccine Cells Found Mostly Contaminated," 41.
8. Leonard Hayflick, "Hayflick's Reply," *Science* 202 (1978): 131.
9. Leonard Hayflick, "Press Statement," Plotkin Rubella Papers, folder "Correspondence-H," Stanley Plotkin private papers.
10. Wade, "Hayflick's Tragedy," 125–27.
11. 尼古拉斯·韦德，2013年4月30日与作者的电话访谈。
12. Schmeck, "Investigator Says Scientist Sold," 26.
13. 《施赖弗报告》，4；《事实记录》，13。
14. 《事实记录》，34。
15. Wade, "Hayflick's Tragedy," 127.
16. Pan Demetrakakes, "Prof in Alleged Fund Misuse," *Stanford Daily* 169, no. 22 (March 3, 1976).
17. 《事实记录》，43。
18. 出处同上。
19. Clayton Rich, "Dean Rich Speaks on Hayflick Case," *Stanford University Campus*

Report 8, no. 40 (July 21, 1976), investigations 9, file folder 1, Directors' Files, Office of the Director, National Institutes of Health.

20. 威廉·芬威克，2012年10月6日与作者的访谈。
21. Zhores A. Medvedev, "Letter: Hayflick's Tragedy," *Science* 192 (1976): 1182–84.
22. 希勒曼的话引自：Stephen S. Hall, *Merchants of Immortality: Chasing the Dream of Human Life Extension* (Boston, New York: Houghton Mifflin Company, 2003), 39。
23. 阿尔伯特·萨宾1981年12月1日致伯纳德·施特雷勒的信，1981, box 11, file folder "Correspondence, Individual, Hayflick, Leonard, 1964–81," Correspondence-Individual (Graetz-Hayflick) series 1, Albert B. Sabin Collection, Henry R. Winkler Center for the History of the Health Professions, University of Cincinnati Libraries。
24. 芬威克，与作者的访谈。
25. *Cell Associates, Inc. and Leonard Hayflick v. National Institute* [sic] *of Health; Department of Health, Education and Welfare; and Donald Fredrickson, Director of National Institute* [sic] *of Health* (U.S. District Court for the Northern District of California, C76 601 RHS), March 25, 1976, p. 7, investigations 9, file folder 4, Directors' Files, Office of the Director, National Institutes of Health.
26. 赫伯特·J.克赖特曼1976年9月30日致伦纳德·海弗利克的信，investigations 9, folder 2, Directors' Files, Office of the Director, NIH; 理查德·J. 赖斯伯格致弗雷德里克森博士与施赖弗先生的备忘录，"Subject: Cell Associates, Inc. v. NIH," November 2, 1978, investigations 9, folder 3, Directors' Files, Office of the Director, NIH; Nicholas Wade, "Despite the Length of Hayflick's Letter," *Science* 202 (1978): 136。
27. 伦纳德·海弗利克，2013年3月3日与作者的访谈。
28. 斯坦利·普洛特金1976年5月27日致伦纳德·海弗利克的信，file folder "Correspondence-H," Stanley Plotkin private papers。
29. 《海弗利克对〈施赖弗报告〉的反驳》，1–65。
30. 《施赖弗对海弗利克反驳声明的反驳》，1–121。
31. Wade, "Vaccine Cells Found Mostly Contaminated," 41.
32. 《施赖弗报告》，1。
33. *Cell Associates v. National Institute* [sic] *of Health*, 7.
34. "Human Cancer Cell Reconstruction and Transformation," 1 R01 CA18456-01, from 01/01/76 through 12/31/80, investigations 9, file folder 1, Directors' Files, Office of the Director, National Institutes of Health；唐纳德·墨菲1976年7月30日致伦纳德·海弗利克的信，Office of the Director, NIH, Directors' Files, investigations 9, folder 3。
35. 彼得·利巴西，1978年4月23日致托马斯·D.莫里斯和唐纳德·弗雷德里克森的信，p. 2, Office of the Director, NIH, Directors' Files, investigations 9, folder 2。
36. Richard J. Riseberg, "Chronology," 4, attachment to Riseberg letter to Donald Fredrickson, January 6, 1978, Office of the Director, NIH, Directors' Files, investigations

9, folder 2.

37. 伦纳德·海弗利克1978年11月8日致唐纳德·弗雷德里克森的信。由伦纳德·海弗利克提供。
38. 理查德·J. 赖斯伯格致罗伯特·巴特勒的备忘录，“Subject: Application for Research Grant—Dr. Hayflick,” 1–2, August 24, 1977, Office of the Director, NIH, Directors’ Files, investigations 9, folder 2。全句内容是：“因此，我的观点是，没有可靠的法律依据可以剥夺海弗利克博士担任国家卫生研究院任何资助项目主要研究人员的资格。”
39. 贝蒂·H.皮克特，1977年7月27日致唐纳德·墨菲的备忘录。由伦纳德·海弗利克提供。
40. 出处同上；Office of the Director, NIH, Directors’ Files, investigations 9, folder 2。
41. Leon Jacobs, “Memorandum, Subject: Hayflick,” December 8, 1977, Office of the Director, NIH, Directors’ Files, investigations 9, folder 3.
42. 托马斯·D. 莫里斯（监察长）写在海弗利克文档中的备忘录，“Subject: Meeting of January 9, 1978,” Office of the Director, NIH, Directors’ Files, investigations 9, folder 2。
43. 托马斯·D. 莫里斯1978年4月11日写在海弗利克文档中的备忘录。由伦纳德·海弗利克提供。
44. 玛丽·迈尔斯1981年写给马龙博士的便条，investigations 9, folder 2, Directors’ Files, Office of the Director, National Institutes of Health。
45. 理查德·J. 赖斯伯格致国家卫生研究院院长特别助理的备忘录，“Proposed Basis of Settlement in the Cell Associates Case,” November 9, 1979, investigations 9, folder 2, Directors’ Files, Office of the Director, National Institutes of Health。

第二十三章　疫苗竞赛

1. Marcel Baltazard and Mehdi Ghodssi, “Prevention of Human Rabies: Treatment of Persons Bitten by Rabid Wolves in Iran,” *Bulletin of the World Health Organization* 10, no. 5 (1954): 798.
2. Mahmoud Bahmanyar et al., “Successful Protection of Humans Exposed to Rabies Infection: Postexposure Treatment with the New Human Diploid Cell Rabies Vaccine and Antirabies Serum,” *Journal of the American Medical Association* 236, no. 24 (1976): 2751–54.
3. T. J. Wiktor, S. A. Plotkin, and H. Koprowski, “Development and Clinical Trials of the New Human Rabies Vaccine of Tissue Culture (Human Diploid Cell) Origin,” *Developments in Biological Standardization* 40 (1978): 3–9.
4. T. J. Wiktor et al., “Immunogenicity of Concentrated and Purified Rabies Vaccine of Tissue Culture Origin,” *Proceedings of the Society for Experimental Biology and*

Medicine 131 (1969): 799–805.

5. H. Koprowski, "In Vitro Production of Antirabies Virus Vaccine," in *International Symposium on Rabies, Talloires 1965*, Symposium Series on Immunobiological Standards, vol. 1 (Basel and New York: Karger, 1966), 363–64.
6. Centers for Disease Control, *Morbidity and Mortality Weekly Report* 34, nos. 2, 5, and 7 (1985), reprinted in *Journal of the American Medical Association* (March 15, 1985): 1540.
7. 出处同上；Wiktor, Plotkin, and Koprowski, "Development and Clinical Trials," 4。
8. Mario V. Fernandes, Hilary Koprowski, and Tadeusz J. Wiktor, "Method of Producing Rabies Vaccine," U.S. Patent 3,397,267, filed September 21, 1964, and issued August 13, 1968, www.google.com/patents/US3397267.
9. Wiktor, Plotkin, and Koprowski, "Development and Clinical Trials," 5; Tadeusz J. Wiktor, Stanley A. Plotkin, and Doris W. Grella, "Human Cell Culture Rabies Vaccine: Antibody Response in Man," *Journal of the American Medical Association* 224, no. 8 (1973): 1170–71.
10. Wiktor, Plotkin, and Grella, "Human Cell Culture Rabies Vaccine," 1170–71.
11. Wiktor, Plotkin, and Koprowski, "Development and Clinical Trials," 5, 7.
12. Bahmanyar et al., "Successful Protection of Humans," 2754.
13. 出处同上。
14. 出处同上。
15. Centers for Disease Control, "Recommendation of the Immunization Practices Advisory Committee (ACIP): Rabies Prevention," *Morbidity and Mortality Weekly Report* 29, no. 3 (1980): 266.
16. Centers for Disease Control, "Rabies Postexposure Prophylaxis with Human Diploid Cell Rabies Vaccine: Lower Neutralizing Antibody Titers with Wyeth Vaccine," *Morbidity and Mortality Weekly Report* 34, no. 7 (1985): 90–92.
17. 出处同上，90–91。
18. United Press International, "Wyeth Laboratories Tuesday Recalled Its Wyvac Rabies Vaccine," February 19, 1985, http://www.upi.com/Archives/1985/02/19/Wyeth-Laboratories-Tuesday-recalled-its-Wyvac-rabies-vaccine-effective/5202477637200/.
19. Jeffrey P. Koplan and Stephen R. Preblud, "A Benefit-Cost Analysis of Mumps Vaccine," *American Journal of Diseases of Children* 136 (1982): 362; Kenneth B. Robbins, A. David Brandling-Bennett, and Alan R. Hinman, "Low Measles Incidence: Association with Enforcement of School Immunization Laws," *American Journal of Public Health* 71, no. 3 (1981): 270.
20. Michiaki Takahashi et al., "Live Vaccine Used to Prevent the Spread of Varicella in Children in Hospital," *Lancet* 2, no. 7892 (1974): 1288–90.

21. Michiaki Takahashi et al., “Development of Varicella Vaccine,” *Journal of Infectious Diseases* 197 (2008): S41 –44. 另 见 Robert E. Weibel et al., “Live Attenuated Varicella Virus: Efficacy Trial in Healthy Children,” *New England Journal of Medicine* 310, no. 22 (1984): 1409。
22. Beverly J. Neff et al., “Clinical and Laboratory Studies of KMcC Strain Live Attenuated Varicella Virus,” *Proceedings of the Society for Experimental Biology and Medicine* 166, no. 3 (1981): 339–47.
23. 阿兰·肖，2014年3月16日与作者的访谈；Louis Galambos with Jane Eliot Sewell, *Networks of Innovation: Vaccine Development at Merck, Sharp & Dohme, and Mulford, 1985–1995* (Cambridge: Cambridge University Press, 1995), 231–32。
24. Neff et al., “Clinical and Laboratory Studies,” 344.
25. Nicholas Wade, “Hayflick’s Tragedy: The Rise and Fall of a Human Cell Line,” *Science* 194, no. 4235 (1976): 125.
26. 菲利普·普罗沃斯特，2012年12月18日与作者的访谈。
27. Weibel et al., “Live Attenuated Varicella Virus,” 1409.
28. Wade, “Hayflick’s Tragedy,” 127.
29. E. L. Buescher, “Respiratory Disease and the Adenoviruses,” *Medical Clinics of North America* 51 (1967): 773–74.
30. Centers for Disease Control, *Morbidity and Mortality Weekly Report: Recommendations and Reports* 39, no. RR-15 (1990): 1–18.
31. “1 Mil. Merck-Hayflick Contract for WI-38 Cells Revealed by NIH: Researcher Denies Wrongdoing, Sues Govt. for Defaming Character,” *Blue Sheet: Drug Research Reports* 19, no. 13 (March 31, 1976): 3, investigations 9 (Human Diploid Cells Under Gvt. Ownership), file folder 1 (Jan–August 1976), Historical Files, Office of the Director, National Institutes of Health.
32. U.S. Food and Drug Administration, “WI-38 Cells Pre-tested for Vaccine Manufacture (ATCC 7/19/96),” response to Freedom of Information Act Request from Leonard Hayflick, August 26, 1996. 由伦纳德·海弗利克提供。
33. John E. Shannon and Marvin Macy, eds., *The American Type Culture Collection Registry of Animal Cell Lines*, 2nd ed. (Rockville, MD: American Type Culture Collection, 1972), 17.

第二十四章　生物公司

1. William Rutter, “The Department of Biochemistry and the Molecular Approach to Biomedicine at the University of California, San Francisco,” oral history conducted in 1992 by Sally Smith Hughes, p. 58, Regional Oral History Office, Bancroft Library,

University of California at Berkeley, 1998.

2. 伦纳德·海弗利克，2013年3月5日与作者的访谈。
3. Ronald E. Cape, oral history conducted in 2003 by Sally Smith Hughes, Regional Oral History Office, Bancroft Library, University of California at Berkeley, http://digitalassets.lib.berkeley.edu/roho/ucb/text/cape_ron.pdf.
4. Robert Beyers, "Free Inquiry Must Be Rule in Research," *Campus Report* 13, no. 7 (1980): 1, 18. Found in Sally Smith Hughes, "Making Dollars Out of DNA: The First Major Patent in Biotechnology and the Commercialization of Molecular Biology, 1974–1980," *Isis* 92 (2001): p. 573.
5. Brook Byers, "Brook Byers: Biotechnology Venture Capitalist, 1970–2006," oral history conducted by Thomas D. Kiley, 2002–5, Regional Oral History Office, Bancroft Library, University of California, p. 19, http://digitalassets.lib.berkeley.edu/roho/ucb/text/byers_ brook.pdf.
6. Wendy H. Schacht, "The Bayh-Dole Act: Selected Issues in Patent Policy and the Commercialization of Technology," *Congressional Research Service*, December 3, 2012, p. 2, https://www.fas.org/sgp/crs/misc/RL32076. pdf.
7. Elizabeth Popp Berman, *Creating the Market University: How Academic Science Became an Economic Engine* (Princeton, NJ: Princeton University Press, 2012), 106.
8. 出处同上，105。对历史细节感兴趣的读者可以阅读伊丽莎白·波普·博曼的杰作《创建市场大学》。
9. 出处同上，107–8。
10. Patent and Trademark Law Amendments Act, Public Law 96-517, U.S. Statutes at Large 94 (1980): 3015.
11. Berman, *Creating the Market University*, 108.
12. *Diamond v. Chakrabarty*, 447 U.S. 303 (1980), https://supreme.justia.com/cases/federal/us/447/303/case.html.
13. 出处同上，309。
14. 2015年的数据由华盛顿特区的生物技术创新组织提供。
15. 想详细了解这些多种影响因素的读者，应该阅读伊丽莎白·波普·博曼在《创建市场大学》第69至79页的叙述。
16. Berman, *Creating the Market University*, 83.
17. Hughes, "Making Dollars Out of DNA," 569.
18. Maryann Feldman, Alessandra Colaianni, and Kang Liu, "Commercializing Cohen-Boyer, 1980–1997," *Druid* (Toronto: University of Toronto Rotman School of Management, 2005), 1.
19. 弗洛伊德·格罗勒（曾经负责科恩和博耶那几项专利的授权官员）2006年8月29日致萨莉·史密斯·休斯的私人信息，引自 Hughes, "Making Dollars Out of DNA," 570。

20. 迈克尔·克里尔（哥伦比亚大学科学技术投资办公室前执行理事）致理查德·R. 纳尔逊（哥伦比亚大学国际政治经济亨利·R. 卢斯教授）和巴文·桑帕特（哥伦比亚大学梅尔曼公共卫生学院卫生政策与管理副教授）的私人信息，引自 Alessandra Colaianni and Robert Cook-Deegan, "Columbia University's Axel Patents: Technology Transfer and Implications for the Bayh-Dole Act," *Milibank Quarterly* 87, no. 3 (2009): 700, 711。

21. National Science Board, *Science and Engineering Indicators: 1993* (Washington, DC: National Science Foundation, 1993), 430; Association of University Technology Managers, *FY 2014 US Licensing Activity Survey* (Oakbrook Terrace, IL: Association of University Technology Managers, 2014), 23.

22. National Science Board, *Science and Engineering Indicators: 2014* (Arlington, VA: National Science Foundation 2014): 5-54.

23. David Blumenthal et al., "University-Industry Research Relationships in Biotechnology: Implications for the University," *Science* 232, no. 4756 (1986): 1364.

24. 文森特·特尔勒普1980年2月22日致托马斯·马龙的信，Directors' Files, NIH, Office of the Director, investigations 9, folder 2。

25. 理查德·J.赖斯伯格1989年7月24日写给劳布的便条，investigations 9 (Human Diploid Cells Under Gvt. Ownership), file folder 2 (September 1976-July 1989), Historical Files, Office of the Director, National Institutes of Health。这张便条的部分内容是："（海弗利克）并不知道，政府选择和解的主要考量与功过无关，只与吉姆·施赖弗的退休，以及返聘他的费用太高有关。"赖斯伯格在便条中与当时国家卫生研究院的执行院长威廉·劳布讨论这件事，是因为海弗利克将他新写成的一篇论文寄给了劳布，让劳布很恼火。海弗利克在这篇论文中单方面叙述了他与国家卫生研究院的冲突，描述了部分生物学家是如何从过去十年的法律和政策变化中获利的。这篇论文是《将窃得的人细胞转为可接受联邦政策的新方法》。

26. Leonard Hayflick, Edmond C. Gregorian, Michael Hughes, and Vincent B. Terlep, "Settlement Agreement," September 15, 1981, 1-8, investigations 9, folder 1, Directors' Files, Office of the Director, National Institutes of Health.

27. 出处同上，2。

28. Bernard L. Strehler et al., "Hayflick-NIH Settlement," *Science* 215 (1982): 240, 242.

29. Leonard Hayflick, "Hayflick's Reply," *Science* 202 (1978): 128-36.

第二十五章　解释海弗利克极限

1. Leonard Hayflick and Paul S. Moorhead, "The Serial Cultivation of Human Diploid Cell Strains," *Experimental Cell Research* 25, no. 3 (1961): 585-621.

2. Leonard Hayflick, "The Limited *in Vitro* Lifetime of Human Diploid Cell Strains,"

Experimental Cell Research 37 (1965): 634.

3. P. L. Krohn, "Aging," *Science* 152 (1966): 392.
4. 出处同上；Sir Macfarlane Burnet, *Intrinsic Mutagenesis: A Genetic Approach to Ageing* (Lancaster, UK: Medical and Technical, 1974): 62; L. M. Franks, "Cellular Aspects of Aging," *Experimental Gerontology* 5 (1970): 281−89; R. L. Walford, *The Immunologic Theory of Aging* (Copenhagen: Munksgaard, 1969)。
5. Burnet, *Intrinsic Mutagenesis*, 62.
6. Hayflick, "The Limited *in Vitro* Lifetime," 625.
7. 出处同上。
8. G. M. Martin, C. A. Sprague, and C. J. Epstein, "Replicative Life-span of Cultivated Human Cells: Effects of Donor's Age, Tissue, and Genotype," *Laboratory Investigation: A Journal of Technical Methods and Pathology* 23, no. 1 (1970): 86−92; Y. Le Guilly et al., "Long-term Culture of Human Adult Liver Cells: Morphological Changes Related to in Vitro Senescence and Effect of Donor's Age on Growth Potential," *Gerontologia* 19, no. 5 (1973): 303−13; E. L. Bierman, "The Effect of Donor Age on the in Vitro Life Span of Cultured Human Arterial Smooth-Muscle Cells," *In Vitro* 14, no. 11 (1978): 951−55.
9. J. R. Smith and R. G. Whitney, "Intraclonal Variation in Proliferative Potential of Human Diploid Fibroblasts: Stochastic Mechanism for Cellular Aging," *Science* 207 (1980): 82−84.
10. 出处同上，82。
11. W. E. Wright and L. Hayflick, "Formation of Anucleate and Multinucleate Cells in Normal and SV40 Transformed WI-38 by Cytochalasin B," *Experimental Cell Research* 74 (1972): 187−94.
12. W. E. Wright and L. Hayflick, "Nuclear Control of Cellular Aging Demonstrated by Hybridization of Anucleate and Whole Cultured Normal Human Fibroblasts," *Experimental Cell Research* 96, no. 1 (1975): 113−21.
13. Leonard Hayflick, "Mortality and Immortality at the Cellular Level: A Review," *Biochemistry (Moscow)* 62 (1997): 1180−90.
14. Hermann J. Muller, "The Remaking of Chromosomes," *Collecting Net* 13 (1938): 181−98.
15. Barbara McClintock, "The Stability of Broken Ends of Chromosomes in *Zea mays*," *Genetics* 126 (1941): 234−82.
16. Alexey M. Olovnikov, "Telomeres, Telomerase, and Aging: Origin of the Theory," *Experimental Gerontology* 31, no. 4 (1996): 445.
17. A. M. Olovnikov ["Principles of Marginotomy in Template Synthesis of Polynucleoetides"], *Doklady Akademii Nauk SSSR* 201, no. 6 (1971): 1496−99 (in Russian).
18. A. M. Olovnikov, "A Theory of Marginotomy: The Incomplete Copying of Template

Margin in Enzymic Synthesis of Polynucleotides and Biological Significance of the Phenomenon," *Journal of Theoretical Biology* 41 (1973): 186.

19. 出处同上，188。
20. 出处同上，181–90。
21. James D. Watson, "Origin of Concatameric T7 DNA," *Nature: New Biology* 239 (1972): 197–201.
22. Catherine Brady, *Elizabeth Blackburn and the Story of Telomeres: Deciphering the Ends of DNA* (Cambridge, MA, and London: MIT Press, 2007), 3.
23. Elizabeth H. Blackburn and Joseph G. Gall, "A Tandemly Repeated Sequence at the Termini of the Extrachromosomal Ribosomal RNA Genes in *Tetrahymena*," *Journal of Molecular Biology* (1978): 33–53.
24. Elizabeth H. Blackburn, Carol W. Greider, and Jack W. Szostak, "Telomeres and Telomerase: The Path from Maize, *Tetrahymena* and Yeast to Human Cancer and Aging," *Nature Medicine* 12, no. 10 (2006): 1134; Jack W. Szostak, "Biographical," Nobelprize.org, www.nobelprize.org/nobel_prizes/medicine/laureates/2009/szostak-bio.html.
25. Jack W. Szostak and Elizabeth H. Blackburn, "Cloning Yeast Telomeres on Linear Plasmid Vectors," *Cell* 29, no. 1 (1982): 245–55.
26. Janis Shampay, Jack W. Szostak, and Elizabeth H. Blackburn, "DNA Sequences of Telomeres Maintained in Yeast," *Nature* 310, no. 5973 (1984): 154–57.
27. 卡罗尔·格雷德，2016年5月15日写给作者的电子邮件。
28. Carol W. Greider and Elizabeth H. Blackburn, "Identification of a Specific Telomere Terminal Transferase Activity in Tetrahymena Extracts," *Cell* 43, no. 2, part 1 (1985): 405–13.
29. Guo-Liang Yu et al., "*In Vivo* Alteration of Telomere Sequences and Senescence Caused by Mutated *Tetrahymena* Telomerase RNAs," *Nature* 344 (1990): 126–32.
30. Carol W. Greider and Elizabeth H. Blackburn, "A Telomeric Sequence in the RNA of *Tetrahymena* Telomerase Required for Telomere Repeat Synthesis," *Nature* 337 (1989): 331–37.
31. 卡罗尔·格雷德，写给作者的电子邮件。
32. Robert K. Moyzis et al., "A Highly Conserved Repetitive DNA Sequence (TTAGGG) n, Present at the Telomeres of Human Chromosomes," *Proceedings of the National Academy of Sciences* 85 (1988): 6622–26; Robin C. Allshire et al., "Telomeric Repeats from *T. thermophila* Cross Hybridize with Human Telomeres," *Nature* 332 (1988): 656–59.
33. Calvin B. Harley, A. Bruce Futcher, and Carol W. Greider, "Telomeres Shorten During Ageing of Human Fibroblasts," *Nature* 345 (1990): 459.

34. Stephen S. Hall, *Merchants of Immortality: Chasing the Dream of Human Life Extension* (Boston and New York: Houghton Mifflin, 2003), 58.
35. Andrea G. Bodnar et al., "Extension of Life-span by Introduction of Telomerase into Normal Human Cells," *Science* 279 (1998): 349–52.
36. Nicholas Wade, "Cells' Life Stretched in Lab," *New York Times*, January 14, 1998, p. A1, www.nytimes.com/1998/01/14/us/cells-life-stretched-in-lab.html; Nicholas Wade, "Cells Unlocked, Longevity's New Lease on Life," Week in Review, *New York Times*, January 18, 1998, www.nytimes.com/1998/01/18/weekinreview/ideas-trends-cells-unlocked-longevity-s-new-lease-on-life.html; Nicholas Wade, "Cell Rejuvenation May Yield Rush of Medical Advances," Science Times, *New York Times*, January 20, 1998, www.nytimes.com/1998/ 01/20/science/cell-rejuvenation-may-yield-rush-of-medical-advances.html.
37. Carl T. Hall, "Non-aging Human Cells Created in Lab; Bay Firm's Stock Soars on Hopes of Medical Advances," *San Francisco Chronicle*, January 14, 1998, p. 1.
38. David Stipp, "The Hunt for the Youth Pill: From Cell-Immortalizing Drugs to Cloned Organs, Biotech Finds New Ways to Fight Against Time's Toll," *Fortune*, October 11, 1999, 199, http://archive.fortune.com/magazines/fortune/fortune_archive/1999/10/11/267014/index.htm.
39. Mary Armanios and Elizabeth H. Blackburn, "The Telomere Syndromes," *Nature Reviews Genetics* 13 (2012): 693–704; Susan E. Stanley and Mary Armanios, "The Short and Long Telomere Syndromes: Paired Paradigms for Molecular Medicine," *Current Opinion in Genetics & Development* 33 (2015): 2–3.
40. Mary Armanios, "Telomeres and Age-Related Disease: How Telomere Biology Informs Clinical Paradigms," *Journal of Clinical Investigation* 123, no. 3 (2013): 996–1002.
41. Gil Atzmon et al., "Genetic Variation in Human Telomerase Is Associated with Telomere Length in Ashkenazi Centenarians," *Proceedings of the National Academy of Sciences* 107, supp. 1 (2010): 1710–17.
42. Nam W. Kim et al., "Specific Association of Human Telomerase Activity with Immortal Cells and Cancer," *Science* 266 (1994): 2011–15.
43. Blackburn, Greider, and Szostak, "Telomeres and Telomerase," 1137.
44. Stanley and Armanios, "Short and Long Telomere Syndromes," 3–6.

第二十六章　新兵传染病与梵蒂冈请愿

1. Meredith Wadman, "Cell Division," *Nature* 498 (2013): 425.
2. 黛比·文内奇,2013年5月23日与作者的电话访谈。
3. Y. Takeuchi et al., ["Field Trial of Combined Measles and Rubella Live Attenuated

Vaccine"], *Kansenshogaku Zasshi* [Japanese Journal of Infectious Diseases] 76, no. 1 (2002): 56–62.

4. 日本的甲肝疫苗Aimmugen是由日本化学及血清疗法研究所使用非洲绿猴细胞系GL37生产的。见David E. Anderson, "Compositions and Methods for Treating Viral Infections," U.S. Patent 20,140,356,399 A1, filed January 11, 2013, and issued December 4, 2014, section 0032。
5. 伊莎贝尔·克拉克斯顿2002年致黛比·文内奇的信。由黛比·文内奇提供。
6. 默克公司助理律师布鲁斯·埃利斯2002年12月20日致证券交易委员会的信。由黛比·文内奇提供。Alex Shukhman, attorney adviser, Securities and Exchange Commission, "Response of the Office of Chief Counsel, Division of Corporate Finance, February 26, 2003, Re: Merck & Co., Inc., Incoming Letter Dated December 20, 2002." 由黛比·文内奇提供。
7. 黛比·文内奇,2016年4月17日写给作者的电子邮件。
8. 德布拉·L.文内奇2003年6月4日致若瑟·拉辛各枢机的信。由黛比·文内奇提供。
9. Sarah Lueck, "Boot-Camp Bug Returns to the Barracks When Pentagon Pulls the Plug on Vaccine," *Wall Street Journal*, July 13, 2001.
10. Centers for Disease Control, "Two Fatal Cases of Adenovirus-Related Illness in Previously Healthy Young Adults—Illinois, 2000," *Morbidity and Mortality Weekly Report* 50, no. 26 (2001): 553–55.
11. 出处同上,555。
12. 出处同上,553;E. L. Buescher, "Respiratory Disease and the Adenoviruses," *Medical Clinics of North America* 51 (1967): 772, 778。
13. Lueck, "Boot-Camp Bug Returns."
14. Robert N. Potter et al., "Adenovirus-Associated Deaths in US Military During Postvaccination Period, 1999–2010," *Emerging Infectious Diseases* 18, no. 3 (2012): 507–9 (doi:10. 3201/ eid1803. 111238); Project Director, "Adenovirus Vaccines Reinstated After Long Absence," The History of Vaccines Blog, April 17, 2012. www.historyofvaccines.org/content/blog/ adenovirus-vaccines-reinstated-after-long-absence (accessed June 18, 2016).
15. Operational Infectious Diseases, Naval Health Research Center, "Febrile Respiratory Illness (FRI) Surveillance Update," 2015, week 38 (through September 26, 2015), 2, www.med.navy.mil/sites/nhrc/geis/Documents/FRIUpdate.pdf (accessed April 12, 2016).
16. 麦康奈尔一家的故事来自作者在2015年6月27和28日与奇普·麦康奈尔和贝琪·麦康奈尔的面对面访谈;麦康奈尔夫妇和珍妮特·吉尔斯多夫提供的病历;奇普·麦康奈尔在2014和2015年写给作者的若干封电子邮件;以及http://www.angelsforanna.com/。
17. Pontifical Academy for Life, "Moral Reflections on Vaccines Prepared from Cells Derived from Aborted Human Foetuses," Zenit, July 26, 2005, https://zenit.org/articles/

on-vaccines-made-from-cells-of-aborted-fetuses/ (accessed April 17, 2016).

18. David Mitchell, "Merck Focusing on Combination Vaccine: Manufacturer Stops Sales of Monovalents for Measles, Mumps, Rubella," *American Academy of Family Physicians News* (online), December 24, 2008.
19. Centers for Disease Control and Prevention, "Measles, Mumps, and Rubella: Vaccine Use and Strategies for Elimination of Measles, Rubella, and Congenital Rubella Syndrome and Control of Mumps: Recommendations of the Advisory Committee on Immunization Practices (ACIP)," *Morbidity and Mortality Weekly Report* 47, no. RR-8 (1998): 1–57, www.cdc.gov/mmwr/preview/mmwrhtml/00053391. htm.
20. Mona Marin et al., "Use of Combination Measles, Mumps, Rubella, and Varicella Vaccine: Recommendations of the Advisory Committee on Immunization Practices (ACIP)," *Morbidity and Mortality Weekly Report Recommendations and Reports* 59, no. RR-3 (2010):1–12, www.ncbi.nlm.nih.gov/pubmed/20448530.
21. 默克公司2009年7月1日致[匿名者]的信,https://cogforlife.org/wp-content/ uploads/2012/05/merck2009Response.pdf (accessed April 18, 2016)。
22. Children of God for Life, "Measles Outbreaks: Blame Merck—Not the Parents!" (press release), January 25, 2015, https://cogforlife.org/measlesPress.pdf (accessed April 16, 2016).

第二十七章　细胞的来生

1. 阿兰・肖,2014年3月16日与作者的访谈。
2. Goberdhan P. Dimri et al., "A Biomarker That Identifies Senescent Human Cells in Culture and in Aging Skin *in Vivo*," *Science* 92 (1995): 9363–67.
3. Takeshi Shimi et al., "The Role of Nuclear Lamin B1 in Cell Proliferation and Senescence," *Genes and Development* 25, no. 24 (December 15, 2011): 2579–93.
4. Tal Ilani et al., "A Secreted Disulfide Catalyst Controls Extracellular Matrix Composition and Function," *Science* 341 (2013): 75–76.
5. Jessica Leung, Stephanie R. Bialek, and Mona Marin, "Trends in Varicella Mortality in the United States: Data from Vital Statistics and the National Surveillance System," *Human Vaccines & Immunotherapeutics* 11, no. 3 (2015): 662; M. Marin, J. X. Zhanag, and J. F. Seward, "Near Elimination of Varicella Deaths in the US After Implementation of the Vaccination Program," *Pediatrics* 128, no. 2 (2011): 214–20.
6. Centers for Disease Control and Prevention, "Notifiable Infectious Diseases and Conditions: United States, 2013," *Morbidity and Mortality Weekly Report* 62, no. 53 (2015): 27.
7. 出处同上,108;Leung, Bialek, and Marin, "Trends in Varicella Mortality," 663。

8. Centers for Disease Control and Prevention, "Prevention of Hepatitis A Through Active or Passive Immunization," *Morbidity and Mortality Weekly Report* 55, no. RR-7 (2006), www.cdc.gov/mmwr/pdf/rr/rr5507. pdf.
9. Division of Viral Hepatitis, Centers for Disease Control and Prevention, "Viral Hepatitis Surveillance: United States, 2013," 16, fig. 2. 1, www.cdc.gov/hepatitis/statistics/2013 surveillance/pdfs/2013hepsurveillancerpt.pdf.
10. Alexia Harrist et al., "Human Rabies—Wyoming and Utah, 2015," *Morbidity and Mortality Weekly Report* 65, no. 21 (2016): 529–33. Available here: http://www.cdc.gov/mmwr/ volumes/65/wr/mm6521a1. htm.
11. L. Dyer et al., "Rabies Surveillance in the United States During 2013," *Journal of the American Veterinary Medical Association* 245, no. 10 (2014): 1111, http://avmajournals.avma.org/doi/pdf/10. 2460/javma.245. 10. 1111.
12. Centers for Disease Control and Prevention, "Human Rabies: Human Rabies Surveillance," CDC.gov, September 21, 2015, www.cdc.gov/rabies/location/usa/surveillance/ human_rabies.html.
13. Harrist et al., "Human Rabies—Wyoming and Utah, 2015," 529–33.
14. P. D. Pratt et al., "Human Rabies: Missouri, 2014," *Morbidity and Mortality Weekly Report* 65, no. 10 (2016): 253–56, www.cdc.gov/mmwr/volumes/65/wr/mm6510a1. htm.
15. R. E. Willoughby et al., "Survival After Treatment of Rabies with Induction of Coma," *New England Journal of Medicine* 352, no. 24 (June 2005): 2508–14.
16. Ahmad Fayaz et al., "Antibody Persistence, 32 Years After Post-Exposure Prophylaxis with Human Diploid Cell Rabies Vaccine (HDCV)," *Vaccine* 29 (2011): 3742–45.
17. Centers for Disease Control, "Surveillance Summary: Rubella—United States," *Morbidity and Mortality Weekly Report* 19, no. 34 (1970): 336.
18. Dorothy M. Horstmann, "Maxwell Finland Lecture: Viral Vaccines and Their Ways," *Reviews of Infectious Diseases* 1, no. 3 (1979): 509.
19. Centers for Disease Control, "Rubella, United States, 1977–80," *Morbidity and Mortality Weekly Report* 29 (1980): 378.
20. Horstmann, "Maxwell Finland Lecture," 510.
21. Centers for Disease Control, "Annual Summary 1980: Reported Morbidity and Mortality in the United States," *Morbidity and Mortality Weekly Report* 29, no. 54 (1981): 12.
22. Centers for Disease Control and Prevention, "Summary of Notifiable Diseases: United States, 2001," *Morbidity and Mortality Weekly Report* 50, no. 53 (2003): 93.
23. Centers for Disease Control and Prevention, "Control and Prevention of Rubella: Evaluation and Management of Suspected Outbreaks, Rubella in Pregnant Women, and Surveillance for Congenital Rubella Syndrome," *Morbidity and Mortality Weekly Report* 50, no. RR-12 (2001): 1.

24. 帕梅拉·艾西尔(默克公司),2015年8月31日写给作者的电子邮件。
25. G. B. Grant et al., "Global Progress Toward Rubella and Congenital Rubella Syndrome Control and Elimination: 2000–2014," *Morbidity and Mortality Weekly Report* 64, no. 37 (2015): 1052–55.
26. Ryo Kinoshita and Hiroshi Nishiura, "Assessing Herd Immunity Against Rubella in Japan: A Retrospective Seroepidemiological Analysis of Age-Dependent Transmission Dynamics," *BMJ Open* 6, no. 1 (2016): 1.
27. Centers for Disease Control and Prevention, "Nationwide Rubella Epidemic: Japan, 2013," *Morbidity and Mortality Weekly Report* 62, no. 23 (2013): 457–62.
28. Kinoshita and Nishiura, "Assessing Herd Immunity," 1.
29. Centers for Disease Control and Prevention, "Three Cases of Congenital Rubella Syndrome in the Postelimination Era: Maryland, Alabama, and Illinois, 2012," *Morbidity and Mortality Weekly Report* 62, no. 12 (2013): 226–29.
30. Nathaniel Lambert et al., "Seminar: Rubella," *Lancet* 385 (2015): 2297, 2300–2301.
31. Center for Biologics Evaluation and Research, Food and Drug Administration, *Guidance for Industry: Characterization and Qualification of Cell Substrates and Other Biological Materials Used in the Production of Viral Vaccines for Infectious Disease Indications* (Rockville, MD: U.S. Department of Health and Human Services, 2007), 36.
32. World Health Organization Expert Committee on Biological Standardization, *Fifty-sixth Report*, WHO Technical Report Series 941 (Geneva: World Health Organization, 2007), 103.
33. 阿兰·肖,2014年3月16日与作者的访谈。
34. Jean Wallace, "Turmoil Besets Wistar in Wake of Koprowski's Ouster," *Scientist* 6, no. 5 (March 2, 1992), www.the-scientist.com/?articles.view/articleNo/12194/title/Turmoil-Besets-Wistar-In-Wake-Of-Koprowski-s-Ouster/; 莫里斯·希勒曼,2004年11月30日与保罗·奥菲特的访谈。希勒曼称该数字为350万美元。
35. 南希·莱昂内(梯瓦制药公司下属全球专科药物公司宣传主管),2014年2月20日写给作者的电子邮件。
36. Robert D. Truog, Aaron S. Kesselheim, and Steven Joffe, "Paying Patients for Their Tissue: The Legacy of Henrietta Lacks," *Science* 337 (2012): 37–38.
37. Meredith Wadman, "Cell Division," *Nature* 498 (2013): 426.
38. 斯蒂芬·约菲,2013年2月23日与作者的电话访谈。2016年,约菲是宾夕法尼亚大学佩雷尔曼医学院的儿科肿瘤专家和生物伦理专家。
39. Scott D. Kominers and Gary S. Becker, "Paying for Tissue: Net Benefits," *Science* 337 (2012): 1292–93.
40. E. Eiseman and S. B. Haga, *Handbook of Human Tissue Resources: A National Resource of Human Tissue Samples* (Santa Monica, CA: RAND Corporation, MR-954-

OSTP, 1999).

41. "Federal Policy for the Protection of Human Subjects: Proposed Rules," *Federal Register* 80, no. 173 (September 8, 2015): 53936.
42. Jocelyn Kaiser, "Researchers Decry Consent Proposal," *Science* 352, no. 6288 (2016): 878–79; David Malakoff, "Panel Slams Plan for Human Research Rules," *Science* 353, no. 6295 (2016): 106–7; National Academies of Sciences, Engineering, and Medicine, *Optimizing the Nation's Investment in Academic Research: A New Regulatory Framework for the 21st Century* (Washington, DC: National Academies Press, 2016): 97–103.
43. *Code of Federal Regulations*, title 45, part 46, section 206: "Research Involving, After Delivery, the Placenta, the Dead Fetus or Fetal Material," October 1, 2014.
44. 下列这些州没有依据《统一组织捐赠法》来要求使用流产胎儿组织的研究项目获得胎儿母亲的同意：佛罗里达州、艾奥瓦州、肯塔基州、路易斯安那州、马里兰州、密歇根州、明尼苏达州、密苏里州、新墨西哥州、内布拉斯加州、南卡罗来纳州、南达科他州、华盛顿州和威斯康星州。密歇根州在1978年单独通过了一部法律，提出了相同的要求，*Michigan Compiled Laws Annotated*, section 333. 2688。
45. Henry K. Beecher, "Ethics and Clinical Research," *New England Journal of Medicine* 274, no. 24 (1966): 1354–60, www.nejm.org/doi/pdf/10. 1056/NEJM196606162742405; William H. Stewart, "Surgeon General's Directives on Human Experimentation," PPO #129 (Bethesda, MD: U.S. Public Health Service Division of Research Grants, revised July 1, 1966).
46. Jean Heller, "Syphilis Victims in US Study Went Untreated for Forty Years," Associated Press, July 24, 1972.
47. Allan M. Brandt, "Racism and Research: The Case of the Tuskegee Syphilis Study," *Hastings Center Report* 8, no. 6 (1978): 21–29.
48. Public Law 93-348, section 212, July 12, 1974.
49. W. J. Curran, "Government Regulation of the Use of Human Subjects in Medical Research: The Approaches of Two Federal Agencies," in *Experimentation with Human Subjects*, ed. P. A. Freund (New York: George Braziller, 1970), 443.
50. *Code of Federal Regulations*, title 45, part 46.
51. Meredith Wadman, "The Truth About Fetal Tissue Research," *Nature* 578 (2015): 178–81.
52. Molly Redden, "Vital Fetal Tissue Research Threatened by House of Representatives Subpoenas," the *Guardian*, April 1, 2016. https://www.theguardian.com/science/2016/apr/01/ congress-subpoenas-fetal-tissue-research-abortion.
53. Denise Grady and Nicholas St. Fleur, "Fetal Tissue from Abortions for Research Is Traded in a Gray Zone," *New York Times*, July 27, 2015.
54. Redden, "Vital Fetal Tissue Research Threatened."

55. Bo Ma et al., "Characteristics and Viral Propagation Properties of a New Human Diploid Cell Line, Walvax-2, and Its Suitability as a Candidate Cell Substrate for Vaccine Production," *Human Vaccines & Immunotherapeutics* 11, no. 4 (2015): 998–1009.
56. Debi Vinnedge, "Scientists in China Create New Vaccines Using Body Parts from Nine Aborted Babies," LifeNews.com, September 9, 2015.
57. Pamela Eisele, e-mail to the author, July 1, 2016.
58. Leonard Hayflick, "Chain of Custody of Original Ampules of 8th Population Doubling Level WI-38 From June, 1962 Until July, 1996," undated. 由伦纳德·海弗利克提供。
59. Meredith Wadman, "Cell Division," *Nature* 498 (2013): 426, www.nature.com/news/medical-research-cell-division-1. 13273.

后记　他们如今在何方?

1. Hermann Hesse, *The Glass Bead Game*, translated from the German by Richard and Clara Winston (New York: Holt, Rinehart and Winston, 1969, 1990), 169.
2. K. Stratton, D. A. Almario, and M. C. McCormick, eds., *Immunization Safety Review: SV40 Contamination of Polio Vaccine and Cancer* (Washington, DC: National Academies, 2002).
3. 疾病控制与预防中心的这份情况说明书可以在网上获取存档版，地址为：http://web.archive.org/web/20130522091608/http://www.cdc.gov/vaccinesafety/updates/archive/polio_and_can cer_factsheet.htm。
4. 伦纳德·海弗利克，2013年3月5日与作者的访谈。
5. Lara Marks, *"The Lock and Key of Medicine": Monoclonal Antibodies and the Transformation of Healthcare* (New Haven, CT, and London: Yale University Press, 2015), chapter 2.
6. Jean Wallace, "Turmoil Besets Wistar in Wake of Koprowski's Ouster," *Scientist*, March 2, 1992, www.the-scientist.com/?articles.view/articleNo/12194/title/Turmoil-Besets-Wistar-In-Wake-Of-Koprowski-s-Ouster/.
7. "Age Discrimination—Hilary Koprowski—Wistar Institute: Update: Koprowski, Wistar Settle Age Discrimination Suit—Pioneer in Immunotherapy Honored by Cancer Scientists," *Biotechnology Law Report* 12, no. 3 (1993): 261–62.
8. Silvana Regina Favoretto et al., "Experimental Infection of the Bat Tick *Carios fonsecai* (Acari: Ixodidae) with the Rabies Virus," *Revista da Socieda de Brasileira de Medicina Tropical* 46, no. 6 (2013): 788–90.

参考文献

论文及专著

Artenstein, Andrew W., ed. *Vaccines: A Biography.* New York: Springer Science + Business Media, 2010.

Baer, George M., ed. *The Natural History of Rabies*. 2nd edition. Boca Raton, FL: CRC, 1991.

Bahmanyar, Mahmoud, Ahmad Fayaz, Shokrollah Nour-Salehi, Manouchehr Mohammadi, and Hilary Koprowski. "Successful Protection of Humans Exposed to Rabies Infection: Postexposure Treatment with the New Human Diploid Cell Rabies Vaccine and Antirabies Serum." *Journal of the American Medical Association* 236, no. 24 (1976): 2751–54.

Banatvala, J. E., and D. W. G. Brown. "Seminar: Rubella." *Lancet* 363 (2004): 1127–37.

Barry, John M. *The Great Influenza: The Story of the Deadliest Pandemic in History.* New York: Viking Penguin, 2004.

Beecher, Henry K. "Ethics and Clinical Research." *New England Journal of Medicine* 274, no. 24 (1966): 1354–60. www.nejm.org/doi/pdf/10.1056/NEJM196606162742405.

Berman, Elizabeth Popp. *Creating the Market University: How Academic Science Became an Economic Engine.* Princeton, NJ: Princeton University Press, 2012.

Bodnar, Andrea G., Michel Ouellette, Maria Frolkis, Shawn E. Holt, Choy-Pik Chiu, Gregg B. Morin, Calvin B. Harley, Jerry W. Shay, Serge Lichtsteiner, and Woodring E. Wright. "Extension of Life-span by Introduction of Telomerase into Normal Human Cells." *Science* 279 (1998): 349–52.

Bookchin, Debbie, and Jim Schumacher. *The Virus and the Vaccine: Contaminated Vaccine, Deadly Cancers and Government Neglect.* New York: St. Martin's, 2004.

Brady, Catherine. *Elizabeth Blackburn and the Story of Telomeres: Deciphering the Ends of DNA*. Cambridge, MA, and London: MIT Press, 2007.

Burnet, Sir Macfarlane. *Intrinsic Mutagenesis: A Genetic Approach to Ageing*. Lancaster, UK: Medical and Technical, 1974.

Cohen, Adam. *Imbeciles: The Supreme Court, American Eugenics and the Sterilization of Carrie Buck.* New York: Penguin, 2016.

Cristofalo, Vincent J. "Profile in Gerontology: Leonard Hayflick, PhD." *Contemporary Gerontology* 9, no. 3 (2003): 83–86.

Davis, Allen F., and Mark H. Haller. *The Peoples of Philadelphia: A History of Ethnic Groups and Lower-Class Life, 1790–1940.* Philadelphia: Temple University Press, 1973.

Eddy, Bernice E., Gerald S. Borman, William H. Berkeley, and Ralph D. Young. "Tumors Induced in Hamsters by Injection of Rhesus Monkey Kidney Cell Extracts." *Proceedings of the Society for Experimental Biology and Medicine* 107, no. 1 (1961): 191–200.

Eddy, Bernice E., Gerald S. Borman, George E. Grubbs, and Ralph D. Young. "Identification of the Oncogenic Substance in Rhesus Monkey Kidney Cell Cultures as Simian Virus 40." *Virology* 17 (1962): 65–75.

Friedman, Meyer, and Gerald W. Friedland. *Medicine's 10 Greatest Discoveries.* New Haven, CT, and London: Yale University Press, 1998.

Galambos, Louis, with Jane Eliot Sewell. *Networks of Innovation: Vaccine Development at Merck, Sharp & Dohme, and Mulford, 1985–1995.* Cambridge: Cambridge University Press, 1995.

Gregg, Norman McAlister. "Congenital Cataract Following German Measles in the Mother." *Transactions of the Ophthalmological Society of Australia* 3 (1941): 35–46.

Greider, Carol W., and Elizabeth H. Blackburn. "Identification of a Specific Telomere Terminal Transferase Activity in *Tetrahymena* Extracts." *Cell* 43 (1985): 405–13.

Greider, Carol W., and Elizabeth H. Blackburn. "A Telomeric Sequence in the RNA of *Tetrahymena* Telomerase Required for Telomere Repeat Synthesis." *Nature* 337 (1989): 331–37.

Hall, Stephen S. *Merchants of Immortality: Chasing the Dream of Human Life Extension.* Boston and New York: Houghton Mifflin, 2003.

Harley, Calvin B., A. Bruce Futcher, and Carol W. Greider. "Telomeres Shorten During Ageing of Human Fibroblasts." *Nature* 345 (1990): 458–60.

Hawkes, Mary Q. *Excellent Effect: The Edna Mahan Story.* Arlington, VA: American Correctional Association, 1994.

Hayflick, Leonard. "Hayflick's Reply." *Science* 202 (1978): 128–36.

——. *How and Why We Age.* New York: Ballantine Books, 1994.

——. "The Limited *in Vitro* Lifetime of Human Diploid Cell Strains." *Experimental Cell Research* 37 (1965): 614–36.

Hayflick, Leonard, and Paul S. Moorhead. "The Serial Cultivation of Human Diploid Cell

Strains." *Experimental Cell Research* 25, no. 3 (1961): 585–621.

Hayflick, Leonard, Stanley A. Plotkin, Thomas W. Norton, and Hilary Koprowski, "Preparation of Poliovirus Vaccines in a Human Fetal Diploid Cell Strain." *American Journal of Hygiene* 75 (1962): 240–58.

Hooper, Edward. *The River: A Journey to the Source of HIV and AIDS.* Boston, New York, and London: Little, Brown, 1999.

Hughes, Sally Smith. "Making Dollars Out of DNA: The First Major Patent in Biotechnology and the Commercialization of Molecular Biology, 1974–1980." *Isis* 92 (2001): 541–75.

Jackson, Alan C., and William H. Wunner, eds. *Rabies*. 2nd edition. London: Elsevier, 2007.

Jacobs, J. P., C. M. Jones, and J. P. Baille. "Characteristics of a Human Diploid Cell Designated MRC-5. " *Nature* 227 (1970): 168–70.

Kim, Nam W., Mieczyslaw A. Piatyszek, et al. "Specific Association of Human Telomerase Activity with Immortal Cells and Cancer." *Science* 266 (1994): 2011–15.

Kirkwood, Tom. *Time of Our Lives: The Science of Human Aging.* New York: Oxford University Press, 1999.

Koprowska, Irena. *A Woman Wanders Through Life and Science.* Albany: State University of New York Press, 1997.

Korsman, Stephen N. J., Gert U. van Zyl, Louise Nutt, Monique I. Andersson, and Wolfgang Preiser, eds. *Virology: An Illustrated Colour Text*. Edinburgh: Churchill Livingstone Elsevier, 2012.

Lambert, Nathaniel, Peter Strebel, Walter Orenstein, Joseph Icenogle, and Gregory A. Poland. "Seminar: Rubella," *Lancet* 385 (2015): 2297–2307.

Levenstein, Lisa. *A Movement Without Marches: African American Women and the Politics of Poverty in Postwar Philadelphia.* Chapel Hill: University of North Carolina Press, 2009.

Miller, Patricia G. *The Worst of Times: Illegal Abortion—Survivors, Practitioners, Coroners, Cops, and Children of Women Who Died Talk About Its Horrors*. New York: HarperCollins, 1993.

Mukherjee, Siddhartha. *The Emperor of All Maladies: A Biography of Cancer.* New York: Scribner, 2010.

Mulford, Robert D. "Experimentation on Human Beings." *Stanford Law Review* 20 (1967): 99–117.

National Communicable Disease Center. *Rubella Surveillance Report No. 1*. Washington, DC: U.S. Department of Health, Education, and Welfare, Public Health Service, 1969.

Norrby, Erling. *Nobel Prizes and Life Sciences*. Singapore: World Scientific, 2010.

Nossif, Rosemary. *Before Roe: Abortion Policy in the States.* Philadelphia: Temple

University Press, 2001.

O'Donnell, Donna Gentile. *Provider of Last Resort: The Story of the Closure of the Philadelphia General Hospital.* Philadelphia: Camino, 2005.

O'Neill, John F. "The Ocular Manifestations of Congenital Infection: A Study of the Early Effect and Long-Term Outcome of Maternally Transmitted Rubella and Toxoplasmosis." *Transactions of the American Ophthalmological Society* 96 (1998): 813–79.

Offit, Paul A. *The Cutter Incident: How America's First Polio Vaccine Led to the Growing Vaccine Crisis.* New Haven, CT, and London: Yale University Press, 2005.

——. *Vaccinated: One Man's Quest to Defeat the World's Deadliest Diseases.* New York: HarperCollins, 2007.

Oshinsky, David M. *Polio: An American Story.* New York: Oxford University Press, 2005.

Plotkin, Stanley A. ed. *History of Vaccine Development.* Springer Science + Business Media, 2011.

——. "Virologic Assistance in the Management of German Measles in Pregnancy." *Journal of the American Medical Association* 190 (1964): 265–68.

Plotkin, Stanley A., André Boué, and Joelle Boué. "The *in Vitro* Growth of Rubella Virus in Human Embryo Cells." *American Journal of Epidemiology* 61 (1965): 71–85.

Plotkin, Stanley A., David Cornfeld, and Theodore H. Ingalls. "Studies of Immunization with Living Rubella Virus: Trials in Children of a Strain Cultured from an Aborted Fetus." *American Journal of Diseases of Children* 110 (1965): 381–89.

Plotkin, Stanley A., and Antti Vaheri. "Human Fibroblasts Infected with Rubella Produce a Growth Inhibitor." *Science* 156 (1967): 659–61.

Plotkin, Stanley A., John D. Farquhar, Michael Katz, and Fritz Buser. "Attenuation of RA 27/3 Rubella Virus in WI-38 Human Diploid Cells." *American Journal of Diseases of Children* 118 (1969): 178–85.

Plotkin, Stanley A., and Pearay L. Ogra. "Immunologic Properties of RA 27/3 Rubella Virus Vaccine: A Comparison with Strains Presently Licensed in the United States." *Journal of the American Medical Association* 225, no. 6 (1973): 585–90.

Plotkin, Stanley A., Michael Katz, and Theodore H. Ingalls. "A New Attenuated Rubella Virus Grown in Human Fibroblasts: Evidence for Reduced Nasopharyngeal Excretion." *American Journal of Epidemiology* 86 (1967): 468–77.

Preston, Richard. *The Hot Zone.* New York: Anchor Books, Doubleday, 1995. First published 1994 by Random House.

Reagan, Leslie J. *Dangerous Pregnancies: Mothers, Disabilities, and Abortion in Modern America.* Berkeley and Los Angeles: University of California Press: 2010.

——. *When Abortion Was a Crime: Women, Medicine and Law in the United States, 1867–1973.* Berkeley and Los Angeles: University of California Press, 1997.

Rothman, David J. *Strangers at the Bedside: A History of How Law and Bioethics Transformed Medical Decision Making.* New York: Aldine de Gruyter, 1991, 2003.

Rybicki, Edward P. *A Short History of the Discovery of Viruses.* Buglet Press e-book, 2015. 可在线购买本书，购买地址为：https://itunes.apple.com/us/book/short-history-discovery-viruses/id1001627125?mt=13。本书电子版的各部分可免费在线获取：

第一部分：https://rybicki.wordpress.com/2012/02/06/a-short-history-of-the-discovery-of-viruses-part-1/

第二部分：https://rybicki.wordpress.com/2012/02/07/a-short-history-of-the-discovery-of-viruses-part-2/

第三部分：https://rybicki.wordpress.com/2015/01/29/a-short-history-of-the-discovery-of-viruses-part-3/

第四部分：https://rybicki.wordpress.com/2015/02/11/a-short-history-of-the-discovery-of-viruses-part-4/

Shah, Keerti, and Neal Nathanson. "Human Exposure to SV40: Review and Comment." *American Journal of Epidemiology* 103, no. 1 (1976): 1–12.

Shay, Jerry W., and Woodring E. Wright. "Hayflick, His Limit, and Cellular Ageing." *Nature Reviews Molecular Cell Biology* 1 (2000): 72–76.

Shorter, Edward. *The Health Century*. New York: Doubleday, 1987.

Skloot, Rebecca. *The Immortal Life of Henrietta Lacks.* New York: Crown, 2010.

Slenczka, Werner, and Hans Dieter Klenk. "Forty Years of Marburg Virus." *Journal of Infectious Diseases* 196 (2007): S131–35.

Szostak, Jack W., and Elizabeth H. Blackburn. "Cloning Yeast Telomeres on Linear Plasmid Vectors." *Cell* 20, no. 1 (1982): 245–55.

Vaughan, Roger. *Listen to the Music: The Life of Hilary Koprowski.* New York: Springer-Verlag, 2000.

Wade, Nicholas. "Hayflick's Tragedy: The Rise and Fall of a Human Cell Line." *Science* 192, no. 4235 (1976): 125–27.

Wadman, Meredith. "Cell Division." *Nature* 498 (2013): 422–26. http://www.nature.com/news/medical-research-cell-division-1. 13273.

——. "The Truth About Fetal Tissue Research." *Nature* 528 (2015): 178–81. www.nature.com/news/the-truth-about-fetal-tissue-research-1. 18960.

Warren, Leonard. "A History of the Wistar Institute of Anatomy and Biology" (unpublished manuscript). March 25, 2014.

Webster, William S. "Teratogen Update: Congenital Rubella." *Teratology* 58 (1998): 13–23. http://teratology.org/updates/58pg13. pdf.

Wiktor, Tadeusz J., Mario Fernandes, and Hilary Koprowski. "Cultivation of Rabies Virus in Human Diploid Cell Strain WI-38. " *Journal of Immunology* 93 (1964): 353–66.

Wiktor, Tadeusz J., Stanley A. Plotkin, and Doris W. Grella. "Human Cell Culture Rabies Vaccine: Antibody Response in Man." *Journal of the American Medical Association* 224, no. 8 (1973): 1170–71.

Wistar Institute of Anatomy and Biology. *Biennial Report, 1958–1959*. Courtesy of the Wistar Institute.

——. *Biennial Report, 1960–1961*. Courtesy of the Wistar Institute.

——. *Biennial Research Report 1962–1963*. Courtesy of the Wistar Institute.

Wright, W. E., and L. Hayflick. "Nuclear Control of Cellular Aging Demonstrated by Hybridization of Anucleate and Whole Cultured Normal Human Fibroblasts." *Experimental Cell Research* 96 (1975): 113–21.

国会证词

U.S. Congress. Senate. Subcommittee on Executive Reorganization and Government Research of the Committee on Government Operations. *Consumer Safety Act of 1972: Hearings Before the Subcommittee on Executive Reorganization and Government Research of the Committee on Government Operations on Titles I and II of S. 3419*. 92nd Cong., 2nd sess., April 20 and 21 and May 3 and 4, 1972.

依据《信息自由法》获得的文件

Division of Management Survey and Review. "Fact Chronology." Investigations 9, folder 1. Directors' Files, Office of the Director, National Institutes of Health. (在注释中简称《事实记录》。该文件是《赖斯伯格备忘录》的附件,详见下文。)

Hayflick, Leonard. "Requested Amendments and Changes to the Records Pertaining to Doctor Leonard Hayflick." April 13, 1976. Investigations 9, folder 1. Directors' Files, Office of the Director, National Institutes of Health. (在注释中简称《海弗利克对〈施赖弗报告〉的反驳》。)

——, Edmond C. Gregorian, Michael Hughes, and Vincent B. Terlep. "Settlement Agreement." September 15, 1981. Investigations 9, folder 1. Directors' Files, Office of the Director, National Institutes of Health.

Riseberg, Richard J. (legal adviser, NIH). Memo to Mary Goggin (chief, Administrative Law Branch, Business & Administrative Law Division, U.S. Department of Health, Education and Welfare, Office of the General Counsel). "Subject: Cell Associates, Inc., et al., v. National Institutes of Health, et al.," May 6, 1976. (在注释中简称《赖斯伯格备忘录》。)

Schriver, James W. "Investigation of Activities Relating to the Storage, Distribution and Sale of Human Diploid Cell Strains WI-38 and WI-26. " P-75-211. January 30, 1976.

Investigations 9, folder 1. Directors' Files, Office of the Director, National Institutes of Health. (在注释中简称《施赖弗报告》。)

——. (director, Division of Management Survey and Review, ODA). "Comments to Dr. Hayflick's Request for Amendments and Changes to DMSR Reports." September 1, 1976. Investigations 9, folder 1. Directors' Files, Office of the Director, National Institutes of Health. (在注释中简称《施赖弗对海弗利克反驳声明的反驳》。)

访谈、口述史、个人文件集

"Interviewee: Bernice Eddy, December 4, 1986. " Edward Shorter. *The Health Century* Oral History Collection. National Library of Medicine, History of Medicine Division, Bethesda, MD.

"Leonard Hayflick Interviews." Meredith Wadman. October 3*, 4*, 10, 11, 12, 16, 17, 18, 23, and 24, 2012; November 7 and 26, 2012; February 22, 2013; March 3*, 4*, and 5*, 2013; May 13, 30, and 31, 2013; June 2, 2013; July 1, 2013; March 23 and 31, 2014; May 19, 20, and 28, 2014; June 9, 12, 17, 18, and 23, 2014; July 3, 10, and 11, 2014; November 19, 2014*; and July 29, 2015. (标有星号的是面对面访谈，其余是电话访谈。)

"Leonard Hayflick Interviews." *Web of Stories*. www.webofstories.com/people/leonard.hayflick.

"Maurice Hilleman Interview." Paul Offit. November 30, 2004. 由保罗・奥菲特提供。

"Interviewee: Maurice Hilleman, February 6, 1987. " Edward Shorter. *The Health Century* Oral History Collection. National Library of Medicine, History of Medicine Division, Bethesda, MD.

"Ruth L. Kirschstein Oral History Interview, Part 2. " Victoria Harden and Caroline Hannaway. October 29, 1998. Office of NIH History, Oral History Archive, Bethesda, MD. https://his tory.nih.gov/archives/oral_histories.html.

"Dr. Paul Parkman Interview." Sarah Leavitt. June 7, 2005. Office of NIH History, Oral History Archive, Bethesda, MD. https://history.nih.gov/archives/oral_histories.html.

"Stanley Plotkin Interviews." Meredith Wadman. December 18, 2012; March 19, August 29, September 20, October 20 and 21, 2014; May 25, June 1, and September 8, 2015.

Stanley Plotkin private papers, Doylestown, PA.

Niels Reimers. "Stanford's Office of Technology Licensing and the Cohen/Boyer Cloning Patents." Oral history conducted in 1997 by Sally Smith Hughes. Regional Oral History Office, Bancroft Library, University of California, Berkeley, 1998.

索 引

（条目后的数字为原书页码，见中文本边码）